实用口腔科

护理手册

SHIYONG KOUQIANGKE HULI SHOUCE

黄香河　徐彦彬　主编

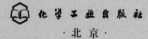

化学工业出版社

·北京·

本书详细介绍了口腔科组织与管理、护理技术、疾病护理,并介绍了口腔科常用药物、常用材料、常用器械操作及护理配合。本书内容丰富,理论与实践相结合,注重临床实用性和可操作性。可供临床护理人员、护理专业学生及临床医师参考阅读,也可作为护理管理、护理教学和护士继续教育用书。

图书在版编目(CIP)数据

实用口腔科护理手册 / 黄香河,徐彦彬主编 . —北京:化学工业出版社,2019.7

ISBN 978-7-122-34283-6

Ⅰ.①实… Ⅱ.①黄…②徐… Ⅲ.①口腔科学 -护理学-手册 Ⅳ.① R473.78-62

中国版本图书馆 CIP 数据核字(2019)第 067866 号

责任编辑:赵兰江　　　　　　　　　装帧设计:张　辉
责任校对:宋　夏

出版发行:**化学工业出版社**
　　　　　(北京市东城区青年湖南街 13 号　邮政编码 100011)
印　　装:三河市延风印装有限公司
710mm×1000mm　1/32　印张 17½　字数 462 千字
2020 年 1 月北京第 1 版第 1 次印刷

购书咨询:010-64518888　　售后服务:010-64518899
网　　址:http://www.cip.com.cn
凡购买本书,如有缺损质量问题,本社销售中心负责调换。

定　　价:68.00 元　　　　　　　　　　**版权所有　违者必究**

编写人员名单

主　编　黄香河　徐彦彬

副主编　姚　珊　张美娟　郭　静　左坤平

　　　　李晓娜　赵彩云

编　者　刘　冰　李淑娟　赵　菲　刘　庆

　　　　李建英　李　健　吴建瓴　徐秀娟

　　　　门文雯　张晓云　杨冬茹　李春年

　　　　高娅伟　刘　亚　代清影　刘　青

　　　　张卫青　杨运田　贾海虹　康　培

随着现代医学科学技术的发展，口腔科新的诊疗技术和治疗方法也得到了快速发展和应用。对口腔科护理人员专业知识和技术的要求也随之提高。口腔科护理学是护理学与口腔医学紧密结合的一门学科，既要求护理人员具有护理学的基础理论和基本实践能力，又具有口腔医学专业的特点和特殊的专科护理技能。为了促进广大口腔科医务人员在临床工作中更好地认识、了解口腔科的疾病，普及和更新口腔科的临床及护理知识，从而满足口腔科专业人员以及广大基层医务工作者的需要，我们结合临床经验编写了本书。

本书系统介绍了口腔科的护理管理、常见疾病的护理要点及难点、常用的护理技术以及口腔科常用器械操作及护理配合。力求做到内容详实、结构合理，理论与实践相结合，为临床护理工作者提供一本熟悉口腔科各种疾病的护理及操作的简明手册。

本书在编写过程中，得到了多位同仁的支持和关怀，他们在繁忙的医疗、教学和科研工作之余参与撰写本书，在此表示衷心的感谢。

由于编写时间较紧迫，编者水平所限，书中疏漏之处在所难免，恳请广大同仁及读者不吝赐教。

编者
2019年1月

第一篇　口腔科的组织与管理

第二篇　口腔科护理技术

第三篇　口腔科疾病护理

第四篇　口腔科常用药物

第一篇
口腔科的组织与管理

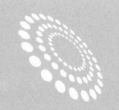

第一章 口腔科护理管理及护理人员职责

第一节 门诊护理管理

口腔疾病大部分在门诊进行诊疗，因此做好门诊护理工作十分重要。口腔门诊护理的主要任务是做好开诊前准备、患者的分诊、椅旁护理及健康教育等，并协助医生进行疾病的检查、治疗。

1. 门诊的特点

（1）门诊患者的特点 口腔门诊是集检查、诊断、治疗为一体的空间。口腔门诊患者流动性和开放性强，对治疗和护理要求高。患者不仅要求解除痛苦，恢复功能，满足美容的需要，同时在整个治疗中还要求得到舒适、愉快的情感体验。

（2）操作区域的特点 由于口腔疾病诊疗工作的特殊性，大量的治疗工作都是医生、护士在患者充满唾液、血液和多种微生物的口腔内操作完成，如果处置不当，极易造成交叉感染，从而影响患者及医护人员的安全，因此，院内感染的预防和控制工作贯穿于口腔门诊护理工作的全过程。

（3）医护合作的特点 门诊治疗要求护士与医生配合十分紧密，护士不但要熟悉、配合治疗的全过程，而且材料调拌技术要求高，因为材料调拌的质量直接关系到治疗的成败。

（4）医疗器械的特点 口腔治疗工作中所需的器械种类繁多，使用时周转快、频率高、操作中污染机会多，易成为交叉感染的隐患。因此，口腔门诊护士在器械物品的保养与维护等管理中具有重要的作用。

2. 门诊的管理

（1）做好诊前准备 诊疗室内应整齐、清洁、舒适、安静、空气清新、采光良好，设备运转良好，处于备用状态。洗手池旁备好洗手液、擦手纸巾等。

（2）诊室所需物品　检查电源通电情况并使医疗设备处于工作状态。备好物品，如无菌棉球及纱球、弯盘、窝洞消毒药物、丁香油、牙钻、牙胶类、复合树脂、氧化锌粉、磷酸锌粉、酒精灯、火柴、漱口杯及漱口水等。同时备好各种表格，检查器械是否充足齐全，并摆好位置、固定。

（3）就诊秩序　分诊工作在口腔科中占重要地位。护士对患者初步问诊后，合理分诊，优先安排急、重症患者，年老体弱者及残障人士就诊。维护好诊室秩序，保持诊室安静。

（4）做好椅旁护理　椅旁护理是指患者坐在牙科椅子上，医生为其诊治时，护理人员在椅旁对医生的操作密切配合。指导患者就座，调整好治疗椅位，调整头靠，使患者取舒适体位，调整灯光，为患者系好胸巾，准备好检查器械及漱口杯等。诊治上颌牙时，应使患者张口后上颌牙𬌗面与地平面约呈45°角，高度约与检查者肩部相平；诊治下颌牙时，椅背与座位平面大体垂直，但略向后仰，使下颌牙的𬌗面与地平面大致平行，高度与检查者肘部平齐。诊治过程中，应积极、主动地配合医生进行操作，做到及时、准确、主动地递送药品和调拌好的材料。在治疗过程中随时观察患者的反应，重视患者的意见和问题，并适时解答。治疗后整理诊桌、治疗台上的物品，保持桌面干净、整齐，并及时补充各种消耗物品。

（5）复诊　患者诊疗完毕离开前，指导其用药及自我护理，必要时登记预约复诊时间。

（6）器械的维护和保养　按规定清洁和消毒诊疗室常用器械及维护和保养相关设备。

（7）健康教育　针对不同疾病的患者做好门诊口腔卫生健康指导工作，必要时可通过向患者发放健康教育小册子、播放录像或现场示范等方法做好患者就诊前后的健康教育工作。

第二节 颌面外科病房护理管理

1.颌面外科患者疾病的特点

（1）口腔颌面部血流丰富，上接大脑，下连颈部，为呼吸道和消化道的起端；同时，颌面骨及腔窦较多，牙附着于颌骨体，口内含有舌、牙等器官。它们行使着表情、语言、咀嚼、吞咽及呼吸等功能。

（2）口腔颌面部位于人体上部且暴露在外，易遭受损伤。近年来，颌面部创伤的发生率呈逐年上升趋势。颌面部损伤患者的病情复杂，损伤部位广泛，常以出血、肿胀等为特点，若伴有颌骨骨折则可出现张口受限，通常合并有颅脑损伤、休克、呼吸道梗阻等。

（3）颌面部血管吻合支多、缺乏静脉瓣，所以损伤后易引起大出血；同时由于颌面部皮下组织疏松，筋膜间隙多，损伤后易形成组织内血肿或间隙感染，从而导致面部肿胀。但另一方面，由于颌面部血管丰富，使组织的抗感染能力与愈合能力增强，有利于创伤治疗。

（4）口腔颌面部解剖关系复杂，其窦腔内有多种微生物存在，创口一旦与窦腔相通，异物的污染和细菌的存在就均可导致与加重感染；同时颌面部组织器官种类繁多，又有神经、唾液腺及导管、颞下颌关节等，一旦损伤或骨折，就易引起咀嚼、语言、呼吸、吞咽及表情等功能障碍和颌面部畸形。

（5）口腔颌面外科全身麻醉手术结束时，虽然手术已结束，但患者仍处于麻醉药物继续作用之中，或逐渐从麻醉状态下复苏，可能出现一些危急情况，如误吸、舌后坠、喉痉挛、喉声门下水肿、支气管痉挛、呼吸道梗阻以及低氧血症等。因此术后的严密观察和呼吸管理至关重要。

（6）颌面外科手术伤口大多数在口腔，而口腔由于其特殊的解剖生理特点，使得口腔的微生态环境相当复杂，因此，术后的口腔清洁十分重要，术后口腔护理具有特殊的专科要求。

2.病房管理

（1）护士应保持病室清洁、安静、安全、舒适、美观，为患者营造一个有利于诊治与休息的人性化环境。

（2）护士应与患者及家属建立良好的人际关系，适时进行健康宣传教育，以提高患者自我护理能力，维护患者良好的治疗、护理依从性。

（3）保证病室空气流通，采光良好与光线柔和，避免强光刺激而影响患者休息。

（4）重视患者的心理反应与心理问题，应有针对性地及时解决患者存在的心理问题。

（5）监护室设备、多功能监护仪及抢救车等急救物资应由专人管理，并保证其功能良好，处于备用状态。

（6）加强患者口腔护理，保持患者口腔清洁，预防口臭、口腔感染等并发症。

（7）患者入院时，护士应认真对患者进行护理评估，初步了解患者的病情以及心理状态等情况，并做好护理记录。

（8）患者手术前后及出院时，护士应对患者进行全面护理评估，并针对性地对患者或家属进行健康指导。

（9）出院后，患者床单位应行终末处置，床以及被褥采用床单位消毒器进行深层次消毒，并做好接收新患者的准备。

第三节　手术室的管理

手术室是为病人进行手术治疗或紧急抢救的重要场所。因此，手术室应符合相关管理规范，利于手术和抢救的进行。

一、手术室的设置和布局

1.手术室的位置和要求

手术室应设在医院内环境幽静、较少污染的地段，靠近外科病房，与监护室、病理科、放射科、血库、中心检验室等相邻，最好有直接的通道和通讯联系设备。平面设计要求做到分区明确、功能流程简捷、洁污分流、无交叉污染、使用合理。病人和工作人员应由各自通道进入手术室。手术间、洗手间及无菌附属间等都布置在内走廊的两侧，手术室内走廊宽度不少于2.5m，便于工作人员、无菌器械、敷料的进出和平车运送病人。手术室外围设清洁走廊，供污染器械和敷料的进出。洁净级别要求高的手术间应设在手术室的尽端或干扰最小的区域。

2. 手术室的建筑要求

手术间按不同用途设计大小，普通手术间以30～40m² 为宜，需辅助设备仪器多的特殊手术间为60m² 左右，层高为3.2～3.6m。门窗结构都应考虑其密闭性能，一般为封闭式无窗手术间。手术间的门宜宽大，最好采用感应自动开启门。手术间内部结构以安全、便于清洁处理为原则，室内应设有隔音、空调和净化装置。

3. 手术间内的设置和配备

手术间数与手术床数应与外科的实际床位数成比例，一般为1：（20～25）。手术间内只允许放置必需的器具和物品，各种物品应定量并有固定的放置地点。手术间的基本配备包括多功能手术床、大小器械桌、升降台、麻醉机、无影灯、物品柜、吸引器、输液轨、踏脚凳、各种扶托及固定病人的物品。现代手术室有中心供氧、中心负压吸引等设施，配备高频电刀、双极电凝器、各种监护仪和显微外科装置等，有电视录像装置或参观台供教学、参观之用。颌面外科的特殊配备包括手术显微镜、光导纤维镜、颞下颌关节内窥镜、正颌外科动力系统等。手术室内温度恒定在22～25℃，相对湿度以40%～60% 为宜。

4. 其他工作间的设置和要求

（1）麻醉准备室　用于病人进行麻醉诱导。

（2）麻醉苏醒室　用于手术结束后病人未完全清醒的观察与护理，应备有必要的监测、急救仪器和药品。

（3）无菌物品贮藏室 用以存放无菌敷料和器械等。

（4）洗手间 设有感应或脚踏式水龙头、洗手液、无菌擦手巾等。

（5）其他附属工作间 如更鞋间、更衣室（含浴室及厕所）、护士站、麻醉师办公室、值班室、病人接待间等也应设置齐全、布局合理，以将减少细菌至最低限度和防止交叉污染为目标。

二、洁净手术室

洁净手术室是指采用一定的空气洁净措施，使手术室内的细菌数控制在一定范围和空气洁净度达到一定级别。建设洁净手术室是当代医院发展的必然趋势，也是现代化医院的重要标志之一。

1.洁净手术室的净化标准

空气洁净的程度是以含尘浓度衡量。含尘浓度越低，洁净度越高，反之则越低（表1-1）。

表1-1 洁净手术室的等级标准

| 等级 | 用途 | 静态空气洁净度级别 | | 浮游菌浓度（菌落/m³） | 沉降菌（90mm，30分钟）（菌落/皿） |
		级别	≥0.5μm微粒数（粒/m³）		
Ⅰ	特别洁净手术室	100	≤3500	≤5	≤1
Ⅱ	标准洁净手术室	1000	≤3.5万	≤25	≤1
		1万	≤35万	≤75	≤2
Ⅲ	一般洁净手术室	10万	≤350万	≤150	≤4
Ⅳ	准洁净手术室和辅助用房	30万	≤1050万	≤175	≤5

2.洁净手术室的适用范围

Ⅰ级：特别洁净手术室（100级），适用于器官移植、关节置换及血管吻合等无菌手术。

Ⅱ级：标准洁净手术室（1000和1万级），适用于胸外科、整形外科、骨外科和普通外科的Ⅰ类无菌手术。

Ⅲ级：一般洁净手术室（10万级），适用于普通外科（除Ⅰ类无菌手术外）、妇产科、口腔科等Ⅱ类手术。

Ⅳ级：准洁净手术室（30万级），适用于肛肠外科及污染类手术。

三、手术室分区

按洁净程度将手术室分为3个区域：洁净区、准洁净区和非洁净区。分区的目的是控制无菌手术的区域及卫生程度，减少各区之间的相互干扰，使手术间的空气质量达到手术室空气净化标准，防止医院内感染。

（1）洁净区 包括手术间、洗手间、手术间内走廊、无菌物品间、药品间等，应设在内侧。非手术人员或非在岗人员禁止入内，此区内的一切人员及其活动都须严格遵守无菌原则。

（2）准洁净区 包括洗涤室、手术间外走廊、麻醉诱导准备室和石膏室等，设在中间。该区是由非洁净区进入洁净区的过渡性区域，进入者不可大声谈笑和高声喊叫。凡已做好手臂消毒或已穿无菌手术衣者，切不可再进入此区，以免污染。

（3）非洁净区 包括办公室、值班室、更衣室、更鞋室、标本室、污物室、病人家属等候室等。一般设在最外侧。交接病人处应保持安静，核对病人及病历无误后，病人换乘手术室平车进入手术间，以防止外来车轮带入细菌。

四、手术室清洁卫生和消毒制度

1.手术室一般清洁卫生和消毒制度

清洁工作应在每天手术结束后在手术室净化空调系统运行过程中进行。采用湿式打扫，用≥1000mg/L含氯消毒液抹布擦尽各种仪器设备上的血迹，并用含氯消毒液彻底清洁地面。清洁工作完成后，净化空调系统应继续运行，直到恢复规定的洁净级别为止。继之，开启空调箱内消毒灯，对空调箱内部进行灭菌。每周至少一次彻底大扫除，包括门窗、墙壁、地面、走廊等。手术前1小时运转净化空调系统。

2.特殊感染手术的消毒隔离制度

凡参与特殊感染手术如破伤风、气性坏疽、炭疽、乙型肝炎表面抗原（HBsAg）阳性、梅毒、HIV阳性等手术的人员必须严格执行消毒隔离制度。

（1）手术间门上挂"隔离手术"牌，手术用物尽可能用一次性物品。手术过程中急需物品由室外人员专人供给。室内工作人员穿隔离衣、戴手套。

（2）术毕将一切受污染的非一次性物品浸泡于≥1000mg/L有效氯消毒液或酶清洗液中，30分钟后用清水洗净，经高压灭菌后再常规处理。

（3）受污染的布类用双层清洁污衣袋包好，送洗衣房特殊处理。

（4）废弃医疗垃圾投入双层清洁黄色医疗垃圾袋内并在袋外注明感染的性质（如HB-sAg阳性），送到指定地点焚化。

（5）吸引瓶内容物按比例加入含氯消毒剂，30分钟后再按常规处理。污物桶用含氯消毒液浸泡。

（6）1m以下墙壁及室内设备用含氯消毒剂擦拭，手术间地面用含氯消毒液拖布重复拖净后将拖布浸泡于含氯消毒液中。

（7）手术人员离开手术间前泡手2分钟，脱去污染的衣服、口罩、帽子及鞋套或更换清洁鞋，经淋浴更衣后方可参加其他工作。

（8）手术间空气采用空气消毒机密闭消毒2小时后通风。

五、手术室的无菌管理

（1）无菌管理在手术室管理中至关重要，各级人员应严格执行各项无菌技术原则。

（2）管理人员按各种标准进行定期或不定期的检查，包括细菌培养、空气净化度和生物微粒监测等。

（3）手术室各级人员必须严格执行无菌操作规程，遵守消毒灭菌制度，加强手术过程中的无菌质量管理。

六、手术室的安全管理

1.病人的安全管理

（1）防止病人和手术部位的差错　建立手术安全核查制度，与临床科室等有关部门共同实施，确保手术病人、部位、术式和用物的正确。

（2）加强手术标本管理　建立手术标本管理制度，规范标本的保存、登记、送检等流程，有效防止标本差错。

（3）加强手术病人体位安全管理　安置合适体位，防止因体位不当造成手术病人的皮肤、神经、肢体等损伤。

（4）实施手术中安全用药　加强特殊药品的管理，指定专人负责，防止用药差错。

（5）实施手术物品清点制度　术前、关闭体腔前、术毕，器械护士和巡回护士共同清点全部用物并登记。有效预防病人在手术过程中的意外伤害，保证病人安全。

（6）加强手术中的病人安全管理　电凝器的使用过程中注意术区以外的皮肤勿接触金属；行深部组织的切割、电凝时在电烙器工作端套上塑料套；为病人加温应控制温度，以防止灼伤、烫伤病人。

（7）病人转运途中的安全管理

① 病人术毕转出手术室前应对病人的综合情况进行评估：即评估病人的神经系统、呼吸系统、循环系统、术中用药情况及最后一次使用麻醉药的时间、伤口情况及全身其他系统情况。

② 重视麻醉剂残余作用对呼吸的影响：肌肉松弛剂及芬太尼对呼吸有抑制作用，术毕应延长观察时间，待病人呼吸功能和血氧饱和度稳定后再转送至麻醉苏醒室（或 ICU）。

③ 保持呼吸道通畅：转运前常规抽吸呼吸道分泌物，叩背振荡排痰，将病人支气管内的痰液引流入气管，便于抽吸；保证气管内插管、口、鼻咽通气道置于有效功能位置。注意观察病人有无呼吸困难表现，并及时做相应的处理。

④ 转运途中备好急救物品：如供氧装置、简易呼吸器、吸

痰管与 50ml 注射器连接，以备途中急用。

⑤ 防止病人坠床：转运途中，护送病人的推床应加围栏。

（8）完善突发事件应急预案和处置流程　快速有效应对意外事件，并加强消防安全管理，提高防范风险的能力。

2. 设备、物资的安全管理

保证各种设备、物资完好合用。高频电刀、双极电凝器的线路、接头应完好，防止短路；中心负压吸引装置、中心供氧装置接头完好；多功能生理监测仪、人工呼吸机处于功能状态；氧气、氮气分开放置，标示明确，易于分辨。

3. 医护人员的安全管理

（1）强化医护人员安全防护意识，根据手术分级管理制度安排手术及工作人员。严格按手术操作规程进行手术。

（2）手术中可能有血液 / 体液溅出，应戴防护眼罩。

（3）针头使用后切勿回套针帽，应将针头置于锐器盒内。

（4）手术结束后尽快脱去被血液 / 体液污染的手套，认真清洗双手。

（5）为特殊感染病人手术，如破伤风、乙型肝炎表面抗原（HBsAg）阳性、梅毒、HIV 阳性等，应戴双层手套，穿隔离衣。手术结束后离开手术间前泡手 2 分钟，脱去污染的衣服、口罩、帽子及鞋套或更换清洁鞋，淋浴更衣后方可参加其他工作。

七、手术间护理人员的要求

参与手术的各级人员各尽其职、有条不紊地工作是保证病人平稳度过手术与麻醉期的关键。

1. 器械护士

主要职责是负责手术全过程中所需器械、物品和敷料的供给，主动配合手术医师完成手术。具体的工作要求如下。

（1）术前访视　术前一日访视病人，介绍手术室的环境以及与手术相关的知识；了解病人的全身情况、病变部位及范围。

（2）术前准备　术前 15～20 分钟洗手，穿无菌手术衣和戴无菌手套,将手术器械分类放置于器械桌上并检查。

(3)核对病人及清点用物 术前核对病人及手术部位,手术的前、中、后与巡回护士对点用物、器械等。

(4)严格执行无菌操作原则并做好术中配合 保持手术野及器械桌的干燥整洁;主动配合手术,及时、准确地传递各种手术器械;手术人员更换位置时两人背靠背或面对面交换;手术台平面以下均视为非无菌区;手术台上的一切物品不得交换使用,口腔内使用过的器械不能用于口腔外的术野;手术衣、手套被污染、破裂或手术衣被浸湿须及时更换。

(5)留取标本 正确保留术中采集的各种标本。

(6)包扎固定和整理用物 术毕协助医师处理、包扎伤口,整理用物。

2.巡回护士

主要任务是在台下负责手术全过程中物品、器械、布类和敷料的准备和供给,主动配合手术和麻醉,协助完成输液、输血,按整体护理要求护理病人。具体的工作要求如下。

(1)术前物品准备 根据手术特点准备好所需物品,检查手术间的设备处于备用状态。

(2)核对病人的有关资料 包括姓名、性别、年龄、诊断、手术部位、手术名称等。

(3)安置体位 根据麻醉及手术要求安置病人体位,必要时用约束带,以防坠床。

(4)协助手术准备 协助手术人员穿手术衣,暴露病人手术区,调整好照明光源、接好电刀、电凝及吸引器等。

(5)清点核对 与器械护士对点手术器械及用物并记录。

(6)手术中的配合 术中保持灯光、吸引器及电灼器处于最佳功能状态,随时提供手术需要的器械、用物;保持手术间的整洁安静,监督手术人员严格执行无菌操作技术。

(7)术毕安置病人和整理手术间 术毕协助手术者包扎伤口,固定引流管,清点病人携带的物品,整理手术间。

八、手术室的无菌技术

1.手术人员手的消毒

(1)碘伏刷手法 按普通洗手法将双手及前臂用肥皂和清水洗净。取肥皂液刷洗双手、前臂至肘上 10cm，约 3 分钟。清水冲净，用无菌巾擦干。用浸透 0.5% 碘伏的纱布，从一侧手指尖向上涂擦直至肘上 6cm 处，用同法涂擦另一侧手臂。注意涂满，换纱布再擦一遍。保持拱手姿势，自然干燥。

(2)灭菌王刷手法 按普通洗手法将双手及前臂用肥皂和清水洗净。取灭菌王 3～5ml 于无菌刷上，按外科刷手法刷洗双手、前臂至肘上 10cm，约 3 分钟。清水冲净，用无菌巾擦干。取灭菌王 2～3ml 于手心涂抹手指尖至肘上 6cm 处，自然待干。

2.手术区皮肤的消毒

(1)消毒原则 按要求选定消毒液后，用浸湿消毒液的纱球以手术区为中心部位用力向四周无遗漏地涂擦。四肢、躯干超过手术中心 20cm，头颈部超过 10cm，已经接触四周皮肤的纱球，不再返回中心部位。

(2)消毒液的选择 依病人的年龄及手术部位不同而异。以 0.25% 氯己定醇消毒口内，面颈部消毒用 0.5% 氯己定醇，头颈部之外可用聚维酮碘消毒。12 岁以下的儿童口内、口外均用 0.25% 氯己定醇消毒。外伤病人施行清创手术时，先用灭菌王清洗周围皮肤，再用 3% 过氧化氢清洗伤口，最后用无菌生理盐水洗净后按常规消毒。消毒液勿滴入病人眼内；耳郭消毒时在外耳道口塞一棉花球，预防药液滴入耳道。

3.无菌巾的铺盖

按一定顺序铺无菌巾，交界处重叠。手术区四周至少有 4 层无菌巾，手术台缘以下的大单下垂 30～40cm。不可触及四周物品，否则重新刷手，弃去污染的无菌巾单。无菌单易滑脱或与皮肤贴合欠佳处（如颈部手术）用三角针黑丝线固定。无菌单一经浸湿应重新铺盖。

第四节 口腔科护理人员各岗位职责

一、护士长职责

护士长的责任是协助口腔科主任主抓科室全面工作并协助主任管好医疗质量及服务质量。其任务是创造条件，协调好护士与医生的关系，提高医生的工作效率，为医生的临床诊治创造良好的条件。

1. 制度执行

（1）严格执行各项规章制度、技术操作常规、按岗位职责要求规范自己的行为。

（2）按照护理工作流程，护理工作标准和技术规范常规等熟练完成各项护理工作。

2. 护理业务

（1）负责口腔科医疗器械消毒灭菌质量检测，每月对消毒物品进行检测。

（2）协助医生进行四手操作，并保证诊疗物品的供应。

（3）每日指导护士进行环境、椅位、治疗间的消毒工作。

（4）每日将临床工作中所遇到的问题及时提交给护理部。

3. 带教学习

（1）负责组织每星期护士业务学习。

（2）带领新员工完成新业务，新技术的临床实施。

（3）负责对试用期护理人员进行相关护理程序的知识技能培训。

（4）协助上级制定科室护理新业务新技术学习并组织实施。

（5）组织人员学习整形科、皮肤科等基础业务，练习沟通技巧，提高本科室二次开发业绩。

4. 知识技能要求

（1）掌握口腔护理基础理论，各种操作规程及常用技术。

（2）熟练掌握口腔专业的护理操作，能解决本专业的常规问题。

（3）熟练掌握本专业的护理常规。

（4）广泛学习、吸收其他科室常规操作，根据医疗主任安排进行科室轮转培训。

二、口腔门诊护士岗位职责

（1）在科主任和护士长的领导下进行工作。

（2）认真执行各项规章制度，严格遵守技术操作规程和各种仪器的使用规则，做好交接班，防止差错事故的发生。

（3）认真学习基础理论，学习本专业知识，积极主动配合医生的治疗工作，不断总结经验，提高护理质量。

（4）夏季早班护士 7:50 到岗，做好诊室开诊前的准备工作，8:00 准时开诊。冬季 8:20 分到岗做好准备工作，8:30 分准时开诊。

（5）坚守岗位，门诊时间不得串岗（必须离开时，务必请别人代替）或与无关人员说与工作无关的话题，不看与业务无关的书籍。

（6）文明服务，使用文明用语，对患者和蔼热情，耐心解答患者提出的各种问题，做到不推、不顶、不冷、不硬。

（7）各级护理人员熟练掌握各项应急措施。

（8）熟悉本科室抢救药品及物品的应用。

三、口腔门诊椅旁护士职责

（1）负责小组内医生的治疗工作及所需物品的领用。

（2）提前 10 分钟进诊室，规范着装。

（3）清洁医生的器械柜和办公桌，保持治疗单元的整洁。

（4）做好开诊前的准备工作。

① 检查医疗设备 综合治疗椅、涡轮机、电机、照明灯、机头、痰盂等是否完备，有无故障，发现问题及时协同有关部门解决。

② 检查补充物品、药品、器械等治疗所需物品。

③ 打开控水开关，擦拭工作台。

④ 更换医生治疗台上的防污膜，铺治疗巾，准备好手柄套并将其套在三用喷枪和光固化手柄上，同时准备好医生治疗所需物品。

（5）热情接待病人，配合医生做好医患沟通，调节好椅位、灯光，根据治疗所需做好物品准备工作。

（6）积极主动协助医师做好椅旁助手工作，为医生做好治疗过程所需的准备工作，必要时执行四手操作。治疗中严密观察病人情况，提醒医生严格执行无菌技术，配合医生把好医疗护理质量关。

（7）术后为患者擦拭面部污迹，向其说明注意事项。按操作常规处理用物。

（8）记录病人信息，根据医嘱做好病人的预约回访工作。

（9）协助医生做好患者收费工作。

（10）下班时整理所负责医生诊疗用品，牙椅清洁复位；查看医生的预约本，了解预约病人情况并检查物品是否充足；关好门窗水电。

四、口腔门诊器械护士岗位职责

（1）保持器械室清洁整齐，每日早上做好器械室、器械柜、办公桌清洁。

（2）每天负责科内消毒灭菌物品器械的供应、回收和存放，与椅旁护士，消毒供应中心护士按交接本做好物品器械清点交接工作。

（3）及时增添护理治疗台、医生工作台上所需的器械物品。

（4）负责每天更换医生工作台上的酶浸泡液，污染严重时立即更换。

（5）严格遵守医院感染管理规章规定，无菌、清洁和污染物品分区、分类放置，拿取无菌物品前和处理污染物品后要洗手。无菌物品应保持干燥、包装完好、在有效期内。

（6）负责与器械科联系维修的器械。

（7）做好医疗废物回收登记工作。

（8）负责向洗浆房更换布类，如治疗台布、椅套、工作服等。

五、口腔门诊分诊护士岗位职责

（1）分诊护士必须在开诊前 15 分钟到岗，着装整齐，做好开诊前的一切准备工作。

（2）遵守医院服务规范，主动热情接待病人，使用规范文明用语，态度和蔼，耐心解答病人提出的问题，防止纠纷发生。

（3）熟练掌握本科室专家专业特点和当日医生出诊信息，熟练分诊本科室常见疾病，协调解决当日未出诊专家所涉及患者诊疗安排。

（4）主动询问病情，合理安排初诊、复诊病人的分诊工作，安抚患者，随时与经治医生取得联系，缩短候诊时间。

（5）协助病人填写门诊病历封面，及时录入病人基本信息。

（6）严格执行首诊负责制，协助非本科室就诊患者转诊，做好解释工作；为需要多科室就诊病人挂修改号。

（7）严格执行医院退号制度，为病人退号。

（8）负责打印处方、病历并核对；督促检查收费情况。

第二章 口腔科护理工作制度

一、口腔门诊工作制度

（1）口腔诊疗工作由一名分管院长分工负责领导门诊工作，门诊部主任全面负责管理口腔门诊诊疗工作。各科主任应加强对本科门诊的业务技术领导。

（2）严格遵守《医院员工守则》；遵纪守法爱岗敬业，坚守服务承诺信条。

（3）科主任组织科室人员学习以提高业务水平；开展新技术、新业务；督促和指导各级专业技术人员学习、提高医疗工作质量。

（4）严格遵守上下班时间，不迟到早退。做好班前准备，准时开诊，工作时间不离岗，离开诊室向科主任请假，对迟到早退人员按医院相关规定处理。

（5）严格执行各项规章制度和技术操作规范，严防发生差错事故。

（6）严格遵守口腔科感染管理规章制度，避免交叉感染。

（7）认真学习各种仪器设备使用方法，合理使用，避免损坏。检查并记录医疗设备的使用和维修保养情况，发生故障及时报告科主任。

（8）保持诊室环境卫生干净整洁，为病人提供一个舒适的就医环境。

（9）关心体贴病人，态度和蔼，解答问题耐心有礼貌。

（10）按规定认真书写门诊病历，预约复诊时间。

（11）按规定收取治疗费用。

（12）按规定合理用药。

（13）对疑难病例不能确定诊断时应请上级医生会诊。

（14）患者就诊当次未能确诊，治疗四次以上未能解决问题者，及时报告科主任。

（15）工作时衣帽整齐，禁止大声喧哗、聊天。

（16）同事间相互尊重、相互帮助、共同协作、共同提高。

（17）下班前要关电闸、水门、气门、门窗，保证安全。

（18）维护本院利益，维护科室利益，爱护公物，开源节流。

（19）时刻保持高昂的工作激情，有责任感，有爱心。

二、标准预防防护制度

（1）工作前穿工作服、戴帽子、口罩（完全覆盖鼻部和口腔）、戴防护眼镜和乳胶手套，必要时使用面部保护罩。

（2）有可能发生血液、体液大面积飞溅或者有可能污染医务人员的身体时，应当穿戴具有防渗透性能的隔离衣或者围裙。

（3）操作前洗手、干手、护手、戴手套。手套疑有破损应及时更换；操作完毕脱去手套，立即洗手或手消毒。

（4）使用正确的洗手方法。

（5）操作者手部皮肤如有破损，清洁后立即用防水敷料包扎，在进行有可能接触病人血液、体液的操作时，必须戴双层手套或防刺穿手套。

（6）操作过程严格执行无菌技术原则，避免交叉感染。

（7）遵守锐器管理原则，防止锐器伤。

（8）发生锐器伤，遵循"职业暴露处理程序"：急救，报告，紧急血液测试，跟进或预防用药。

（9）定期体检，做好个人免疫接种。

（10）常规的环境清洁与消毒，避免空气污染。

（11）按《医疗废物管理条例》处理医疗废物，特别是锐器及化学性液体，保持环境安全卫生。

三、医务人员手卫生制度

（1）手术室、口腔科、消毒供应中心等重点部门应配备合格的非手触式水龙头、干手物品或者设施，避免二次污染。肥皂应保持清洁与干燥。盛放皂液的容器宜为一次性使用，重复使用的容器应每周清洁与消毒。皂液有浑浊或变色时及时更换，并清洁、消毒容器。禁止将皂液直接添加到未使用完的取液器中。

（2）洗手与卫生手消毒应遵循以下原则

① 当手部有血液或其他体液等肉眼可见的污染时，应用肥皂（皂液）和流动水洗手。

② 手部无肉眼可见污染时，宜使用速干手消毒剂消毒双手代替洗手。

（3）在下列情况下，医务人员应根据洗手与卫生手消毒原则选择洗手或使用速干手消毒剂。

① 直接接触每个患者前后，从同一患者身体的污染部位移动到清洁部位时。

② 接触患者黏膜、破损皮肤或伤口前后，接触患者的血液、体液、分泌物、排泄物、伤口敷料等之后。

③ 穿脱隔离衣前后，摘手套后。

④ 进行无菌操作、接触清洁、无菌物品之前。

⑤ 接触患者周围环境及物品后。

⑥ 处理药物或配餐前。

（4）医务人员在下列情况时应先洗手，然后进行卫生手消毒：

① 接触患者的血液、体液和分泌物以及被传染性致病微生物污染的物品后。

② 直接为传染病患者进行检查、治疗、护理或处理传染患者污物之后。

（5）洗手方法

① 在流动水下，使双手充分淋湿。

② 取适量肥皂（皂液），均匀涂抹至整个手掌、手背、手指和指缝。

③ 认真揉搓双手至少 15 秒钟，应注意清洗双手所有皮肤，包括指背、指尖和指缝，具体揉搓步骤为（六步洗手法）：a.掌心相对，手指并拢，相互揉搓。b.手心对手背沿指缝相互揉搓，交换进行。c.掌心相对，双手交叉指缝相互揉搓。d.弯曲手指使关节在另一手掌心旋转揉搓，交换进行。e.右手握住左手大拇指旋转揉搓，交换进行。f.将五个手指尖并拢放在另一手掌心旋转揉搓，交换进行。g.在流动水下彻底冲净双手，擦干，取适量护手液护肤。

（6）手消毒方法

① 取适量的速干手消毒剂于掌心。

② 严格按照六步洗手法步骤进行揉搓。

③ 揉搓时保证手消毒剂完全覆盖手部皮肤，直至手部干燥。

（7）外科手消毒应遵循以下原则

① 先洗手，后消毒。

② 不同患者手术之间、手套破损或手被污染时，应重新进行外科手消毒。

（8）外科手消毒的洗手方法与要求

① 洗手之前应先摘除手部饰物，并修剪指甲，长度应不超过指尖。

② 取适量的清洁剂清洗双手、前臂和上臂下 1/3，并认真揉搓。清洁双手时，应注意清洁指甲下的污垢和手部皮肤的皱褶处。

③ 流动水冲洗双手、前臂和上臂下 1/3。

④ 使用干手物品擦干双手、前臂和上臂下 1/3。

（9）外科手消毒方法

① 冲洗手消毒方法　取适量的手消毒剂涂抹至双手的每个部位、前臂和上臂下 1/3，并认真揉搓 2～6 分钟，用流动水冲净双手、前臂和上臂下 1/3，无菌巾彻底擦干。特殊情况水质达不到要求时，手术医师在戴手套前，应用醇类手消毒剂再消毒双手后戴手套。

② 免冲洗手消毒方法　取适量的免冲洗手消毒剂涂抹至双手的每个部位、前臂和上臂下 1/3，并认真揉搓直至消毒剂干燥。

（10）外科手消毒注意事项

① 不应戴假指甲，保持指甲周围组织的清洁。

② 在整个手消毒过程中应保持双手位于胸前并高于肘部，使水由手部流向肘部。

③ 洗手与消毒可使用海绵、其他揉搓用品或双手相互揉搓。

④ 术后摘除外科手套后，应用肥皂（皂液）清洁双手。

⑤ 用后的清洁指甲用具、揉搓用品如海绵、手刷等，应放到指定的容器中；揉搓用品应每人使用后消毒或者一次性使用；清洁指甲用品应每日清洁与消毒。

四、医护人员职业暴露处理及报告制度

（一）HIV暴露应急处理

（1）保持镇静。

（2）迅速、敏捷地按常规脱去手套。

（3）用肥皂液和流动水清洗污染的皮肤，用生理盐水冲洗黏膜。

（4）如有伤口，应当在伤口旁端轻轻挤压，尽可能挤出损伤处的血液，再用肥皂液和流动水进行冲洗；禁止进行伤口的局部挤压。

（5）受伤部位的伤口冲洗后，用消毒液如75%乙醇或者0.5%碘伏进行消毒，并包扎伤口；被暴露的黏膜，应当反复用生理盐水冲洗干净。

（6）尽早实施预防性用药。最好在4小时内实施，最迟不得超过24小时；即使超过24小时，也应当实施预防性用药。

（7）随访和咨询。在暴露后第6周、第12周及6个月，医疗卫生机构应当对暴露者进行艾滋病病毒（HIV）抗体检测，对服用药物的毒性进行监控和处理，观察和记录艾滋病病毒感染的早期症状。

（8）登记和报告。

（二）锐器伤应急处理

（1）保持镇静。

（2）迅速、敏捷地按常规脱去手套。

（3）立即从近心端向远心端挤压受伤部位，同时以流动水冲洗。尽可能挤出损伤处的血液，再用肥皂液和流动水清洗周围的皮肤，用生理盐水清洁受伤部位。

（4）伤口冲洗后，用消毒液如75%乙醇或者0.5%碘伏进行消毒，并包扎伤口。

（5）登记和报告。

（三）登记和报告制度

（1）登记内容　职业暴露发生的时间、地点及经过；暴露方

暴露的具体部位及损伤程度；处理方法及处理经过。HIV 暴露还需登记暴露源种类和含有艾滋病病毒的情况；是否实施预防性用药、首次用药时间、药物不良反应及用药的依从性情况；定期检测及随访情况。

（2）报告制度　发生职业暴露后立即报告科室负责人→医院感染科（或医务科）→HIV 阳性职业暴露报区或市疾病控制中心（或卫生局）→省级疾病预防控制中心→中国疾病预防控制中心。

（四）血液及体液外溅的应急处理

（1）外溅物仅是少许点状飞溅，立即戴手套用 75% 乙醇纸巾擦拭，再用清水清洁、干燥；丢弃手套，洗手或手消毒。

（2）如果飞溅物较多，立即戴手套用吸水性能强的纸巾或一次性洁布擦拭外溅物后丢弃，再根据污染部位采用不同的消毒方法。

① 地面或设备表面　用浸满 1000mg/L 含氯消毒液的清洁布浸泡该区域 3～10 分钟，丢弃该清洁布，再用清水反复清洁、干燥；丢弃手套、帽子、口罩，更换工作服，洗手或手消毒。

② 裸露的皮肤　立即用 1000mg/L 含氯消毒液擦拭消毒，再用洗手液和清水反复清洗并干燥；丢弃手套、帽子、口罩，更换工作服，洗手或手消毒。

③ 工作服　立即脱下工作服，用 1000mg/L（1%）的含氯消毒液浸泡 3～10 分钟，再用清洁剂及清水反复清洗并干燥。

五、口腔专科消耗性材料的感染控制制度

1. 保存的方法及要求

消耗性材料（各类调拌材料、光固化材料及粘接材料）应保存在干燥防潮处，清洁保存。

2. 使用过程的感染控制要求及方法

（1）要求　避免材料污染而引起交叉污染。

（2）方法　①取用调拌材料时，要求手部清洁，并用消毒干燥的器械按需取出适量材料后立即上盖，一经取出不能再回收。

②取用光固化材料时要求手部清洁，并用消毒干燥的专用器械取适量材料放于干燥、消毒处，一经取出不能再回收。③使用粘接材料时用一次性小毛刷、滴板，可重复使用的滴板使用后需送高压蒸汽灭菌。

消耗性材料的外包装及不能高压蒸汽灭菌的器械每次使用后需用化学擦拭消毒（如 75% 乙醇等），所有化学消毒液不能接触材料，以免材料变性。

六、重复使用器械的感染控制管理制度

（1）器械使用后椅旁预清洁。

（2）保存与运送　密闭保湿保存及运送，到供应室清点数量。

（3）清洗　机械自动化清洗：超声清洗，漂洗，养护，烘干一步完成。手工清洗：预消毒，加入多酶水下刷洗，漂洗。

（4）干燥　机械烘干或手工擦干。

（5）养护　机械养护或手工养护。

（6）包装　纸塑包装或存放器械盒。

（7）灭菌　耐高温器械首选压力蒸汽灭菌，空心器械采用预真空压力蒸汽灭菌。不耐高温器械采用化学消毒法，有条件者可采用等离子灭菌或环氧乙烷（EO）灭菌。

（8）发放　按回收数量等量发放，无菌车（容器）密闭运送到使用单位（科室）。

（9）贮存　专用无菌物品储存柜保存，纸塑包装保存期 6 个月，布类包装保存期 1 周。裸露灭菌保存时间不超过 4 小时。

（10）定期对灭菌后器械进行抽样无菌检测并记录。

七、口腔诊疗器械维护和保养制度

（1）掌握各类诊疗器械的性能，根据其不同类型、不同功能、使用范围由科主任、护士长、主管医生及各科室护士负责保管，及时消毒，分别保管，防止生锈老化，提高使用率，定期检查、维护、保养并做好记录，保持性能良好，各班认真交接。

（2）使用医疗器械必须了解其性能及保养方法，严格遵守操

作规程，用后须经清洁处理，消毒后归还原处。各科室仪器设备发生故障，使用人员应立即报修。凡因不负责任或违反操作规程，而损害医疗器械的，应根据医院赔偿制度进行处理。

（3）精密、贵重仪器必须有专人负责保管，应经常保持仪器清洁干燥。各种仪器，应按其不同性质妥善保管。各科室药柜子的急救药品等，根据临床实际保存一定数量的基数，便于临床急用，工作人员不得擅自取用。

（4）根据药品种类与性质（如针剂、内服、外用、剧毒药等。）分别定位专柜存放（毒麻药按照毒麻药管理使用办法保管使用）做到标记明确，每日检查，保证随时应用，并有专人负责领取与保管。

（5）定期清点、检查药品，防止积压、变质，发现有沉淀、污染、变色、过期、瓶签与瓶内药品不符、标签模糊或有涂改，不得使用。

八、化学消毒液监测制度

（1）根据物品的性能及病原体的特性，选择合适的消毒剂。

（2）严格掌握消毒剂的有效浓度、消毒时间和使用方法。

（3）需消毒的物品应洗净干燥，浸泡时打开轴节，将物品浸没于溶液里。

（4）消毒容器（或池）专用，有标签显示，消毒剂应定期更换，含氯消毒剂、过氧乙酸等易挥发的消毒剂应加盖，最好当天配制当天使用。

（5）各科室有专人（质控护士）负责化学消毒液监测工作，指导卫生员正确的消毒程序。

（6）质控护士每日使用前或必要时对有挥发性的消毒液的有效含量进行试纸测试并及时调整浓度，随时进行抽查；对较稳定的消毒剂，如2%戊二醛，每周监测浓度。

（7）质控护士须定时做好消毒液有效浓度登记。

（8）监控护士长定期对护理人员及卫生员的消毒环节进行考

核，考核不合格者按奖罚制度处理。

九、诊疗室环境清洁、消毒常规

1.空气消毒

（1）通风　早上上班前、中午、下午下班后各通风 0.5～1 小时。

（2）消毒　方法一：紫外线消毒，每日班后使用紫外线灯消毒 1 小时。方法二：空气动态消毒，采用多功能动态杀菌机进行空气动态消毒。

2.地面消毒

（1）当地面无明显污染时，采用湿式清扫，用清水或含清洁剂水拖地每天 2 次（早上、中午各 1 次）。

（2）有传染病流行时改为第一遍用 250～500mg/L 含氯消毒液拖地，第二遍用清水拖地。

3.物品表面消毒

医务人员手接触的地方用避污薄膜纸覆盖，薄膜有破损地方或未采用避污薄膜纸覆盖者用中效消毒液擦拭。每天下班后用 250～500mg/L 含氯消毒液擦拭，停留 10～30 分钟后用清水擦拭、清洁。

4.注意事项

（1）诊室空气提倡通风换气。

（2）采用紫外线消毒要注意环境评估。使用注意事项：①室内保持清洁干燥，温度低于 20℃ 或高于 40℃，相对湿度大于 60% 时，应适当延长照射时间。②紫外线灯管距地面 2m，用于物体表面消毒时，灯管距物体表面不超过 1m。消毒时间从灯亮 5 分钟后开始计时，消毒时间为 0.5～1 小时。③紫外线灯累计使用时间不应超过 1000 小时，使用中强度不低于 $70\mu W/cm^2$，新灯强度不低于 $90\mu W/cm^2$。紫外线强度计至少一年标定 1 次。④消毒完毕，打开窗通风换气，方可入室。不得使紫外线光源照射到人，以免引起损伤。⑤紫外线灯管每周用 95% 乙醇棉球擦拭 1 次，如有灰尘、油污时，应随时擦拭。

（3）诊室地面不提倡常规使用化学性的消毒液拖地，遇有污染或传染病流行时，用有效氯或有效溴 500mg/L 消毒液拖地。

（4）治疗过程中所有接触到的设备或物体表面都应采用屏障防护技术（即覆盖防污膜）。

十、医疗废物内部分类、收集、处置、转运制度

（1）各科室产生的医疗废物按医疗废物分类目录分类收集于指定的包装物或者容器内，盛装医疗废物达到包装物或者容器的3/4 时，应当使用有效的封口方式，使包装物或者容器的封口紧实、严密。盛装医疗废物的每个包装物、容器外表面应当有警示标识，在每个包装物、容器上应系中文标签，中文标签的内容包括：医疗废物产生单位、产生日期、类别及需要的特别说明等。

（2）各科室每天定时（16:00～17:00）由产生地收集员将封扎后并挂上医疗废物类别标签（包装物无渗漏、无遗撒）医疗废物，送指定地点与暂存地收集员交接签收，做好交接记录（包括医疗废物的来源、种类、重量或者数量、交接时间、处理方法、最终去向以及经办人签名等项目），登记资料至少保存 3 年。运送人员在运送医疗废物时，应当防止造成包装物或容器破损和医疗废物的流失、泄漏和扩散，并防止医疗废物直接接触身体。

（3）各科室不得将生活垃圾混入医疗垃圾中，一旦混入一律作医疗废物处理，一并纳入科室医疗成本考核。

（4）收集员在接触医疗废物应穿戴个人卫生防护用品。

（5）收集员将医疗废物送暂贮存地点时，应分类按指定地点存放，不得露天存放。

（6）收集员每 2 天与固体垃圾焚烧中心交接一次，并做好转移联单登记等手续。医疗废物暂时贮存时间不得超过 2 天。若中心未及时清运，应主动电话通知，并做好适时记录联系情况备案。

（7）收集员对医疗废物转运后暂时贮存地点的墙壁、地面、空气、用物等应立即进行消毒和清洁，并做好消毒登记。墙面和

地面可用有效氯 500~1000mg/L 含氯消毒剂或 0.1%~0.2% 过氧乙酸拖擦；空气消毒可用紫外线照射 1 小时或用过氧乙酸熏蒸，用量按 1g/m³ 计算，熏蒸时间为 2 小时，防止蚊、蝇滋生。

（8）产生地收集员与暂时贮存地收集员相互尊重、相互配合、相互理解、相互监督。若有违反《条例》的事和行为将依法处理。

（9）医疗废物暂时贮存地点实行日报制度，工作人员应将每天产生的医疗废物情况以日报表的形式上报给监控部门。

第三章　口腔科住院患者治疗流程

一、新入院患者住院流程

（1）医生根据患者病情及病房床位对需要住院治疗者开具住院证明，安排并通知新患者已入院。

（2）患者接到入院通知后，持住院证明、有效身份证件、押金及生活必需品到住院处办理入院手续。

（3）患者到接诊室领取病员服，进行卫生处置，由接诊人员送到病房。

（4）患者凭住院病历首页和门诊病历、医保患者带医保卡到病房护士站办理住院手续。

（5）患者及家属要保管好交费收据、医保卡，以备出院时使用。

二、病房接诊新患者流程

（1）患者持住院病历首页及门诊病历到护士站时，责任护士起立，主动热情迎接患者，根据病房床位及患者情况安排床位并办理相应手续，通知主管医生新患者已入院。

（2）责任护士为患者测体重、体温、脉搏、呼吸、血压并记录在体温单上。

（3）责任护士将患者带至病床前，将备用床改为暂空床，核对患者姓名，将床头卡插入床尾袋内；嘱病情轻的患者休息，将随身携带物品妥善放置；协助病重者舒适卧位，初步了解病情，简单查体；交接皮肤、输液及特殊用药；通知医生，遵医嘱及时进行治疗。

（4）新患者如暂时不能安排床位时，须耐心向患者讲明原因并给予妥善安排。

（5）责任护士带患者（重患者为其直系亲属）熟悉病区环境及讲解病房规章制度，如住院期间患者不能擅自外出，病区内不准吸烟、饮酒，听收音机要戴耳机，住院期间要穿病员服等；做好入院宣教，包括病房环境、作息时间、陪住制度、饮食制度、医生查房时间、呼叫器使用、物品保管、防火、防盗、责任护士及主管医生姓名等，责任护士应耐心回答患者及家属提出的问题。

（6）协助家属或患者整理用品，请家属协助将患者暂时不用或多余的物品带回，以保持病房内清洁整齐。

（7）责任护士对新患者进行入院评估，书写护理记录，实施健康指导。

（8）责任护士通知主管医生患者已到院。

（9）遵医嘱进行各种治疗。

三、患者转入流程

（1）病房接到通知后，由责任护士根据患者情况准备床位。

（2）患者转入后，责任护士接收病历，检查病历是否完整，同时通知本病房主管医生。

（3）责任护士送患者到床旁，协助患者安排好卧位。观察病情、生命体征、输液等；检查皮肤的情况并及时给予适当处理。

（4）责任护士与护送人员进行病情交接，了解患者当日治疗及用药情况；特殊问题做好双方确认；交接无异议后护送人员方可离去。

（5）协助患者整理物品，全面细致地记录护理病历。

（6）向患者和家属介绍本病房的相关规定、环境及主管医生和责任护士，以减轻患者紧张情绪，使患者更好地配合治疗和护理。

四、患者转出流程

（1）病房主管医生根据患者病情变化确定转出患者并开转出医嘱。

（2）责任护士协助医生通知患者及家属，并协助整理物品。

（3）责任护士将转出患者所有病历按转出要求书写、登记、整理。

（4）转出前，责任护士评估患者的病情现状、生命体征，完成相应的护理记录。

（5）责任护士整理患者的用药，及时办理退药。

（6）危重患者需由医生和护士同时护送，到转入病房后，由医生交代病情；责任护士交代患者皮肤、输液、用药及特殊的治疗护理，并转交护理记录，确认无误后方可离开。

五、手术前准备流程

（1）协助医生准确、及时地做好患者的全面检查　如血常规、尿常规、大便常规、出凝血时间、血型及肝、肾、心、肺功能等检查。

（2）心理护理　评估患者身心状况，减轻患者术前紧张、焦虑、恐惧等心理问题，增强患者参与治疗和护理的意识，建立面对事实、稳定乐观的心理状态，利于机体的康复。

（3）做好术前准备　如皮肤准备、交叉配血及药物过敏试验。

（4）保证休息　术前保证良好的睡眠，必要时术前晚应用镇静剂。

（5）术前宣教　责任护士详细交代术前注意事项，并班班交代。

（6）病情观察　监测生命体征，注意病情变化。

（7）术日晨准备　全身麻醉患者戴好写有患者信息（床号、姓名、住院号、诊断、手术名称）的腕带，嘱患者取下活动义齿、眼镜、发卡、手表、耳环、项链等，嘱患者勿化妆。术前半小时给予麻醉前用药。

（8）手术后用物准备　备好麻醉床、术后用物如全麻护理盘、氧气、负压吸引器及监护仪等。

六、送手术患者流程

（1）责任护士做好术前准备，指导患者更换病员服、戴好写有患者信息（床号、姓名、住院号、诊断、手术名称）的腕带，摘掉发卡、义齿、眼镜、手表、耳环、项链、腕带等，嘱患者勿化妆。

（2）术前半小时给予麻醉前用药。

（3）准备好带入手术室的用物，如病历、引流球、术中用的药品等。

（4）责任护士与接患者人员一起核对床号、姓名后签字，协助患者上车，送至病房门口。

（5）准备好麻醉床、全麻护理盘、氧气、负压吸引器、监护仪等。

七、接手术患者流程

（1）责任护士迅速迎接手术患者，与其他人员一起将患者安置床上，根据麻醉方式安排体位，认真与麻醉师、手术室护士交接班，了解手术名称、麻醉方式及术中情况。

（2）测量体温、脉搏、呼吸及血压，观察意识状态、切口、引流、输液及皮肤情况，并认真记录于护理记录单上。

（3）应严密观察切口渗血及呼吸情况，及时吸出口、鼻腔内渗血、渗液，确保呼吸道通畅；观察渗液的性质和量并记录于护理记录单上。

（4）行皮瓣移植修复的患者，应严密观察皮瓣颜色、弹性、温度等血运情况并记录；需体位制动的患者，应告知患者及家属让患者平卧，切忌扭转头颈部。

（5）根据医嘱为患者输血、输液等。

（6）患者完全清醒前禁用或慎用热水袋，以防烫伤。

（7）根据医嘱为家属讲解术后注意事项。

（8）需体位制动的患者，注意皮肤护理，防止压疮发生。

八、办理患者出院流程

（1）由主管医生根据患者病情决定其出院时间。

（2）出院前1天由主管医生告知患者，并向患者交代病情及出院后应注意的问题，开出院医嘱及出院带药。

（3）病房责任护士见医嘱后办理相应出院手续。

（4）患者出院当日，责任护士再次核对医嘱，将患者一览表改为出院状态，通知患者家属到住院处办理出院手续。

（5）责任护士为患者做好出院指导。

（6）家属领取出院带药，再到住院处办理出院手续。

（7）家属持住院结算单回病房，责任护士帮助患者整理用品，恭送患者离开病房。

九、调床工作流程

（1）医生根据患者和病房床位的使用情况决定调床，开出调床医嘱并写于黑板上。

（2）责任护士准备床单位。

（3）责任护士进行调床前检查，将患者床号、姓名、床头卡、护理及饮食标识调至所需床位，向患者及家属做好解释工作，征得患者同意。

（4）责任护士遵医嘱将患者调至所需床位后，将患者所有的治疗单、服药单及护理单上床号更正。

（5）责任护士在微机上调床，并在一览表上更改床位，更换病历夹，并核对无误。

（6）责任护士全面负责患者调床前后过程中的护理安全及病情的观察。发现病情变化及时报告医生，给予应急处理。

第四章　感染控制与预防

第一节　口腔正常菌群与感染的关系

　　口腔是人体四大菌库（口腔、皮肤、结肠和阴道）之一，是一个复杂完整的生态系统。口腔与消化道、呼吸道相连，与外界相通，解剖结构复杂。成年人口腔中寄居有大量细菌，其数量之大、种属之多均居全身各部位之首。每毫升未经刺激的唾液中细菌达 1.5×10^8，而在牙面或龈沟中集聚的牙菌斑，每克湿重所含细菌数超过 10^{11}。

　　在正常情况下，这些细菌共生、竞争和拮抗，保持菌群之间的相对平衡，以及与宿主之间的动态平衡，对人一般无害，不致病，这种平衡对保持口腔健康是有益的，称之为口腔正常菌群。口腔正常菌群的种类与数量随年龄、饮食、卫生习惯、口腔局部和全身情况等变动，因此，所谓正常菌群是相对的、可变的、有条件的。当口腔正常菌群平衡紊乱或某些因素使这些微生物毒力增强，以及人体口腔的防御机制发生缺陷与破坏可导致内源性感染。

一、口腔正常菌群平衡失调

　　口腔正常菌群可阻止或限制某些外源性病原体定居，维持菌系的动态平衡，这就是细菌的拮抗作用给人体所带来的好处。而当口腔正常菌群失调时则可致病，例如在大部分人口腔中都存在着中等数量的白色念珠菌，人体大量使用抗生素之后常常造成白色念珠菌过度繁殖，临床上导致白色念珠菌病。

二、口腔菌系的破坏作用

天然菌系与病原菌有某些相似之处，它们与某些重要疾病的发生有关。天然菌系在一定程度上保留了致病能力。当宿主的条件发生改变时，天然菌系可致内源性感染，如牙周病、亚急性细菌性心内膜炎和放线菌病等。同时，由天然菌系形成的代谢产物也可能增加人体对某些病原菌的敏感性，且其代谢产物为外源性病原体定居提供所必需的碳和能源。此外，天然菌系还可能改变局部物理环境，降低 pH 值和氧化还原电位值，使外源病原体能够生存下来。

三、自然屏障的缺陷与破坏

在正常情况下，宿主与天然菌系之间的关系保持着相互平衡。天然菌可能在宿主体内生长、繁殖，而不损害宿主。宿主的防御机制在这种平衡中起到重要的作用。一旦宿主防御机制受到损伤，这种相对平衡的关系就可能失调而导致疾病的发生。

（1）口腔黏膜机械屏障损害　由于刷牙、咬牙、外物刺伤、手术切口或其他原因均可致口腔黏膜机械屏障破坏，原部位中不引起病变的微生物通过损伤部位进入上皮下组织，使其致病。

（2）营养缺乏　当营养缺乏时，口腔黏膜上皮的通透性增加，烟酸与维生素 C 缺乏可能导致口腔发生严重的梭状菌和螺旋体感染，维生素 A、维生素 C、维生素 D 缺乏则可使机体对结核菌感染的敏感性增加，叶酸缺乏可致口腔黏膜的退行性变。

（3）宿主免疫功能缺陷　宿主因患慢性疾病或由于先天性或获得性免疫缺陷等原因致机体抵抗力低下，可发生感染性疾病，包括口腔的感染性疾病。

（4）宿主的解剖生理缺陷　口腔组织的解剖生理缺陷也是造成口腔疾病的重要原因。如牙齿矿化程度高时，其抗龋能力强。当牙齿矿化程度因遗传、生活条件、机体代谢状况等因素而不良时，易产生龋病。

第二节　医院内口腔感染的常见临床类型和特征

口腔是一个复杂的环节，经常处于湿润状态，故适宜于多种细菌及其真菌寄生。同时一些长期存在的机械性刺激因素如尖锐的牙尖及牙齿边缘、残根、残冠和不良修复体，进食时的咀嚼摩擦，冷、热、酸、辣的刺激等，以上原因使口腔黏膜直接受到威胁而可能引起疾病。

一、病毒感染

1.上呼吸道感染

绝大多数由病毒引起，包括鼻病毒、冠状病毒、腺病毒、流感和副流感病毒、柯萨奇 A 组病毒等。作为与口腔诊疗有关的上呼吸道感染主要是咽炎和喉炎。

2.疱疹病毒感染

原发性疱疹口炎为最常见的由 I 型单纯疱疹病毒引起的口腔病变，可表现为一种较严重的龈炎。急性疱疹性龈口炎，多数原发感染的临床表现并不十分显著，以 6 岁以下儿童多见。原发性单纯疱疹感染发病前常有接触史，潜伏期 4～7 天，继之出现全身发热、头痛、身痛、咽喉肿痛、颌下淋巴结肿大等。经过1～2 天前驱期，口腔黏膜广泛充血水肿，附着龈和边缘龈也有明显的急性炎症损害；口腔黏膜任何部位均可发生成簇小水疱，特别是邻近乳磨牙（成人是前磨牙）的上腭和龈缘更明显。若水疱破溃后可引起大面积溃疡，并能造成继发感染。其原发感染也可在体内广泛播散，引起疱疹性脑炎、脑膜炎以及其他危及生命的并发症。

在原发性疱疹感染愈合以后，不管其病损程度如何，有30%～50% 病例可能发生复发性损害。一般复发感染的部位在唇或口唇处，故又称之为复发性唇疱疹。虽然复发性唇疱疹是本病最常见的复发形式，但少数复发损害可影响到硬腭。这些口腔内的复发性疱疹感染仍有自限性，由于机体的免疫力使病损局限，其全身反应较轻。

带状疱疹病毒感染也可侵犯口腔颌面部三叉神经，损害可见于颌、眼、面颊、额部、唇口、腭、舌、颊、龈等部位，更多为单侧不超过中线。该病随着年龄增长，症状加重，病期延长，有的病人痊愈后神经症状可迁延数月或更长时间。

3. 病毒性肝炎

（1）乙型肝炎　由于其患病率高，且乙型肝炎病毒（HBV）携带者多，可表现为亚临床感染。其牙龈往往有炎症，在接受口腔治疗中其唾液、血液、龈沟液等可直接污染口腔诊室环境，同时含有 HBV 的血清可直接通过误伤的皮肤污染口腔医务人员，因此所有病人均应视为潜在的 HBV 感染者，均有潜在的传染危险性。

（2）丙型肝炎　该病毒是口腔医疗中的一种危险传播因素，其主要传播途径为血液和唾液。

（3）丁型肝炎　丁型肝炎病毒（HDV）为仅能在已有 HBV 感染的情况下才能复制的一种病毒。急性丁型肝炎有两种类型，即联合感染和重叠感染。前者同时存在急性乙型肝炎和丁型肝炎，但有自限性，很少导致慢性肝炎；后者为慢性 HBV 携带者的急性丁型肝炎感染，多转为慢性或暴发性肝炎。

二、细菌感染

1. 球菌性口炎

球菌性口炎是急性感染性口炎的一种，主要以多种球菌感染为主。临床表现虽常以某种细菌感染为主，常为混合性感染。本病损害以假膜为特征，所以又称为膜性口炎或假膜性口炎。多见于婴幼儿，偶见于成人。内外环境改变、防御能力下降时，如感冒发热、传染病、急性创伤、感染，以及滥用抗生素、激素、化疗和放疗，口内细菌增殖活跃，毒力增强，菌群关系失调，即可发病。

（1）葡萄球菌性口炎　为金黄色葡萄球菌引起的口炎，多见于儿童，以牙龈为主要发病区。表现为牙龈充血、肿胀，有暗灰、白薄的假膜，易被拭去；牙龈乳头及龈缘无破溃糜烂；在舌缘、颊咬合线处可有充血、水肿，多有尖锐灼痛。

（2）链球菌性口炎　其儿童发病率较高，常伴有上皮呼吸道感染、发热、咽痛、头痛、全身不适。呈弥散性急性龈口炎，受累组织呈鲜红色。唇、颊、软腭、口底、牙槽黏膜可见大小不等的表浅上皮和糜烂，有略为高起的假膜，剥去假膜则留有出血糜烂面，不久又重新被假膜覆盖。有轻度口臭和疼痛。

（3）肺炎球菌性口炎　好发于硬腭、口底、舌下及颊黏膜。在充血、水肿黏膜上出现银灰色假膜，呈散在斑块状。

2. 坏死性溃疡性龈口炎

该病别名很多，如奋森口炎、假膜溃疡性口炎、梭螺菌龈口炎、腐败性口炎等。其病原体为梭状杆菌和螺旋体。正常情况下，口内两菌共生，一般不易感染该病。但在局部或全身抵抗力下降时，则可使这两种细菌大量繁殖而发病。在口腔卫生不良、营养状况不佳时则发病迅速，病损严重。本病常是复杂混合感染，好发于前牙牙龈，主要特征为牙龈缘及龈乳头形成穿掘性坏死溃疡。可波及多个牙齿，溃疡边缘不整齐，互相融合成大片溃疡面，并向周围及深层侵犯。除牙龈病损外，可波及唇、颊、舌、腭、咽、口底等处黏膜，局部形成不规则形态的坏死性深溃疡，其上覆盖灰黄或黑色假膜，周围黏膜有明显的充血、水肿，触之易出血。本病因有剧烈疼痛而影响到说话及进食，常伴有发热、头痛等全身中毒症状。

三、真菌感染

由于全身大量应用抗生素、激素，或久病后全身抵抗力降低，或因局部创伤、皮肤潮湿使局部抵抗力降低等，可引起局部或全身的黏膜和皮肤念珠菌病。口腔念珠菌病仅为表层感染，一般并不发展为播散性器官感染。

（1）急性假膜型念珠菌病 又称为鹅口疮或雪口。多见于婴儿，成人较少见，但久病体弱者也可发生。病损可发生于口腔黏膜的任何部位，表现为口腔黏膜上出现乳白色绒状膜，轻时病变周围的黏膜无明显变化，重则四周黏膜充血发红。绒状膜不易剥离，如强行剥离则出现渗血，且不久又有新的绒膜形成，伴有口干、烧灼、疼痛等自觉症状。

（2）急性萎缩性念珠菌 病又称抗生素性口炎。表现为黏膜上出现弥散性红斑。以舌黏膜多见，严重时舌背黏膜呈鲜红色并有舌乳头萎缩，两颊、上腭及口角亦可发生红斑。由于上皮萎缩变薄，故黏膜表面发红。伴有口干、烧灼感及疼痛等自觉症状。

四、艾滋病的口腔病变

艾滋病除具有全身性疾病和体征外，口腔黏膜的病变愈来愈引起口腔医务人员的高度重视，其口腔的表现有以下几种。

（1）真菌感染 包括念珠菌病、组织胞浆菌病、隐球菌病等。

（2）细菌感染 包括坏死性牙龈炎、进行性牙周炎、放线菌病、肺炎杆菌感染、大肠杆菌感染、窦腔炎、根尖周炎、颌下蜂窝织炎。

（3）病毒感染 包括疱疹性口炎、巨细胞病毒感染。

（4）口腔溃疡 溃疡边缘下面的骨质有坏死，黏膜培养有鸟分枝杆菌生长。

（5）艾滋病相关性牙周炎 近年来，在艾滋病病毒感染者中发现了一种特殊类型的牙周损害，临床上早期常表现为龈乳头坏死、溃疡、疼痛及出血，随后迅速地破坏牙周附着及骨组织。

（6）艾滋病坏疽性口腔炎 坏疽性口腔炎是一种罕见综合征，主要见于免疫缺陷或严重营养不良的病人。其表现为牙龈炎、口腔严重水肿，不能进食及说话，并有慢性腹泻和体重减轻，可闻到口腔恶臭味。若两侧蜂窝织炎延伸到上颌骨处，X线检查显示牙骨坏疽，颌骨正常。口唇、口腔底部、牙龈和舌头组织显示浸润性坏死。弥漫性炎症和坏死若已影响到口腔黏膜、黏膜下肌肉和结缔组织，则可引起骨髓炎。

第三节　口腔医疗设备、器械、材料及药物介导的交叉感染

口腔疾病的诊疗操作主要在口腔内进行，诊疗中常会触及唾液和血液。病人唾液和血液中存在着大量的病原微生物，这些病原微生物可直接污染多种口腔设备、器械、材料、药物、模型义齿以及医护人员的手。加之牙钻、洁牙机及三用枪所产生的飞沫、气溶胶等对空气的污染，可造成医患之间、病人之间的交叉感染。据报道，美国牙医乙型肝炎病毒感染率是一般人群感染率的 3～6 倍，而口腔外科医师高达 38.5%。20 世纪 90 年代又有口腔医师感染艾滋病并将其传染给病人的报道。由此可见，口腔医疗设备及器械已成为口腔交叉感染的传播媒介。

一、口腔设备介导交叉感染

（一）口腔综合治疗台

（1）手机回吸介导的交叉感染　当手机在使用中停止转动瞬间所产生的负压，可将病人口腔中的唾液、血液、微生物、切割碎屑等污染物回吸入手机内部的死角及水、气管道，甚至还可能直接进入口腔综合治疗台的水、气管道系统，病原微生物可以在手机内部死角及管道侧壁繁殖形成菌落和微生物膜。当再次使用手机时，回吸入手机内部的污染物可以随水雾进入病人口腔导致交叉感染，这已被实验室细菌学染料试验和对 HBV（乙肝病毒）、HIV（艾滋病毒）病人进行的临床测试所证实。

（2）三用枪介导的交叉感染　三用枪又称水气（雾）枪，是口腔综合治疗台必备的装置，主要用于冲洗口腔和干燥牙体表面及窝洞。有研究表明，在不同的口腔医院、诊所检测了 300 支三用枪，以其表面、腔内及喷出枪内的水等标本进行细菌培养，均

为阳性，而且枪内水的污染率＞92%。研究结果说明，三用枪仍然存在回吸现象。因此，三用枪的消毒灭菌与防污染操作应引起足够的重视。

（3）口腔综合治疗台表面及其他装置介导的交叉感染 在口腔治疗操作中，唾液、血液、气雾、飞沫等不仅可污染医师的手及病人的身体，还可污染综合治疗台及周围物体的表面，导致交叉感染。值得重视的是，随着口腔综合治疗台配置的多功能化，如高频电刀、牙髓活力测定器、超声洁牙手柄、光固化机、口腔内镜、数字化牙片机 CCD 传感器等均要进入病人口腔操作，常因在短时间内反复为多个病人使用，而又无全面规范的控制污染的措施，而成为介导交叉感染的传播媒介。

（二）口腔医疗器械介导的交叉感染

口腔诊疗包括口腔修复、颌面外科、牙体牙髓、口腔种植等多种诊疗操作，随着现代医学的发展，口腔诊疗分科越来越细，其操作项目越来越多，不同专业有其特殊的诊疗器械，如牙体牙髓各种根管治疗器械、牙周洁治器械、牙槽外科拔牙器械、牙种植手术器械、正畸修复所用的各种技工钳等，品种多、数量大、周转快，精密、贵重小器械、中空器械多，器械接触唾液、血液多，锐利器械多，牙科材料污染物的特殊性，因此，要达到彻底清洗消毒灭菌的难度较大，口腔诊疗活动极易由于器械消毒灭菌不善而致医院感染和医源性感染的危险。

二、口腔材料、药物反复使用过程中介导的交叉感染

在口腔内科治疗中常使用一些安抚镇痛、窝洞消毒、盖髓、失活、干髓、根管消毒等药物。这些共同使用的药物，在使用中反复取拿并与其他药物混合调拌，操作过程中稍有不慎，极易造成交叉污染。虽然其中一些药物本身具有杀菌、抑菌作用，但药物本身的污染不容忽视，有研究证实使用中的消毒药液发现有链球菌、腐生葡萄球菌、枯草杆菌生长。牙体牙髓修复材料有些在使用时多需粉、液调拌，操作中容易介导交叉感染；同时，由

于这些材料的包装过大、材料使用时间较长，反复为多个病人使用，这也是在使用中易被污染的一个原因。这些被污染的药物、材料已成为口腔交叉感染的传播媒介。

三、口腔印模、模型介导的交叉感染

印模是用可塑性材料在病人口腔内直接获得的阴模，将阴模用石膏或超硬石膏灌注成阳模即成模型，模型是制成各种修复体的依据和基础。医师备牙后，所取印模上黏附有病人唾液、血液，若不进行处理消毒，则可污染模型，引起技工室医技人员、修复体、临床医护人员和病人之间的交叉感染，导致医院内感染。

四、医疗设备器械在使用过程中的飞沫与气雾介导的交叉感染

有研究表明，使用牙钻钻牙、超声波洁牙以及用牙钻打磨义齿等操作时产生的飞沫与气雾也是交叉感染的重要途径之一。这些气雾悬浮于空气中并可进入病人的支气管及肺泡。另有研究发现，在对活动性肺结核病人的口腔进行诊治时，高速手机造成的气雾微粒中被发现有结核分枝杆菌，说明病人口腔及呼吸道的细菌可因其口腔操作造成空气污染，从而导致肺结核、肺炎、流感等疾病的传播。HBV 及 HIV 亦可由血液飞沫及气雾进入口、鼻、眼黏膜及破损的皮肤而导致交叉感染。有研究发现，污染有细菌的飞沫及气雾多在医护人员手臂表面、颈下部、胸部及面罩或口罩上，但分布变化极大，受诸多因素影响，如操作类型、牙位、体位，病人口腔和呼吸道内的细菌水平，病人是否术前刷牙或用抗生素液漱剂漱口，诊室是否使用高容量的抽吸装置和空气消毒灭菌设备等。因此，所有口腔治疗过程中均应采用常规性隔离防护及有效控制污染的措施。

第四节 口腔科感染的特点与途径

一、感染的特点

（一）门诊病人易感因素多

口腔科以门诊治疗为主，口腔医师绝大部分诊疗操作在病人的口腔内进行，口腔是微生物寄居数量最多的器官，口腔医师在治疗病人的过程中，其治疗器械常会与病人的血液、唾液、其他分泌物及口腔组织频繁接触，HBV、HCV、HIV等病毒不仅存在于血液中，亦可从唾液中排出从而污染口腔器械，80%～90%的牙科病人在口腔治疗过程中伴有牙龈出血和皮肤黏膜损伤，口腔器械污染微生物主要有三大类即口腔内定植菌群、消化道致病菌群（如沙门菌群、大肠埃希菌群、志贺痢疾菌群、假单胞菌群）以及真菌等。此外，还有备受关注的血液传播性疾病病原。

口腔门诊医院感染的重要危险因素来自病人口腔中的分泌物、血液及大量的共生微生物。口腔诊疗由于口腔诊室特殊的结构环境（单位牙椅面积 $3m^2×2m^2$ 或 $3m^2×3m^2$），致通风受到一定的影响；又由于可重复使用的口腔诊疗器械器具品种多、数量大、周转快、结构复杂、精密贵重、使用频繁，接触血液、唾液多以及口腔材料的特殊性，对这些器械进行彻底有效的清洗消毒灭菌存在一定难度（如牙科手机、洁治器、拔髓针、钻针、印模托盘等），一次性器具和耗材的大量使用，当上述危险因素通过不同方式污染诊室空气和环境、污染口腔器具时，极易由消毒或预防工作中的疏忽而增加门诊病人的感染发病率。口腔治疗持续时间长，复诊次数多，在诊疗过程中病人可能由于自身状况而导致各种潜在感染因素增加，这也是口腔门诊病人易感因素之一。

（二）住院病人易感人群多

有文献报道，口腔科由于专业限定，收治的住院病人多以颌面肿瘤、唇腭裂整形、正颌及关节外科、创伤外科病种为主。由于住院病人中手术、高龄者、婴幼儿居多，口腔住院病人多具有医院内的易感人群特征。

（三）医务人员感染机会多

口腔科感染的对象不仅仅是病人，对于长期与病人面对面、口对口近距离操作并经常接触病人唾液、血液的口腔医务人员来说，同样存在发生感染的危险。口腔门诊病人多，周转快，病情隐蔽，医务人员在口腔诊疗过程中接触大量血液、唾液、污染器械和飞雾，HBV、HIV等病原微生物不但通过血液也可通过唾液引起感染。

二、感染途径

（一）接触传播

（1）**直接接触传播**　医师、护士在与病人直接接触中通过手的污染而形成医务人员与病人、医务人员之间、病人与病人之间的交叉感染，这是口腔科感染的主要途径。如口腔洁治人员经常在出血的牙龈区操作而最具直接感染危险。由于口腔病人中可能含有亚临床感染、潜伏期、健康带菌者以及不愿透露感染疾病实情者，这类病人的唾液和血液最具传染性。因此，许多细菌和病毒都可能在口腔治疗中得到传播，甚至造成大范围感染而出现严重后果。

（2）**间接接触传播**　主要通过被污染的公用物品或专用物品使病原微生物传播，这是口腔科感染的又一重要途径。比如在诊疗过程中，医务人员戴着已经污染的手套去取用物品或触摸诊室，就会污染诊室环境和有关物品；当口腔公用或专用物品被污染上带菌者的唾液、血液而未及时消毒时，便会成为传染源而导致感染性疾病的传播。

（二）空气传播

口腔治疗过程中使用高速涡轮手机、超声波洁牙手机等操作时产生大量带有病原微生物的飞沫、气溶胶和"菌雾"随同口腔内的组织碎屑等扩散到周围空气中，污染范围直径可达2m。未经消毒的修复体打磨、牙洁治后的机械抛光所形成的碎屑或颗粒固体物质亦可污染诊室环境形成空气传播。据研究，高速涡轮手机造成的气溶胶可在 1 分钟内发散细菌 1000cfu（菌落数），简称"菌雾"。其中，有 95% 的微粒直径小于 5μm，可直接被人体吸入至呼吸道乃至肺部，也可污染医务人员的手，更可沉降于诊室表面，污染诊室环境，如牙科综合治疗台、诊断桌、治疗车等设备的表面。有研究发现，治疗中产生的飞沫和"菌雾"大多沉降在医务人员手臂表面、颌下、胸部、头部、口罩或面罩上以及诊室的临床接触表面上，其分布范围受病人口腔卫生情况、体位、牙位、操作类型、是否使用适当的吸引设备、诊室的通风情况、新风置换情况、空气能否保持清新状态等诸多因素影响。因此，口腔诊疗需特别关注呼吸道、高频接触面的防护，强调新风置换及常规防护措施。

（三）媒介传播

（1）水、气传播　在口腔诊疗过程中多表现为经牙科综合治疗台的供水、供气系统和吸唾器所致的水污染传播。口腔诊疗需正压、无油、干燥的压缩空气带动牙科手机高速旋转，从而带动车针旋转进行治疗操作。当诊疗工作结束时，医师的脚刹松动，高速涡轮手机（A 类空腔器械）停止转动的瞬间，因牙科手机结构和工作原理其头部的空气瞬时呈负压状态，导致病人口腔内的唾液、血液、组织碎屑、切割碎屑等污染物"回吸"入手机内部的死角定植，如果手机内腔未达到充分有效的处置，定植的污染物就会形成菌斑。"回吸"的力度还可致污染物逆行进入牙科综合治疗台的水、气管线系统，病原微生物也可以在这些部位繁殖并形成生物膜，污染水、气管路系统。当再次使用牙科手机和口腔综合治疗台时，这些菌斑与生物膜可以随治疗所需正压及水雾冲入下一位病人口腔，导致病人和病人间的交叉感染。吸唾器如未进行及时彻底清洗，其管道中的残留水也可使细菌繁殖而污染病人。此外，口腔诊室公用水龙头的清洁与否亦是口腔诊疗中不可忽视的一个传播途径。水传播感染性疾病可见于军团菌病等。

（2）口腔材料传播　主要指口腔治疗中因大量成型或半成型卫生材料污染致病，如口腔种植体、印模材料、印模托盘、蜡、修复体及各种类型正畸矫治器。这些材料来自生产厂家时多以散装形式出现，并带有多种微生物，使用前如不能严格消毒，病原微生物则以此为媒介传播疾病。口腔修复所用的材料多为粉剂，且包装体积较大，常反复为多个病人使用，也易于被污染。修复科所制取的各种印模上常粘附有病人的唾液、血液等，若未进行适当的消毒处理，则可能污染模型，可能引起技工室医技人员、修复体、临床医务人员和病人之间的交叉感染，故口腔材料也成了口腔临床医院感染的重要传播媒介。

第五节　口腔科感染的预防

常见医院内感染所涉及的面较为广泛，这里重点讨论与口腔临床关系密切的颌面外科手术部位感染、呼吸道感染、尿路感染、乙型肝炎和对人类健康威胁较大的艾滋病病毒感染。

一、口腔颌面外科手术部位感染及预防

据国外资料表明，手术部位感染是术后病人常见的医院感染，约占医院感染病例的 25%。在我国，据 1983 年原卫生部统计，外科手术部位感染为 13%～18%。在口腔专科医院的医院感染构成中，外科手术部位感染居于首位，占住院病人医院感染的 30%～40%。近年来，由于不同程度地忽视了已经确立的外科手术准则和无菌技术，而过于依赖抗生素，以致在医院里产生了各种各样的耐药细菌，它们对病人更具危险性。手术部位感染可致病人住院时间延长，发病率、病死率增加，不仅加重病人的负担，也增加了医护人员的工作负担和精神压力。如何有效预防手术部位感染是颌面外科病房医院感染控制的工作重心。

（一）病原体及流行机制

（1）造成感染的细菌多为耐药型　引起切口感染通常为已知

的医院内的流行菌株，如铜绿假单胞菌、沙雷菌及某些噬菌体型的葡萄球菌。据国内研究资料表明，颌面部术后切口感染的致病菌多为需氧、微需氧、兼性厌氧以及厌氧菌的混合感染。由于激素、免疫抑制剂和多种抗生素的应用，不同真菌和病毒也可引起术后切口感染。

（2）造成手术部位感染的主要环节　绝大多数手术部位感染可溯源于手术时刻，而且与术中发生的特定事件紧密相关。颌面外科手术部位感染主要原因为口咽部分泌物对创口的污染，少部分由交叉感染引起。感染的细菌主要来自病人自身、手术室环境、参与手术人员带菌。传播方式主要有接触传播和空气传播。

（二）手术部位感染的危险因素

引起术后感染所需的基本条件是有细菌来源、有传播细菌的载体以及细菌经切口进入人体。然而，手术部位是否发生感染则往往与细菌进入切口的数量、毒力和病人的抵抗力有关。因此，手术部位感染的危险可用下列公式表示：

$$\frac{污染切口的细菌数 \times （细菌）毒力}{病人的抵抗力} = 感染系数$$

根据公式也可说明，切口均有不同程度的细菌污染，而病人的免疫功能障碍，则术后有较高的感染率。因此，增强术后切口感染的危险因素，如污染细菌数量多、传播细菌的条件多、病人抵抗力低下等诸多危险因素都能影响前述条件，这些因素彼此之间又相互作用，使问题更加复杂化。病人免疫功能、年龄、营养状况、术前住院时间、手术持续时间及切口局部有无坏死组织等，都与切口感染的发生率有关。

（三）手术部位感染的预防

1.手术前

（1）缩短术前住院时间　手术部位感染的发生率与病人住院时间的长短有关。住院24小时清洁切口的感染率为1.2%，1周为2.1%，2周为3.4%，3周以上为14.7%。感染率与术前住院时间呈正比关系的原因是，病人的皮肤黏膜和体内寄存的细菌与医院环境中和工作人员身上携带的毒力较强且具有耐药性的细菌相互交替有关。因此，应尽量缩短病人术前住院手术准备时间，能在门诊进行的术前检查不应住院检查；手术室应合理尽早安排病人手术，以最大限度地压缩术前病人住院时间，择期手术病人，应当尽可能待手术部位以外感染治愈后再行手术。

（2）增强病人营养　营养不良肯定对切口愈合有一定的影响，但是否增加术后切口的感染目前并无定论。据国外有关文献报道，此类病人的术后感染率为22.4%，感染率仍高于平均的7.4%。因此，护理人员应提高警惕，积极消除对切口愈合不良的因素，降低感染的发生率。鼓励病人术前食用营养丰富的平衡膳食，对进食功能障碍者可给予要素饮食，对因疾病无法从口内进食的病人给鼻饲，以保证病人所需热能。纠正术前水电解质紊乱、贫血、低蛋白血症等，以提升病人抵抗力。

（3）控制血糖　糖尿病病人术前有效控制其血糖水平，围手术期特别控制高血糖或血糖水平的剧烈波动。

（4）做好术区皮肤准备　据统计，术前不淋浴的病人术后切口感染率为2.3%。国内有医院曾对术前皮肤准备方法进行了研究，结论是术前备皮剃毛与不剃毛的切口感染率无显著性差异。用刀剃毛可在皮肤上留下伤痕，增加切口感染率。因此，术区皮肤的去污垢和去皮屑至关重要，它可减少皮肤上大部分寄存的微生物。有条件的病人术前最好进行肥皂洗涤淋浴。不能进浴室的病人术区用肥皂洗涤，清洁后涂以杀菌剂。术前备皮应当在手术当日进行，确需去除手术部位毛发时应当使用不损伤皮肤的方法，避免使用刀片刮除毛发。术区皮肤消毒应使用卫生行政部门批准的消毒剂，以适当的方式进行消毒，消毒范围应符合手术要求。如需延长切口，做新切口或放置引流时应当扩大消毒范围。

（5）做好术前口腔准备　颌面外科病人术前均应清洗口腔、洁牙或用药物性漱口液漱口，以减少口腔内常住菌。每一位手术病人术前消毒时常规用碘伏稀释液进行口腔灌洗，灌洗时间不少于3分钟。

（6）参与手术人员和环境准备　手术人员按规定更衣戴帽，严格按照《医务人员手卫生规范》进行外科手消毒。口罩的大小要适当，两边应有皱褶，否则细菌可掉入切口。棉纱布或合成纤维制成的口罩，只要纤维密度和层次恰当，过滤的效果相似。棉纱口罩湿污后应立即更换。手术衣的袖口和裤脚应扎紧，最好穿上脚套，以减少从内衣里散发的皮屑。消毒手套一经刺破应立即更换。患疖、湿疹、感冒以及在鼻咽部或肠道中有危险性细菌的工作人员在未治愈前均不得进入手术室，手术室工作人员是传递细菌的重要载体，切不可忽视。手术室人员要尽量减少不必要的走动和谈话。通过手术室门的人次越多，愈容易加重室内空气的污染，最好通过电视参观或监视手术。

（7）预防性用药　如果需要预防使用抗菌药物时，手术病人皮肤切开前 30 分钟～1 小时内或麻醉诱导期给予合理种类和合理剂量的抗菌药物。

2.手术中

（1）手术室环境物表清洁、空气洁净，最好正压通风，保证手术室房门关闭，最大限度减少人员数量和流动。

（2）参与手术的医护人员严格遵循无菌观念、无菌技术操作原则以及手卫生规范。

（3）手术使用的器械、器具、物品等应符合灭菌级水平。

（4）术中注意保暖，保持病人体温正常，防止低体温。

（5）控制病人的血糖水平，避免剧烈波动。

（6）术中保持有效的止血，尽量轻柔地接触组织，最大限度地减少组织损伤，彻底去除手术部位的坏死组织，避免形成无效腔隙。

（7）建议手术室配置恒温箱，冲洗手术部位所需无菌生理盐水等液体恒温至 37℃ 使用。

（8）对于需要引流的手术切口，应当首选密闭负压引流。尽量选择远离手术切口、位置合适的部位进行置管引流，确保引流充分。

（9）如果手术时间超过 3 小时或手术时间长于所用抗菌药物半衰期或失血量大于 1500ml，术中应当对病人追加合理剂量的抗菌药物。

（10）不在手术室或手术间门口铺设黏性垫子作为控制感染的措施，层流手术间应关注空气出风口滤网的清洗。

3. 手术后

（1）合理舒适的体位　术后麻醉清醒后取半坐卧位，抬高头部有利于静脉回流，减少组织间隙渗液和消除无效腔。

（2）保持敷料干燥清洁　敷料一经渗透应立即更换，并清除能繁殖细菌的渗液，避免皮肤浸渍。

（3）注意观察切口　更换敷料时必须查看切口局部情况，有无感染迹象。对出现分泌物及可疑感染创口换下的敷料，都应及时涂片进行革兰染色检查，必要时做微生物培养和药敏试验。对外科手术部位感染及时诊断、及时治疗、及时监测，敷料集中焚烧。

（4）严格执行无菌操作技术　在护理手术切口前后均应严格执行手卫生，检查和处理开放或新鲜创面以及引流物时，应戴无菌手套和采用无菌技术。

（5）保证术后引流通畅　保持负压管的通畅和引流的持续性单向性。负压引流的吸引力不宜过大，否则易引起细菌污染。引流管周围的皮肤应仔细护理，避免细菌沿管壁进入体内。

（6）做好气管切开护理　严格执行气管切开护理常规，吸痰管坚持一用、一换、一消毒。雾化吸入器的口罩，每次用后应更换消毒备用。

（7）做好口腔冲洗或口腔护理　尽量让病人保持良好的口腔卫生状况。

（8）保持环境清洁　保持病室内空气新鲜流通，采用湿式擦地，湿式扫床，避免污物等在空气中扩散增加空气中的感染菌数。

（9）对病人及家属进行宣教　告知合理的切口护理方法及手术部位感染的症状并报告这些症状。

二、下呼吸道感染的预防

下呼吸道医院感染是指住院过程中所获得的（不包括入院时已存在或潜伏的）肺部感染。据美国国家医院感染研究所（NNIS）报道，肺部感染占医院内感染的 15.8%，仅次于泌尿系统感染。我国医院感染的病例中以肺部感染居于首位，占医院感染的 23.3%～42.0%，且死亡率很高，有医院报道可高达 50%。

（一）病原体及流行途径

医院内肺部感染的病原微生物多种多样，以需氧性革兰阴性杆菌为主，约占 70%，依次为大肠杆菌和铜绿假单胞菌；其次为金黄色葡萄球菌、肺炎球菌、真菌和病毒。病原体通过 3 种途径侵入病人下呼吸道：口腔和咽部的细菌吸入、含细菌气溶胶吸入、血源性播散（机体其他部位的感染）。

（二）下呼吸道感染的常见因素

（1）气道的改变和黏膜屏障功能受损　由于手术气管插管、鼻咽腔填塞、气管切开等致气道改变，呼吸道黏膜屏障功能受损，呼吸道清除机制不健全。因此，细菌较易侵入并存留于下呼吸道，引起肺部感染。

（2）机体免疫功能低下　由于病人患慢性消耗性疾病或某些原发疾病免疫抑制作用，病人的免疫功能受损，机体抗病能力下降，细菌易于侵入定植而引起感染。

（3）正常菌群失调　多联和广谱使用抗生素治疗，使定植于病人口鼻、咽腔的正常菌群有所减少，而耐药菌株和真菌则大量繁殖，当被吸入下呼吸道时，可造成支气管或肺部感染。

（4）呼吸治疗器具带菌　麻醉机、呼吸机（器）、雾化器治疗不当，装置消毒不彻底而被污染带菌，使用时产生大量带细菌的气溶胶沉积于肺部毛细支气管和肺泡，并导致感染发生。

（5）病室环境和空气污染　带菌者口腔分泌物和痰液污染病室环境，工作人员自身带菌和大量探视人员的口咽部带菌污染环境，病室内空气中悬浮致病菌数增加，可引起下呼吸道感染。空调系统对空气的污染也不容忽视，不及时清理空调系统或不做相应的监测常造成医院感染的发生。曾有报道，军团杆菌污染空调冷却水，病室内的空气也被这类菌污染，从而暴发感染，特别是对免疫力低下和术后危重病人更具威胁性。

（6）呼吸道分泌物沉积　由于手术机体水分的丢失、术后的卧床以及麻醉药物的作用，导致气管内分泌物黏稠、沉积，支气管纤毛运动能力减弱，加之病人局部伤口疼痛，无意自发性深呼吸和咳痰，呼吸道分泌物得不到排泄，沉积到下呼吸道而引起感染。

（三）下呼吸道感染的预防

（1）加强病室管理　保持室内洁净和空气新鲜，控制陪住和探视，定期监测病室空气感染菌数。

（2）重视术前健康教育　主要教育内容包括吸烟病人必须戒烟；术前应充分有效地排痰，如变更体位、叩背、应用支气管扩张药等；术后深呼吸和咳痰方法；减轻由深呼吸和咳痰引起的伤口疼痛方法；让病人了解过量使用镇静剂的害处；在条件允许下尽早下床走动。

（3）帮助病人有效排痰　对神志清楚和条件许可的病人指导和协助其排痰。对昏迷病人、气管切开病人，通过定时抽吸痰液、翻身、叩背、保证液体入量、充分稀释痰液等有效手段帮助排痰。

（4）做好呼吸治疗器具的消毒　氧气湿化瓶及管道应严格消毒晾干后备用，暂时不用时应干燥保存，以免滋生细菌。使用中的氧气湿化瓶，应每日更换瓶内液体，每3天更换消毒一次湿化瓶，呼吸机管路24小时应更换消毒一次。雾化吸入的螺纹管使用后应消毒晾干备用，雾化器容器每24小时应做消毒处理，不同病人使用的给氧面罩及氧气导管必须更换。

（5）认真洗手　当手接触到病人呼吸道分泌物时，无论曾是否戴有手套皆应洗手，接触气管插管或气管切开的病人前后均应洗手，切实防止致病微生物的扩散。

三、尿路感染及预防

尿路感染是指细菌在泌尿道直接引起的炎症。据国内资料表明，我国医院感染中尿路感染占 20.8%～31.7%，仅次于呼吸道感染。而在发达国家尿路感染占医院感染病例的 40% 以上，高于呼吸道感染而居首位。

（一）病原体及感染途径

医院内尿路感染的病原菌 80% 为革兰阴性杆菌，其中以肠杆菌科和假单胞菌属占多数；革兰阳性球菌约占 20%。感染途径包括导尿或尿路器械操作致尿道黏膜损伤，自身正常菌群感染，导管腔内、外细菌逆行侵入，机体其他部位感染经血流引起。

（二）尿路感染发病因素

（1）尿道、膀胱黏膜屏障功能被破坏　由于尿液 pH 值和抗菌活性物质的防御作用，除尿道口附近 1～2cm 处可存在少量细菌外；一般尿道是无菌的，即使有逆行的细菌也可因膀胱黏膜的屏障防御和收缩功能，使其随尿液排出体外。但若在保留尿管的情况下，则可激惹膀胱黏膜或造成黏膜损伤，这种损伤可破坏其屏障和收缩功能。

（2）导尿致上尿路感染　正常情况下，输尿管在膀胱壁中潜行，排尿时由于受肌肉挤压而关闭，加之输尿管进入膀胱处有括约肌作用，可使尿液不能反流。但是，当膀胱镜逆行插管和导尿后膀胱松弛时，污染的尿液则可上行引起肾盂肾炎。

（3）尿路特殊的组织学特点　尿路上皮细胞特有的具有结合力的伞状物，使细菌依靠其与尿路上皮细胞或红细胞表面的甘露糖结合，细菌正是依靠这种特殊的亲和力得以侵入。

（4）细菌 L 型与反复的尿路感染　细菌在高渗状态下（经抗体和抗生素的作用）不能形成胞膜而以原浆形式存在，即细菌 L 型。一旦环境有利，细菌则重新生长胞膜并繁殖致病。因此认为，细菌 L 型是尿路反复感染发作的重要因素。

（三）尿路感染的预防

（1）严格无菌操作导尿　在严格掌握导尿指征的前提下，对必须导尿的病人按无菌操作技术选用质软、口径规格适当的硅胶质导管轻柔导入。

（2）封闭式无菌引流 留置的保留尿管应保持尿液引流的通畅无菌、持续和封闭状态。

（3）密切观察病情 观察病人有无尿路感染症状，如排尿困难、尿急、尿频和血尿等，尤其应注意观察有无尿管菌尿症的并发症。据研究发现，尿管继发败血症占插管者的 8%。尿源性菌血症男性多于女性（6∶1），这可能因为男性下尿道周围海绵体血管丰富，细菌容易侵入血流，通过盆腔血管进入椎管与颅内静脉吻合而导致颅内及眼部的并发感染。

（4）尿液培养及早期诊断 目前，一般认为尿液中细菌≥30个/ml，尤其是伴有脓尿或多次培养为同一菌（排除收集尿液时的污染），即可作为膀胱感染的依据。早期诊断，有利控制感染和预防扩散。但不主张频繁检测，以每周 2 次为宜，以免在收集尿标本中，可能污染到集尿系统和引起交叉感染。为避免尿管与集尿系统连接处的污染，防止破坏密闭的集尿系统，应采用穿刺法留取尿标本。

（5）加强会阴部护理 对留置尿管的病人每日必须进行会阴部的护理，外阴特别是尿道口周围必须保持清洁，无血迹和分泌物。若有污染细菌则可沿尿管壁移行至膀胱并引起感染。

（6）加强健康教育 主要内容包括了解导尿术的正确操作和护理；了解留置尿管闭式引流的意义；了解集尿袋放置的正确位置和意义；掌握集尿袋排尿的正确操作，明白保持会阴清洁的意义。在术前、术后对病人进行以上内容的健康教育，以期达到病人合作和提高自护能力的目的。

四、乙型肝炎感染的预防

病毒性肝炎是世界性社会卫生问题之一，我国属肝炎的高发地区。根据人类的病毒性肝炎病原学研究，可分为甲型、乙型、丙型、丁型、戊型肝炎。据资料报道，乙型肝炎表面抗原（HBsAg）携带者占人口总数的 5%～10%，而其对医院工作人员感染的危险性比一般人群高 5～10 倍。

（一）病原体及感染途径

乙型肝炎病毒（HBV）属嗜肝 DNA 病毒，该病毒对外界环境抵抗力较甲型肝炎病毒强，对一般消毒剂有耐受性，煮沸 30 分钟（100℃）以上才能灭活。传染源包括病人及 HBV 慢性携带者。传播途径：①医源性传播，如输入 HBsAg 阳性的血液或血液制品，通过污染的医疗器械（如动静脉插管、内镜、针刺、血液透析装置、口腔器械等）在治疗或护理操作中传播；②性活动为主的密切接触传播；③母婴垂直传播。

（二）乙型肝炎感染及预防

1. 医源性传播的预防

（1）严格认真洗手　在口腔治疗及护理操作过程中，医护人员接触到病人唾液和血液的机会较多，因此，医护人员双手被乙型肝炎病毒污染的可能性很大，所以在每一次治疗操作前或后都必须严格按规定用消毒液浸泡和用肥皂流动水充分洗手。近年来，采用戴手套进行口腔治疗、护理操作，这不失为一种较好的自我保护免受污染的方法。但必须强调，在每一位病人治疗护理完成后应脱去污染的手套，并认真洗手。切忌戴着手套进行其他工作，如调和材料、病历记录、处方、取物、接电话、开门、拧水龙头等，以免造成清洁区的污染，导致交叉感染。

（2）口腔器械采用有效消毒灭菌方法　凡是耐高温耐湿的器械首选压力蒸汽灭菌，不耐高温不耐湿的物品可采用低温灭菌。如无低温灭菌设施，需采用化学浸泡消毒时，需符合国家相应规范要求，选用对乙型肝炎病毒有杀灭作用的高效消毒剂，如 2% 戊二醛浸泡或含氯消毒剂浸泡。

（3）严把一次性医疗器械物品质量关　近年来我国不少医院使用了一次性医疗器械物品，如一次性口腔检查盘、无菌输液装置、注射器、漱口杯等，应加强对这类用物的督查和管理，保证其使用质量，预防因不洁或污染所致的医源性感染。

（4）住院病人床边隔离　住院病人一经确诊为 HBV 携带者，应施行床边隔离，床头设隔离标志。对病人进行治疗护理之后，用流动的肥皂水洗手，或在操作时戴手套。病人用过的物品包括病床单元、餐具、便器等均应彻底消毒。同时，必须向病人做有关的健康教育，以取得病人的理解、合作和自我防护。

（5）设立隔离手术台　手术室应设立乙型肝炎病人隔离手术台。在条件不具备时，对手术台及污染的器具用能杀灭肝炎病毒的消毒剂处理，布类物品装污物袋并注明肝炎隔离标志，送洗衣房专门消毒处理。

2. 对医院内高危人群的保护

（1）对经常接触病人血液的工作人员或需多次输血和血液透析治疗的病人，应检查 HBsAg、抗 HBc 和 HBs 主要感染指标。若 3 项指标均呈阴性者，即为乙型肝炎易感者，应注射乙型肝炎疫苗加以保护。

（2）如工作中不慎被刺伤，意外接种了具感染性血液的人员应及时处理。属易感者，应尽快在当日，最迟不超过 7 天肌内注射高价乙型肝炎免疫球蛋白 2ml（100U/ml），并于 1 个月后加强注射一次。

（3）加强对 HBV 携带者的管理。这些人虽然可以照常参加工作和学习，但应定期检查和随访，并注意个人和行业卫生。尤其应防止自身的唾液、血液和其他分泌物污染周围环境及他人。

五、艾滋病病毒感染的预防

获得性免疫缺陷综合征又称艾滋病（AIDS），是一种致死率很高的传染性疾病。因此被称之为"20 世纪的瘟疫"，严重地威胁到各国人民的生命，受到 WHO 和各国政府的重视。

（一）病原体及感染途径

艾滋病病原体是人类免疫缺陷病毒（HIV），属能分泌反转录酶的单股 RNA 病毒。HIV 病毒抵抗力弱，对热敏感，56℃、30 分钟即失去活性，0.2% 次氯酸 5 分钟能灭活病毒。近年来的调查研究证实，艾滋病的传播途径通常有以下几点。

（1）性接触传播　这是艾滋病传播的主要途径。据统计，在

HIV 病毒感染中，男性同性恋者、娼妓者约占 70% 以上。

（2）血液传播　通常是因静脉注射时滥用或共用不洁注射器与针头引起，是静脉毒瘾者感染艾滋病的主要途径。输入带 HIV 的血或血液制品，以及器官、骨髓移植、人工授精等手术也可传染艾滋病。HIV 病毒也可以从皮肤黏膜的破损处侵入血液而导致感染。

（3）母婴垂直传播　感染 HIV 的母亲可经子宫内或分娩时和产后致胎儿或新生儿感染。

（4）经污染的医疗器械传播　早在 20 世纪 80 年代末期，美国就有医院的清洁工人、护士因被污染的针头刺伤而感染 HIV 的报道，截至 2010 年美国有 57 名医务人员因职业暴露感染 HIV，另有 143 名可能因职业暴露而感染 HIV。据有关机构估计，全球有超过 1000 名医务人员因职业暴露感染 HIV。我国的医务人员也同样面临着感染的可能。2005 年，上海一家三级甲等医院口腔门诊对一位病人 HIV 常规检查的结果是阳性，震惊国内的口腔医疗界。2015 年，悉尼 4 家牙科诊所因器械消毒不达标，上万人面临感染艾滋病的风险。

（二）艾滋病感染的预防

HIV 在外界环境中存活时间短，而 HBV 在外界存活时间长，但两者在口腔医院的传播方式很相似。因此，预防 AIDS 在口腔医院传播的方法与乙型肝炎的预防方法基本相同，主要从器械的灭菌、设备和空气的消毒、个人防护以及对已知 HIV 感染者和废物的处理等方面入手。

（1）消毒灭菌　所有对 HBV 有效的消毒方法对 HIV 均有效，煮沸消毒（56℃）30 分钟即可灭活。对艾滋病有效的化学消毒剂如下。

① 次氯酸钠　普通常用的有效浓度为 1g/L（1000ppm），消毒溅有血液的污染物为 10g/L（10000ppm）。

② 甲醛　常用的有效浓度为 50g/L。

③ 乙醇　常用的有效浓度为 75%。

④ 戊二醛　常用的有效浓度为 2%。

⑤ 过氧化氢　常用的有效浓度为 2%。

一般被 AIDS 病人的血液、唾液、龈沟液、排泄物、呕吐物污染的器械，如涡轮机、手机、钻针、刮治器、拔牙钳、模型托盘等，或经病人接触的物品，均应按相应流程严格处理，敷料及废弃物（可焚烧物品）应焚烧处理。器械类用有效浓度消毒液浸泡消毒后刷洗，再分类进行高压灭菌、煮沸灭菌或化学消毒剂灭菌。

（2）凡为病人进行口腔治疗护理操作前后均应认真洗手，严格执行戴手套制度，防止交叉感染。

（3）AIDS 病人的标本应标记后送检，并妥善处理。

第六节　口腔科感染护理管理

一、诊室环境管理及个人防护

（一）洁净空气

（1）自然通风　各诊室对流通风，每日早、中、晚各一次，每次 30 分钟以上，尤其是使用空调的房间更应注意通风，以保持室内空气新鲜，显著减少空气中微生物含量。这是最为简便有效的空气净化手段。

（2）空气消毒　每日治疗结束后，应用循环风紫外线消毒器或静电吸附空气消毒器消毒 1 小时，每周应用化学消毒剂熏蒸消毒，以减少细菌存留污染。

（3）通风设备　实验室、技工室、消毒室的工作环境应采用有效的通风设备以利新风置换。同时，必须考虑到一些微生物可能通过换气而从一个地方吹到另一个地方，因此通风设备应有防止污染空气再循环的装置。为防止微生物的扩散，在通风设备及冷热空调上应备有滤膜，并注意有效的维护保养。

（4）常规清洁　每日治疗结束后应立即湿拭清洁地面，冲洗消毒洗手池，用消毒液刷洗痰盂。凡与病人有表面接触的治疗用品及工作面均应采用相应的消毒剂擦拭消毒，有外套覆盖的物体应及时更换覆盖外套。

（二）洗手与隔离

1.洗手的目的和意义

美国疾病控制中心（CDC）将洗手定义为：将手涂满肥皂泡沫，并对其所有表面进行强而有力的短时间揉搓，然后用流动水冲洗的过程。洗手的目的是为了清除手上的微生物，切断通过手传播的途径，是防止感染扩散最简单最重要的一项措施。

2.正确的洗手方法

（1）洗手的条件与设备 洗手用水必须是优质的自来水或已消毒的流动水，不应使用预先用热水器加热到37℃的水，因这种水通常易被"嗜水杆菌"污染。更不能应用盆内的存水，因为不流动水是细菌良好的"培养基"，否则会适得其反，导致手的污染而使感染传播。每一诊室椅位、每一病室应设有一个洗手池，特别是重症监护病室，应多设几个洗手池，其位置也应便于使用，水龙头最好是用肘和脚、膝操作开关或者使用红外线传感自动开关；洗手的肥皂必须是质量好、刺激性小，并应保持干燥，可将肥皂放于肥皂吸力器上，或用线绳将其悬挂起来。也可采用液体皂液，但使用完后必须更换容器，反复使用的潮湿毛巾可集聚大量细菌，很容易使洗过或已消毒的手再污染。因此，擦手巾必须清洁干燥，最好是使用后丢弃，或使用一次性擦手纸巾。

（2）洗手方法 取下手上的饰物；打开水龙头弄湿双手；擦上肥皂或接取不少于3ml或可打湿双手所有表面的足量洗手液；充分搓洗双手至少15秒，清洗双手所有皮肤，注意指甲、指缝、拇指、指关节、指尖等处，整个揉搓步骤遵循"六步洗手法"；流动水彻底冲洗；使用一次性干手纸巾或其他方法干燥双手。用肘、脚关闭水龙头，如为触式水龙头，避免用手直接关闭，可用避污纸或擦手后的一次性纸巾关闭水龙头，必要时使用护手液护肤。从打湿双手到冲洗、干燥完双手，整个过程耗时40～60秒。

以上正确的洗手方法，可清除和降低手上微生物的密度，防止经手的交叉感染。

3.隔离防护

（1）衣着 所有医务人员均应穿着洗净的工作服。美国牙医学会（ADA）及美国疾病控制中心建议应每天换工作服，如果有可见的污染应及时更换。

（2）屏障保护

① 手套：手套能防止皮肤与唾液、血液及黏膜的直接接触。有研究表明，口腔医务人员工作时不戴手套，可造成手指甲中的微生物、唾液和血液持续存在达几天。因此，常规接诊一位病人应换戴一副手套，以保持合理的医疗卫生水平，保障医患双方的医疗安全。

② 眼罩和口罩：口腔医护人员在为病人治疗操作中应戴眼罩和口罩，以隔绝在使用口腔设备时产生的气雾悬滴，以及残屑残垢。对治疗中的病人双眼也应给予必要的保护。一次性纸口罩有效过滤性差，而玻璃纤维和多聚丙烯的口罩能有效地防止疾病的传播。口罩的使用应注意有效性及时效性，潮湿、破损或有明显污染时应及时更换。

（3）橡皮障隔离 在作牙体治疗时应尽可能使用橡皮障，以隔绝唾液、血液的污染，保持操作区域干燥、清洁，减少飞沫产生，降低诊室空气和物体表面的污染；使术区视野清晰，防止治疗中对口腔黏膜组织的创伤和继发出血；保护病人安全，避免牙科手机在治疗中高速旋转时划伤软组织，药液腐蚀软组织；病人在治疗过程中也不必担心舌头受伤或组织碎片、口腔诊疗小器械掉到气管或食管。

（4）吸引器和通风设备 应常规使用有外通风的高效吸引器，以减少诊室内空气中的微生物气溶胶。

（三）医务人员的健康防护

（1）定期体检和免疫 口腔医护人员每日在充满共生微生物的口腔环境内操作治疗，面对患有感染性疾病的病人。因此，口腔医务人员应当坚持一年一次的健康检查，对易发生的口腔感染性疾病如乙型肝炎、丙型肝炎、结核、疱疹病毒、风疹、麻疹等做必要的血清抗体水平检测，对免疫力低下的职工应给予注射最新免疫疫苗。

（2）注意个人卫生　医护人员的个人卫生状况在口腔医疗活动中起着重要的防护作用，其中手的防护尤为重要。手部不要戴任何饰物，定期修剪指甲，手部指甲长度不应超过指尖，接诊前后洗手并注意正确使用手套。一旦发现手部误伤，应进行必要的处理。

（3）定期更换工作服　工作服应每日更换，最好是穿隔离衣裤；如有可见污染或治疗感染性疾病的病人后应及时更换清洗，对可疑交叉感染的衣物应单独按要求处置。在非诊疗区以外的食堂、商场等公共场所禁止穿着工作服。

（四）误伤的处理

医务人员工作中应特别小心，防止锐利器械和针头损伤，若有误伤应立即采取以下处理方法。

（1）对于锐器伤，立即在伤口旁从近心端向远心端轻轻挤压，尽可能挤出损伤处的血液，用肥皂水和流动水彻底清洗伤口，用 0.5% 聚维酮碘等刺激性较小的消毒剂消毒，避免造成二次伤害。

（2）如果器械或针头为乙型肝炎病人所冲洗接触过的，所误伤医护人员无免疫力，则应在伤后 24 小时内尽快接受乙型肝炎免疫球蛋白；若从未接种过乙型肝炎疫苗，则应同时注射第一针乙型肝炎疫苗。若曾接种过乙型肝炎疫苗，则应取血确定抗体水平，如果抗体水平不足，则应补充注射乙型肝炎疫苗。如果接诊为 HIV 阳性或可疑病人，对误伤者应进行密切观察，定期检测个人的血清 HIV 水平，检测时间为受伤即刻、伤后 6 周、伤后 12 周。凡疑似乙型肝炎或 HIV 暴露者，均应在有关部门的安排下，在暴露事件发生 24～48 小时内完成自身和暴露源病人血清的 HIV 和 HBsAg 等相关检测，暴露者血清学随访时间为 3～6 个月，特殊情况下随访 12 个月；同时，根据情况进行相应处理，医疗机构还应为其提供必要的心理援助。

（3）如果诊治的病人为可疑破伤风病人，对误伤者应立即注射破伤风抗毒素。

（4）根据有关规定向有关部门报告并做好记录。

（五）口腔诊室的护理管理

1.诊室合理布局

口腔诊室的设计布局已经成为医患双方健康与安全的重要环节。合理的布局可避免清污区域交叉，病人就诊流程安全可靠，医护人员操作治疗受到安全保护。每个诊疗单元相对独立，环境整洁，通风良好。单位牙椅面积不少于 $3m \times 2m$，按四手操作布局设计；两牙科综合治疗台间宜设物理隔断或采用独立单间，隔断高度≥1400mm，边台距诊疗椅扶手 66cm。目的是医师能较容易接触边台，免于接触无关区域。诊室不宜设置多台椅位，诊室的储物柜、地板及墙壁的装修应充分考虑能够简单快捷地进行清洁及消毒。最好使用光滑的无缝及无孔材料，避免微生物聚集；墙壁及座椅表面宜选用乙烯基材料装潢地板用无缝连续的硬质乙烯材料，不宜使用地毯。每一诊疗椅位应设洗手池一个，使用非手动触摸开关；洗手皂液采用壁式固定装置，以便于流动洗手，减少反复触摸端拿的污染。

2.诊室的区域划分

诊疗区域布局应合理，按功能设置并独立分隔区域，至少应包括：诊疗区（诊室、放射室等）、候诊区、动力设备区（如压缩空气设备区）、器械处理区。相对独立分隔区域包括：医疗废物暂存和（或）污水处理区、工作人员办公区及生活、技工室等每个治疗单元应分清洁区和污染区。清洁区主要包括边台、洗手设施等，污染区主要指以病人头部为中心，半径 0.5～1.0m 范围和污染器械存放以及医疗废物暂存区。

我国通常将治疗室、换药室、手术室等室内划分为无菌区、清洁区、污染区 3 个区域部分，并赋予统一的标准和定义。这些标准同样适用于口腔诊室。依据口腔诊室环境及设备的特殊性，有学者将口腔诊室划分为治疗区、治疗边缘区及治疗外周区，这种划分充分体现了口腔诊室的特点和需要。

（1）治疗区 主要为治疗工作区及相邻区域边台，治疗区内物品应以一次性口腔治疗盘为主，其他位于该区的物品为保持清洁卫生应加盖或覆盖消毒单或一次性保护膜。该区的消毒应于每日治疗前及两名病人诊疗之间，常规用含氯消毒液擦拭。

（2）治疗边缘区 该区为口腔治疗操作中需频繁接触使用的诊疗椅附件，如手机、三用气枪托、供水系统与吸唾装置、医师座椅等。该区域物品应于每位病人治疗结束后常规使用含氯消毒液擦拭或清洗。有条件的则可采用外套覆盖，在每位病人诊治后及时更换。

（3）治疗外周区 该区主要指不易被病人或污染物污染的区域，如贮柜、地板、墙壁及洗手池等，此区域应在每日工作结束后统一清洁与消毒。

3.诊室废弃物处理

根据医疗废物的类别，将医疗废物分置于符合《医疗废物专用包装物、容器的标准和警示标识的规定》的包装物或者容器内，如感染性废物放入黄色医疗废物袋中，损伤性废物放入锐器盒，病理性、化学性以及药物性废物放入专用的容器内并确保包装物或容器无破损、渗漏。科室暂存的医疗废物，当盛装容量达到3/4或暂存时间达到48小时后应有效封口，及时清运。医疗废物清运员清运时与科室按相关交接制度进行交接并做好登记。医务人员使用后的一次性口罩、帽子、手术衣均为感染性废物。各种物品的外包装，包括一次性卫生用品、一次性医疗用品、一次性医疗器械等用品的外包装属生活垃圾。废弃的各种玻璃如输液瓶（袋）、青霉素、头孢类抗生素以及其他粉剂类的小药瓶等不属医疗废物，此类物品可回收利用，放入白色塑料袋，交给有资质的单位处理。口腔诊疗机构应针对医疗废物流失、泄露、扩散等意外事故制订应急预案，一旦发生按相应的应急预案紧急处置。

病人使用过的一次性口杯应作毁坏性无害化处理，一次性口腔器械盒及一次性注射器用后先以含氯消毒剂浸泡 30 分钟，然后集中回收处理。在回收中应注意针头及锐器的保护性包装放置，以避免污染其他物品和误伤医务人员。血液及吸引器的液体应小心注入下水道。临床废物应与生活废物分开装置、分别处理。

二、口腔器械消毒灭菌管理

（一）概述

1. 术语和定义

（1）消毒 利用一切理化因子杀灭或清除传播媒介上的病原微生物，使其达到无害化的处理。

（2）灭菌 利用一切理化因子杀灭或清除传播媒介上的全部微生物，包括芽孢。

（3）口腔器械 用于预防、诊断和治疗口腔疾患和口腔保健的可重复使用器械、器具和物品。

（4）牙科小器械 规格较小的牙科器械，如各种型号车针、根管器具等。

（5）高度危险口腔器械 穿透软组织、接触骨、进入或接触血液或其他正常无菌组织的口腔器械。如拔牙械（拔牙钳、牙挺、牙龈分离器、牙齿分离器、凿等）、牙周器械（牙洁治器、刮治器、牙周探针、超声工作尖等）、根管器具（根管扩大器、种类根管锉、种类根管扩孔钻、根管充填器等）、手术器械（种植牙、牙周手术、牙槽外科手术用器械、种植牙用和拔牙用牙科手机等），以及其他器械（牙科车针、排龈器、刮匙、挖匙、电刀头等）。

（6）中度危险口腔器械 接触黏膜或受损皮肤，不穿透软组织、不接触骨、不进入或接触血液或其他正常菌组织的口腔器械。如检查器械（口镜、镊子、器械盘等）、正畸用器械（正畸钳、带环推子、取带环钳子、金冠剪等）、修复用器械（去冠器、拆冠钳、印模托盘、垂直距离测量尺等）、各类充填器（银汞合金输送器）、其他器械（牙科手机、卡局式注射器、研光器、吸唾器、用于舌、唇、颊的牵引器、三用枪头、成形器、开口器、金属反光板、拉钩、挂钩、橡皮障夹、橡皮障夹钳等）。

（7）低度危险口腔器械　不接触病人口腔或间接接触病人口腔，参与口腔诊疗服务，虽有微生物污染，但在一般情况下无害，只有受到一定量的病原微生物污染时才造成危害的口腔器械。如调刀（模型雕刻刀、钢调刀、蜡刀等）、橡皮调拌碗、橡皮障架、打孔器、牙锤、聚醚枪、卡尺、抛光布轮、技工钳等。

2. 口腔器械处理的基本原则

（1）凡重复使用的口腔器械，应达到"一人一用一消毒或灭菌"。

（2）高度危险口腔器械应达到灭菌。

（3）中度危险口腔器械应达到高水平消毒或灭菌。

（4）低度危险器械应达到中等或低水平消毒。

3. 口腔器械的特殊性

现代化口腔器械的特点是种类繁多、精密度高、价格昂贵、形态大小不一、材质各异。如拔牙钳有喙、关节柄之分，长15.8～18cm；根管扩大器细、尖、软，且有螺纹，尖端如绣花针一般尖细；机头形状特殊，金属结构一层套一层，相互之间锯齿连接，质地耐药不耐锈；钻针短小，前端为多层次锯齿状，型号颇多，不易清洁干净，且价格昂贵。口腔器械使用频繁，被血液、唾液、残屑及炎性坏死组织等污染的机会多，必须进行严格的消毒。如果稍有疏忽，消毒不彻底，极易造成医院交叉感染。多年来，口腔器械的消毒灭菌是口腔医务人员棘手的一个问题。近年来，一次性口腔检查治疗盘（内含口镜、探针、镊子、盘子、隔湿巾）、一次性吸唾器、一次性漱口杯的临床应用，对预防医院内感染起到了积极的作用。但一次性物品使用后若管理不善，对环境所造成的污染，以及有限卫生资源的浪费，这些负面影响也应引起医界的高度重视，也是口腔专业医护人员值得探讨的一个课题。

（二）消毒灭菌方法

常用的消毒灭菌方法有物理方法和化学方法两类。

1.物理方法

利用光照或热力等物理作用，使微生物的酶失去活性、结构破坏、蛋白质凝固变性而死亡，达到其消毒灭菌的目的。

（1）机械除菌 即通过擦抹、扫刷、冲洗、通风及过滤来完成机械除菌。该方法多用于诊室表面清洁及室内减少微生物量。机械除菌只能达到消毒的目的而不能灭菌。

（2）热力应用 包括湿热、干热及焚烧。

① 湿热灭菌（压力蒸汽灭菌）：是安全、有效、经济的灭菌方法，也是最为有效且应用最为广泛的灭菌方法。凡是耐高温、耐湿热的物品应首选压力蒸汽灭菌。压力蒸汽灭菌器根据其工作原理可分为下排式、预真空式、正压排气式。由于口腔诊疗器械涉及带管腔的器械如牙科手机，因此口腔医疗机构宜选用预真空式或正压排气式压力蒸汽灭菌器。预真空及脉冲真空灭菌器，其优点为灭菌腔内冷空气排放彻底，灭菌时间短，且效果可靠，但不适用于对液体类物品的灭菌处理。

② 干热灭菌：利用高温热气对流原理灭菌，其基本作用为氧化微生物。在口腔医疗中主要用于对湿热灭菌的补充，如用于易被湿气腐蚀的金属器械、玻璃器皿及液体等的灭菌。该法灭菌效果较为可靠，但穿透力差、灭菌时间长而不及湿热灭菌。

③ 焚烧：最为古老传统的灭菌法，应用范围局限，多在野外战地应急时使用。对一些医疗废弃物也常采用此法，但均应消毒处理后在定点的焚烧炉进行焚烧。

（3）辐射灭菌 包括电离辐射、紫外线、超声波。电离辐射灭菌效果可靠，成本低，无残留毒性，穿透力强，可灭菌完整的物品。制造商常采用钴60辐射γ线对大批医疗器械消毒灭菌，此法不适用于一般口腔器材。紫外线是我国空气及物体表面消毒的主要方法，现发展为高强度、多用途紫外线光源及化学消毒并用的方法。紫外线与乙型丙内酯的并用可对血液制品灭菌，预防艾滋病。紫外线杀菌的最强波段为254nm，强度在70μW以上，时间1小时，适宜温度20～40℃。

（4）臭氧消毒法　是利用高浓度臭氧的强氧化性对细胞膜脂质及一些蛋白质基团的过氧化，而引起菌体破坏达到消毒灭菌的目的。臭氧极不稳定，在短时间内即自行分解生成氧气和原子氧，故在臭氧发生器停止工作后，在消毒物体表面不滞留化学物质，无二次污染。其杀菌力强，被紫外线激活后的臭氧对芽孢的杀灭力有极大的提高，在常温下10～60分钟内能有效地杀灭一切病毒病菌。现国内很多医院用臭氧进行空气消毒和床单元的表面消毒。

2.化学方法

利用化学药物杀灭病原微生物和所有微生物的方法叫化学消毒灭菌法。根据其化学消毒剂的灭菌效果分为高效消毒剂、中效消毒剂、低效消毒剂、防腐剂和保存剂。

（1）高效消毒剂（又称灭菌剂）　是指可杀灭一切微生物包括细菌繁殖体、芽孢、真菌、分枝杆菌、病毒的消毒剂。如甲醛、戊二醛、环氧乙烷、过氧乙酸等，适用于口腔高危、中危器械的消毒。

（2）中效消毒剂　除不能杀灭有较多有机物保护的细菌芽孢外，其他微生物均可杀灭。如含氯消毒剂、含碘消毒剂、醇类消毒，适用于口腔中危、低危器材消毒。

（3）低效消毒剂　可以杀灭细菌繁殖体、真菌和亲脂病毒，不能杀灭细菌芽孢和亲水病毒。如苯扎溴铵（新洁尔灭）等季铵盐类、氯己定（洗必泰）等二胍类消毒剂，适用于口腔低危器材消毒。

（4）防腐剂和保存剂　仅有抑菌作用，可抑制微生物的生长繁殖，而不能杀灭微生物的化学制剂。

化学消毒剂的抗菌活性在有机物残垢存在的情况下会极度降低，若器械表面有污染则不宜用此方法。化学消毒剂的选择应根据不同的目的，选择不同的消毒方法。

（三）牙科手机消毒灭菌卫生流程管理

1.清洗前处理

（1）牙科手机使用后，在带车针情况下使用牙科综合治疗台水、气系统冲洗内部水路30秒。

（2）将牙科手机从快接口或连线上卸下，取下钻针，去除表面污染物，存放于干燥容器内。

（3）物流人员定时至临床各科室回收使用后手机。

（4）点数、分类、记录。

2.清洗、干燥

（1）手工清洗　使用压力罐装清洁润滑油清洁牙科手机进气孔管路，或使用压力水枪冲洗进气孔内部管路，然后使用压力气枪进行干燥。

注意事项：使用压力罐装清洁润滑油过程中使用透明塑料袋或纸巾包住机头部，避免油雾播撒；部件可拆的种植牙专用手机应拆开清洗；不可拆的种植牙专用手机可选用压力水枪进行内部管路清洗；使用压力水枪清洗牙科手机后应尽快使用压力气枪进行内部气路的干燥，避免轴承损坏；压力水枪和压力气枪的压力宜在200～500kPa，不宜超过牙科手机使用说明书标准压力；牙科手机不宜浸泡在液体内清洗；使用罐装清洁润滑油清洁内部的过程中，如有污物从机头部位流出应重复操作直到无污油流出为止。

（2）机械清洗　牙科手机放入机械清洗设备内固定牙科手机选择正确的清洗程序。机械清洗设备内应配有牙科手机专用接口，其清洗水流符合牙科手机的内部结构。机械清洗设备用水宜选用去离子水、软水或蒸馏水。

注意事项：不宜使用超声清洗机进行清洗；电源马达不应使用机械清洗机清洗；牙科手机清洗后内部管路应进行充分干燥。

3.注油养护

其目的是为轴承和传动机件表面涂润滑油，清洁轴承或涡轮部件间隙中的碎屑及脏物。

(1)气压喷罐手工注油养护

① 压力罐装润滑油应连接相匹配的注油适配器或接头对牙科手机注入润滑油;

② 夹持器械的部位(卡盘或瓣簧)应每日注油;

③ 内油路式牙科手机宜采用油脂笔对卡盘或瓣簧和轴承进行润滑;

④ 低速牙科弯机和牙科直机注油可参考以上注油方式;

⑤ 特殊注油方式参考厂家或供应商提供的使用说明书执行。

手工注油养护注意事项:

① 清洁注油时应将注油接头与牙科手机注油部位固定,以保证注油效果;

② 避免油雾播散;

③ 选择压力罐装清洁润滑油对牙科手机进行清洁的可以不用再次注入润滑油。

(2)全自动注油机注油养护

① 将牙科手机连接相匹配的注油适配器或接头后插入自动注油养护内进行注油;

② 选择适宜的注油程序;

③ 可选择清洗注油一体机进行清洗、润滑保养。

全自动注油养护注意事项:手工注油时应注意手法正确;注油后倒放3~10分钟,去除管腔内多余的油及碎屑,防止出现油包及手机连接管道老化;操作过程注意小心轻放,防碰撞及跌摔;注油前应吹干手机内部管腔的水分,注油养护首选带气泵的注油机。

4.包装、封口、核数、灭菌装载

将完成养护的手机按规格放入不同型号的纸塑包装袋内,经180°医用封口机压膜封口,然后核实数量,依次码放在带筛孔的托盘内。每支手机之间应保留一定间隙,塑料面朝上,利于蒸汽穿透与干燥。

5.灭菌

因牙科手机系 A 类空腔器械,灭菌选用符合 B 级标准的预真空压力蒸汽灭菌器,选择标准程序,注意参数设定及过程监测。灭菌程序结束后将手机从灭菌器内取出,判断灭菌成功与否,有无湿包现象并做好相应记录。

6.储存与发放

灭菌成功的手机按类别点数记录后置于专柜储存,按交换数量发放至临床使用。

① 各诊室使用后的手机按要求回装入启封后的纸塑包装袋内,以避免用后手机污染环境,同时起到保护手机避免直接碰撞损伤。

② 物流人员去各科室收取手机。

③ 将取回的手机逐个安放在加热清洗消毒柜内的手机插座上,对个别粘附有大量血液及组织的手机应先擦拭清洗,然后再放置于热清洗消毒柜内。

④ 加热清洗消毒程序:先清洗,然后在 93℃条件下消毒 10分钟,再经过 1~2 次的漂洗过程,最终在 80℃条件下漂洗 3 分钟。该程序共需 36 分钟。

⑤ 将手机逐个从清洗消毒柜中取出,进行内部干燥和注油养护。对于低速手机,可将机头直接插入注油机的接口位置,按启动键,经过 35 秒完成内部干燥和注油养护工作。对于高速手机需配置相应的衔接头,进行养护注油。

⑥ 将完成养护的手机放入一次性手机灭菌纸袋内,经压膜封口后送入高温高压蒸气灭菌器内。

⑦ 将封装好的手机依次码放在托盘内,每支手机之间应保留一定间隙,纸面向上,有利于消毒与干燥。消毒时,必须使用蒸馏水,并确保消毒炉内蒸馏水充足,水系数达到 0 最好,一旦超过 30 应立即更换蒸馏水。

⑧ 一般选择快速程序,灭菌过程为 20 分钟,容纳手机数视灭菌仓大小而定。

⑨ 灭菌程序结束后，将手机从灭菌器内取出，查看手机灭菌纸袋上的指示剂是否变色，变成黑色为彻底灭菌标记。将灭菌好的手机放入无菌箱内发送至各诊室。

（四）口腔特殊器械、材料消毒灭菌管理

1.特殊器械、材料的消毒灭菌原则

一般情况下不穿透人体或不与黏膜组织接触的器械、材料可做消毒处理；任何能穿透人体并伸入到口腔组织和黏膜以及灭菌区域的器械、材料应做到绝对灭菌处理；高危人群病人所使用过的器械，都应采用灭菌处理。

2.口腔特殊器械、材料的消毒灭菌

（1）口腔印模的消毒　　口腔印模表面有病人唾液、血液的污染，如果不很好地进行消毒处理，极有可能导致医院感染。印模的消毒方法有多种，如喷雾及短时间浸泡、紫外线照射和气体熏蒸消毒。有学者对喷雾是否能使消毒剂到达各个面持怀疑态度，短时间的浸泡消毒方法可解决这一问题。但许多临床医师担心印模在消毒液中浸泡一定时间后，由于吸水的印模材料可能吸收部分水分而使印模变形。1991 年，美国 ADA 认为浸泡时间不超过30 分钟；如果是吸水性印模材料应缩短浸泡时间，宜小于 10 分钟。有研究认为在此浸泡时间内则无变形。建议选择的消毒液有戊二醛、碘伏、次氯化物、合成酚类。消毒方法是：①首先用流动自来水冲洗印模；②选择合适的消毒液和浸泡时间进行浸泡消毒；③再次冲洗；④灌注石膏。

（2）口腔修复体及矫正器的消毒　　修复体在技工室完成后需要试戴而往返于临床与技工室之间，如果不能对其进行消毒处理，有可能成为感染的来源。美国 ADA 推荐用环氧乙烷或碘伏、氯化物浸泡活动（可摘）修复体以达到灭菌的目的。碘伏、氯化物对金属有一定的腐蚀作用，但如果浓度（1∶10 次氯化物）及时间（10 分钟）合适，其对钴、铬合金的影响甚微。消毒方法：①从病人口中取出修复体，彻底用自来水刷洗或超声清洗；②将修复体浸泡于适宜的消毒液中；③待消毒时间到后，取出用自来水冲洗；④树脂修复体冲洗后保存在稀释的漱口液中。

（3）咬合蜡、殆堤、模型以及咬合记录的消毒　美国 ADA 建议使用碘伏采用"喷-擦-喷"的方法进行殆堤及咬合蜡的消毒，并保持一定的湿度及达到杀灭结核菌的时间，咬合记录若使用 ZOE 或复合印模时，也可使用上述方法消毒印模。石膏模型可采用消毒剂消毒喷雾到足够湿度，或用 1∶10 次氯酸钠或碘伏浸泡的方法。

（4）其他器械的消毒　其他一些耐高温的器械，如面弓、正畸钳、镊子、金属印模托盘、金属用刀、不锈钢碗、根管治疗器械以及磨光用的轮、杯、刷、钻等也应力灭菌。对光固化机头不耐高温的器械，可采用保护薄膜覆盖加碘伏擦拭消毒处理。

三、消毒隔离措施的贯彻落实

消毒、隔离技术是预防感染的基本手段，能否有效地防止和控制口腔临床感染扩散往往取决于消毒隔离工作的质量，因此，在实施管理制度时应特别注意以下几个方面。

（1）专人负责　每一护理单元应设医院感染监控护士，在护理部和医院感染管理专职人员的领导下，负责督促检查本护理单元的消毒隔离制度及无菌操作执行情况。

（2）定期消毒　无论有无感染发生，各类器具都应按规定时间定期消毒灭菌，不能任意变更。一旦发生感染，应检查消毒液情况以及增加消毒次数。除定期消毒的器具外，对某些物品还必须做好随时消毒、预防性消毒和终末消毒。如餐具应每餐消毒，便器应一用一消毒，病人床单位应每日清洁消毒，被褥、枕和床垫应终末消毒等。

（3）定期监测鉴定　为确保消毒灭菌的效果，对某些项目应定期监测做出鉴定。例如，对消毒液的有效成分与污染情况、含氯消毒液中有效氯的性能及各种消毒液的细菌污染情况等，必须定时做出分析和鉴定。对压力蒸气灭菌器还必须定期进行生物与化学检测。重点监测部门如病区治疗室、换药室、手术室、重症监护室，应每月至少有 1 次空气微生物监测报告，并依据医院消毒卫生标准 GB-15982（2012 年修订版）的要求来进行控制。

（4）定期检查评价　建立定期检查制度，规定年、季、月、周、日的检查重点，明确划定控制感染机构、护理部、科护士长、护士长分级检查的范围、内容和要求，做到有制度、有部署、有检查。对绝大多数项目的检查，必须按照卫健委《消毒技术规范》规定的统一标准贯彻执行。

第五章　口腔科病历记录与书写规范

一、口腔科病历内容及格式

口腔科病历主要为门诊病历格式，病历的作用主要是记录患者的病情、治疗，还可以指导进一步的治疗，并且如果出现纠纷或疑惑时有据可查、有据可依。病历中应包括患者的基本情况，如姓名、年龄、性别、职业、民族、婚姻、籍贯、联系方式、就诊时间等内容。更重要的是应对患者的病情尤其是涉及口腔方面的疾病有详细的记录和描述，记载疾病的诊治过程、方法和注意事项、医嘱等。具体包括主诉、现病史、既往史、必要时加上家族史、检查情况、诊断（印象）或初步诊断（印象）、治疗过程和方法的记录、药物使用、医师签名等。病历书写时应力求全面、准确、详细、科学，但又不能累赘、繁琐、重复、遗漏，还应该简明、扼要、突出重点、书写清晰。

二、口腔科病历示例

（一）门诊病历

1.一般资料

姓名、性别、年龄、婚姻、籍贯、职业、民族、住址、工作单位与电话、就诊日期，过敏药物名称、就诊日期和科别。

2.完整门诊病史

应包括的内容：初诊病史通常由主诉、现病史、既往史、检查、印象或诊断、处理（治疗过程、治疗计划和医嘱）、签名7部分构成。

（1）主诉 病人就诊时主要不适的症状，病人的最主要症状或体征（非病名）和发病期限。一般应包括：时间、症状、部位及疾病罹患程度。用患者的语言，简明扼要地记录。例如："左上后牙遇冷热痛1周"，"左舌缘溃疡3个月"。

（2）现病史 是病史的主要部分，按时间顺序记录本次患病病史，包括现在所患疾病的最初症状到就诊时为止，其发病的过程、相关阳性症状及有鉴别诊断价值的阴性症状。包括内容有：①起病情况：起病日期，起病缓急、可能原因及诱因。②重要症状的系统描述：部位、性质、持续时间、程度、缓解方式及伴发症状等。③病情的发展及演变：起病后病情呈持续性间歇性发作，进行性加剧或逐渐好转。④诊疗经过：病人发病后接受检查与治疗的经过，包括检查时间、方法、结果及治疗时间、药名、剂量、疗程和治疗效果，病名及药名记录时应加引号。⑤有意义的阴性病史（即有鉴别诊断意义的阴性病史）。⑥一般状况包括病后的精神状态，出汗、饮食、大小便、睡眠、体重改变及劳动力情况等。

（3）既往史 既往一般健康状况，患者与现有口腔疾病的诊断和治疗有关的既往疾病史和治疗史；有无饮食、药物及其他过敏史，有无全身疾患及家庭或遗传性疾患均应记录。

（4）检查 以口腔颌面部专科检查为主。还包括实验室检查和特殊（影像学）检查：摘录以往和近期与本次就诊有关系的实验室检查和特殊（影像学）检查结果。如有全身性疾病时，应做必要的体检和记录，如血压、体温测量和记录等。以牙体牙髓疾病为例：记清牙位，按口腔检查顺序记录。如龋病，应先描述龋洞的深浅、范围、腐质情况、敏感程度、穿髓与否、叩诊、松动度、扪诊及咬诊的情况，再描述温度测验、活力测验及X线片的表现，结合病史有意义的阴性所见也应记录，非主诉牙的牙体疾病及治疗情况、龋病、非龋疾患、充填体的情况等。牙周、黏膜、牙列及颌面部阳性所见均应做一般记录。

（5）诊断 按主次排列、完整全面作诊断。主诉疾患诊断要求名称正确，依据充足。诊断不明确时，应记录"印象"或"待诊"。

（6）处理 根据全口情况，按从主到次的原则，做出全面治疗设计。包括治疗过程、下一步治疗计划、进一步检查的项目、治疗用药、会诊申请或建议、医嘱。以牙体牙髓疾病为例应写明患牙牙位及龋洞，缺损或开髓的部位（符号），主诉牙处理中关键步骤及其所见。如龋洞去腐后的情况，达牙本质层的深度，有无露髓，敏感程度，所用充填材料和所作的治疗。牙髓疾病应记录开髓时情况，是否麻醉，有无出血，出血量及颜色，拔髓时牙髓的外观，根管数目及通畅程度。根管治疗时，还应记录各根管预备情况（初锉及主锉的型号）以及工作长度（以 mm 为单位），所封药物及根充材料以及充填后 X 线片的表现。

（7）医师签名 医生应签全名，实习或进修医生还应请指导教师签名。

（二）复诊病历

一般复诊病史应写明：

① 上次治疗后至复诊时，患者的症状、体征、病情变化、治疗反应及疗效。

② 初诊时各项实验室或特殊检查结果是否有变化。

③ 新出现的症状或体征。

④ 补充诊断、修正诊断或维持原诊断。

⑤ 进一步治疗的内容以及下次就诊计划。

⑥ 处方记录。

⑦ 医师签名。

（三）住院病历

1.一般项目

姓名、性别、年龄、籍贯、民族、婚否、职业、入院日期、居住地址和电话、工作单位与电话。病例记录日期、时间。入院诊断。小儿患者应写明父母姓名、职业、工作单位及电话。

2.病史

（1）主诉　病人就诊时的主要症状（体征）、部位和患病时间的概括，包括时间、性质、部位及程度等内容，应简略扼要，与诊断相呼应。不超过20个字，原则上不使用诊断性名词。

（2）现病史　围绕主诉详尽描述发病全过程，即发生、发展、演变和诊治情况。具体应包括：患病日期、发病情况（症状特点、病因与诱因、病情的演变、伴随症状、与本病有鉴别意义的阴性症状）；诊治经过（方法和疗效）；目前主要症状和问题；与本病有鉴别诊断的症状表现；全身情况；发病后的精神、食欲、体重、睡眠及大小便有无异常等情况。

（3）既往史　过去的健康状况和曾患疾病。如：急慢性传染病史，药物不良反应及过敏史，重要药物应用史，手术和严重创伤史。

（4）冶游或外遇史。

（5）月经及婚育史　月经史，初潮年龄、经期（d）/周期（d），末次月经时间（或绝经年龄）；婚姻史，婚龄、配偶状况等；生育史：按足月（产）早（产）流（产）存活子女数记录。

（6）家族史　特别应询问是否有与患者相同的疾病。

3.体格检查

（1）生命体征和全身检查。

（2）口腔颌面部专科检查　按先口外后口内的顺序进行记录。有关鉴别诊断的重要项目也应记录。

口外检查内容：

① 面部是否对称，有无肿胀或肿块，若有应注明准确部位、周围解剖界限、直径大小（以 cm 计算）、色泽、性质，必要时可作图示意。

② 有无畸形或缺损。

③ 淋巴结有无肿大。如有应注明部位、数目、直径大小

（以 cm 计算）、性质、有无压痛等。

④ 其他：如有颞下颌关节、涎腺、颌骨畸形等病变，应各自疾病检查常规进行记录。

口内检查内容：

① 张口度。

② 病变部位的描述：病变的部位、界限、大小、性质等。

③ 牙列情况。

④ 牙周疾病。

⑤ 牙体疾病。

⑥ 黏膜病：记录全口黏膜（唇、舌、颊、腭、口底和牙龈）检查结果，必要时检查咽部黏膜。

⑦ 涎腺疾病：记录各导管的情况，有无红肿、脓性分泌物，有无结石等。

⑧ 口腔卫生情况。

⑨ 口内有无修复体或充填物。

4. 实验室检查和特殊检查

实验室检查应记录与诊断有关的实验室检查结果；特殊检查记录 X 线检查、CT、MRI、心电图和超声波检查等结果。

5. 诊断

按主次列出各诊断，要求诊断用语应规范。

6. 签名

第二篇
口腔科护理技术

第六章　口腔卫生保健与口腔科常用技术

第一节　口腔卫生

保持良好的口腔卫生具有重要的意义，良好的口腔卫生可以起到预防和减少罹患口腔疾病的作用。而且口腔卫生也可以通过简单的方法来实现，并且能够达到有效维护口腔健康的效果。常用保持口腔卫生的方法有以下几种：

一、漱口

漱口是最简单的保持口腔卫生的方法，它不需要特殊的器械，不需要复杂的操作，简便易行而且廉价。漱口能除去食物碎屑和部分软垢，能暂时减少口腔微生物的数量。漱口的效果与漱口的频率、漱口的力度、漱口液的多少、成分有较大的关系。平时用清水漱口，每天含漱3～4次即可。如果针对不同的口腔环境可以选择不同成分的漱口液，通过漱口液中药物的作用减少口腔细菌的数量，抑制龈上菌斑的沉积，对控制龈炎有一定的效果。以下是常见的几种漱口液：

（1）洗必泰漱口液　常用浓度为0.12%～0.2%，洗必泰又叫氯己定，是双胍类化合物，化学名称为双氯苯双胍己烷，二价阳离子表面活性剂，常以葡萄糖洗必泰的形式使用。为广谱抗菌剂，对 G^+ 菌和 G^- 菌都有较强的抗菌作用。消毒力大于苯扎溴铵和度米芬（杜灭芬），能有效地防止龈上菌斑形成，控制牙龈炎。它的作用机制是能在口腔黏膜及牙面滞留，漱口后可保持数小时之久，而且洗必泰可以吸附到细菌表面，与细菌细胞壁的阴离子作用，增加了细胞壁的通透性，从而使洗必泰进入细胞内，使胞浆沉淀杀死细菌，抑制细菌对牙面和牙龈的感染、破坏。使用时应每日 2 次，每次 2 分钟，每次 10ml。药物约有 30% 被口腔上皮和牙面吸附，而于 8～12 小时内缓慢释放，可抑制菌斑形成达到 45%～61%，牙龈炎可减少 27%～67%。但洗必泰的不利因素是味苦，并可使牙齿、充填物和舌体着色，呈棕黄色，但这种着色可以通过机械和化学的方法去除。

（2）盐水　是最古老最方便的消炎漱口液，盐溶液有消毒、消炎的作用。常用浓度为 0.9%～2%，可用医用生理盐水也可以自己配制。

（3）其他　1% 过氧化氢液、2% 碳酸氢钠液、1∶5000 高锰酸钾液、复方硼砂液等，都有助于清洁和消毒口腔。

二、刷牙

刷牙是保持口腔卫生的重要方法。养成每日刷牙的良好习惯，掌握正确刷牙方法，可有效去除牙面上的食物残渣和牙菌斑、软垢；并借助刷毛的按摩作用增进牙龈组织的血液循环、促进上皮组织的角化，从而减少口腔环境中的致病因素，提高牙齿和牙龈组织抗病能力。刷牙对于预防各种口腔疾病，特别是对于预防和治疗牙周病、龋病等，具有重要的作用。

（一）刷牙方法

刷牙方法有很多种，要根据每个人的年龄、牙齿情况、牙周状况来选择。刷牙的基本原则是应能有效清洁牙齿，不损伤牙周、牙体组织和容易掌握，操作简便。群众习惯采用的横刷法弊病较多，不但不易清洁口腔而且容易造成牙齿及牙龈的损伤，造成楔状缺损、牙龈萎缩，应予以改进。我们常用的刷牙方法有以下几种：

（1）Bass 刷牙法　洗刷唇（颊）舌面时，刷毛与牙面呈 45°角，刷毛头指向牙龈方向，使刷毛进入龈沟和邻间区、部分刷毛压于龈缘上做前后向短距离来回颤动，然后向冠方转动。刷洗 面时刷毛紧压牙面，使毛端深入裂沟窝做短距离的前后向颤动。这种方法清洁能力较强，克服了拉锯式的横刷法的缺点，能有效地除去牙颈部及龈沟内的菌斑，按摩牙龈，还可避免造成牙颈部楔状缺损及牙龈萎缩。

（2）旋转式刷牙法（roll 法） 从牙龈往牙冠方向旋转刷动。牙刷与牙体长轴平行，牙刷毛束的尖端朝向牙龈，将牙刷朝冠向做旋转运动顺牙缝刷洗，即可将各个牙面刷干净。刷咬合面时将牙刷放在咬合面上，前后来回刷洗。

（二）刷牙注意事项

要想达到理想的刷牙效果，除了正确的刷牙方法外，还必须注意以下几点：

（1）动作方式 口腔结构较复杂，仅用一种刷牙方法，一个刷牙动作，难以去净口内菌斑。人们刷牙时，牙刷头的动作应有纵向、横向、旋转和颤动四种，综合运用以完成刷牙过程。

（2）分区洗刷 全口牙齿可分为上颌和下颌牙两大部分，上下两部分又可再各自分为左右两侧，每一侧又可细分为前、中、后、三个小区。每个小区仅包括 2～3 个牙齿，作为一个刷牙动作的洗刷单位，要求在刷净一个小区之后，再去洗刷另一个小区。

（3）依次洗刷 对于全口牙齿应该依照一定的次序刷洗。否则就有可能造成遗漏。次序可按各人的习惯而定。如先上后下、先外后里、先左后右等。

（4）三面洗刷 一般人群刷牙的最大缺点是只刷牙齿的外面唇（颊）面，而对舌（腭）面及咬合面都不注意洗刷。结果牙齿的外表虽然看起来很清洁，但牙齿的舌（腭）面都很脏。所谓三面洗刷，就是要求将唇颊面、腭舌面、咬合面都能洗刷到。

（5）重复洗刷 每天可在起床后和临睡前各刷牙一次，若要彻底达到清洁牙齿的目的，必须在每一个小区的牙面上来回重复洗刷 3～4 次，才有可能刷净牙面。而且要刷净全口牙，每次刷牙的时间至少要够 3 分钟才能保证效果。

（三）牙刷

牙刷的种类多种多样，人们应该根据自己的年龄和口腔状况选择不同的牙刷。保健牙刷的要求是牙刷头宽窄合适，以适于扭转、分区刷洗；牙刷柄扁平而直，使之具有足够的刷去污物和按摩牙龈的力量；每组牙刷毛的长度相等，以适应三面刷洗的需要；各组毛束的间隔距离适当，易于保持牙刷本身的清洁；每组毛束成柱状，防止刺伤或擦伤牙龈。

1. 牙刷的选择

牙刷从刷毛的软硬度上区分有硬毛牙刷与软毛牙刷两种，但要求毛丝的弯曲恢复率均要大于或等于40%。硬毛牙刷对牙齿的清洁效果较好，但对牙齿和牙龈的损伤也较大；软毛牙刷能进入龈缘以下及邻面间隙去除菌斑，但对较厚的菌斑则不能完全去除。在选择牙刷时，刷毛应以可以进入牙齿的邻面及龈沟，清除邻面及龈下菌斑又不刺伤牙龈为度。毛束排列整齐，毛面平齐，毛束排数不宜过多，各束之间要有一定的间距，其疏密程度仍以能清除邻面及龈下菌斑为度，刷毛顶端应做磨毛处理，呈圆钝或半椭圆形，以避免刷牙时损伤牙齿和牙龈，并有利于按摩牙龈。

牙刷毛的材料有天然猪鬃和尼龙丝毛两种。天然鬃毛牙刷其清洁效果及吸附牙膏效果较好，有天然的保湿功能，但不易干燥，容易造成细菌繁殖。所以，使用鬃毛牙刷，一定要尽量使其干燥，且应比非鬃毛牙刷更勤于更换或消毒。不过，鬃毛有天然的鳞片，使每根刷毛表面毛糙，更有利于清除菌斑，所以有一定的应用价值。尼龙丝毛牙刷则对牙齿的清洁作用及按摩作用均佳，弹性好且耐磨，所以尼龙牙刷的应用更加广泛。

2. 牙刷的存放

刷完牙后，一定要将牙刷清洁干净，尽量甩掉刷毛上的水分，将刷头向上放入漱口杯中，置于干燥通风的地方，不要放在密闭的牙刷盒中。另外，不要与他人共用一把牙刷，这样极容易传播疾病。一般牙刷为尼龙丝或改性聚酯丝制成，受高温易变形弯曲，因此不宜在高温水中洗涤，更不能煮沸消毒。每隔一段时间，可用福尔马林熏蒸法进行消毒；也可定期用配好的84消毒液浸泡，配制比例可根据84消毒液的使用说明来做。牙刷长期使用，卫生状况得不到保证，就应该更换牙刷。美国科学家研究证明，一般2周左右更换一次牙刷最有益于人的口腔及身体其他部位的健康。目前，由于我国经济文化还较落后，人们一般可每隔3个月更换一次牙刷，或当牙刷边缘翘起时更换牙刷。使用鬃毛牙刷的人，一般应1个月至3个月更换一次牙刷。

近年，随着经济的发展、社会的进步，有一些新型牙刷被开发和投向市场。如用于婴幼儿的指套型牙刷、电子牙刷、磁疗牙刷、电动牙刷等。

3.刷牙效果的检查

去除牙菌斑是口腔卫生的重点。因为牙菌斑是导致龋病和牙周疾病的主要因素，去除了牙菌斑，就消除了龋病和牙周疾病的发病基础。检查刷牙效果的标准，就是通过检测刷牙后在牙面上是否仍附着有牙菌斑来判定。在牙面附着的牙菌斑较薄，颜色与牙齿相似，肉眼一般不易发现，可用牙菌斑显示剂染色后显示。通过观察牙面染色的区域，判断牙菌斑存在的部位和数量，以此作为评价个人口腔卫生的客观指标，同时还可以指导口腔清洁。菌斑染色剂分片剂和液剂两种。片剂的使用：先将药片放入口内，嚼碎并与唾液充分混匀，用舌头涂布于牙面，然后用清水漱口，牙菌斑即可着色显示出来；液剂可用2%藻红液：先用棉球将藻红液涂在牙面上，或者直接滴少量藻红液于口腔内，或稀释含漱染色，也可取得同样的效果。染色后，可以自行检查，凡是有染色的牙面，就说明这些染色牙齿还没有刷干净，需重新再刷。

（四）牙膏

牙膏是刷牙的辅助用品，具有摩擦，去除菌斑，清洁抛光牙面，使口腔清爽除臭的作用。可分为普通牙膏、氟化物牙膏和药物牙膏三大类。普通牙膏的主要成分包括摩擦剂、洁净剂、润湿剂、胶黏剂、防腐剂、芳香剂和水，具有所有牙膏共有的作用。

（1）含氟牙膏　含氟牙膏是在普通牙膏的成分中加入了氟化物，氟化物与牙齿接触后，使牙齿组织中易被酸溶解的羟基磷灰石形成不易溶的氟磷灰石，从而提高了牙齿的抗酸能力。有研究证明，常用这种牙膏，龋齿发病率降低 40% 左右。加入牙膏内的氟化物有氟化钠、氟化钾、氟化亚锡及单氟磷酸钠。但氟是一种有毒物质，如果人体吸收过多会引起氟中毒，所以对于高氟地区的人来说，为了避免过度摄入氟，一般不要使用含氟牙膏。特别应注意，4 岁前的儿童不宜使用，因为 1/8～1/4 的牙膏可能被他们咽下。

（2）药物牙膏　药物牙膏则是在普通牙膏的基础上加入一定药物，刷牙时牙膏到达牙齿表面或牙齿周围环境中，通过药物的作用，抑制牙菌斑，从而起到预防龋病和牙周病的作用。如叶绿素牙膏、含酶牙膏、含氨牙膏、中药牙膏等。但是药物牙膏也有其不利方面，首先，牙膏在口腔内停留的时间很短，很快即被漱出，牙膏内的药物难以在短时间内发挥药效，而且这些药物未达到足够的有效浓度。其次，牙膏中的药物可以导致机体的耐药性，并使口腔内的菌群失调，口腔内的生态环境被破坏，反而不利于口腔健康。这些因素都造成药物牙膏不宜长期使用。

（3）脱敏牙膏　脱敏牙膏在牙膏中加入脱敏成分，对牙本质过敏可以起一定的缓解作用。

因此，面对众多的牙膏品种，首先要了解各种牙膏的性能，根据自己口腔的实际情况选择合适的牙膏。

三、牙线和牙签

即使认真刷牙，也总有 30%～40% 的牙面刷不到，包括相邻牙间隙的牙面，或排列不齐之牙齿的重叠面。而这些部位的牙菌斑常常引起龋齿的发生，如邻面龋在人群中就比较高发且不易治疗。如使用牙线和牙签，就可以弥补刷牙的不足。

（一）牙签

老年人牙龈萎缩、牙根暴露多；牙周病病人手术后牙间隙增大、后牙根分叉暴露等，都适合用牙签剔出嵌塞的食物。但年轻健康的人如果牙龈未萎缩，牙间隙不大，最好不要使用牙签，因为这样容易造成牙龈萎缩、牙间隙变大。目前市场上出售的牙签多用竹、木制成，选择时应选用清洁、不易折断、光滑、无毛刺、横断面呈扁圆形和三角楔形的牙签，以减少剔牙时的损伤。

使用牙签时，应将牙签的头朝着牙齿的咬合面方向，抵在牙齿的颊面上，以45°角滑行到牙缝内，顺着牙缝上牙向下外侧剔拔，下牙向上外侧剔拔。如遇纤维性食物嵌塞时可做颊、舌侧穿刺动作来剔除。剔除后再用水将剔出的残渣漱出。注意：使用牙签时动作要轻，切忌垂直插入牙缝内，以防止造成龈乳头损伤，甚至使牙龈萎缩，牙间隙增大，更加重食物嵌塞。

（二）牙线

牙线能起到清洁牙面、剔出嵌塞食物的作用，可有效清除牙齿各个邻接面的菌斑，又可避免对牙齿的损伤。牙线多用尼龙线、丝线、麻线、涤纶线或上蜡的棉线制成，线的纤维松散，不捻搓在一起，以便使用时纤维可扁平状排列开，容易通过牙间隙接触紧密的区域。

使用时取20～25cm长的牙线将其结成环形，或取30～40cm长的牙线，将线两端绕在两个中指上，两指间剩余1.5～2cm，用两拇指及两食指将线绷紧并压入牙间隙，沿一侧牙面上下刮动，刮除牙菌斑、软垢、食物残渣，反复4～5次，直到牙面清洁或清除嵌塞物为止，然后再换另一侧。最后用清水漱口。牙线对牙龈损伤小、安全，但使用时用力要轻柔，可以压入龈沟底清洁龈沟区，但不能压入沟底以下的组织，以防造成牙龈出血、疼痛等症状。

四、牙龈按摩

牙龈按摩是牙周组织保健的一种简单有效的方法。牙龈按摩有利于牙龈上皮的增殖，角化增厚，促进血液循环，减轻炎性反应加速组织的恢复。目前人们的印象是仅以手指所做的按摩，而实际上牙龈按摩并不仅限于此，其方法是很多的。

（1）刷牙　刷牙时，将保健牙刷先后置于牙列的唇（颊）侧和舌（腭）侧，刷毛毛束尖端对着龈缘，覆盖牙龈 3～4mm，然后加压于刷头，并旋转刷柄使其与牙的长轴成 45°角，再顺近远中方向反复揉动刷毛约 10 次。即可起到按摩牙龈的目的。但要注意压力不要过大，以免损伤牙龈。

（2）手指按摩法　将食指洗干净后，按刷牙的分区，从唇（颊）和舌（腭）侧逐个部位按压牙龈，可水平或上下方向按摩。

（3）用橡皮尖与橡皮杯按摩牙龈　橡皮尖和橡皮杯由硅橡胶制成，呈锥形和杯形，可以安装在牙刷柄末端，也可安在其他金属或塑料柄上，使用时可将橡皮尖先仔细插入牙间隙内，并倾斜 45°，使与牙龈外形一致，然后在转动橡皮尖 10 余次，再向牙齿的切缘处移动橡皮尖，在移动过程中要接触牙齿的邻面。橡皮杯适用于牙龈肥大者，使用时，将橡皮杯放在牙龈与牙齿交界处，重复转动按摩 5～10 次。

（4）注意养成双侧咀嚼的好习惯　由于进食时食物的冲刷，对牙龈可以起到生理性按摩作用，促进牙龈的健康。临床上常可见到由于单侧咀嚼，造成废用侧的牙齿上牙石软垢堆积，牙龈充血水肿甚至形成牙周袋的现象。所以要尽量纠正单侧咀嚼，改为双侧咀嚼。

五、龈上洁治术

龈上洁治术是用龈上洁治器械，采取机械的方法去除菌斑、软垢、牙石等局部刺激因素，保持口腔卫生，恢复牙周组织健康的口腔保健和治疗的重要措施。通常情况下，应该半年到一年进行一次口腔洁治。根据所用的器械不同，龈上洁治术分为手用器械洁治术和超声波洁治术。

（一）手用器械洁治术

1.洁治器械

（1）镰形器　有直形、弯形各 2 根。直形适用于刮除前牙邻面牙石和前、后牙唇（颊）、舌（腭）面的大块牙石，弯形适用于后牙邻间隙中牙石的刮除。

（2）锄形器 有2根，左右成对，用以刮除唇（颊）、舌（腭）面上的菌斑、牙石、软垢等。

（3）磨光器 杯状刷和橡皮杯磨光牙面。

2.步骤

（1）调节体位和光源，使术区视野清晰。

（2）消毒：1%碘酊消毒牙面和龈缘。

（3）分区洁治：手持器械多用改良握笔法，以无名指或中指放在被洁治牙附近的牙面作为支点。将洁治器刀刃置于牙石根方，并与牙面约成80°角，紧贴牙面，应用手指和手腕的拉力或推力刮除。按次序使用适合器械刮除相应部位的牙石。全口洁治时，应有计划地分区进行，按顺序逐牙进行洁治，直到所有牙齿和所有牙面都刮除干净。

（4）洁治完毕后应仔细检查有无遗漏。

（5）磨光：用橡皮杯或杯状刷蘸磨光剂磨光牙面。

（6）用药：擦干龈缘，将碘甘油以镊子或探针送入龈沟或牙周袋中。

3.注意事项

（1）支点应稳固有力，避免滑脱而损伤牙龈和黏膜，操作应准确、细致而轻巧。

（2）握持器械紧而不僵，用腕部和手指的力量，不能用肘或肩部力量。

（3）遇有松动牙，应用左手手指夹持固定，以减少创伤。

（4）若牙龈炎症重，出血或牙石较多时，可分次刮除。

（二）超声波洁治器洁治术

超声波洁治器主要由发生器和换能器组成，通过工作头的高频振动而去除牙石。喷水装置的目的在于减少产热，并冲洗牙面。自60年代以来，超声波洁治就已用于龈上洁治，目前已广泛普及。

使用方法：根据牙石多少适当调节输出功率，对厚而硬的牙石，使用大功率可达到快速碎石的目的；对于牙面残留的细小牙石或烟斑，使用中小功率以短垂直来回或短水平来回移动的手法消除之。同时调节水源至产生最大气雾为止。选用高压消毒后的器械工作头，调整椅位、光源，口内消毒，用握笔法持手机，在口外选好支点，以稳定器械，安全操作。一般工作头以 15°角轻轻接触牙石，来回移动，利用工作头顶端的超声振动波击碎牙石。勿使工作头在一点停顿以免造成牙面损伤或产热，如牙石不易脱位，应增加洁治动作而勿加大压力，同时注意保持充分喷水状态，去除牙石后，应再用手持器械作补充清理。最后磨光牙面，碘甘油上于龈沟。注意：超声洁治不宜用于放置心脏起搏器的患者，亦不宜用于肝炎、肺结核、艾滋病等传染性疾病患者。

第二节　口腔保健

口腔保健是维护全身健康的组成部分。1981 年 WHO（世界卫生组织）制定的口腔健康标准是"牙清洁、无龋洞、无疼痛感、牙龈颜色正常、无出血现象。"为了实现这一目标，必须发展以预防为主、以初级口腔卫生保健为基础、以二级和三级医疗保健为辅助的服务模式，才有可能使群众的口腔健康状况得到普遍改善。应引导人们采取主动的措施，积极预防口腔疾病，纠正不良习惯，阻断致病因素的侵袭，对口腔疾病做到早期发现、早期诊断、早期治疗，将疾病的危害减少到最小。

一、口腔卫生保健的基本内容

（一）口腔健康教育与促进

口腔健康教育是健康教育的一个分支。WHO 1970 年指出：牙科健康教育的目的是使人认识到并能终生保持口腔健康。它以教育的手段促使人们主动采取利于口腔健康的行为，达到口腔健康目的。口腔健康促进是整体健康促进的一部分。WHO 指出，健康促进是指"为改善环境使之适合于保护健康所采取的各种行政干预、经济支持和组织保证等措施。"口腔健康促进除了各种具体的预防措施之外，还应包括各种措施实施所必须的条件、制度等。

口腔健康教育与促进具体内容包括口腔卫生知识教育、自我保健技术指导、食品选择和营养指导、个人口腔卫生实践，倡导有益于口腔健康的行为与生活习惯，适当补充氟化物，适当限制糖消耗量和改变吃糖方式，提供基本口腔保健用品。

（二）定期口腔检查

定期检查可以在医生的帮助下了解自己的口腔健康程度，进行保健咨询，获得更多的口腔保健知识，学会正确而有效的自我口腔保健方法。口腔疾病通过定期检查可以早发现、早诊断、早处理，进行预防性洁牙和早期龋充填，局部使用氟化物以及在可能的情况下应用窝沟封闭。

（三）纠正不良习惯

不良习惯能导致牙齿排列不齐和颌骨发育畸形，严重影响口腔的健康。下列一些不良习惯危害较大，应及早纠正。

（1）单侧咀嚼　长期只用一侧牙齿咀嚼食物，由于两侧的生理刺激不均衡，可造成非咀嚼侧组织衰退，发育不良，且缺乏自洁作用，易堆积牙石，导致牙周疾病的发生。

（2）口呼吸　长期口呼吸会造成上牙弓狭窄，上腭高拱，上前牙前突，唇肌松弛，上、下唇不能闭合，形成开唇露齿，导致口腔黏膜干燥和牙龈增生。

（3）吮唇、咬舌、咬颊　常吮下唇可形成前牙深覆𬌗；吮上唇可形成反𬌗。咬舌可形成开𬌗。咬颊可影响后牙牙位及上、下颌的颌间距离。

（4）咬笔杆、咬筷子、吮指　可使上前牙向唇侧移位，下前牙移向舌侧，造成深覆𬌗、深覆盖。

（5）其他　如长期一侧性睡眠、硬物作枕，小孩睡前吃糖果、饼干等都可造成不良后果，应及早纠正。

（四）去除不良嗜好

吸烟可引起牙石形成，烟草中的有害物质使牙龈红肿，牙龈袋形成及牙齿松动，甚至可使口腔黏膜发生癌变，大量咀嚼槟榔能使牙齿磨损，口腔黏膜下纤维性变增高。

（五）消除影响口腔卫生的不利因素

采用正确的刷牙和使用牙线以控制牙菌斑，定期洁治除去牙石，不吃过烫或有刺激性的食物；处理残根、残冠、磨平锐利的牙尖，去除不良的修复体，以免形成慢性不良刺激；避免过长时间的阳光直接照射；窝沟的龋发生率很高，使用窝沟封闭剂来封闭这些窝沟，有效地预防龋齿发生。

（六）合理营养

（1）牙𬌗系统生长发育期应加强营养　在胎儿期、婴幼儿期、少儿期要特别注意钙、磷、维生素及微量元素氟的供应。

（2）食品的物理性质　应多食一些较粗糙和有一定硬度的食物，以增加口腔自洁作用和对牙龈的按摩作用；同时强化通过咀嚼所产生的生理性刺激，以增强牙周组织的抗病能力和颌骨的正常生长。

（3）适当控制吃糖和精制的碳水化合物　它们是形成龋齿的关键因素，要求儿童应少吃或不吃糖果、糕点，特别在睡前应禁吃糖食。

（七）改善劳动环境

接触有害工业物质的工作要加强防护措施，对接触酸雾、铅、汞等有害物质的工人，为之增添密封设备，定向通风，穿防毒隔离衣、防护面罩和手套等，以隔绝或减少有害物质与人体的接触，维护口腔及全身的健康。

二、特定人群的口腔保健

（一）妊娠期妇女的口腔保健

爱护牙齿要从孕妇做起。妊娠期的口腔保健不仅关系到孕妇自身的健康，还影响到胎儿的健康和发育。2006年卫生部提出"爱牙日"的口号。中心口号就是：关注孕妇口腔健康。其他口号还有：早晚有效刷牙，饭后漱口；一生中不断地、有效地清除牙菌斑；适量用氟，预防龋病；少吃甜食，少得龋病；平衡膳食，维护身体健康；烟、酒有害孕妇和胎儿身体健康；妊娠期应在医生指导下使用药物；爱牙、健齿、强身；维护口腔健康、提高生命质量。

（1）妊娠期妇女口腔保健的目的　①在妊娠期的阶段，使孕妇了解自身的生理变化和易患的口腔疾病，能够保持良好的口腔卫生，定期检查，适时治疗，促进妊娠期妇女的全身及口腔健康；②使孕妇认识到自身妊娠期营养和健康对胎儿牙齿及生长发育的重要性。

（2）妊娠期妇女口腔保健的内容　①坚持口腔健康教育，提高妊娠期妇女的口腔保健意识，并指导她们掌握正确的口腔保健方法，局部用氟，有效刷牙，彻底清除菌斑，特别应加强进餐后的口腔卫生实践。②定期口腔健康检查，早期发现口腔疾病并适时处理，重点做好妊娠期龈炎的防治，促进孕妇口腔健康。怀孕后一般宜每隔3个月检查一次，如果有口腔疾病，则应随时就诊，及时处理。加强口腔卫生做到"早晚刷牙，饭后漱口"，保持口腔清洁。③建立良好的生活习惯，避免有害因素的侵袭，影响胎儿的生长发育。研究表明，孕妇嗜好烟酒，就会增加胎儿畸形的危险，故孕妇必须戒除烟酒。

（3）孕妇营养对胎儿口腔健康的影响　妊娠期是胎儿由受精卵开始细胞分化、组织器官形成的重要过程，这个时期的营养对于婴儿的口腔健康有着重要的影响。实验发现，在牙齿发育期边缘性蛋白质营养不良和蛋白质能量营养不良都能使牙齿对龋敏感性增高，维生素A、D以及磷酸盐、钙缺乏可降低牙齿的抗龋能力。

正常妊娠约40周，一般划分为3个阶段，每个阶段3个月，每个阶段注意的问题如下。

（1）妊娠初期（1～3个月）　合理营养、平衡膳食对孕妇的健康和胎儿的生长发育非常重要。在胚胎35天后乳牙胚基质开始形成。因此，妊娠1～2个月这个阶段母体应摄取足够、优质的蛋白质、充足的钙、磷和维生素 A 等，可增强今后乳牙的抗龋力。妊娠期前 3 个月易出现流产，口腔治疗一般仅限于处理急症，要注意避免 X 线照射；另外，应防止感冒、疱疹等病毒感染，不使用安眠、镇静剂药物，这些外界因素会影响牙胚的发育，还有可能造成唇（腭）裂畸形的发生。

（2）妊娠中期（4～6 个月）　要增加无机盐、维生素 A、D 的摄入。这个时期，足够的钙、磷无机物和与钙代谢有关的维生素 A、D 有助于乳牙的矿化。在这个阶段母体处于比较稳定状态，可以到医院治疗口腔疾病。

（3）妊娠后期（7～9 个月）　包括围生期（自孕期 28 周至出生后 1 周）在内，胎儿乳牙胚已完全形成，并有部分恒牙胚开始发育，应进一步充分补充蛋白质及钙、磷、维生素，以利于儿童乳恒牙的健康发育。如有其他疾病应避免全身麻醉，需急症处理时仅选择局麻。

（二）婴幼儿口腔保健

婴幼儿口腔健康的目标是无龋以及完全保持牙龈健康。婴儿出生后头 6 个月应帮助父母亲了解婴幼儿可能口腔黏膜感染与患龋病。婴儿出生后每天应提供适量的氟化物促进牙与骨的矿化。6 个月内第一颗牙萌出，在 6～12 个月内安排婴儿第一次看牙。目的是发现、中止和改变任何由父母亲提供的可能不利于婴儿口腔健康的做法，开始采用积极的预防措施，如氟化物、喂养方法与菌斑去除。哺乳后和每天晚上，由母亲用手指缠上消毒纱布或用乳胶指套牙刷轻轻擦洗牙龈和口腔组织。并注意在进食后给少量温开水，清洁口腔。预防奶瓶龋，即长期使用含糖的奶瓶喂奶，特别是睡觉时还含在口内，易引起乳切牙和第一乳磨牙患龋，所以应喂给不含蔗糖的饮料与流食，注意哺乳方法。另外还要注意哺乳姿势，以免影响婴儿颌面部的生长发育。再者应尽早地让婴儿练习咀嚼，儿童营养学家建议 5～6 个月起应补充各种半固体食物。因为咀嚼对颌骨的生理性刺激，可以促进颌骨生长，锻炼肌肉的功能。为了尽早预防龋病，最好用氟滴剂给婴儿补充氟化物，可将氟滴剂滴入婴幼儿的口内，也可将氟滴剂加入食物中吃下。定期口腔健康检查，尽早预防龋病。要求每隔半年给婴儿进行一次定期口腔健康检查，随时发现问题，及时处理，以利于婴幼儿的健康成长。

（三）学龄前儿童的口腔保健

在这个时期，儿童的乳牙完成了萌出，建立了咬合，具备了咀嚼功能，而且颌骨在快速发育。而儿童在这个阶段往往由于年龄的关系，大量进食含糖类食物，又由于年龄较小不能够独立完成口腔清洁，造成牙齿的大量龋坏，甚至脱落缺失。所以此时应注意乳牙的保健，特别注意预防龋病，做好口腔清洁指导，维护乳牙列的完整性。

家庭口腔保健：①培养儿童良好的口腔卫生习惯。口腔医师应指导父母帮助和教会儿童刷牙。可帮助选用软毛小头的尼龙牙刷刷牙，这样的牙刷易于清洁牙齿和按摩牙龈。3~6岁儿童预防项目主要是培养儿童建立口腔卫生习惯，掌握刷牙方法。6岁左右儿童父母应继续帮助儿童维持早期建立的口腔卫生习惯，保护好新萌出的恒牙。②做好儿童口腔保健工作，定期对儿童进行口腔检查，开展局部用氟等预防措施。

（四）中小学生口腔保健

学生阶段正处在乳恒牙交替的时期，乳牙逐渐脱落恒牙依次萌出。此时的口腔健康对于学生的颌骨发育，良好咬合的建立，以及全身各组织器官的发育都有重要的作用，因此是口腔保健发展的重要时期。应教育孩子注意口腔卫生，认真刷牙，多食含纤维食物，促进颌骨及颌面部的生长发育。

1. 中小学生口腔保健的重要性

（1）最早萌出的第一恒磨牙对颌面部的生长有定位、定高的作用，对其他牙齿萌出，排列整齐与否都有影响，而且它在口腔中存在的时间最长最易受到破坏。

（2）换牙期间要注意矫正儿童的各种不良习惯。儿童易出现的不良习惯，如咬指甲，咬铅笔、咬唇、咬舌、舔唇等，可造成牙列排列不齐，面部发育畸形。因此应积极克服不良习惯，对于自己不能改正的不良习惯，应尽早到口腔科就诊，必要时配戴矫治器以协助纠正。

（3）注意预防和治疗乳磨牙龋病。换牙期乳磨牙易患龋病，龋齿引起根尖病后可影响继发恒牙的生长萌出，因此要注意乳磨牙龋病的及时治疗和预防，应当尽量使乳牙保留到恒牙萌出，如乳牙过早缺失，常导致继发恒牙萌出间隙不足而引起牙列不齐，甚至导致恒牙不能萌出。

（4）在此时期可以对乳牙严重的咬合畸形进行矫治，如是反殆可以早期进行阻断性矫治。如果只是出现轻度拥挤、扭转或间隙是正常的，可随邻牙的萌出和颌骨的生长发育而自行调整排齐，一般不必矫治，如在乳牙完全替换恒牙全部萌出后，仍排列不齐可针对不同情况进行矫治，这时是牙齿矫治的最佳时机，一旦错过将会给矫治带来很多困难和麻烦。

2. 中小学生口腔保健的内容

学校预防保健工作的3项基本原则，即健康服务、健康教育、消除影响学生健康的不利环境因素。具体内容包括：学习了解口腔的生理卫生知识，牙的形态与功能，乳牙与恒牙的萌出与构造；口腔常见疾病、龋病、牙周病、错殆畸形、前牙外伤；口腔疾病的预防与治疗，牙菌斑与牙结石、牙刷、牙膏、刷牙方法，食物、饮食习惯与口腔健康，氟化物与窝沟封闭，其他口腔卫生用品。定期口腔健康检查对中小学生有更为重要的意义，因为这个时期的儿童、青少年生长发育快，自我防护意识差，口腔卫生难以保证，导致龋齿的患病率高。在这个时期有如下几种保护牙齿健康预防口腔疾病的方法：

（1）限制蔗糖的摄取　糖类尤其是蔗糖的致龋作用非常的强，在龋齿的发生、发展中起到了重要作用。细菌主要利用糖进行新陈代谢，代谢产生的酸性产物聚集在牙齿和牙菌斑上，形成了酸性的环境，导致牙齿的矿物质被腐蚀分解，形成龋齿。另外糖类食品一般黏度较大，易于在牙齿表面粘附，不易被清洁，这样也加剧了龋齿的发展。研究表明纤维性食物如蔬菜、玉米、花生等就不容易致龋。蔗糖的致龋作用最强，各种糖类的致龋能力排列顺序如下：蔗糖、葡萄糖、麦芽糖、乳糖、果糖、山梨醇、木糖醇。山梨醇和木糖醇基本上不被致龋菌利用产酸，现在被广泛用作防龋的主要甜味替代品。虽然使用糖代用品对龋病的控制有一定的效果，但存在热量不足，有各种副作用的缺点，有些糖代品（如糖精）还有致癌可能。因此，还须进一步研究以寻找理想的糖代用品。

蔗糖摄取量和摄取频率与龋病发生有密切关系。影响糖致龋力的因素，主要是食物含糖量、糖的种类、含糖食品的物理形式、给糖方式和时间等。对于儿童和学生进行"少吃零食、建立合理的饮食习惯"的教育，控制每天糖的摄入量和每天吃糖的次数。提倡周末吃糖法，即集中周末或每月一天吃糖，平时不吃糖，降低吃糖频率。绝对禁止含糖睡觉。

（2）氟化物的应用 氟是人体正常代谢和促进牙与骨正常生长发育必需的微量元素，能抑制致龋菌的生长，减少菌斑内酸的形成，降低釉质酸溶解度以及促进釉质再矿化等作用，釉质的氟浓度与龋病的患病率呈负相关。牙萌出后，釉质需经过约 2 年的时间，不断地从唾液、饮水和食物中摄入氟化物，才能继续成熟。适量补充氟是儿童时期非常重要的口腔保健措施，应用方式有全身用氟和局部用氟两种。

1）氟化物的全身应用 通过消化道将氟化物摄入机体，然后转输至牙体组织，达到预防龋病的目的。①饮水氟化：饮水氟化是将饮用水的氟浓度调整到最适宜的水氟浓度 $(0.7\sim1.0)\times10^{-6}$ mg/ml，以达到既能防止龋病的发生，又不引起氟牙症的流行。饮水氟化有自来水氟化、学校饮水氟化和家庭饮水氟化。②口服氟：对低氟区居民，可口服氟片或在面粉、食盐、牛奶及饮料中加入适量的氟化物。氟片是由氟化钠或酸性氟磷酸盐（APF）加香料、赋形剂等制成含氟 0.25mg、0.5mg 和 1mg 的片剂。属于处方药必须由医务人员开处方后方可服用。每次处方量不得超过 120mg 氟，以免一次吞服引起急性中毒。

2）氟化物防龋的局部应用　局部用氟在此年龄组起着重要作用，将氟化物直接作用于牙表面，以增强釉质获得氟的自然过程，加快釉质获氟的速度，增加牙表面的氟浓度，提高釉质的抗龋能力。局部用氟可与全身用氟联合使用，增加防龋效果。局部用氟应用的对象多为青少年，对新萌出的牙效果尤佳。局部用氟包括局部涂氟、氟水漱口、含氟牙膏、含氟凝胶、含氟泡沫等。①牙面涂氟：常用 2% 氟化钠、8% 或 10% 氟化亚锡、单氟磷酸纳等溶液涂擦牙面。1 周 1 次，4 次为 1 个疗程。可在新生乳牙、恒牙萌出年龄 3、7、10、13、15 岁时各涂布 1 个疗程。具体操作方法：清洁牙面，隔湿，热空气吹干牙面。用浸有氟化物溶液的小棉球涂擦 4 分钟。牙邻面可采用浸有药液的牙线涂擦。涂布后半小时内，不漱口，不喝水，不进食。另外摇溶凝胶是一种更简单、方便的局部涂氟的方法。将牙面清洁后，将盛有凝胶的塑料托盘置于上下牙弓上，嘱其轻轻咬动，使凝胶布满牙面并挤入牙间隙和点隙裂沟，保持 4~5 分钟后，取下托盘。半小时内不漱口，不喝水，不进食。该凝胶的特点是，在静止无压力情况下呈凝胶状态，当施以压力则呈液态。②氟化物溶液漱口：是一种使用方便、容易掌握、价格低廉的方法。氟化物溶液漱口有低浓度高频率漱口法和高浓度低频率漱口法。前者氟浓度低于 250×10^{-6} mg/ml，用 5~10ml 含漱 1 分钟。每日 1 次。通常在家庭使用。常用的药剂有 0.05% 的中性氟化钠溶液（含氟 225×10^{-6} mg/ml）。0.044% 单氟磷酸钠溶液（含氟 198×10^{-6} mg/ml）。氟浓度大于 250×10^{-6} mg/ml 则为高浓度漱口液，如 0.2% 氟化钠溶液（含氟 900×10^{-6} mg/ml），此法一般用于学校等集体人群，并且要接受口腔预防保健专业人员的指导与监督，以确保其安全性。每 2 周进行一次集体漱口，方法同前。③含氟牙膏：易于取得、使用方便的特点使含氟牙膏成为现在主要的局部用氟手段。在牙膏中加一定量的氟化物（0.4% 氟化亚锡或 0.76% 单氟磷酸钠），能减少龋齿 15%~30%。

（3）窝沟封闭　窝点隙裂沟容易窝藏各种细菌，并且极不易清洁，因此，它是龋病最容易发生的部位。窝沟封闭就是利用合成高分子树脂材料封闭牙面的点隙裂沟，隔绝口腔中致龋因素对牙齿的侵害，以防止和减少龋病的发生。

1）窝沟封闭剂：主要由树脂基质、稀释剂、固化引发体等组成，封闭剂的主要成分是树脂基质，占 75%。目前应用最广泛的是双酚 A- 甲基丙烯酸缩水甘油酯，简称 Bis-GMA。按固化方式的不同分化学固化和光敏固化两种。光敏固化封闭剂不需调拌，固化前有充足的时间处理，可以控制操作和固化时间。但需要光固化机，在某些场所不易使用。常用的光源为 430～490nm 的可见光。可见光比紫外线固化深度大，但应注意对眼睛的保护。化学固化封闭剂不需特殊设备，但必须在涂布前临时调拌混合树脂基质和催化剂。材料一经混合后 1～2 分钟即固化，所以术者必须在规定的时间内完成操作过程，对术者要求较高。

2）窝沟封闭的适应证：深而窄的窝点隙裂沟；无龋坏或对侧同名牙有龋坏或已充填，应对该牙齿进行封闭，因为口腔中左、右两侧同名牙有同等患龋概率；存在于窝点隙裂沟的早期龋损，虽已轻度脱矿呈白垩色，但尚无组织缺损。无釉质发育不全的乳磨牙和恒磨牙，牙齿一经萌出则越早涂布越好。窝沟封闭的最佳年龄是：第 1 恒磨牙 6～8 岁；乳磨牙 3～6 岁；前磨牙、第 2 恒磨牙 12～13 岁。

3）操作方法与步骤：①清洁牙面：用装有锥形毛刷或橡皮杯的低速手机，蘸清洁剂（浮石粉或不含氟的牙膏）刷洗牙面和点隙裂沟，彻底冲洗牙面并用探针清除窝点隙裂沟内残余的清洁剂。②酸蚀：清洁后，隔湿、吹干，用 30%～50% 磷酸液涂擦牙面约 1 分钟。酸蚀范围为牙尖斜面 2/3。然后用水彻底冲洗牙面，隔湿、吹干牙面，注意避免唾液和油污染酸蚀面。③涂布封闭剂：采用化学固化封闭剂时，在每次封闭前取等量 A、B 组分调拌混匀。调拌时注意掌握速度以免产生气泡。A、B 组分一经混合，化学反应便开始，必须在出现黏稠之前涂布完毕。光敏封闭剂则不需临时调拌，直接取出涂于牙面。涂布方法：以小毛刷蘸封闭剂，均匀刷涂在牙齿表面上，如有气泡产生可用探针划动消除。在不影响咬合的情况下，尽量涂厚一些。④固化：化学固化封闭剂在涂后 1～2 分钟即自行固化，光敏固化封闭剂于涂布后，以光固化器照射固化，照射距离约离牙尖 1mm，照射时间40 秒钟。⑤检查：封闭剂固化后，用探针进行检查。若有遗漏应补涂，咬合过高者应予调殆。封闭后 3 个月、半年或 1 年进行复查，观察封闭剂保留情况，若有脱落则重新封闭。

（五）老年人口腔保健

老年口腔健康的目标：至少应以保持 20 颗功能牙，维持最基本的口腔功能状态，或者通过最低限度的修复，尽可能康复口腔功能，把保持老年人的独立生活处理能力，提高老年人的生活质量，作为口腔卫生保健的基本目标。

口腔疾病在老年人中非常普遍。老年人的口腔疾病有自身的特点，由于生理增龄的变化，身体各部组织渐趋老化，器官功能日趋低下，口腔的变化同样经历这个自然发展的过程，容易发生各种口腔疾病。老年人中存在的主要口腔问题有根面龋、楔状缺损、牙龈萎缩、牙周病、牙本质过敏、牙体磨耗症、食物嵌塞、牙缺损与缺失、口腔黏膜白斑、口腔肿瘤等。

老年口腔卫生保健具体包括以下几个方面：

（1）提高自我口腔保健能力 学会正确的刷牙方法，选择合乎口腔卫生要求的老人或成人使用的保健牙刷和含氟牙膏，早晚及每餐后坚持刷牙；推荐使用间隙刷，或者使用牙线洁牙；使用扁平或楔状牙签剔牙；饭后漱口；纠正不良卫生习惯与生活方式；保护基牙；口齿保健运动（叩齿、按摩牙龈等）。

（2）改善膳食营养状态 要严格限制各种甜食，多吃新鲜蔬菜与瓜果，安排合理膳食，保持良好的饮食习惯，改善口腔功能，有利于营养摄取。

（3）定期口腔健康检查 为老年人提供定期口腔保健，包括检查、洁治等对维持口腔功能状态必不可少。每半年至一年检查一次，有条件的最好 3 个月检查一次，发现问题，及时处理。

（4）治疗口腔疾病修复口腔功能　主要通过专业医师的治疗来实现。

第三节　口腔预防保健基本技术及护理

采用最合理的口腔预防保健基本技术和方法预防口腔疾病是目前最为行之有效的途径。

一、窝沟封闭术的护理技术

窝沟封闭是一种防止点隙裂沟龋侵蚀牙面的有效方法，即通过使用树脂类高分子化合物填塞牙齿表面的窝沟达到防龋的效果。

（一）窝沟封闭剂的防龋原理和有关问题

（1）防龋原理　应用封闭剂防龋，主要是利用树脂对牙面沟裂的物理性堵塞作用。经酸蚀后的牙釉质表面脱矿，形成无数微孔，树脂渗入这些微孔，经聚合固化成为树脂突，与牙釉质形成相嵌锁结作用，可堵塞微生物的通路，切断残留微生物的营养来源，使之存活率下降。

（2）封闭剂脱落后的易感性　虽然封闭剂表面全部或部分脱落，但树脂突仍然存在于牙釉质之中，对防龋继续起到一定作用。

（3）唾液污染酸蚀牙面的影响　在应用窝沟封闭术早期，还未认识唾液对酸蚀牙面的污染是导致封闭失败最重要的原因之一。唾液污染阻止树脂渗透进入酸蚀后形成的微孔结构，造成封闭剂脱落，有机物可进入窝沟，菌斑微生物得以继续生长繁殖，使龋病进一步发展。随着酸蚀技术的发展、成熟，防止唾液污染酸蚀牙面是决定该技术成败的关键。如果酸蚀牙面受到唾液污染，应重复酸蚀步骤，保证酸蚀质量。当然，压缩空气中的水、油也是污染酸蚀牙面的重要因素，应加以重视，避免对树脂渗入的影响。

（二）窝沟封闭材料的选择

窝沟封闭剂通常由合成高分子树脂、稀释剂和辅助剂（溶剂、填料、氟化物等）组成。树脂基质是封闭剂的主要成分。目前，广泛使用的是双酚 A- 甲基丙烯酸缩水甘油酯。一般用甲基丙烯酸甲酯、三缩三乙二醇双甲基丙烯酸酯、甲基丙烯酸缩水甘油酯等按一定比例的活性单体来调节稀释度，可用自凝引发剂、光催化引发剂，以及双固化引发系统加速固化。引发剂的成分由过氧化苯甲酰、芳香胺组成，根据不同要求加入不同的辅助剂调整封闭剂的性能及作用。窝沟封闭采用的酸蚀剂为 37% 磷酸液或含磷酸的凝胶。一般要求恒牙酸蚀 20～30 秒，乳牙酸蚀 60 秒。

（三）适应证与非适应证

（1）适应证　临床诊断为无龋且深的窝沟，特别是可以插入或卡住探针的可疑龋及初期龋；对侧同名牙已患龋或有患龋倾向的其他牙齿，萌出后 4 年之内达到𬌗平面的牙齿。

（2）非适应证　对于牙𬌗面沟裂点隙浅、自洁作用好、牙萌出 4 年以上无龋、不合作儿童、已有龋或已充填的牙齿，可以不做窝沟封闭。

（3）作窝沟封闭的最佳时间　乳磨牙 3～4 岁，第一恒磨牙 6～7 岁，第二恒磨牙 11～13 岁。

（四）护理

1.术前准备（以光固化封闭剂为例）

（1）用物　治疗盘一套、漱口杯、干棉球和棉卷、锥形小毛刷、长柄小毛刷、橡皮杯、吸唾管、材料盘和光固化灯。

（2）药品及材料　37% 磷酸液或含磷酸的凝胶、窝沟封闭剂等。

2.护理操作

（1）安排儿童在治疗椅上就座，系上胸巾，调节椅位及光源，告知注意事项并取得其合作。

（2）清洁牙面　窝沟的彻底清洁相当重要。在低速手机上装好锥形小毛刷或橡皮杯，蘸上适量清洁剂来回刷洗牙面（也可采用干刷）。刷洗后用高压水枪冲净残留物，并及时吸去冲洗液。禁用含有油质或氟化物的清洗膏清洁牙面，以免影响酸蚀效果。

（3）酸蚀牙面　隔湿、吹干牙面，用毛刷取酸蚀剂，涂在牙骀面、颊（腭）面上，不可用力太大，范围应宽于窝沟封闭剂涂布面，一般为牙尖斜面2/3。恒牙酸蚀20～30秒，乳牙酸蚀60秒。酸蚀剂用量不宜过多，避免损伤口腔软组织。

（4）冲洗和干燥　酸蚀后用清水彻底冲洗，通常用水枪加压冲洗牙面10～15秒，边冲洗，边用吸唾管吸去冲洗液。冲净酸蚀剂后吹干牙面，并注意隔湿。酸蚀后的牙面呈白垩色，如未形成白垩色或被唾液污染都应重新酸蚀。

（5）涂布封闭剂　用长柄小毛刷蘸取光固化封闭剂沿沟裂由远中向近中涂布，让封闭剂深入窝沟内，在不影响咬合情况下尽量涂厚一点。涂布范围应小于酸蚀面，要求无气泡。然后，用光固化灯照射使其固化，一般固化时间20秒。涂布时应掌握好时机，注意涂布后不要再污染和搅动。

（6）固化检查　用探针检查固化情况，有无涂漏、气泡，与牙面的结合情况等。

3. 护理评价及健康指导

（1）每半年或一年定期复查一次，检查窝沟封闭剂保留及龋病发生情况。

（2）指导家长观察封闭剂的保留情况。

（3）定期接受口腔医师的专业保健知识宣教，了解预防口腔疾病的方法及途径。

二、预防性树脂充填的护理技术

（一）预防性树脂充填法的定义

预防性树脂充填法是一种窝沟封闭与窝沟充填相结合的预防措施。即仅除去窝沟处的龋坏组织，不做预防性扩展，采用酸蚀技术和树脂材料充填早期窝沟龋洞，并在此基础上施行窝沟封闭术，以减少沟隙产生的可能性。

（二）适应证与非适应证

（1）适应证　无邻面龋损；深的点隙窝沟有患龋倾向，可能发生龋坏；窝沟和点隙有龋损、能卡住探针尖的牙齿；沟裂有早期龋迹象以及釉质混浊或呈白垩色的牙齿。

（2）非适应证　有邻面龋损；龋破坏范围较大、面多且深；有牙髓症状的牙齿。

（三）护理

1. 术前准备

（1）用物准备　治疗盘1套、漱口杯、双头挖器、粘固粉充填器、柳叶蜡刀、毛刷、圆钻、吸唾器、光固化灯。

（2）药品及材料　37%磷酸液或含磷酸的凝胶、窝沟封闭剂、复合树脂、氢氧化钙。

（3）了解儿童全身情况及性格行为特征。

2. 护理操作

（1）安排儿童就诊，座上椅位，系上胸巾，调节椅位及光源，做好解释工作，取得其合作。

（2）协助医师牵拉口角，用吸唾器及时吸净口中的唾液和水，保持术区视野清晰，以便去净龋坏牙体组织。

（3）对暴露的牙本质用氢氧化钙垫底。

（4）用毛刷蘸适量37%磷酸液或含磷酸的凝胶，协助医师酸蚀窝洞及牙面，然后冲洗、干燥、隔湿。

（5）在垫底材料上面及窝洞中涂布牙本质黏结剂，固化后用复合树脂充填窝洞，最后用窝沟封闭剂封闭沟裂。如窝洞中等深度，应采用加有填料的封闭剂或流体树脂材料充填；很浅的窝洞则用封闭剂直接封闭。

（6）手术后检查充填、固化、咬合情况，观察有无漏涂。

（7）在操作中应注意避免唾液对酸蚀牙面和窝洞的污染，保证充填和封闭质量。

3. 健康指导

（1）每3个月或半年复查一次，检查牙齿健康程度。

（2）建议吃多纤维、适合咀嚼的食物，少吃甜食。

（3）认真正确刷牙，定期接受口腔健康保健宣教。

三、非创伤性修复治疗的护理技术

（一）非创伤性修复治疗的定义

非创伤性修复治疗（ART）是指一种以破坏牙齿最小和预防效果最大为目标的阻止龋病进展的治疗方法。以手用器械清除完全脱矿、软化的龋坏牙体组织，然后使用黏结力强、耐磨和耐压性能较好的牙科玻璃离子材料充填龋洞，同时封闭容易患龋的点隙窝沟。

（二）非创伤性修复治疗的临床操作优点

只去除软化脱矿的牙体组织，允许最小的预备洞型，最大限度保存牙体组织；将预防和修复统一起来；治疗时只有轻微不适，局麻使用率大幅度降低；可消除儿童心理上的恐惧和不安；不使用电源，仅使用简单手用器械，不需要昂贵的器械，在任何一个国家和地区都可以开展；消毒灭菌简单易控；病人比较容易接受此方法。

（三）非创伤性修复治疗的不足

由于玻璃离子材料的性能差异，如强度、耐磨性、体积收缩变化（反应过程中）、手工调拌材料的操作环境变化和调拌材料质量的个体化效应、龋洞的类型等都会影响非创伤性修复治疗的效果。

（四）护理

1. 术前准备

（1）病人的准备　评估病人全身情况及病牙牙位，让病人充分了解治疗的简便性、快捷性、无任何痛苦，做好心理上的准备。

（2）用物　检查盘一套、不同型号的挖器各1把、牙用手斧（或锄形器）、雕刻器、棉卷、棉球、凡士林、玻璃板和调拌刀、成形片、木楔、治疗用玻璃离子粉和溶液、牙本质处理剂。

2. 护理操作

（1）洞型准备　协助医师隔湿，保持牙面干燥和手术视野清晰，去除牙面菌斑，确定龋洞大小，以牙用手斧除去软化牙体组织，清洗干净窝洞，嘱病人咬合，观察对颌牙是否接触窝洞，求证咬合关系。

（2）清洁　用小棉球或小海绵蘸适量 10% 弱聚丙烯酸处理液递送给医师，涂布于全部窝洞 10 秒。然后用高压水枪冲净以及强力吸唾器吸出唾液、水等污染物，隔湿干燥。

（3）材料调拌　根据产品规定的粉液比例，将玻璃离子粉先放在调拌纸或调拌板上，分为 2 等份。将一滴液体滴到调拌纸上，使用调拌刀将粉与液体混合，调拌均匀后再混合另一份粉。调拌时间 20～30 秒（天气寒冷时凝固缓慢，而天气炎热时则相反）。调拌好后立即传递给医师进行充填。

（4）充填　协助医师将玻璃离子放入准备好的洞内，用器械压紧玻璃离子，材料稍高于𬌗面。然后，在医师戴手套的手指上涂少许凡士林，用手指在材料上向洞内方向紧压 30 秒，最后调整咬合关系。如果是复面洞，需要确保充填物外形正常。

3. 健康指导

（1）治疗结束之后，护士应告知病人 1 小时内不可进食。

（2）定期复查所有的牙齿，及早处理问题牙齿。

（3）教会病人正确的刷牙方法及如何正确使用自己的牙齿。

（4）向病人介绍饮食结构对口腔健康的影响等方面的知识。

第四节　口腔四手操作技术

一、四手操作技术所需的设备

（1）综合治疗台　牙科综合治疗台是口腔诊治工作的基本设备，随着口腔医学的发展，新型的综合治疗台的设计更符合人机工程学原理和四手操作要求。综合治疗台主要有牙椅、全方位冷光无影灯、器械台、观片灯、吸引器、排唾器和三用枪等。

（2）医生用椅　医生座椅是医生保持正确操作姿势和体位的重要保证。基本要求是椅位能上下调节，有适当厚度的坐垫，坐垫应柔软适当，可使医生臀部完全得到支持；小腿和椅脚要有一定的空间，有利于医生更换体位；座椅的高度以使医生大腿和地面平行，下肢可自然下垂为宜。

（3）护士用椅　与医生座椅基本相同，但椅位高度应高于医生座椅 10～15cm，座椅底盘要宽大稳定，并带有可放脚的基底，椅背要有可旋转的放前臂的扶手。

（4）固定器械柜　用来储存不常用的器械，表面可作为写字台面，也可设有调拌机、洗涤槽等设备，这样更为方便省力。

（5）活动器械柜　可滑动，顶部为工作台，其上可放置治疗中常用的器械和材料，下面柜内可存放治疗必备的各种小器械、材料和口腔常用药物。

（6）洗手池　口腔治疗中预防医院感染不可缺少的设备。最好用脚踏或自动控制开关，以减少洗手后再污染。

二、四手操作时医生、护士、患者位置

1.椅旁护士正确护理姿势

（1）平衡操作位置　平衡操作位置是指坐骨粗隆与股骨粗隆连线呈水平状，大腿与地平面约呈 15°角，身体长轴平直（特别是第 7 颈椎与第 4 胸椎间），上臂垂直，肘维持与肋接触，头微微前倾，操作高度大约在胸骨中部（心脏部位水平）。

（2）椅旁护士平衡工作位要求　护士椅位在 2～4 点钟位置，面对医生，座位比医生高 15cm，眼睛比医生大约高 4cm（视野清楚、不易疲劳）。双脚并放在座椅底盘上，以维持舒适平衡的工作位置。髋部与患者肩部平齐，大腿与地平行。坐位与患者左耳和左肩连线平行，大约与患者人体长轴呈 45°。护士大腿与患者或治疗椅间最好不要成直角。工作时护士应尽可能接近操作区。

2. 医生、护士、患者位置

（1）患者正确的治疗位置 患者的治疗位置一般是取平卧位。在治疗前，护士可协助患者取舒适的体位，以便于医生和护士的操作。

① 在治疗前需要给患者围上胸巾，以减少治疗中对患者衣物的污染。

② 护士右手托住患者背部，使患者轻轻躺在治疗椅上。

③ 当患者背部已靠在椅背上时，护士迅速移动右手，托住患者颈部，将患者的头轻轻置于头靠上。

④ 患者头部必须与头靠上部平齐。

⑤ 患者头部未与头靠上部平齐而存在一定距离时，可协助患者调整卧位。

⑥ 儿童因年龄小而无法躺到治疗椅上时，可帮助其在治疗椅上躺好。

（2）医生、护士与患者的位置关系 在实施四手操作时，医生、护士上与患者有各自互不干扰的区域，以保证通畅的工作线路和相互密切的配合。如果将医生、护士和患者的位置关系假想成一个钟面，可将仰卧的患者分为 4 个时钟区。

① 医生工作区：位于 7～12 点，此区不能放置物品，以免影响医生操作。上颌操作多选 12 点，下颌操作多选 7～9 点。医生通常位于 11 点操作。

② 静态区：位于 12～2 点，此区可放置治疗车或活动柜。

③ 护士工作区：位于 2～4 点，护士通常保持在 3 点的位置，这样既可接近传递区，又可通往放置治疗车的静态区。

④ 传递区：位于 4～7 点，是医生和护士传递器械和材料的区域。

为了便于治疗中传递和拿取器械，在治疗椅四周需要留出一定空间，以便护理人员巡回走动，同时方便患者的进出。

3. 护理操作位置

（1）患者口腔内操作时护士的位置 上半身姿势与术者平

行，并略向左旋转。

（2）患者口腔周围操作的位置　护士不仅需要在患者口腔周围进行操作，还需要在边台进行辅助操作，将已准备好的材料递给医生，以达到最佳辅助诊疗效果。

4.医生、护士位置关系及椅位调节

（1）下颌后牙区左侧操作时的位置关系

① 医生位于10点30分的位置，与患者或椅位长轴呈45°。

② 护士位于2点30分位置。

③ 治疗椅椅位调整到靠背与地平面呈30°。

（2）下颌后牙区右侧操作时的位置关系

① 医生位于10点的位置，与患者或椅位长轴呈30°。

② 护士位于3点30分的位置。

③ 治疗椅椅位调整到靠背与地平面呈40°。

（3）上颌后牙区左侧操作时的位置关系

① 医生位于10点的位置，与患者或椅位长轴呈35°。

② 护士位于2点的位置。

③ 治疗椅椅位调整到下颌平面与地平面平行，上颌平面与地平面呈45°。

（4）上颌后牙区右侧操作时的位置关系

① 医生位于11点的位置，与患者或椅位长轴呈65°。

② 护士位于2点30分的位置。

③ 治疗椅椅位调整到下颌平面与地平面平行，上颌平面与地平面旱45°。

三、四手操作技术对护士的要求

口腔四手操作技术要求护士对患者有高度的责任感和同情心，熟悉本专业常见病、多发病的病因、诊断、治疗和预防保健知识，掌握各种口腔疾病治疗的规范化操作程序，熟悉现代口腔医疗设备、器械和材料的性能、使用方法、注意事项、维护和保养等，才能保证口腔科诊疗工作顺利进行和高水平的医疗质量。

在治疗操作过程中，护士要做好以下工作。

1.治疗前

（1）物品准备　保持治疗区域的整洁，将常用的器械按规定摆放整齐，随时准备接待患者。

（2）接待患者　患者进入诊室后，主动热情接待患者，应协助其取舒适体位，调节光源，指导患者口腔含漱，为患者围好胸巾，戴好护目镜，以减少诊室内空气污染及防止患者衣物被污染。

2.治疗中

（1）为保持诊疗部位清晰，应及时用吸引器吸去患者口腔内的唾液、冲洗液、碎屑、粉末等。吸引时动作应轻柔，防止将舌及舌下组织等软组织吸入吸引器管内，切记勿使吸引器头接触到患者的咽部，以免引起不适。

（2）协助医生牵拉患者口腔软组织，避免医源性损伤。

（3）了解医生制定的工作程序，以保证治疗能顺利实施。

（4）根据治疗需要，做好器械、药品的传递。调拌材料要符合要求，应在规定时间内完成。

（5）注意观察患者反应，若有异常应及时向医生报告并协助医生做紧急处理。

3.治疗后

（1）向患者交代口腔护理注意事项，预约下次复诊时间。

（2）污染材料的处理与污染器械分类清洗与消毒

① 对于一次性使用的塑料器械盘、注射器、托盘、探针、镊子和口镜等，按规定通常采取毁形或焚烧的方法处理，严禁污染医用品重新使用或流向社会。

② 患者使用后的治疗椅和治疗台，可以使用含消毒剂的纱布擦拭或使用消毒剂喷洒，进行物体表面灭菌消毒。

（3）器械消毒与保养

① 治疗器械清洗和消毒：临床治疗器械操作后常常附着不少污物，如血液等，必须及时清洗，然后按照物品性质，分别进

行不同形式的灭菌处理。

② 器械每天的保养：治疗结束后，牙科手机在带车针的情况下使用牙科综合治疗台水、气系统，冲洗牙科手机内部水路、气路 30 秒；卸下手机，取下车针，去除表面污染物，使用压力罐装清洁润滑油清洁牙科手机进气孔管道，或使用压力水枪冲洗进气孔内部管路，然后使用压力气枪进行干燥。

③ 器械每周的保养：每周需要做的保养是气泵内储气罐排水和适时添加润滑油。

四、口腔器械传递

1.器械传递的目的

在正确的时间、正确的部位传递正确的器械，可使医生保持正确的操作姿势，最大限度、最高效率地发挥其技能。

2.器械传递的范围

除口镜、镊子及探针外，其他器械都必须由助手传递。

3.器械的传递方法

（1）握笔式直接传递法

① 护士以左手握持器械的非工作末端。工作端的方向是向上还是向下，取决于医生的工作习惯。

② 医生以拇指和示指准备，以握笔式方法接过器械。器械在传递区的位置方向与患者额部平行，当医生在 11 点工作位时，应与患者口角连线平行，在 9 点 30 分的工作位时，应与患者口角连线呈 45°。

③ 当医生从患者口中拿出器械时，护士左手保持在传递区，准备接过医生已用完的器械，接过器械正确的部位是在器械的非工作末端。

（2）掌－拇握持式传递法

1）镊子传递

① 当镊子夹持物品（小棉球）时，护士左手握住镊子的工作末端，并稍用力以免夹持物松脱。

② 镊子与患者口角线平行，将柄部置于医生手中。

③ 镊子使用完后，护士以左手拇指和示指握持镊子后柄部，接过已使用过的镊子。

2）探针与口镜传递

① 传递探针时，护士右手握住探针的非工作端；传递口镜时，护士左手握住口镜柄的中部。

② 直接将探针或口镜递送到医生的左手或右手中。

（3）掌式握持传递法　最常用掌式握持传递法的是牙钳的传递。

① 将消毒过的牙钳置于消毒袋内（或者无菌消毒巾中），剪开消毒袋（或打开无菌消毒巾），护士右手在消毒袋（或无菌消毒巾）外握住牙钳喙头，露出牙钳手柄。

② 医生右手以掌式握持传递法握持住牙钳。直到感觉医生已握紧牙钳后，护士才可以松手，拿走消毒袋（或无菌消毒巾）。

4. 传递过程中注意事项

（1）禁止在患者头面部传递器械，以确保治疗安全。

（2）传递器械要准确无误，防止器械污染。

（3）器械传递尽可能靠近患者口腔。

五、口腔器械交换

1. 器械交换的前提

任何平稳与准确的器械传递和交换必须具备 4 个前提：

（1）医生依据治疗需要决定其操作程序，护士必须提前了解医生每个治疗程序所需器械。

（2）医生使器械离开患者口腔 2cm 左右，是结束使用该器械的信号，护士应及时准备传递下一步治疗所需器械。

（3）护士左手拇指、示指、中指起"传递"作用，递送器械，无名指、小指起"拿取"作用，接过已使用器械。

（4）器械的交换应平行进行。

2.器械交换的方法

（1）双手器械交换法

① 护士以右拇指和示指握持器械工作端，将器械非工作端递给医生。

② 护士右手递过新器械的工作端，左手准备接过医生已使用过的器械。

③ 护士左手拇指和示指接过医生已使用过的器械的非工作端。

（2）平行器械交换法

① 护士以左手拇指和示指握持新的器械非工作端。

② 以小指和环指握住医生已使用过器械的非工作端。

③ 护士将新器械向前下传递给医生。

④ 医生右手维持原来在传递区的位置，接过护士传递的器械。

（3）器械旋转交换法

① 护士使用左手拇指与示指握持新器械的工作端，小指与环指接过医生已使用过的器械非工作端。

② 护士左手顺时针旋转 180°，将新器械非工作端传递给医生。

3.器械交换的注意事项

（1）护士应提前了解患者病情及医生治疗程序，及时、准确地交换医生所需器械。

（2）使用过的器械和待用器械始终保持平衡，以保证器械交换顺利，无污染，无碰撞。

第五节 口腔科手术患者护理常规

一、手术前护理常规

1.做好患者入院评估

了解患者既往健康史，即患者有无高血压、心脏疾病以及糖尿病等疾病，尤其与现患疾病相关的病史和用药情况，初步评估患者对手术的耐受性。了解患者现病史、饮食习惯、嗜好、过敏史、手术麻醉史、家族史、遗传病史和女性患者的生育史等情况。

2. 评估患者身体状况

通过患者生命体征和表现的主要体征情况，了解患者全身情况，如有无心、肝、肺及肾等器官功能不全；有无营养不良或肥胖；有无张口困难和进食情况的异常；了解各项辅助检查情况，评估患者对手术的耐受性。

3. 心理和社会支持状况评估

评估患者有无恐惧、焦虑、自卑、悲伤、孤独、无望感、身体意象紊乱等表现。评估患者亲属、朋友、社会的支持程度以及经济状况等情况，有利于及时进行有效的心理护理。

4. 饮食护理

指导患者进食后清洁口腔，保持口腔清洁；让患者了解摄取足够营养和增进食欲的技巧。对于吞咽困难的患者进食前应仔细评估患者的反应是否灵敏、有无控制口腔活动的能力，并协助患者取正确体位，指导其集中精力进食。

5. 疼痛护理

协助患者使用恰当的、无创的解除疼痛的措施。如松弛法、皮肤冷热刺激法，必要时根据医嘱使用镇痛药。对疼痛的预期发展情况加以说明（如告诉患者颌面部骨折、手术伤口疼痛持续的时间）。

6. 术前常规护理

（1）术前常规检查　包括肺部 X 线片、心电图、血常规、尿常规、凝血功能、肝肾功能等多项检查。

（2）皮肤准备　是预防手术切口感染的重要环节，重点是做好术区皮肤的准备，一般在手术前 2 小时准备为宜，皮肤准备的时间若超过 24 小时，应重新准备。要求如下：

① 如涉及头部或颌瓣转移手术须剃光头，下颌骨切除、腮腺区手术等须剃发至耳上、后 3 横指。

② 面部手术要剃须。

③ 鼻部手术应剪去鼻毛。

④ 眼部手术剪去睫毛，眉毛是否剃去应根据需要。

⑤ 植骨患者术前 2 天开始备皮，术晨用 75% 乙醇消毒取骨区皮肤后，用无菌巾包扎进手术室。取肋骨及胸大肌、背阔肌皮瓣等做皮瓣转移时，要剃腋毛。

⑥ 取髂骨及腹股沟皮瓣时，要剃去阴毛。

⑦ 备皮范围应大于手术区 5~10cm。

（3）口腔清洁　术前 3 天开始用 1：5000 氯己定溶液或 0.1% 碘伏溶液漱口。牙结石过多者应行牙周洁治，以保持口腔清洁。

（4）术前 1 天做抗生素的过敏试验并记录结果。

（5）术中需全身麻醉的患者按全身麻醉术前护理常规护理。如呼吸道、消化道的准备以及术前适应性训练，如帮助患者练习床上使用便器，训练小儿使用汤匙或滴管进食。

（6）手术当日详细检查患者病历资料及术前准备工作是否完善，除去患者身上的饰物、发夹、义齿、指甲油、口红等，让患者排空膀胱、更换手术衣，术前 30 分钟给予术前药物并观察患者情况。护送患者到手术室与手术室护士交接患者病情及物品，并对患者家属进行心理支持。

（7）术前健康指导　全身麻醉者术前 1 天交代患者及其家属不得离开病房，以便等待麻醉医生来看患者，并完成麻醉手术签字，同时告知患者术前 8 小时禁饮禁食，婴幼儿术前 6 小时禁食、4 小时禁饮。局部麻醉者只需完成麻醉手术签字，饮食照常，但不宜过多。

二、手术后护理常规

（1）做好交接工作　患者术后回病房时，护理人员即需与医生、麻醉师了解患者手术过程中的情况，并与手术室护理人员做好交接班及注意事项的交接工作。

（2）全身麻醉未清醒时的护理　患者全身麻醉未清醒时，按全麻术后常规护理。应设专人护理，将患者置于去枕平卧位，头偏向健侧，及时清除患者口腔、鼻腔、咽部及气管的呕吐物、分泌物或血液，以保持患者呼吸道通畅。严密观察患者体温、脉搏、呼吸、血压、神志、瞳孔变化，血压每 15～30 分钟测量 1 次，待患者全身麻醉清醒或血压平稳后可酌情减少测量次数。

（3）**麻醉清醒后护理**　麻醉清醒后，保持患者半坐卧位，以有利于排痰；指导患者用正确的方法咳嗽：即在吸气末屏住呼吸 3～5 秒，然后进行两次短促有力的咳嗽，将痰液从胸部咳出。

（4）**饮食护理**　全身麻醉清醒 6 小时后无呕吐者，可给予少量温开水或流食。以后根据患者手术情况采用流食、鼻饲流食或进半流食。应给高热量、高蛋白、富含维生素饮食。

（5）**伤口护理**　密切观察术后伤口是否有渗血、伤口组织肿胀情况及敷料包扎松紧度，如果伤口渗血较多应及时报告医生处理。保持伤口引流管的通畅和单向闭式引流，并注意观察引流物的量、颜色、性状，做好记录（一般术后 12 小时引流量不超过 250ml），密切监测患者生命体征的变化。

（6）**皮肤护理**　长期卧床患者应加强皮肤护理，防止压疮的发生，同时应根据手术情况变换体位，以免影响手术效果和游离皮瓣的成活。

（7）**疼痛护理**　对术后疼痛的患者应认真评估疼痛的部位、性质、程度。对于伤口引起的疼痛可采取松弛法、注意力转移法等方法护理，或遵医嘱给予镇痛药。

（8）**口腔护理**　每日口腔护理 2 次，保持口腔湿润、清洁。

（9）**心理护理**　加强心理护理，缓解患者的焦虑和恐惧。加强护士巡视以及与患者的沟通交流，鼓励患者说出自身感受和焦虑原因并帮助分析，尽量帮助患者解决问题。对语言沟通障碍的患者鼓励其用文字或手势进行表达和交流。根据患者病情，提供相应的健康知识，以帮助患者尽快康复。

第七章　口腔颌面部检查

第一节　口腔颌面部常规检查

口腔颌面部检查是诊断和治疗口腔科疾病的基础，只有在经过认真详细的检查后，才可能对疾病有清楚的认识，做出正确、适当的判断，从而进行有效的治疗。口腔检查就是根据采集的病史和运用各种检查方法以了解到病原因，掌握病情的发生、发展过程，再经过综合分析和判断，作为合理诊断和治疗的依据。口腔疾病和身体各个系统有着密切的联系，很多口腔疾病可以引起全身的变化，出现全身的症状，而某些全身疾病也可以首先在口腔出现表证而就诊于口腔科。因此口腔检查是全身检查的一部分，在检查中必须有整体观念，除着重检查牙齿、牙周、口腔黏膜和颌面部组织外，必要时应做全身检查。

口腔检查的方法包括常规检查方法和特殊检查方法两大类。常规检查方法包括问诊、视诊、探诊、叩诊、扪诊等。特殊检查方法包括 X 线检查、牙髓活力测试、穿刺、化验、电活力及冷热诊试验、染色等。

一、口腔颌面部常规检查基本条件

（一）口腔颌面部检查的基本设备

口腔检查的基本设备是综合治疗椅。检查前的准备，诊室清洁、安静、自然光线充足。医师坐在医师座椅上采取坐位，两脚平放地面，两腿平行分开，大腿和双肩与地面平行，头、颈、胸、背、腰部呈自然直立位，前臂弯曲，双肘关节贴近腰部，其高度应与患者口腔高度在同一水平面上。术者的视线与患者的口腔应保持适当的距离，一般为 20～30cm。医生活动的范围为自患者头顶后方到右前方约60°。标准是使医师的各个部位均保持在肌肉的张力较小，能持续进行口腔治疗工作而不感觉疲劳，自觉最舒服的体位上。患者半卧位或平卧位。调节患者位置，使患者头部与术者的肘部在同一水平，头部沿矢状位可左右移动。治疗上颌牙时，使上颌平面与地面成45°角。治疗下颌牙时，使下颌平面与地面尽可能平行。

（二）口腔颌面部检查的基本器械

口腔检查的基本器械是口镜、探针和镊子。

（1）口镜　主要有三种用途：①反映视线不能直视部位的影像。如牙齿的远中面、舌面和上颌牙的𬌗面、寻找根管口等。②可用以反向或聚集光线到检查部位，增加局部照明，必要时可用凹面口镜放大影像。③用以牵引或拨压唇、颊、舌等软组织充分暴露术野以利检查或手术，以及遮挡舌颊等软组织，防止在治疗过程中被损伤。其柄端亦可作叩诊之用。

（2）探针　用以检查龋洞，牙齿感觉过敏区、探测牙周盲袋和窦道等。可根据需要选择不同形式的探针，而牙周袋和窦道则应用钝头和带刻度探针。

（3）镊子　口腔专用镊子头部弯曲，尖端较细且夹紧后对合严密，可以在口腔狭小的空间内操作，并保证夹持牢靠。用于夹取棉球、拭净被检查部位或涂药、取出异物和检查牙齿动度、柄也可用作叩诊检查。

二、口腔颌面部检查基本方法

1.问诊

问诊是医师通过对患者或相关人员的系统询问获取病史资料，经过综合分析而做出临床判断的一种诊法。问诊是病史采集的主要手段。通过问诊所获取的资料对了解疾病的发生、发展，检查诊治经过，患者过去健康状况，曾患疾病的情况，家庭成员健康状况及对目前所患疾病的诊断具有极其重要的意义，也为随后对患者进行体格检查和各种诊断性检查的安排提供了最重要的基本资料。问诊主要了解患者的主诉、现病史、既往史和家族史。

2. 视诊

通过医师的视觉观察，对疾病有一个初步的印象及判断。应按一定顺序，先检查主诉部位，然后全面检查其他部位。如颌面部是否对称，有无畸形、肿胀、包块等，牙的色泽、排列、数目、形态、龋齿、残冠、残根、牙齿或牙列缺失等，牙龈颜色、形态和质地有无改变等。

3. 探诊

利用牙科探针探查牙齿及软组织的病变、范围和反应情况，探诊的内容：牙体缺损部位、范围深浅、质地软硬、敏感及露髓与否；充填体边缘密合程度、有无继发龋及充填体悬突；牙面的敏感点部位和敏感程度；皮肤或黏膜的感觉过敏或迟钝；麻醉的效果；皮肤或黏膜瘘道的深度、方向、有无渗出、瘘道液性质、是否贯通口腔；能否触及粗糙骨面或可移动的死骨块、异物等。必要时可在瘘道内注入染色剂（如亚蓝）或插入诊断丝行放射检查，以进一步明确其走向。

4. 叩诊

叩诊是用口镜、镊子的柄部从垂直和侧方叩击牙齿，先叩正常对照牙，后叩患牙，一般以邻牙作对照。叩诊力量宜先轻后重，一般以叩诊正常牙不引起疼痛的力量为适宜力量。根尖和根周牙周膜的健康状况由叩诊后患牙是否疼痛和叩诊牙齿时发出声音的清或浊来辨别。垂直叩诊痛提示急性根尖周炎；水平或侧方叩诊痛提示根侧牙周膜炎。检查牙齿劈裂的部位可由不同方向叩诊后的疼痛来判定。叩诊记录通过患牙对叩诊的反应，按其与正常牙反应的比较，分别定为：

（1）叩痛（-）用适宜力量叩诊反应同正常牙。

（2）叩痛（±）用适宜力量叩诊引起不适。

（3）叩痛（+）重叩引起轻痛。

（4）叩痛（+++）轻叩引起剧烈疼痛。

（5）叩痛（++）叩痛反应介于（+）和（+++）之间者。

5. 触诊（扣诊）

口外触诊：可用单手触诊，也可双手分别在左右侧作对比检查，或对口底及颌下区病变双手分别在口内、外联合触诊检查。以了解病变区皮肤温度、硬度和弹性，病变范围和深度，有无压痛、波动感等。如有肿块，应注意其质地、边界、大小、形态、硬度、部位深浅、活动度以及与深部组织和皮肤的关系，有无异常搏动及压缩等。

口内触诊：多用单个手指，应戴指套或手套，动作要轻柔；口内双指触扪脓肿的波动感，唇颊部的病变用双指扪诊。扪诊牙齿动度时，用手指同时置于患牙及相邻正常牙的牙颈和龈缘部，让患者做不同方向咬合运动，手指可以感觉出患牙所受咬合力的大小和异常动度。

触诊的内容包括肿物的位置、大小、边界、活动度、压痛等；淋巴结的大小、数目、活动、有无粘连；牙齿的动度；牙龈的压痛、肿胀、范围及波动感；口腔黏膜的质地等。

6. 咬诊

通过咬诊检查牙齿有无根尖和牙周膜的病变以及有无牙隐裂，牙齿有无咬合创伤、咬合干扰及早接触点，确定早接触点在牙齿上的部位。咬诊包括以下几种检查方法：

（1）空咬法　嘱患者咬紧上下牙或做各种咀嚼运动，同时注意观察牙齿有无疼痛、活动和牙龈颜色是否改变。

（2）咬实物法　用棉卷或棉签放在上下牙齿中间，嘱患者咬合，先检查正常牙，再检查患牙，根据患牙是否疼痛而明确是否有隐裂、根尖或牙周组织病变。

（3）咬合纸法或咬蜡片法　检查患者的咬合情况时，使用薄咬合纸或蜡片，分别对患牙正中和非正中位进行咬诊。根据牙面咬合着色的位置、着色深浅和蜡片咬合后变薄或穿破、透光的位置、深浅，判断咬合干扰的位置和程度。一般在咬面的蓝色印迹比较均匀，若有浓密蓝点且范围较大，甚至将纸咬穿，该处牙面可呈中心白点而周围蓝色，即为早接触点。重复检查时应先将蓝点擦去，以免蓝点过多不易辨别。咬合纸还可用于前伸或侧向的检查。若能用蓝色咬合纸作正中、红色咬合纸作非正中检查则更为方便。

7. 牙齿松动度检查法

检查前牙时用镊子夹住切缘晃动，检查后牙时，将镊子并拢后放在面裂沟中央向颊舌（腭）及近远中方向和上下晃动。临床按不同的松动度记录为：

Ⅰ度松动：唇（颊）舌（腭）方向松动，松动幅度在 1mm 以内。

Ⅱ度松动：唇（颊）舌（腭）方向松动，松动幅度在 1～2mm，且伴有近远中方向松动。

Ⅲ度松动：唇（颊）舌（腭）方向松动，松动幅度在 2mm 以上，且伴有近远中方向松动及垂直向多方向松动。

8. 嗅诊

通过鼻子借助医师的嗅觉辨别气味，对某些口腔疾病协助诊断。如牙髓坏疽的髓腔内和坏死性龈口炎患者口腔内有特殊的腐败气味。

三、口腔颌面部常规检查部位及相应方法

口腔科患者的检查包括颌面部检查、口腔检查、颈部检查、颞下颌关节检查和唾液腺检查。常用的检查方法有视、触、叩、探等方法。应根据主诉，有选择地按一定顺序先检查主诉部位，再先口外后口内全面检查其他部位逐项记录，以免遗漏，尽量做到全面细致。有关鉴别诊断的重要阴性项目亦应记录。要求动作轻巧，避免增加患者痛苦。

（一）口腔颌面部检查

1. 表情与意识神态检查

根据面部表情变化，判断是口腔颌面外科疾病的表现，还是全身疾病的反映。同时可了解意识状态、体质和病情轻重。颌面部损伤患者，如出现意识和神志变化，常提示合并颅脑损伤。

2. 颌面部外形与色泽检查

观察颌面部的外形、左右是否对称、面上、中、下三部的比例是否协调、有无突出和凹陷、有无肿块、脓肿、瘘管、畸形和组织缺损等。皮肤的色泽、质地和弹性变化等。面颈部皮肤的色泽、皱纹和弹性的改变对某些疾病的诊断很有帮助，如神经纤维瘤、血管瘤、恶性黑色素瘤、白斑病、硬皮病等，均可出现皮肤色素及弹性的改变。

3. 面部器官检查

观察眼、耳和鼻等情况。

（1）眼　观察有无缺损畸形，眼距，眼睑闭合，眼球运动，瞳孔大小形状、是否位于同一平面、对光反射，视力及有无复视等，口腔颌面部的炎症，并发眶周蜂窝组织炎、海绵窦血栓性静脉炎时，上颌骨高位骨折或颌面部损伤并发颅脑损伤时，翼腭凹区肿瘤并侵犯眶内或球后时，均可导致视力、瞳孔、对光反射和眼球运动等改变。

（2）鼻、耳　观察有无缺损畸形以及缺损的部位、范围等，鼻腔有无阻塞、异常分泌物及其性状（血性、脓性或清亮等），对上颌窦肿瘤、前颅凹损伤和前牙区的颌骨肿瘤等的诊断有较大的帮助。颅中凹骨折，常有脑脊液耳漏、外耳道溢血。

4. 病变的部位和性质

在视诊的基础上进一步对病变区进行检查，可用单手触诊，也可双手分别在左右侧作对比检查，或对口底及颌下区病变双手分别在口内、外联合触诊检查。以了解病变区皮肤温度、硬度和弹性，病变的部位、大小、范围、深度、形态及有无移动度、触痛、波动感、捻发音等体征。如有肿块或肿胀，应注意其质地、边界、大小、形态、硬度、部位深浅、活动度以及与深部组织和皮肤的关系。有无异常搏动及压缩等。另外还需进行面部左右对称部位的棉丝拂诊试验及"扳机点"检查。

5. 肌肉、骨骼

颌面骨的检查，应注意其大小、对称性、有无膨隆或缺损。

对于骨肿块应检查骨质膨隆或增生的范围，有无乒乓球样感。外伤病员应检查有无骨折体征，骨面有无中断、台阶或凹陷改变、压痛点及异常活动等。咀嚼肌检查肌张力高低，有无肌痉挛、肌震颤、压痛等情况，嘱患者做咬合运动检查双侧肌肉收缩强度是否对称、协调。检查各咀嚼肌时按压部位：下颌磨牙舌侧的后下方及下颌支的内侧面触压翼内肌下部，下颌升支前缘向上触压颞肌前方，上颌结节后上方触压翼外肌下方。

6. 语音及听诊检查

语音检查对某些疾病的诊断有特殊意义。如腭裂患儿发音时有明显的鼻音即"腭裂语音"舌根部有肿块可出现"含橄榄语音"；蔓状血管瘤病变区可听到吹风样杂音、颞下颌关节紊乱患者张闭口时出现杂音、弹响等。

（二）口腔检查

口腔检查通常按口腔软组织（口腔前庭、固有口腔）和硬组织（牙齿）两部分进行。

1. 口腔前庭检查

（1）唇颊　唇红的颜色和弹性，有无鳞屑、皲裂，与皮肤的界限是否清楚整齐。两侧口角是否对称，有无唇部过度紧张或增大。颊部腮腺导管开口处有无红肿、溢脓等，导管有无条束状改变，必要时，可对腮腺导管做探诊检查。唇颊部黏膜有无色泽异常、表面糜烂及溃疡。对黏膜溃疡，应认真检查记录其数目、大小、部位、形态、表面假膜的性质，基底部有无浸润性硬结，有无明显触痛，触之是否易出血等。

（2）牙龈、唇颊沟及唇颊系带　注意有无颜色异常、瘘管、溃疡或新生物有无充血、肿胀、萎缩、溢脓、盲袋、窦道。

2. 固有口腔及口咽检查

固有口腔检查黏膜有无变色、肿胀、溃疡、糜烂、斑纹、角化；依次检查舌、腭、口咽、口底等部位的颜色、质地、形态和大小，注意有无充血、肿胀、溃疡、新生物和缺损畸形；观察舌、软腭、舌腭弓、咽腭弓的运动，有无肌肉瘫痪。用双合诊的方法检查唇、舌、颊及口底是否存在异常肿块。方法是用一手的拇指、食指或一手食指在口内，另一手的食、拇指在口外置于病变部位以下或两侧进行合诊。

（1）腭　注意硬腭、软腭、悬雍垂、舌腭弓等处的黏膜有无溃疡、肿胀、畸形缺损或瘘管等。对隆起或肿块，应进行触诊，感觉是否有乒乓球样感或波动感，以判别其性质和范围。对有重鼻音者或腭裂语音，而腭部未发现有缺损的患者，应检查软腭、舌腭弓、咽腭弓的运动，有无肌肉瘫痪或腭咽闭合不等。

（2）舌　注意观察舌体大小、舌根、舌背及舌腹的黏膜及乳头形态；舌头有无红肿、包块、溃疡、乳头角化、剥脱以及注意舌质和舌苔的变化等，必要时还应检查舌的味觉功能。注意舌系带位置、长度，舌的活动度——向上、向前运动是否受限或偏向一侧。对舌肌病变及溃疡应行触诊，以了解病变所在的范围、硬度、浸润等情况。舌部的恶性肿瘤还应记录其前后位置及与中线的关系。

（3）口底　指舌腹以下和两侧下颌骨体之间的口腔底层软组织。注意黏膜的色泽、有无糜烂或溃疡等情况。颌下腺导管开口处有无红肿及异常分泌物、溢脓，颌下腺导管有无条束状改变，是否触及导管内结石。注意口底区有无肿块或硬结，触诊应双手口内外同时进行。口底的软性肿胀，可为囊肿或脉管性肿瘤所致；硬而固定的肿块，可因舌下腺炎症或肿瘤引起。近期的硬结和肿胀，伴有炎症和触痛者，可能为感染的淋巴结，要注意牙齿、牙周的感染情况。

3.牙齿及牙周检查

（1）牙齿的检查

① 检查牙齿的形态、数目、色泽及位置：注意牙齿形态、大小，有无畸形，有无缺牙及多生牙；色泽是否正常；有无拥挤、间隙、错位、倾斜、阻生等情况。

② 松动度：牙齿有无松动，分为三度。

③ 牙体缺损及病变：记录病变名称、牙位、范围及程度等，检查有无龋洞、隐裂，龋洞的位置、深度、反应以及有无髓腔

穿孔；有无牙本质敏感症，敏感区的部位和程度；必要时进行温度、电活力或局部麻醉试验，以查明病变部位及性质。

④ 修复情况：有无充填物、人造冠、固定桥及托牙等，注意其密合度，有无继发性病变。

⑤ 咬合关系：记录正常、反、锁、深覆、对刃、开等。

⑥ 缺牙情况：缺牙数目、位置及拔牙创口愈合情况。

（2）牙周检查

① 牙龈形态、色泽及质地：注意有无炎症、溃烂、肿胀、坏死、增生、萎缩、瘘管，色泽是否正常，是否易出血。

② 盲袋情况：盲袋分为龈袋及牙周袋（骨上袋、骨下袋）两种，记录其部位及范围，并测量其深度，以 mm 计算，盲袋内有无分泌物。

③ 牙石：分为龈上及龈下两类，注意其部位及程度。口腔卫生指数按牙石和软垢的多少分为四度：

0 度：无软垢或着色无牙结石。

Ⅰ度：少量软垢不超过牙颈 1/3，龈上牙石覆盖牙面不超 1/3。

Ⅱ度：中等量软垢超过牙面 1/3～1/2，龈上牙面覆盖牙面 1/3～1/2 或有散在龈下结石。

Ⅲ度：大量软垢超过牙面 2/3，龈上结石超过牙面 2/3 或龈下结石连续而厚。

（三）颞下颌关节

颞下颌关节的髁状突颈部为下颌骨的生长发育中心，对颞颌关节检查时，应注意颜面部左右是否对称、协调，面下 1/3 有无明显缩短或增长，颏部中点是否居中。下颌角、下颌支、下颌体的大小、长度是否正常，并左右两侧比较是否协调一致。

1. 髁状突的活动度

有无过度或减弱活动、弹响及摩擦感。明确弹响与张闭口的关系。关节区有无压痛及肿物等。检查以触诊为主，双侧关节同时进行，有两种检查方法：

（1）以两手小指伸入外耳道内，向外耳道前壁触诊，嘱患者张闭口运动，通过触诊外耳道前壁、关节盘后区、关节髁突外侧，检查髁状突的动度及有无弹响、摩擦音等。

（2）用双手中指或食指置于两侧耳屏前即关节髁突外侧，检查各关节区及咀嚼肌群有无压痛；如关节盘移位患者，可有关节盘后区及关节髁突外侧压痛；骨关节病可有髁突、关节结节区压痛；化脓性关节炎各区均有压痛。

2. 下颌运动

检查开口型是否正常，有无偏斜及关节绞锁；前后及侧向运动两侧是否对称、协调，下颌前伸时下颌前伸的距离，下颌中线有无偏斜；下颌运动时有无疼痛，张口有无受限。张口受限一般分为四度：

（1）轻度张口受限　上、下切牙切缘间距仅可置入二横指，2~2.5cm。

（2）中度张口受限　上、下切牙切缘间距仅可置入一横指，1~2cm。

（3）重度张口受限　上、下切牙切缘间距不到一横指，在1cm以内。

（4）完全性张口受限　完全不能张口，也称牙关紧闭。

3. 杂音

在下颌做任何方向运动时，均注意检查有无弹响、摩擦音及破碎音，并观察其发生的时间、性质、次数和响度等。可由触诊关节外侧判断，必要时，可辅以听诊器协助。

弹响分张闭口初、中、末期，通常由关节盘突发性地撞击关节结节及髁突而引起，常发生于可复性关节盘移位患者。

摩擦音由骨面与骨面的直接接触或粗糙的关节面之间的接触而产生，常见于关节盘穿孔时的髁突与关节结节直接接触或较严重的骨关节病中。

破碎音由关节盘破裂或软骨性游离体互相撞击和挤压时产生。

（四）颈部及淋巴结检查

（1）一般检查　注意观察颈部的外形、色泽、轮廓、活动度、有无肿胀、畸形、斜颈、溃疡及瘘管。

（2）淋巴结检查　面颈部的淋巴结检查非常重要，对于各淋巴结引流区的肿瘤和炎症的诊断和早期发现有着重要的临床意义。检查时患者取坐位，头稍低，略偏检查侧，以使皮肤、肌肉松弛便于触诊。检查者站在其右前方或右后方，手指紧贴检查部位，手法应注意轻柔，按一定顺序由浅入深，滑动触诊。从枕部、耳后、耳前、腮腺、颊、颌下、颏下，顺胸锁乳突肌前缘、后缘，颈前后三角，直至锁骨上凹。注意检查各部位淋巴结有无肿大及其所在位置、大小、数目、硬度、活动度、有无压痛或波动感及与皮肤或基底部有无粘连等。

（五）涎腺检查

涎腺的检查重点指对三对大唾液腺的检查，但对某些疾病来说，小唾液腺的检查也不应忽视。唾液腺的检查应两侧对比，注意观察比较两侧大小、位置是否正常、对称，同时检查导管口有无红肿溢脓和唾液的分泌情况，必要时可挤压腺体，增加分泌，观察腺体的分泌量、分泌物的颜色和性质。腮腺触诊一般以示指、中指、无名指三指平触为宜，禁用手指提拉触摸，以免将腺体误认为肿块；下颌下腺、舌下腺及腮腺深叶的触诊则常用双手合诊法检查。另外还需检查各腺体的大小、形态、有无肿块，如有肿块，应记录其位置、大小、质地、活动度、压痛、与周围组织的关系等情况。同时检查导管有无结石、导管的质地和粗细、是否充血、变硬，以食指、中指、无名指三指平触并由后向前检查腮腺及下颌下腺的分泌情况等。

第二节　口腔颌面部特殊检查

一、牙周探诊

用带有刻度的钝头牙周探针，采用握笔式，探查牙龈与牙齿的附着关系。探诊时要有稳定、牢靠的支点，探针应与牙体长轴平行，尽可能地靠近牙面向根尖方向，轻轻探入直至有阻力时即到袋底。力量要轻（20～25g 的压力为宜），既能探测到实际深度又不致引起患者的疼痛、造成牙周的损伤。按一定的顺序探查牙齿有无牙周袋、牙周袋的位置及牙周袋的深度。在探测牙周袋深度的同时，可将探针在袋内轻轻移动，以了解袋的宽度、类型、根面情况，以及有无龈下牙石和分布情况等。

为了测量的精确，国外学者设计了各种新型探针，这种探针实际是牙周探针和一定的装置相连接，能自动调整探针力量，可防止用力过大。如 Florida 探针可用以测定牙周袋深度和附着水平。Alabama 探针是近 10 年来出现的新型探针，它可以自动感受到釉牙骨质界，因此能精确探测附着水平，重复性好，是非常敏感的一种探针。

牙周袋记录：牙周袋记录应包括整个牙齿四周的牙周袋。常按牙齿的唇（颊）舌（腭）面以及近中、中点、远中划分，一共包括 6 个点进行测量记录。牙周袋深度是指从龈缘到袋底的深度，但这并不能反映牙周破坏的严重程度。牙周破坏的程度是由附着水平来反映的，附着水平的测定是在牙周袋测量后，再记录龈缘到釉牙骨质界的距离（若龈缘位于釉牙骨质界下之根面时，记录为负值），而附着水平＝牙周袋深度－龈缘至釉牙骨质界距离。

二、牙髓活力测试

温度测试法分为冷诊法和热诊法，是根据患牙对冷或热水的反应来检查牙髓状态的一种诊断方法。正常牙髓对温度变化和电流刺激有一定的耐受性，20～50℃条件下一般无明显反应；对10～20℃的冷水或 50～60℃的热水很少引起疼痛，但低于 10℃的冷刺激，高于 60℃的热刺激可引起牙髓的反应。当牙髓有病变时牙髓的反应会变得敏感或迟钝。

（1）冷诊法 用冷水、小冰棒、二氧化碳、雪或氯乙烷作为冷刺激。将小冰棒或氯乙烷置于被测牙的唇（颊）或舌面的中

1/3 处 1～2 秒，并嘱患者有感觉后举手示意。用冷水进行测验时，要从可疑患牙后面的牙开始，依次向前进行，以免干扰对患牙的判断。

（2）热诊法　热诊法的刺激源可以是热水、热牙胶或热金属器械，加金属冠的牙也可用橡皮轮打磨生热做牙髓测验。将加热的胶棒（用乙醇灯加热变软，但不使之冒烟燃烧，65～70℃）立即置于被测的已拭干后涂一层凡士林（防牙胶黏于牙面）的牙齿的唇（颊）或舌（腭）面中 1/3 处，并嘱患者有感觉后举手示意。

（3）注意事项

① 做测试前应向患者说明检查目的和可能出现的感觉，并嘱患者有感觉时抬手向医生示意。

② 先测对照牙（首选对侧正常的同名牙）或邻近的正常牙，再测可疑患牙。

③ 避免在病损部位及金属或非金属修复体上做温度测试。

④ 用牙胶热测时，牙面应保持湿润或涂一层凡士林，以防止牙胶粘于牙面。

⑤ 用冷 / 热水作温度测试时应注意隔离未被测试的牙齿。用棉球隔湿并放置吸唾器，如有多个可疑牙，应从牙列后部向前逐个测试，而且应先测试下颌牙再测试上颌牙，防止出现干扰。

（4）温度测试的临床意义　根据患者的反应将测试结果分为 4 个等级，各个等级所表示的意义为：

① 正常，被测牙与对照牙反应相同；或同样的冷热刺激引起比对照牙轻微许多的反应。提示牙髓活力正常。

② 即刻疼痛，比对照牙反应强烈，但刺激去除后疼痛立刻消失。提示深龋或牙髓有可复性炎症。

③ 持续疼痛，出现疼痛且刺激去除后疼痛持续一段时间。提示牙髓有不可复性炎症。一般情况下，急性牙髓炎表现为剧烈疼痛并持续存在；慢性牙髓炎表现为迟发性隐痛；急性化脓性牙髓炎表现为热痛冷缓解。

④ 无反应，被测牙对刺激不产生反应。提示牙髓已坏死，

在以下情况也可出现假阴性反应：牙髓钙化；根尖发育未完成；外伤牙；患者使用止痛药或麻药。

三、牙髓电活力测试法

牙髓电活力测试是利用牙髓电测试器来检查牙髓活力的方法，根据牙髓神经对电刺激的反应，判断牙髓状态。目前常用的电活力测试器有两种：一种是用手调节的手持式测试仪，结构简单，体积小巧，使用方便。另一种是自动调节的手持式测试仪，电流增加速度均匀一致，使用起来更安全、准确，结果更可靠。

（一）操作方法

（1）向患者说明检查目的，消除不必要的恐惧，以取得患者的合作。患者有"麻刺感"时，举手示意。

（2）将被测牙隔离唾液，吹干或擦干，在牙面上放少许导电剂（生理盐水、牙膏等）。

（3）将控制器调节到 0 位，仪器工作端蘸生理盐水，置于受试牙唇（颊）中 1/3 处。

（4）缓慢顺时旋转控制器，直到患者有感觉，将工作探头撤离牙面，并记录控制器的数值。一般重复测试 2～3 次，取平均数。

（5）在测试患牙之前应按以上要求测试对侧同名牙或正常邻牙，以取得相对正常反应值作为对照。如果读数低于正常表示敏感，高于正常表示迟钝；如至最高读数时仍无反应，表示牙髓已无活力。

（二）临床意义

牙髓电测仪能够判断牙髓是死髓或活髓，但难于判断牙髓病变的性质，而且只有在电测仪反应的读数与对照牙有明显的不同时才有诊断价值。在用电测仪测试牙髓活力时，可以出现假阳性和假阴性反应。

引起假阳性反应的主要因素有金属修复体或金属冠；测试时未擦干牙面或隔湿不妥；牙髓为液化性坏死；过度紧张在牙髓反

应前举手表示等。

引起假阴性反应的主要因素有服用镇静药，麻醉药后；牙测试仪探头接触不良；根尖未发育完成的牙齿；根管钙化；电测仪的电池耗尽；近期受过外伤的牙。综上所述，在电测仪测试时必须正规操作，排除各种影响因素才能得出正确的结论。

禁忌证为装有心脏起搏器的患者；新萌出根尖未发育完成的牙齿。

四、唾液腺分泌功能检查

唾液腺分泌功能检查在临床上有非常重要的意义，可以帮助判断唾液腺的病变类型，通过检测唾液腺的分泌功能得以明确是阻塞性病变还是萎缩性病变，是炎性病变还是肿瘤发生。唾液腺分泌功能检查定性和定量检查。

（1）定性检查　给患者以酸性物质，常用 2% 枸橼酸、维生素 C 或 1% 柠檬酸等置于舌背或舌缘，使腺体分泌反射性增加，根据腺体本身变化和分泌情况，判断腺体的分泌功能和导管的通畅程度。

（2）定量检查　唾液定量检查包括唾液流量定量检查和唾液成分定量检查。正常人一天涎液总量为 1000～1500ml，其中 90% 来源于腮腺和颌下腺，舌下腺仅占 3%～5%，小唾液腺分泌更少，所以涎腺分泌功能的定量检查是根据在相同程度刺激的条件下，腮腺和颌下腺的唾液分泌量的多少来协助诊断某些涎腺疾病。唾液流量除生理变化外，在某些疾病时也会发生变化。如急性口炎或重金属中毒等病时唾液分泌增加；而慢性涎腺炎、涎石症和淋巴上皮病等则唾液分泌减少。唾液成分定量检查唾液中的电解质、蛋白质、酶、尿酸、尿素和免疫球蛋白等，这些物质在正常人有一定的正常值，在病理条件下，各成分则发生一定程度的改变，根据检测结果有助于一些疾病的诊断，如唾液腺肥大时钾升高，钠下降，而唾液腺炎时钠升高，钾下降。

第三节　口腔颌面部影像检查

　　口腔颌面部检查中影像学检查起着很重要的作用。其中X线平片检查是最常用、经济的检查方法。X线平片包括口内片和口外片两种。口内片包括根尖片（又称X线牙片，为临床最常用的，用于牙齿影像检查的X线片）、颌翼片、咬合片等；口外片包括下颌骨侧位片、后前位片、开口后前位片、升支切线位片，以及华特位片、鼻骨侧位片、眼眶正位片、颧骨后前位片、颧弓位片、颞下颌关节侧斜位（许勒位）片、髁突经咽侧位片、颅底位片、额弓位片、头颅后前位及头颅侧位片、口腔体腔片等。另外，口腔曲面断层全景片检查是口腔颌面部特有的检查方法，造影片、CT片、MRI检查亦被用于口腔颌面部检查。这些影像学检查可以帮助确定牙体、牙周、关节、颌骨以及涎腺等疾病的病变部位、范围和程度，辅助临床诊断及治疗，以及用于治疗前后的对比及疗效判断，均有积极的临床意义。但X线检查必须结合临床症状及其他检查结果综合分析，才能做出正确诊断。目前，数字化口腔影像学检查手段，数字化X线牙片系统及数字化口腔全景X线系统已应用于临床，数字化的影像比常规的X线影像更清晰，并可进行影像的放大、测量、伪彩色处理等，以及便于影像的传输与保存。

一、X线牙片检查

　　X线牙片又称根尖片，根尖片是最常用影像学检查方法，常采用分角线技术，但平行投照技术更准确。根尖片价格便宜、操作容易、患者易于接受；放射剂量少，使用安全。但由于使用角平分线技术，影像有不可避免的失真，由于每次的X线源、被摄体、胶片的角度不固定，暴光和冲洗条件不同。影像的可比性、重复性差。拍摄X线牙片时，患者坐在椅子上呈直立姿势，头部靠在头托上，矢状面与地面垂直。投照上颌后牙时，外耳道口上缘至鼻翼的连线（听鼻线）与地面平行。投照上颌前牙时，头稍低，使前牙的唇侧面与地面垂直。投照下颌后牙时，外耳道口上缘至口角的连线（听口线）与地面平行。投照下颌前牙时，头稍后仰，使前牙的唇侧面与地面垂直。

成年人进行全口牙齿检查时，需用 14 张胶片。对儿童进行全口 X 线检查时，一般用 10 张 2cm×3cm 胶片。胶片放入口内应使胶片感光面紧靠被检查牙的舌（腭）侧面。投照前牙时，胶片竖放，边缘要高出切缘 7mm 左右，投照后牙时，胶片横放，边缘高出咬合面 10mm 左右。嘱患者用手指固定或用持片夹固定。X 线中心线与被检查牙的长轴和胶片之间的分角线垂直，投照根尖片时 X 线中心线需通过被检查牙根的中部。

二、全景X线片检查

又称曲面体层摄影，是根据口腔颌面部的解剖特点，利用体层摄影和狭缝摄影原理而设计的固定三轴连续转换的体层摄影技术。原理是将被摄体置于 X 线机和胶片之间，X 线机与胶片按被摄体的弧度做相反方向运动，从而拍摄颌面部的一层弧形面的体层影像。它一次曝光即可将全口牙齿、牙周组织及相邻解剖结构的体层影像投照在一张胶片上，显示范围广，适用于颌骨多发病变、颌骨外伤、颌骨发育畸形及牙齿、牙周疾病的诊断。

优点：可显示整个颌骨的全景，易于发现颌骨病变（囊肿、骨折等）和重要结构。简便易行，费用低廉。较拍摄全口根尖片放射剂量少。

缺点：影像放大失真明显，照射时，射线并不总是与颌骨绝对平行，角度变化水平面可达 30°，垂直面可达 15°，故每个部位的放大率有所不同。清晰度差。

三、X线头影测量术

X 线头影测量术是根据所拍摄的头颅定位 X 线片，由牙及颅面的标志点描绘出一定的线、角，进行测量分析，了解牙及颅面软硬组织的结构。主要应用于口腔牙、畸形的诊治。口腔正畸及口腔外科领域常用。通常需拍摄正位、侧位头颅 X 线片，采用 X 线头影测量分析技术对头颅的软、硬组织影像进行测量分析。20 世纪 80 年代将计算机技术与其相结合,用数字化仪将各标志点直接输入计算机内,获得所需的数据。90 年代中期,随着数字化 X 线机的产生,可通过影像板将信息输入计算机,直接获得各种资料。通过分析错颌畸形的 X 线表现,作出正确的矫治计划。头颅定位仪是拍摄 X 线头影测量片必需的设备,它不仅要求患者的头颅保持在正确的位置,而且要有良好的重复性,才能保证正畸或正治疗前、中、后测量结果的可靠性。

四、X 线造影检查

X 线造影检查是指在管腔内注入造影剂之后再拍摄 X 线片,能很好地在 X 线片上显示组织器官结构,其分为普通造影检查和数字减影造影检查,后者是利用计算机处理数字化影像信息,并通过减影技术消除骨骼和软组织影像的新一代血管造影技术。由于消除了影像重叠的干扰,数字减影造影图像一般比普通造影图像清晰。与常规造影相比,其诊断敏感性更高,所用造影剂浓度低、剂量小,并可观察血流动态图像,如进行血管数字减影造影。口腔颌面部造影检查主要应用于涎腺、颞下颌关节、血管,以及鼻咽腔、囊腔、窦腔、窦道及瘘管等。最常见的造影检查有腮腺及颌下腺造影、颞下颌关节造影。

五、CT 检查

电子计算机 X 线断层摄影(CT)检查是以 X 线束从多个方向沿着选定的身体某一厚度的断层层面进行扫描,以探测器测定透过的 X 线量,再由光电转换器转换成电流,经过计算机数字化处理计算出该层面各组织的各个单位容积的吸收系数,然后重建图像的一种成像技术。其优点是很高的密度分辨力和空间分辨率,可以很好地显示软组织的影像。对颌面部的肿瘤,特别是面深部肿瘤的位置、范围及其与周围重要组织的关系,能提供较准确的信息,对诊断和指导手术设计具有重要意义。结合增强剂的使用,对显示肿瘤及其与血管的关系更加清晰。近年来,运用计算机图像处理技术的发展，其三维图像的重建使其图像显示更加直接、客观。

六、MRI检查

磁共振成像（MRI）检查属生物磁自旋成像技术，是利用人体组织氢原子核在强大均质磁场中受到特定的射频脉冲激发时发出信号，信号经接收器及计算机处理后成像。MRI成像参数较多，可依据不同部位和病变选择射频脉冲程序、脉冲重复时间和回旋的时间，从而得到不同加权的图像，可以使肿瘤等病变组织的信号影与周围组织的信号影对比度明显；MRI具有优良的软组织对比度，无骨伪影的干扰，靠近骨骼的病变同样可以十分清楚地显示。优点：不改变患者体位可获得任何方位的体层影像；影像精确、对比度好，软组织分辨率高，能较清楚显示神经、血管；无伪影（铁磁物质除外），对银汞合金、钛、牙釉质、大部分不锈钢均能产生良好的影像；无辐射污染，是完全无损伤性检查。缺点：费用昂贵；检查时间较长；对骨质改变的显示不如CT，不能显示骨小梁。而主要是通过骨与软组织如脂肪、骨髓的对比间接进行骨影像分析，骨和牙釉质等硬组织在MRI影像中表现为黑色，而水、软组织等表现为浅色；对铁磁性物质敏感，产生变形伪影；对安装有金属起搏器和动脉瘤夹的患者不能进行检查，因有造成移位的危险。

七、计算机X线摄影

随着计算机技术在医学影像中的广泛应用，计算机X线摄影（CR）正逐步取代传统的屏－片系统摄影方式。目前，CR摄影正在广泛应用，CR摄影的图像较普通X线片摄影更清晰，能为临床诊断提供更丰富的影像细节。CR摄影方式是X线摄影的一次巨大的飞跃。

八、放射性核素检查

目前主要用于肿瘤的检查和诊断，也可用于涎腺、骨组织疾病的诊断以及作为某些疾病的临床和科研示踪的一种手段。临床上多用半衰期较短和低能量的核素，如通过 ^{131}I 扫描可以确定异位甲状腺；用 ^{99m}Tc 做涎腺与颌骨肿瘤的闪烁扫描检查。

九、超声波检查

超声波在机体内传播时，由于各种组织的密度和特性不同，从而产生不同的回波波形、曲线和图像，对确定病变的位置、大小、深浅和性质有一定的辅助诊断意义。近年来常应用彩色多普勒对血管进行定位检查。

第四节　其他检查方法

1. 穿刺吸取活体组织检查

穿刺吸取活体组织检查适用于肿瘤深在或表面完整较大的肿瘤及颈部大的淋巴结。操作简便，痛苦较小，但由于吸取的组织较少有可能不易诊断；还有可能引起出血或使肿瘤细胞扩散。操作方法：常规消毒局部麻醉后用尖刀将黏膜或皮肤切开小口利用穿刺针从切口处刺入肿物，刺入过程中尽量避开重要神经血管，穿吸过程中始终保持穿刺针筒内负压，并做多方向穿吸 2～3 次，将穿吸物注射于滤纸上，如是肿瘤组织再放入 10% 甲醛溶液中固定，立即送病理科进行细胞学或组织学检查。

2. 切取活体组织检查

切取活体组织检查适用于肿瘤表浅或有溃疡者。采用表面涂敷麻醉或神经干阻滞，避免使用局部浸润麻醉（后者可能挤压肿瘤组织，易致转移或组织变形）。注意术区消毒不宜使用有色消毒液。术中使用 11 号刀片，避免钳夹、挤压。切取物应包括周围正常组织及肿瘤组织 0.5～1cm 大小，切取应在肿瘤边缘进行，不可从溃疡中心切取，以免取到坏死组织无法做出病理诊断。术中应动作轻柔，尽量减少对肿瘤组织的刺激。术后伤口可用纱条轻轻压迫 10～15 分钟以防出血，如无效者可缝合 1～2 针，

5～7天后拆线。注意血管瘤和恶性黑色素瘤一般不做活体组织检查，以免造成大出血或肿瘤快速转移。

3. 实验室检查

包括血尿唾液的化验检查、细胞学检查、细菌涂片检查或细菌培养，口腔外科患者应常规行临床检验、生化、血清学检验及细菌学检查。

4. 窦道检查法

用诊断丝（牙胶尖、探针等）自窦道口顺其自然弯曲插入，拍X线片可显示与窦道相通的根尖病变处。

5. 碘酊染色法

可疑牙隐裂时涂碘酊于可疑处的牙面，片刻后用棉球擦去牙面碘酊，若有隐裂则可见裂纹深着色。

6. 麻醉检查法

当无法确定病原牙的部位时，可用局部麻醉法协助定位。若注射麻药后疼痛缓解，则可确定是麻醉区域内的牙齿疼痛。

第八章　口腔疾病常用治疗技术

第一节　牙体治疗

一、充填术

充填术又称充填修复术，是指通过清除已经破坏或因失去支持而严重削弱的牙体组织，并将牙体制备成一定形状的窝洞，选用适当的材料以充填或其他方式，如嵌体、冠等人工恢复牙齿固有形态、美观、咀嚼等功能的治疗方法。

（一）窝洞的概念、分类及结构

（1）窝洞的概念　用牙体外科手术方法将龋坏组织去尽，并按要求制备成一定形状的洞形，以容纳和支持修复材料，达到恢复牙齿外形和咀嚼功能的目的，所制备的洞形称为窝洞。

（2）窝洞的分类 G. V. Black 分类

Ⅰ类洞：发生在所有牙面发育点隙裂沟的龋损备成的洞形。

Ⅱ类洞：发生于后牙邻面的龋损备成的洞形。

Ⅲ类洞：前牙邻面未累及切角的龋损备成的洞形。

Ⅳ类洞：前牙邻面累及切角的龋损备成的洞形。

Ⅴ类洞：所有牙颊舌面颈 1/3 处龋损备成的洞形。

有人将前牙切嵴上或后牙牙尖上发生的龋洞又列为一类，称为Ⅵ类洞。

按窝洞涉及的牙面数分类：分为单面洞、双面洞、复杂洞。

（3）窝洞的命名 以所在牙面命名：I 切缘、La 唇面、L 舌面、B 颊面、P 腭面、O 𬌗面、M 近中面、D 远中面。唇面和颊面又统一用 F 表示。例如，近中邻𬌗面洞可记录为 MO。

（4）窝洞的结构

① 洞壁：包括侧壁和髓壁。侧壁：与牙面垂直的洞壁，如颊壁、龈壁；髓壁：与洞侧壁垂直，位于髓底覆盖牙髓的洞壁叫髓壁，与牙长轴平行的髓壁又叫轴壁。

② 洞角：洞壁相交形成洞角。线角：两壁相交构成线角；点角：三壁相交构成点角。洞角以构成它的各壁联合命名。例如，颊髓线角、颊轴龈点角。

③ 洞缘：窝洞侧壁与牙面相交构成洞的边缘即洞缘。

（二）充填修复术的基本原则

（1）去净腐质及感染的牙本质组织，以消除感染源，避免发生继发龋。

（2）严格遵循窝洞预备的保存治疗原则，尽量保护牙髓－牙本质复合体。

（3）有足够的抗力形和固位形，防止修复材料松动、脱落及修复体、牙齿的折裂等。

（4）尽量恢复牙齿的外形、美观、咀嚼等功能。

（三）充填材料的选择

根据以下几点选择适宜的充填材料。

（1）牙的部位　前牙主要考虑美观，应该选用牙色材料，如复合树脂、玻璃离子粘固剂。后牙主要考虑咀嚼功能，应该选用机械强度高和耐磨性好的材料，如银汞合金、高强度复合树脂。

（2）窝洞所在的部位　后𬌗面洞及邻𬌗面洞承受咬合力大，应该选用银汞合金或高强度复合树脂，前牙邻切面洞可选用复合树脂。牙颈部洞、后牙颊舌面、前牙邻面等不直接承受咀嚼压力的窝洞，可选用玻璃离子粘固剂或复合树脂。

（3）病人的具体情况　根据病人的健康状况及对美观的要求来选择，如演员、服务员、广播员应该使用复合树脂材料，使材料颜色接近于正常牙色。

（4）其他　所要修复牙在口内存留时间的长短及对颌牙修复材料的种类等也应考虑。

（四）充填修复治疗的步骤

1.查清病变的范围和程度

（1）认真检查龋洞：龋洞检查可采取视诊、探诊等手段，搞清病变的大概范围和程度。防止病变情况不清楚，影响治疗效果，造成不必要的痛苦。

（2）视诊：查看病变部位的颜色有无变化。正常牙本质组织，呈淡黄色，发生牙本质脱矿时的颜色应是淡黄与黑褐色之间的颜色变化。仔细观察牙面有无黑褐色改变或失去光泽的白垩色的斑点，有无腔洞或缺损形成。

（3）探诊：利用尖头探针探测龋损部位有无粗糙，钩拉或插入的感觉；探测洞底或牙颈部的龋洞是否变软，酸痛或过敏，有无剧烈疼痛；还可探测龋洞部位、深度、大小、有无穿髓孔等。探诊龋洞的目的有：

① 了解龋洞底的敏感性。洞底的敏感性主要有两种情况：第一种情况，探查龋洞底时敏感，感觉酸痛；第二种情况，探查龋洞底不敏感。洞底不敏感也有两种可能性：第一种可能性是龋

坏后形成继发性牙本质；第二种可能性是牙髓已经坏死。

② 了解龋洞底有无穿髓，探诊穿髓点时可引起剧烈疼痛，说明是活髓的表现。如果探诊穿髓点时没有任何反应，说明牙髓可能已经坏死。

③ 了解洞底的硬度。

2. 设计和预备洞的外形

必须按照下列原则设计外形：

① 以病变为基础设计外形。

② 洞缘必须扩展到健康牙体组织。

③ 外形线尽量避开牙尖和嵴等承受咬合力的部位。

④ 外形应呈圆滑曲线。

⑤ 洞缘应达到自洁区。

⑥ 必须按规定的深度扩展洞形，达到釉牙本质界下 0.2～0.5mm 深，在根面，由于表面牙骨质较薄，可到 0.8mm。

3. 建立抗力形和固位形

(1) 抗力形　将窝洞制备成一定的形状，使充填体和余留牙齿能承受咀嚼力而不破裂。

(2) 洞的深度　一般洞深要求在釉牙本质界下 0.2～0.5mm。 殆面洞承受咬合力大，洞深应为 1.5～2.0mm；邻面洞承受咬合力较小，洞深 1～1.5mm。

(3) 盒状洞形　要求底平，壁直，点线角圆钝，外形曲线圆缓。

(4) 阶梯结构　双面洞的殆面洞底与邻面洞的轴壁应形成阶梯。去除无基釉和避免形成无基釉。调磨薄壁弱尖。

(5) 固位形　将窝洞制备成一定的形状，使充填材料不易松动脱落的洞形。

(6) 侧壁固位　是最基本的固位形，要求底平壁直的标准的盒状洞形，有足够的深度。

(7) 倒凹固位　是一种机械固位，要求洞底大，洞口小，防止充填物垂直方向脱位。

（8）鸠尾固位　是一种机械榫固位，用于双面洞，外形类似斑鸠的尾部，防止充填体水平向脱位。

（9）梯形固位　也用于双面洞，邻面洞预备成龈方大于合方的梯形，防止充填体垂直向脱位。

4. 去净龋坏组织

要求去净龋坏组织，使窝洞建立在健康的牙体组织上，防止继发性感染。临床上可根据龋坏组织的硬度及着色来判断，不必去除所有着色的牙本质。慢性龋时，因病程较长，通常洞底均有硬化的牙本质层，质地较干硬，软龋较少，应去除软龋，保留硬化牙本质。急性龋时，病程短而进展快，软龋较多，质地松软，着色也浅，呈浅黄或白垩色，易被挖除，洞底缺乏硬化牙本质层，应尽量去净软龋，但在近髓腔处可以适当保留。

5. 预备辅助固位形和抗力形

根据情况增加沟槽固位、栓道固位、钉固位等辅助固位形。

6. 洞缘的完成

充填体与牙体组织形成平整的连接，洞缘点线角圆钝，外形曲线圆缓，去除无基釉和避免形成无基釉。银汞合金洞面角应为90°，而复合树脂，需制作短斜面。

7. 清理窝洞

在充填前，可选用适宜的药物进行窝洞消毒。常用的消毒药物有25%麝香草酚乙醇溶液、樟脑酚及75%乙醇等。

8. 隔湿干燥

常用的隔湿方法有棉卷隔离、吸唾器及橡皮障隔离等。目的是防止唾液进入窝洞，保证视野清晰操作。

9. 垫底护髓

（1）垫底材料的作用：①能阻断冷、热温度变化对牙齿的刺激。②隔绝电流刺激牙髓。③能促进修复性牙本质的形成。④能够巩固永久性充填材料的抗压能力。

（2）垫底材料有以下几种：

① 氢氧化钙：对牙髓无刺激，能中和酸性炎症产物而减少

对牙髓的刺激，促进修复性牙本质生成。临床用于接近牙髓的深窝洞或可疑穿髓者。

② 氧化锌丁香油粘固粉：对牙髓刺激性少，安抚镇痛，促进修复性牙本质生成，机械强度差，临床上用于深窝洞的第一层垫底，不承担咬合力的中、深洞的直接垫底以及1～2周的暂封安抚材料。注意不能与复合树脂、玻璃离子粘固剂合用。

③ 磷酸锌粘固粉：对牙髓有一定刺激性，临床上用于中洞直接垫底或深窝洞第二层垫底，亦可用于6个月以内的暂封充填材料。

④ 聚羧酸锌粘固粉：对牙髓刺激性小，临床上用于窝洞的直接垫底或多层垫底。

⑤ 玻璃离子粘固剂：对牙髓刺激性小，可释放氟，有一定的防龋作用，临床上可用于各类窝洞的直接垫底。

10.充填材料、雕刻外形、调𬌗、打磨和抛光

选择合适的器械将调制好的充填材料填入窝洞，使材料与洞壁密合。注意恢复牙面的解剖形态，在规定的时间内雕刻外形、调𬌗，最后打磨、抛光。

（五）充填修复治疗的种类

1.银汞合金修复术

银汞合金是使用最悠久的充填材料。是由液态的汞和固态的银合金粉按一定比例调和所形成的合金，具有较大的抗压强度、硬度和耐磨性，性能稳定，可塑性大，操作方便，对牙髓无刺激。但银汞合金无粘接性，用于充填窝洞时只能靠机械固位，对窝洞的制备要求比较高，同时还是热和电的良导体，并具有一定的细胞毒性。因此，临床上正逐渐被高强度的后牙复合树脂所替代。

（1）适应证

① Ⅰ、Ⅱ类洞。

② 后牙Ⅴ类洞，特别是用于可摘局部义齿的基牙修复，以对抗卡环的磨损。

③ 对美观要求不高的病人的尖牙远中邻面洞，龋损未累及

唇面者。

④ 大面积龋损时配合附加固位钉的修复。

⑤ 冠修复体前的牙体充填。

⑥ 可作为根管倒充填术、牙体穿孔修补术的充填材料。

（2）窝洞预备的特点

① 窝洞要求有一定的深度和宽度，使其有足够强度和固位。

② 银汞合金与牙体组织无粘接性，要求窝洞为典型的盒状洞形，必要时增加辅助固位。

③ 洞面角应成直角，不在釉质侧壁做短斜面或形成无基釉。

（3）银汞合金洞形的预备要点

Ⅰ类洞：多为单面洞，也可为双面洞。

后𬌗面窝沟单面洞：应预备成底平壁直的盒状洞形。洞的外形呈圆缓曲线，避开牙尖、牙嵴；洞深1.5～2mm，洞面角呈直角，点线角圆钝；洞底平坦，主要靠侧壁固位；洞底（髓壁）应与𬌗面外形一致。

磨牙颊（腭）面单面洞：磨牙颊（腭）面沟的龋损范围小时可制成单面洞，不做预防性扩展，可在𬌗壁或龈壁上制作倒凹。

磨牙双面洞：当𬌗面窝沟龋与颊（腭）面的沟的龋相连，或颊（腭）面龋损范围较大，累及𬌗面时，应制备成颊（腭）𬌗洞。

上前牙腭面洞：洞的外形呈圆三角形。洞深1～1.5mm，洞底与舌面平行，洞侧壁垂于洞底。

Ⅱ类洞：根据病变范围可预备成单面洞或双面洞。

单面洞：后牙邻面龋损在邻牙缺失时，可只在邻面做单面洞。此类洞既不承受咀嚼压力，预备成盒状洞形，颊舌壁略外敞，洞底与邻面弧度一致，略成突面，在𬌗轴线角和龈轴线角做倒凹或固位沟。

邻𬌗面洞：Ⅱ类洞以邻𬌗面洞最典型，也最常见。预备原则：先预备邻面，并制备台阶，后制备𬌗面，𬌗面洞的范围根据邻面洞的大小确定。

邻面洞部分：颊舌壁应越过接触区，达到自洁区；龈壁位于接触点根方的健康牙体组织，与相邻牙面至少有 0.5mm 宽的间隙；在颊、舌或龈壁与轴壁相交的线角处做固位沟；颊、舌壁略外敞，并略向合方聚合，形成龈方大于合方的梯形固位；邻面洞深为 1～1.5mm；颊、舌和龈壁的釉质壁略向外敞开；轴髓线角应圆钝，轴壁略向髓壁倾斜。

𬌗面洞部分：除按一般𬌗面洞的设计原则外，应预备成鸠尾固位形，连接并固定邻面充填体。鸠尾峡部宽度一般为颊舌牙尖间距的 1/4～1/3，与鸠尾最宽部的比例为 1：2 或 2：3。对仅破坏边缘嵴、范围较小的邻面洞，可不在𬌗面制备鸠尾固位，只在邻面洞的颊轴线角和舌轴线角处预备两个相互对抗的固位沟。如果牙的近、远中邻面都发生龋损，且累及接触区，在前磨牙预备成邻合邻面洞，在磨牙视破坏范围，可预备成邻合邻面洞或两个邻𬌗面洞。如果后牙邻面牙颈部龋损并未累及接触区，可从颊或舌方进入，预备成邻颊面或邻舌面洞，在颊或舌面作鸠尾或固位沟来加强固位。

Ⅲ类洞：根据病变范围和邻牙情况可预备成单面洞或邻舌面洞。

单面洞：在邻面病变范围小，舌壁有一定厚度，且邻牙缺失或牙间隙大者可在邻面做单面洞。此类洞承受咬合力不大，预备洞的外形呈圆三角形盒状洞，洞深 1～1.5mm，洞底与邻面弧度一致，洞侧壁平行于相应牙面，在洞底 3 个点角做倒凹或在龈轴线角制作固位沟。

邻舌面洞：在邻面龋损范围大，累及舌壁时，一般应备成邻舌洞。

邻面洞形的预备：邻面洞外形呈唇方大于舌方的梯形固位，龈壁和切壁略向舌方聚合，在边缘嵴处与舌面相连，唇壁与唇面平行，洞深 1～1.5mm。

舌面洞形的预备：在舌面预备鸠尾，鸠尾位于舌隆突的切方，一般不超过中线，尖牙的鸠尾尽量不累及舌轴嵴，鸠尾峡宽度为邻面洞舌方宽度的 1/3～1/2，在舌面洞底与邻面洞底相连处形成阶梯，阶梯处线角应圆钝。

　　Ⅴ类洞：龈壁与龈缘平行且与龈缘弧度一致。近、远中侧壁的位置依龋损范围而定，尽量不累及轴角区。合壁为平行于𬌗面的直线，使洞的整体外形呈半圆形。按盒状洞形要求预备抗力形和固位形，洞底应呈与牙面弧度一致的凸面。

　　（4）银汞合金的调制：①汞与银合金粉的比例：汞与银合金粉的比例对银汞合金的性能有较大的影响。汞量过多，使其强度和硬度下降，流动性和蠕变增加。汞量过少，则汞合作用不完全，呈粉状。②研磨方法：手工研磨——银合金粉与汞比为重量5:8或6:9，体积4:1；研磨转动方向：顺时针；研磨转速：150～220r/分；研磨压力：1.5～2kg；研磨时间：1～2分钟；揉搓时间：1分钟；填充时间：3～4分钟；电动研磨——采用电动调制器20～40秒。

　　（5）银汞合金充填

　　① 护髓：在充填前，可用洞漆或树脂粘接剂做窝洞封闭，中等深度以上的窝洞，应该衬洞或垫底。

　　② 放置成形片和楔子：双面洞充填前应放置成形片，目的是保持充填体与洞壁密合，有利于充填体的成形，恢复与邻牙的接触。成型片有大、小两型，分别用于磨牙和前磨牙。成形片使用时借助成形片夹安放、固定在牙上。为了使成形片紧贴牙齿颈部，需在成形片颈部外侧的牙间隙放置楔子。

　　③ 填充材料：使用银汞合金输送器将银汞合金少量、多次的送入窝洞内，先用小号充填器将点、线角及倒凹、固位沟处压紧，再换用大号充填器逐层压紧，将挤压出的余汞随时剔除，直至略超填。双面洞先充填邻面洞部分，后充填𬌗面洞。充填过程要注意隔湿，避免唾液、血液的污染，时间掌握在3～4分钟内完成。

　　④ 雕刻成形：充填完成后，用雕刻器除去窝洞表面多余的银汞合金，初步成形。然后小心地取出楔子，松开成形片夹，取下成形片，从一侧邻间隙紧贴邻牙向颊舌方向慢慢拉出成形片。

取下成形片后，让患者轻轻咬合，根据咬𬌗印记雕刻𬌗面外形。注意雕刻时雕刻器刃部置于充填体和牙齿交界处，紧贴牙面，从牙面向充填体雕刻。在邻面部分使用探针去除悬突并恢复邻面的正常凸度。

⑤ 调整咬合：调整咬合时，应注意对合牙有无高陡的牙尖或边缘嵴，若有应先调磨。然后嘱患者轻轻咬合，发现银汞合金充填物上出现亮点即为高点，用雕刻器去除。反复多次，直至合适为止。

⑥ 打磨抛光：充填15分钟后，银汞合金初步凝固，可使用抛光器行初步抛光。24小时以后，银汞合金完全硬固，方可使用磨石彻底打磨抛光。

2. 复合树脂粘接修复术

复合树脂是一种由有机树脂基质和经过表面处理的无机填料以及引发体系组合而成的牙体修复材料。借助牙体表面粘接技术使复合树脂与牙体硬组织能牢固结合在一起。此材料在固化后有近似于天然牙的色泽和半透明度并具有较高的强度，能承受一定的咀嚼压力，质韧而不易脆裂折断，完全聚合后对机体组织无毒性。

（1）适应证：①前牙Ⅰ、Ⅲ、Ⅳ类洞，缺损面积小于临床牙冠1/2的修复。②前牙和后牙Ⅴ类洞的修复。③后牙Ⅰ、Ⅱ类洞承受咬合力小者可用后牙复合树脂修复。④形态或色泽异常牙，如畸形牙、扭转牙、四环素牙、氟斑牙等的美容修复。⑤冠修复前制作的树脂桩核。⑥大面积龋损的修复，可增加固位钉或沟槽固位。

（2）基本步骤：

洞形预备特点：①复合树脂固化前比较黏稠，不易充填到位，故点、线角应圆钝，倒凹呈圆弧形，以利于材料的充分填入并与洞壁紧密贴合。②复合树脂可借助于粘接剂与经酸蚀处理的牙面结合，故洞形预备较银汞合金修复保守，在非承力区可保留少量无基釉。③复合树脂耐磨性较银汞合金差，Ⅰ、Ⅱ类洞洞缘应尽量避免置于咬合接触处。④洞缘釉质壁应制备短斜面，以增加粘接面积，加强充填体的固位，减少微渗漏。

（3）各类洞形的预备要点

① Ⅲ类洞：尽量从舌侧进入病变区，保留唇面牙体组织，维护美观。如龋损累及唇面则从唇侧进入。洞的外形视龋损范围而定，不必制备特殊的洞形，也不做辅助固位形。

② Ⅳ类洞：小到中等大的龋损，备洞时应尽可能少地去除牙体组织，不必做固位沟及舌侧鸠尾固位形，于洞缘釉质做短斜面即可。对于较大的缺损，可以考虑在舌面制作鸠尾固位形，也可采用固位钉增加固位。

③ Ⅴ类洞：小到中等大小的Ⅴ类洞洞形预备应尽可能保守，不必做特殊的形状，仅在洞缘的釉质壁做短斜面。

④ 后牙Ⅰ、Ⅱ类洞：后牙Ⅰ、Ⅱ类洞采用保守的洞形预备，即洞的外形限于龋损和发育缺陷部位，不做特殊的固位形，只需要去除龋损后在洞缘釉质壁做短斜面。

⑤ 比色：使用树脂专用比色板或VITA色比色板进行比色，应根据邻牙，选择合适颜色的复合树脂。注意比色应在修复之前，牙齿要保持湿润状态，在自然光下进行。

⑥ 护髓与垫底：中等深度以上的窝洞应衬洞和（或）垫底，目的是隔绝复合树脂材料的化学刺激。常用的材料是氢氧化钙、玻璃离子粘固剂、聚羧酸水门汀等。注意不宜使用氧化锌丁香油粘固粉，以免影响复合树脂的聚合反应。

（4）牙齿粘接面的处理

① 对釉质的粘接：对釉质的粘接主要采用酸蚀技术，从而增加复合树脂与釉质粘接强度。

② 牙釉质酸蚀剂的种类和浓度：常用30%～50%的磷酸。由液体和凝胶两种剂型。前者易于清洗，但流动大，不易控制酸蚀范围，临床多用后者。

③ 酸蚀时间：酸蚀时间对釉质脱矿的研究表明，50%以下的低浓度磷酸，处理时间越长，釉质脱矿越深。为获得良好的粘

接，要求釉质有适当的脱矿深度。30%～50% 的磷酸处理 1 分钟是公认的较为适宜的釉质处理方法。但近阶段的实验室及临床研究表明 15～60 秒的酸蚀时间对粘接效果的影响是相同的。乳牙和年轻恒牙的釉质的矿化程度比较低，并且乳牙釉柱结构较少，故酸蚀效果不如成熟的恒牙；含氟量高的牙，如氟斑牙，抗酸性较强，以上情况均需要延长酸蚀时间 2 倍左右。

④ 冲洗：酸蚀后充分冲洗是十分重要的，为避免残留酸蚀剂，冲洗时间至少需要 20 秒钟。

⑤ 涂布釉质粘接剂：为增强复合树脂与釉质的粘接，在釉质酸蚀后，先均匀涂一薄层釉质粘接剂，光照 20 秒固化。

⑥ 对牙本质的粘接：牙本质粘接的主要机制是粘接体系与牙本质形成的微机械扣锁作用。

⑦ 牙本质表面处理：一般用弱酸或乙二胺四乙酸（EDTA）处理牙本质表面，去除涂层同时使牙本质表层脱矿。常用的牙本质处理剂有 0.5mol/L EDTA、10% 磷酸、20% 聚丙烯酸、1% 马来酸等。

⑧ 涂布底胶：底胶实际上是粘接促进剂，含有溶于有机溶剂的亲水单体，应均匀涂布，静置 20 秒后轻轻吹干。

⑨ 涂布粘接剂：粘接剂应涂布均匀，全面，轻轻吹匀后光照 20 秒固化。

（5）充填复合树脂材料：放置成形片和楔子：前牙一般使用聚酯薄膜成形片，用楔子固定；后牙使用不锈钢成形片，用成形片夹固定于牙上。分层充填材料：因光固化灯只能对 2～3mm 厚的复合树脂充分固化，故洞深超过 2mm 时，应分层固化，每层依据产品要求固化 20～60 秒。操作时光固化灯头尽量接近树脂表面，从不同方向照射。

（6）修整外形和抛光：充填完毕后，用金刚砂钻针修整外形，注意要去除邻面充填悬突，龆面咬合高点。最后使用抛光刷或橡皮轮蘸抛光膏仔细的抛光。

（7）修复失败的原因：

① 牙面清洁不彻底，牙面沉积物妨碍了处理剂和粘接剂与牙面紧密接触。牙面处理不当。

② 酸蚀不充分。

③ 牙本质过度脱矿。

④ 牙面酸蚀后冲洗不彻底。

⑤ 酸蚀后的牙面又被唾液污染等。

⑥ 洞壁的护髓材料未去净，影响了粘接面积。

⑦ 近髓的牙本质未做护髓处理或牙本质过度酸蚀致使牙髓在修复后出现病变。

⑧ 粘接剂涂布不均匀或被污染。

⑨ 复合树脂充填不足，边缘产生微渗漏。

⑩ 树脂未完全固化前移动了修复体，使粘接界面的强度降低。树脂固化不完全或未分层固化，修复体过高过锐，使咬合应力集中或修复体承受咬合力过大，导致修复体折断或脱落。

3.玻璃离子粘固剂修复术

玻璃离子粘固剂是一种化学固化型复合树脂，使用时由粉、液按一定比例调配而成，虽不具有较高强度、硬度及耐磨性，但对牙髓刺激性小，与牙体组织有化学粘接性，热膨胀系数与牙相近，封闭性能好并可释放氟等优点。因此，临床上仍广泛用于牙体缺损的修复。

（1）适应证

① 牙体Ⅲ、Ⅴ类洞和后牙邻面单面洞等不承担咀嚼压力的洞形的修复。

② 根面龋的修复。

③ 牙齿外伤后暴露牙本质的覆盖，暂时性充填等。

④ 衬洞和垫底材料、窝沟封闭。

⑤ 乳牙各类洞的修复。

⑥ 用于粘接固定修复体、正畸附件及固位桩、钉等。

（2）窝洞预备特点 窝洞预备原则与复合树脂基本相同，由于玻璃离子粘固剂与牙体组织有化学粘接性，对固位形的要求可放宽，不必做倒凹、鸠尾等固位形，只需去净腐质，去除无基釉，不做扩展。窝洞的点线角应圆钝，以利于填入材料。由于玻璃离子脆性较大、强度较低、不制备洞缘短斜面。

（3）调制方法　按粉、液以3:1的比例（重量比），用塑料调拌刀在涂塑调拌纸或玻璃板上调拌，调拌时间30~60秒。

（4）修复操作步骤

① 牙体预备：具体方法基本同复合树脂，近髓的窝洞注意用氢氧化钙护髓。

② 牙面处理：使用螯合剂或弱酸处理，也可以使用乙醇处理牙面。

③ 充填材料：使用充填器将材料填入洞中，在2分钟内完成充填修形，并保持干燥5分钟后达到初步固化。

（5）涂隔水剂　初步固化后在充填体表面涂一层隔水剂，如凡士林、釉质粘接剂。

（6）修整外形及打磨　应在充填24小时后进行，方法同复合树脂修复术。

（7）玻璃离子粘固剂与复合树脂的联合修复术　此联合修复术叫夹层技术，又称三明治技术，即用玻璃离子粘固剂作为基底材料粘接于牙本质上，再用复合树脂修复牙体缺损的方法。

4. 牙体严重缺损的修复

在牙体组织破坏严重时，通常的侧壁固位、鸠尾固位、倒凹固位等方式均难以利用，不能获得足够的抗力和固位，可以采用附加固位的牙体修复方法和牙体粘接修复术以帮助取得良好的固位。

（1）加固位钉的牙体修复术　附加固位钉的牙体修复通常指在牙本质中制作钉道，借钉道中的固位钉获得固位的牙体修复。通常包括固位钉－银汞合金和固位钉－复合树脂修复。

适应证：

① 牙体严重缺损，甚至牙冠大部缺损，且承受较大咬合力的牙。

② 龋损范围大，难以预备基本的固位形。

③ 后牙大面积缺损须做全冠修复，但遗留牙体组织不足以维持全冠固位要求，可以加固位钉后形成银汞合金或复合树脂核，再在核上制作全冠。

固位钉的类型：

① 粘合固位钉：为早期的固位钉，用不锈钢丝截断，稍加修整制成为有螺纹或锯齿状，亦有成品出售。钉道用麻花钻制备，直径略大于钉的直径，借助于磷酸锌粘固剂或聚羧酸锌粘固剂粘于钉道内。此法操作简单，费用较低，钉的长度可随需要决定，钉就位时几乎无应力，一般情况不会导致钉周牙裂。但因固位作用完全依赖粘固料，固位力差，如受力超过粘固料强度即可致钉松动，修复失败。

② 摩擦固位钉：此钉为不锈钢制成品，钉道亦用麻花钻制备，钉道直径略小于钉的直径，利用牙本质的回弹性能，用锤轻缓加力叩击钉头，使钉嵌入钉道借助于钉与钉道内的摩擦而固位。此法固位效果较好，但临床技术要求较高，钉就位时阻力较大，常不易完全就位。钉就位时的叩击方向必须与钉长轴和钉道方向保持一致，才能保证钉安全就位。

③ 自攻螺纹钉：此钉为不锈钢制成品带螺纹的钉，钉道用配备的麻花钻制备，就位时主要利用特制扳手将钉旋入钉道，靠钉自身的螺纹嵌入直径略小的钉道内。此类固位钉固位好，近几年来发展的自攻自断螺纹钉，可置于慢速手机上推进，使临床操作更加方便。

固位钉的设计：

① 固位钉的直径：根据牙体的大小和所承受咬合力的情况来决定，后牙多选用直径大的，前牙选直径小的。

② 固位钉的数目：根据残存牙体组织情况，决定钉的数量，一般缺一个牙尖用一个钉，边缘嵴缺损用 2 个钉，后牙全冠缺损可用 4~5 个钉，前牙切角缺损可用 L 或者 I 形固位钉，前牙切嵴缺损则用 U 形固位钉。

固位钉在牙本质和修复体中的长度——一般以钉在牙本质和修复体中各 2mm 为标准，但视钉的类型和牙齿情况可酌情增减。

钉道的设计：

① 钉道的位置：钉道位置应以保护牙髓为前提，应在釉牙本质界内的牙本质中，距釉牙本质界至少 0.5~1mm，首选放置于近中颊、舌轴角和远中颊、舌轴角处，若选用多个固位钉，钉道间距以不少于 5mm 为宜。

② 钉道的方向：钉道的方向应与牙表面平行，以防止侧壁穿通。

操作步骤：先用小球钻在定点位置上磨出小凹，然后换用配套的麻花钻制备钉道，在牙本质中磨入，手法要稳，把握好方向，一次完成。钉道完成后，粘固钉可用调制较稀的粘固粉粘接就位，粘固剂不宜过稠、过多，多余的粘固剂在硬固前去除；螺纹钉用手用器械或慢速手机沿已打好的钉道顺时针转动，慢慢推进，一次就位。钉就位后，在近髓的部位适当垫底，最后用银汞合金或复合树脂充填。

（2）沟槽固位与银汞合金技术

① 沟槽固位　用倒锥钻或小球钻在牙本质内制作大小形状不一的水平沟槽，其深度、宽度和长度视制作的固位需要及咬合状态而异。宽度 0.6~1.0mm，长度可达 4~5mm，可围绕牙尖做一半环状沟槽。其中填入银汞合金，使之与后续充填的修复体结为一体，形成银汞合金固位榫。

② 银汞合金　用细裂钻平行于牙表面在牙本质中做一深 2~3mm，宽 1~1.5mm 的纵行钉道，将银汞合金压入钉道内，此钉与充填体连为一整体，待银汞合金固化后即形成充填体向牙本质内突出的固位钉而产生固位作用。

（3）复合树脂嵌体修复术　复合树脂由于存在充填时固化收缩和耐磨性差等缺点，尚不能完全取代银汞合金作为后牙的主要修复材料。为了提高复合树脂在后牙修复中的应用，出现了复合树脂嵌体修复术。

适应证：主要用于Ⅰ、Ⅱ、Ⅴ类洞的修复，特别适用于对美观要求较高的患者。

制作方法：复合树脂嵌体的制作方法有直接法和间接法两种。直接法是在牙齿窝洞内直接充填树脂，固化后取出制作嵌体；间接法是取印模，灌模型，在石膏模型上制作树脂嵌体。

操作步骤：

直接法：① 比色：同复合树脂粘接修复术。

② 牙体预备：洞形要求洞底平坦，近髓处用氢氧化钙和玻璃离子粘固剂双层垫底；侧壁与洞底垂直，向𬌗面略外展，不制备洞缘短斜面，邻面洞颊舌壁、龈壁的边缘位于自洁区；𬌗面及邻面洞深要求大于1.5mm；洞形点线角清晰而圆钝，无倒凹。

③ 隔湿：建议使用橡皮障。

④ 涂布分离剂。

⑤ 放置聚酯薄膜成形片和楔子。

⑥ 充填复合树脂，充分光照固化。

⑦ 取出嵌体。

⑧ 用分离剂包埋嵌体，放入光热烤箱行二期光热处理。

⑨ 酸蚀窝洞，隔湿干燥，涂布粘接剂粘接嵌体。

⑩ 调𬌗，打磨，抛光。

间接法：① 比色：同直接法。

② 牙体预备：同直接法。

③ 取印模：使用硅橡胶印模材料取印模。

④ 灌注超硬石膏模型。

⑤ 模型上涂布分离剂。

⑥ 逐层填入并充分光照复合树脂。

⑦ 取出嵌体。

⑧ 用分离剂包埋嵌体，放入光热烤箱行二期光热处理。

⑨ 酸蚀窝洞，隔湿干燥，涂布粘接剂粘接嵌体。

⑩ 调𬌗，打磨，抛光。

（六）并发症及其处理

1.意外穿髓

（1）常见的原因

① 对髓腔解剖不熟悉：髓腔的解剖形态与牙体外形相似，髓角位于牙尖处，是髓腔的高点。乳牙、年轻恒牙的髓腔大、髓角高，老年人的髓角也相对较高。

② 髓腔结构的变异：个别牙齿的髓角特别高，如有的第一磨牙的近颊髓角非常高，不易防范。

③ 技术因素：去除腐质时，要使用慢速手机或挖匙，最好不用高速涡轮机，近髓处要谨慎小心。对于急性龋软化牙本质多，一次去腐可能穿髓者，可采用多次去腐法。

（2）处理：发生意外穿髓时，应视患者年龄、患牙部位和穿髓孔大小选择直接盖髓术、牙髓切断术、干髓术或根管治疗术。

2.充填后疼痛

（1）充填后出现一过性冷热激发痛，冷热刺激去除后，敏感或疼痛的症状很快消失。

常见的原因：

① 牙体预备过程中持续钻磨产生热刺激，过冷的水冲洗窝洞，钻磨的时间过长以及过大的钻磨压力均可激惹牙髓组织，导致牙髓充血。

② 中、深度以上的窝洞未垫底直接银汞合金充填，冷热刺激通过银汞合金传导到牙髓；复合树脂未使用粘接剂直接充填或酸蚀后有酸蚀剂残留；深龋直接用磷酸锌水门汀垫底等均可对牙髓造成刺激。

处理：症状轻微者，可观察，若症状逐渐缓解则不予处理。若症状未缓解或加重则应该去除充填物，安抚治疗后再重新垫底充填。

（2）充填后出现阵发性、自发性疼痛，疼痛不能定位，冷热刺激诱发或加重疼痛，夜间疼痛等，应该考虑出现牙髓炎的可能。

常见的原因：①近期原因，对牙髓状况判断错误，如慢性牙髓炎误诊为深龋。上述引起激发痛的各种原因过重或者持续时间过长。深龋洞有小的穿髓孔而未被发现。②远期原因，充填材料对牙髓的慢性刺激，发展为牙髓炎症。③洞底龋坏组织未去除干净，病变继续发展，累及牙髓。

处理：去除充填材料，开髓引流，症状缓解后选择适当的牙髓治疗术。

（3）充填后出现牙周性疼痛，持续性自发性疼痛，可定位，与温度刺激无关，咀嚼时疼痛加重。临床检查有牙龈乳头红肿、探痛、出血等牙龈炎症表现。

常见的原因：牙体治疗时器械损伤牙龈或酸蚀剂等化学药物溢出刺激牙龈；充填物有悬突，导致菌斑聚积；牙齿充填后接触点恢复不良，造成食物嵌塞或未恢复牙齿外形的正常突度。

处理：操作时避免损伤牙龈，去除充填物悬突，恢复牙齿的接触点和外形的正常突度。轻度牙龈炎，局部冲洗上药。

（4）充填后出现咬合痛

常见的原因：充填体有咬合高点，出现早接触所致。临床检查时发现银汞合金充填物表面有亮点，复合树脂可用咬合纸检查高点；银汞合金充填的牙在与对颌牙接触时出现电击样短暂的疼痛，这种情况多见于对颌相对的牙有不同金属的修复体。

处理：确定早接触部位，调磨高点；若为不同金属之间的放电，则可去除银汞合金充填体，换用复合树脂等非金属材料或改作同种金属的嵌体修复。

3. 充填物折断或脱落

（1）常见的原因

① 洞形制备时未设计足够的抗力形和固位形：如备洞过浅或中、深窝洞垫底过厚致充填材料过薄；邻𬌗面洞的鸠尾峡过窄、过宽；轴髓线角过锐；邻面洞预备深度不够或未预备邻面固位沟等。

② 充填材料调制不当：材料各组分的比例不正确；调制时间过长；材料在硬固过程中被唾液或血液污染等均能影响材料性能。

③ 充填方法不当：操作过程未严格隔湿干燥；充填时充填压力不够；材料未填入倒凹、固位沟等细小区域或有气泡等。

④ 材料未完全硬固前受到过大的咬合压力。

（2）处理　根据不同原因，对症修整窝洞，材料在调制和充填过程中严格操作规范，重新充填材料，术后做好医嘱。

4. 牙齿折裂

（1）常见的原因

① 备洞时未去净无基釉，薄壁弱尖未降低咬合。

② 备洞时磨除过多牙体组织，减弱了牙体组织抗力。

③ 窝洞的点线角过锐，导致这些区域应力集中。

④ 牙齿有隐裂未及时发现。

⑤ 充填材料过度膨胀，如汞合金在固化过程中与水接触造成的延缓性膨胀。

（2）处理　去除余留的充填物，根据不同原因，重新修整洞形和选择材料，完成充填。

5. 继发龋

（1）常见的原因

① 备洞时未去净龋坏组织，致使充填后龋坏继续发展。

② 洞壁留有无基釉，承受咬合力后折断，在洞边缘出现缝隙。

③ 洞的边缘未在自洁区。

④ 充填材料本身的聚合收缩，充填不紧密，垫底材料的溶解等，导致充填体与洞壁之间出现微渗漏。

⑤ 充填体的羽毛状边缘和洞缘短斜面上的充填体在受承较大的咬合力时极易破碎或折裂，而使充填体边缘出现缝隙。

（2）处理　一旦发生继发龋，应去除全部充填体，去净腐质，修整洞形，重新充填。

二、干髓术

干髓术是使用药物使牙髓失活后，去除感染的冠髓，保留干尸化的根髓，保存患牙的治疗方法。

1.适应证

（1）适用于成年人恒后牙（即根尖孔已发育完成）牙髓早期病变不能保存活髓者。

（2）第三磨牙行根管治疗术操作困难时，可选择干髓术。

（3）老年患者的后牙，因张口受限等原因，难以行根管治疗术时，也可选用干髓术。

2.操作步骤

干髓术包括失活干髓法和麻醉干髓法，临床上常用失活干髓法。

（1）失活牙髓　去除大部分龋坏组织，暴露穿髓点，取少量失活剂置于穿髓点上，动作要轻柔准确，取适量较稀软的氧化锌丁香油酚粘固剂密封窝洞，封洞时不宜加压，避免引起病人疼痛。

（2）揭髓室顶，去冠髓　复诊时揭净髓室顶，去除冠髓，切断牙髓应在根管口内深入约 1mm 为佳。

（3）放置干髓剂　清洗、擦干窝洞后，行甲醛浴（用小棉球在甲醛甲酚合剂中浸湿，置于髓腔中的牙髓断面上，将棉球留窝洞内）约 1 分钟。取出小棉球，将少量干髓剂置于根髓断面上。

（4）充填窝洞　在干髓剂上用磷酸锌粘固粉垫底至牙本质浅层，用银汞合金或复合树脂充填窝洞。

3.术后并发症及其处理

（1）残髓炎　干髓术后若发生冷热刺激痛、自发痛等急性或慢性牙髓炎的临床表现，可诊断为残髓炎。轻者可暂时观察，由于干髓剂的继续作用，症状可逐渐消失。重者应重新打开髓腔，改做根管治疗或牙髓塑化治疗。

（2）根尖周炎　干髓术后出现咬合痛、叩痛，或有瘘管形成等根尖周炎症状时，说明干髓术失败，应改做根管治疗或牙髓塑化治疗。

（3）牙体折断　干髓术后牙齿出现牙冠劈裂或冠根劈裂时，

若折断面积不大可保留牙根者，经根管治疗术后行全冠或桩冠修复；若折断面积大不能保留牙根者，则需拔除患牙。

三、牙髓塑化治疗

牙髓塑化治疗是治疗牙髓病及根尖周病的一种有效而简单的方法。其原理是将未聚合的塑化液注入已经拔除大部分牙髓的根管内，使塑化液充满根管，渗透到残余的牙髓组织及感染物质中，和这些物质聚合在一起并包埋固定，长期保持无菌状态，从而消除病源，防治根尖周病。

1. 适应证

（1）牙髓病　各种急慢性牙髓炎、残髓炎、牙髓坏死。

（2）根尖周病　急性根尖周炎消除急性症状后；各种慢性根尖周炎其病变范围不超过根尖 1/2 者，根尖周囊肿除外。

（3）在根管治疗过程中，根管器械折断在根管内不能取出者。

（4）根管形态复杂，如弯曲、狭窄、钙化的根管，但小号根管器械尚能达到根尖的 1/3 者。

（5）有些老年人患者下前牙根管极细不便做根管治疗，也可选用塑化治疗。

2. 禁忌证

（1）乳牙和年轻恒牙。

（2）前牙不宜使用。

（3）根尖狭窄区已被破坏的患牙。

（4）完全钙化、不通的根管。

（5）准备进行桩、核修复的患牙，包括多根管患牙将被选做桩道的根管。

（6）准备进行牙齿内漂白的变色患牙。

3. 塑化液配方

（1）Ⅰ液　40% 甲醛 62ml，甲苯酚 12ml，95% 乙醇 6ml。

（2）Ⅱ液　间苯二酚 45g，蒸馏水 55ml。

（3）Ⅲ液　氢氧化钙 1g，蒸馏水 1～2ml。

4.操作方法

（1）根管准备　开髓，充分揭尽髓顶，去除髓腔坏死、感染牙髓，使用拔髓针尽可能去除根管内根髓和感染物质。拔髓后，一般无需扩大根管。若根管较狭窄，可用 15 号或更小号根管器械预备扩大根管到接近根尖孔处，使用时要十分谨慎，可参照牙片，注意根尖狭窄区的紧缩感，切忌扩通根尖孔。若患牙有叩痛症状或根管内渗出物较多，应先行根管封药，5～7 天症状缓解后，再行塑化。

（2）配置塑化液　可使用塑料小瓶盖分别取Ⅰ液 11 滴、Ⅱ液 5 滴、Ⅲ液 2 滴，充分混匀至放热，成棕红色即可使用。此配方的塑化液在体外凝固时间为 5～15 分钟，适宜临床操作。

（3）根管塑化　使用橡皮障隔湿患牙，干燥髓腔。使用弯头注射器将塑化液注入髓室或用镊子夹取塑化液放入髓室中，然后用光滑髓针或 15 号根管器械放入根管中做上下提拉动作，将药液导入根管深部，注意器械进入根管的深度不能达到或超出根尖孔，最后用小棉球吸出髓室及根管中的塑化液。如此反复 3～4次，最后一次导入塑化液不再将塑化液吸出。

（4）封闭根管口，充填窝洞　窝洞内放置适量氧化锌丁香油粘接剂，用蘸有塑化液的小棉球将糊剂轻轻压入髓室底，盖住根管口的塑化液液面，再用干棉球擦干窝洞，调制磷酸锌粘固粉垫底后做永久充填。

5.塑化治疗的术后并发症及其处理

（1）塑化液烧伤　塑化治疗术中或术后，口腔黏膜组织出现颜色改变，表面形成皱褶或充血水肿，严重时出现大面积糜烂、溃疡。患者感觉局部不适或麻木涩胀，有时有灼痛感。

处理：一旦发现口腔黏膜出现上述改变，立即用棉球擦去口腔黏膜上的塑化液，局部涂敷碘甘油。若软组织出现溃烂，则按口腔溃疡治疗原则处理。

（2）残髓炎　在塑化治疗后近、远期均可出现。多为活髓牙拔髓不充分、遗漏有残余活髓的根管未做处理或塑化不完善所致。

处理：取出充填物，打开髓腔，仔细查找有残髓的根管，拔髓后重新进行塑化治疗。

（3）化学性根尖周炎　由于操作不规范或适应证选择不当，致使塑化液超出根尖孔，对根尖周组织造成化学性刺激，可引起化学性根尖周炎。临床表现为患牙持续性并不严重的疼痛，有轻微的咬合痛；检查时仅有轻微的叩痛。

处理：可检查咬合情况，适当调𬌗并进行观察。如果疼痛较重，可辅以理疗并全身给予消炎止痛药。

（4）急性根尖炎　多为治疗时机选择不当，或由于器械操作时超出根尖孔刺激根尖周组织所致。临床上表现为患牙持续性胀痛较为剧烈，叩痛可达（+++），牙龈红肿且有扪痛，或已经形成了脓肿。

处理：按急性根尖周炎处理原则处理，还应注意检查是否有遗漏未做处理的根管或塑化不完善的情况。

（5）慢性根尖周炎　在术后远期出现。原因可能为遗漏根管未做处理或塑化不完善，也可能为原病变区根尖孔吸收破坏，根管内的塑化液流失，导致根管系统未完全封闭，根尖部感染未得到控制。

处理：若为遗漏根管未做处理或塑化不完善，可重做塑化；若为后一情况，应改做根管治疗术，必要时行根尖外科手术。

四、根管充填术

（一）基本概念

根管治疗术是迄今为止临床上公认的首选治疗牙髓病及根尖周病的一种治疗方法。通过彻底清除牙髓腔尤其是根管系统内炎症牙髓、感染牙本质、微生物及其代谢产物，并进行适当的根管消毒和严密的根管充填，充分去除根管内炎症组织对根尖周组织的不良刺激，促进根尖周病变的愈合。

（二）适应证

（1）各种牙髓病变。

（2）慢性根尖周炎　①根尖肉芽肿或脓肿；②根尖周囊肿。

（3）牙髓－牙周综合征。

（4）有系统性疾病不宜拔牙而又需要治疗或暂时保留的患牙。

（三）**基本步骤**

根管治疗包括三大步骤：根管预备、根管消毒、根管充填。

1.**根管预备**

（1）髓腔入口的制备（开髓）　在整个根管预备过程中，髓腔的完全开放是至关重要的。在该过程中，所有的髓腔牙髓组织被彻底清除。髓腔入口的大小与形态是由根管系统的管口位置及其根管具体解剖形态所决定的，应据此完成开髓过程，从而为下一步的治疗扫除所有的障碍。具体标准为去除全部髓室顶，髓室轴壁与根管壁连续流畅，不需要移动口腔镜即可清楚地观察到各个根管口。需要明确的是，髓室轴壁应平直光滑，将髓室内壁制备成如此形态是为了保证根管预备器械的顺利进出，并且达到既能保证将来充填体顺利就位又能提供良好的固位力的效果。

（2）开髓的方法　首先用金刚砂钻或裂钻建立外形和去除所有龋坏组织，并穿入髓腔；然后换球钻从髓室顶到洞口上下提拉，去除全部髓顶，使髓室充分暴露；最后用金刚砂钻修整洞形。注意既要使髓腔充分暴露，又要尽量少破坏健康牙体组织，并避免发生牙颈部台阶、穿孔及髓室底的过度切削和穿孔等。

（3）髓腔初步清理　髓腔充分暴露后，先用锋利的挖器去除髓室内容物，用探针尖探查根管口，使根管口充分暴露，再用倒钩髓针去除根髓。如果牙髓已坏死可配合 2.5% 次氯酸钠溶液冲洗进行清理。

（4）根管工作长度的测定　测量根管工作长度是根管治疗的重要环节，准确地测量根管工作长度是提高根管预备和根管充填质量的关键。临床上测量根管工作长度常用的方法有 5 种：①根据牙平均长度和冠根比例来计算，但极不准确。②手感法：牙齿的长度一般在 20mm 左右，按此参考长度将器械（根管扩孔钻、根管锉）探查根尖孔。当器械到达根尖狭窄区时，手指感到有阻力，再稍用力，即感到阻力忽然减轻。此阻力处就是牙本质－牙骨质界，由此可查明器械到达根尖的实际长度。这种方法在根尖孔敞开的牙齿不适用，要求操作者有相当经验。③ X 线片法：在根管内插入诊断丝照片，之后用如下公式计算工作长度：

$$根管工作长度 = \frac{器械在牙内长度 \times 牙在 X 线片上长度}{器械在 X 线上长度}$$

④ 根管长度电测法：根管长度电测仪具有简便、快速、准确，不需 X 线照射等优点，甚至在根管钙化明显或弯曲严重的病例也能对根尖孔进行准确定位，已经在临床上普遍应用。⑤根管工作长度测量板：用标准平行拍照法拍 X 线牙片，用透明塑料制成 1mm 间隔方格的薄板进行测量。

（5）根管清理　根管冲洗是根管预备过程的重要环节之一，对根管治疗成败起关键作用。根管冲洗主要目的是去除根管内容物、坏死组织，杀灭病原微生物，润滑根管，去除玷污层，避免被推向深部或推出根尖孔。在根管扩大前用冲洗药物进行冲洗，并使用光滑髓针或最小型号（8、10 号）的扩孔锉在根管内轻轻捣动，使坏死分解的牙髓组织混悬在溶液中，通过冲洗清除出根管。每次冲洗液量应在 1～2ml 以上；次数要足够，每次换用器械时均应冲洗；冲洗的深度要足够，冲洗器应能疏松地进入根管的 2/3。如果牙髓为新鲜活髓，应选用黏性螯合物冲洗材料，如 Gly-oxide，主要成分为 EDTA、过氧化脲、丙烯酸乙二醇的黏性螯合剂；如果牙髓为坏死液化牙髓，则应选择 5.25% 的次氯酸钠液及 3% 过氧化氢液进行根管冲洗。目前国内常用为 3% 过氧化氢液及生理盐水交替冲洗。

（6）根管扩大　根管扩大是使用根管扩大器械清除根管内坏死残屑、病原微生物及代谢产物，去除感染的、不规则的牙本质，形成一个在根管口处直径最大、牙本质－牙骨质界处直径最小的、平滑的、锥形的根管。

（7）根管预备方法的选择　根管预备方法在文献中不乏报道，除常规方法外，还有逐步后退法、逐步深入法、超声法、抗弯曲根管预备法、平衡力法等。

常规法：又称标准法，是常用的根管预备方法。根管预备时要求器械从小号到大号逐号依次使用，每号均到达工作长度，一般认为根管应扩大到至少 35 号或 40 号。

逐步后退法：逐步后退法对轻度和中度弯曲的根管，操作简便，行之有效，可减少断针和侧穿的机会。首先确定初尖锉，然后逐步扩大到比初尖锉大 3 号且达到同样工作长度的锉。此锉称为主尖锉。在此基础上运用逐步后退法预备根管，其原则为器械每增大 1 号，工作长度减少 1mm，最后再用主尖锉扩大至预定长度，以去除因工作长度减短而形成的台阶。

操作步骤：

① 根尖段（根尖 1/3）预备：选用一根能伸入根管达到牙本质 – 牙骨质界（距 X 线片根尖约 1mm），作为初尖锉。以初尖锉的长度为工作长度，常规预备依次增大锉至 3 个号，每根锉均应达到工作长度，为防止在预备过程中发生根管阻塞，在换用大一号器械之前，可先用小一号器械插入根管内。预备过程中每退出或更换一次器械，用 3% 过氧化氢液和生理盐水（推荐使用 5.25% 的次氯酸钠液及 3% 过氧化氢液）交替冲洗根管。一般说来，根尖段预备只需预备至比初尖锉大 3 号，根尖段预备的最大号锉为主尖锉。以根管工作长度 20mm、初尖锉为 10 号的根管为例，根尖预备时器械进入根管内的顺序依次为：10 号 → 15 号 → 10 号 → 20 号 → 15 号 → 25 号 → 20 号，每个器械的操作长度均为 20mm，主尖锉为 25 号。

② 根中段预备：采用逐步后退的方法，每增大一号器械，工作长度减少 1mm 的方法预备，每更换大一号器械前，都必须用主尖锉插入到原有工作长度，以消除因工作长度减短而形成的台阶。即 30 号（19mm）→ 25 号（20mm）→ 35 号（18mm）→ 25 号（20mm）→ 40 号（17mm）→ 25 号（20mm）。

③ 根管冠段（根管冠 1/3）预备：用 2 号 G 型钻和 3 号 G 型钻，相当于 60 号和 80 号锉，预备根管口处使呈漏斗形。

④ 最后用主尖锉，略短于工作长度，保持已预备的根尖段形态，锉平根管中、冠段细微的台阶，将根管壁修整成为连续的锥形，以达到光滑管壁、疏通根管的目的。

使用逐步后退法扩大根管时应注意：根尖段扩大至主尖锉后，没有必要，也不应该再扩大，否则根管强度会减弱，还会造成根尖部的敞开、侧穿，甚至折断。按逐步后退法扩大根管中段和根管冠段，使根管呈漏斗形，有利于根管的冲洗和充填。

逐步后退法的优点：不易造成根尖周组织损伤。易于将根管中坏死组织和牙本质残屑去除。不仅简化了根尖段预备的难度，还取得了根管理想的成形。较小的锉（25 号以下）韧性好，用于根尖段预备，较大的锉（30 号以上）韧性较差，不可强行扩至原有的工作长度。根管上段敞开，便于牙胶尖和根管充填器械的插入。做垂直或侧压充填时，可使用较大压力，还能防止超填。

逐步深入法：先预备根管的冠方再预备根方。分为两个部分：根管通路的预备和根尖部分根管预备。

逐步深入法的步骤：

① 根管中上部的预备：用 10 号或 15 号为初尖锉缓缓插入根管至遇到阻力为止，测量此时器械在根管中的长度，依此长度为准采用提拉法预备根管至 25 号，然后使用 2 号和 3 号 G 钻以提拉动作进一步敞开根管的上段，使之成漏斗状。

② 根尖段预备：确定工作长度，预备的方法与逐步后退技术使用的方法相同，根尖预备的最大号器械应比初尖锉大 3 个顺序号。

③ 根管壁的修整：使用主尖锉进行根管壁的修整，使根管形成连续的锥形。

使用逐步深入法扩大根管时应注意：由于工作长度的测量是在根尖段预备时进行的，因此在预备根管中上部之前，应能根据术前 X 线片较为准确地推测根管的工作长度或用根尖定位仪测定初步工作长度。预备过程中每退出或更换一次器械，应用 3%

过氧化氢液和生理盐水（推荐使用 5.25% 的次氯酸钠液及 3% 过氧化氢液）交替冲洗根管。

逐步深入法的优点：

① 从根管的冠方到根尖方向无压力地进行根管器械操作，这样可以减少根管内感染物被推出根尖孔的危险，从而减少术后反应。

② 可以避免过早地使根管器械在冠部弯曲，避免或减少了这种弯曲使根管根尖部的清理和成形所受到的限制，有利于根管器械的操作，并减少折断机会。

③ 在预备弯曲根管之前无需将器械预弯，因此它可以避免器械的回复力。

2. 根管消毒

根管预备完成后，根管内的大部分病原微生物、坏死组织和感染牙本质已经被去除，但牙本质深层、侧支根管处仍然有残余的细菌等病原刺激物存在，因此有必要再用药物方法进行根管消毒。根管消毒的药物种类很多，比如樟脑酚、甲醛甲酚、木榴油、丁香油、抗生素、含碘制剂、氢氧化钙制剂等等。目前，国外常使用的根管消毒药物为氢氧化钙制剂，而在国内樟脑酚、甲醛甲酚等酚醛类制剂使用较为普遍。

封药方式：一是用小棉球蘸上药物置于根管口；二是使用消毒纸尖或棉捻蘸上药物置于根管内；三是将非挥发性糊剂类药物用螺旋充填器送入根管的深部。封药时间为 5～7 天，症状较重的病例可更换封药。

3. 根管充填

根管充填是将去除牙髓并经过预备的空虚根管用材料充填起来以隔绝根管和根尖周组织的交通，防止再感染，是根管治疗术的最后步骤。

根管充填的时机：在根管预备和消毒后，如无自觉症状，无明显叩痛，无严重恶臭，无大量渗出液和无明显根尖周炎症状时，即可充填根管，不必等一切症状完全消除后再行充填。对于有窦道存在的病例，没有必要反复换药至窦道完全消失。相反，由于反复的换药消毒，反而对根尖周形成刺激，效果往往不佳。大量的临床经验表明：适时的根管充填，术后1～2周，窦道会自行愈合。另外，对某些长期换药叩诊不适的病例，适时进行根管充填，术后症状会逐渐消除。

（1）根管充填材料的种类

① 固体类根管充填材料：主要有银尖、不锈钢尖、钴铬合金尖、钛尖、塑料尖等。

② 半固体类根管充填材料：目前临床上广泛使用的是牙胶尖，有两种类型：标准化牙胶尖，也称主尖，锥度为0.02，与通用标准化的扩孔钻和锉颜色一致，配套使用。非标准化牙胶尖，也称副尖，有粗、中、细三种规格，其形状和锥度随规格大小而改变。

③ 糊剂类根管充填材料：临床常用的糊剂类根管充填材料种类繁多，大多是由粉剂与液体调拌而成，充填后可硬化。例如树脂类根管糊剂、氢氧化钙为基质的糊剂、含三聚甲醛的新三锌糊剂、碘仿糊剂、氧化锌丁香油糊剂、Rickert根管粘固剂、Ketac-Endo玻璃离子根管糊剂、羟基磷灰石等。

（2）根管充填方法 基本的根管充填方法包括侧压充填法和垂直加压充填法。均为牙胶尖辅以糊剂类根管充填材料进行充填。

① 侧压充填法：a. 试主尖：根管充填前需进行试尖，主尖（主牙胶尖）的大小通常与主尖锉一致。选择相应大小的标准牙胶尖作为主尖，根据工作长度在主尖相应部位用镊子夹一痕迹，将其插入根管内至正好达到做好标记的工作长度处，如不能达到工作长度则表明牙胶尖较粗，应换用小一号牙胶尖；如果超出工作长度则表明牙胶尖较细，需剪除牙胶尖尖端一段后再试直至合适为止或换用大一号的牙胶尖。b. 涂根管糊剂：选用K型扩孔钻或螺旋充填器，蘸适量根管糊剂，插入至工作长度，如用K型扩孔钻则逆时针方向旋转退出，如用螺旋充填器则顺时针方向旋转退出，将根管糊剂均匀地涂布到根管壁上。c. 放置主尖：将选定的主牙胶尖蘸取根管糊剂缓慢插至工作长度。

d. 侧方加压：将侧方加压器紧贴主尖缓慢旋转插入至距工作长度1～2mm 处，抽出侧方加压器，沿形成的间隙插入副牙胶尖，如此反复操作直至整个根管填塞紧密，侧方加压器不能再向根管深部插入为止。e.去除多余牙胶尖：用烧热的挖匙将多余的牙胶齐根管口切断去除。

② 垂直加压充填法：a. 试尖：选择一根非标准牙胶尖作为主尖插入根管内，距工作长度 0.5mm。b. 放置主尖：根管干燥后涂少量根管糊剂于根管壁上，主尖蘸取根管糊剂后插入根管。c. 充填根管上 1/3 侧支根管：用携热器齐根管口切除多余主尖，并将根管上段牙胶软化，用最粗的垂直加压器对根管上段进行加压充填，使半流体状的牙胶充填进入侧支根管内。d. 充填根管中 1/3 侧支根管：将加热后的携热器插入牙胶中并保持 2～3 秒，取出携热器同时带走垂直加压过的根管上 1/3 牙胶，迅速将中号垂直加压器放入根管中段加压，此时根管中部的侧支根管得到充填。e. 充填根尖部主根管及侧支根管：将加热后的携热器插至根尖部分，并带走部分牙胶，迅速用最小号垂直加压器加压，将根尖部主副根管充填。如做桩冠修复则可结束充填过程。f. 充填中上段主根管：向根管内加入少量牙胶，经过加热后垂直加压，每次充填深度为 3～4mm，直至充填到根管口。

4.根管治疗的并发症及处理

（1）急性炎症反应 在根管治疗期间或根管充填后，部分患者会出现根尖区肿胀、咬合痛、自发痛等症状。原因是未能正确确定根管工作长度，在根管预备过程中根管器械穿出根尖孔损伤根尖周组织；根管预备方法不当，将坏死物质推出根尖孔刺激根尖周组织；根管冲洗及根管封药不当造成药物剂量过大或刺激性过强；牙胶尖或根管糊剂的超充刺激根尖周组织等。

处理：症状轻微者，适当给予抗菌止痛药物，观察数天，症状可消退；症状较严重者，应降低咬合，使患牙休息，同时全身给予抗菌、止痛药物；如果发生脓肿，应切开排脓，放置引流；若患者仍持续肿痛，拍摄 X 线片显示牙胶尖超充，可考虑去除根管充填物，引流，消炎后重新根管治疗；若为根管糊剂超充，一般无需取出，根尖周组织可逐渐吸收消散。

（2）根管器械折断　　根管内器械折断原因是器械使用次数过多，金属疲劳出现裂纹，螺纹直；操作方法不当，旋转角度过大，用力过猛；没有按照由细到粗的常规顺序使用器械；器械质量不佳等。

处理：尽可能将折断器械由根管口取出，可采用超声根管治疗仪联合应用根管探测系统技术；如果器械难于取出且折断于根中部，可推至一侧，继续进行治疗，或改作根管塑化术；如果器械折断于根尖部，则可作为根管充填物留在根管内，以后观察反应，如果症状不能消除，可考虑根尖切除术；如果器械折断超出根尖孔，则须做根尖切除术、倒充术或拔牙。

（3）髓腔壁穿孔　　原因是术者对牙体髓腔解剖不熟悉，操作不当，未掌握好开髓和根管扩大的方法；术者临床经验不足，责任心不强。

处理：对于穿孔且小于1mm者，可用生理盐水冲洗，止血后，用氢氧化钙覆盖穿孔处；若穿孔较大用保守治疗无效者，可考虑作根管外科治疗。

（4）器械落入消化道及呼吸道　　器械落入消化道及呼吸道是很少见的，会给患者带来严重的不良后果，应尽可能避免。原因是在操作过程中未采用橡皮障、安全链等预防措施；术者思想不集中，或操作时间过长，手指疲劳未握紧器械导致器械滑脱，器械掉入患者咽部引起患者吞咽所致。

处理：落入消化道者，应立即作X线透视检查，明确器械所在位置，并请消化科医生会诊，通过纤维胃镜取出，否则应住院观察，在观察期间让患者多休息，避免剧烈运动，进食富含粗纤维和有润滑性的食物，如韭菜、香蕉等，一般经过24～48小时，器械可随大便排出。落入呼吸道者，在上呼吸道时，病人可产生剧烈的呛咳，应立即放平治疗椅使患者平卧，并请耳鼻喉科和呼吸科医生会诊，尽可能用纤维气管镜取出；落入下呼吸道者，如不能用纤维气管镜取出，只能开胸手术。

（5）皮下气肿 原因是使用气枪吹干根管时，气流过大，通过根尖孔或使用过氧化氢液冲洗根管时，压力过大，导致过氧化氢冲出根尖孔，进入周围组织，而发生皮下气肿。

处理：无需治疗，给予抗菌药物预防感染，一般可自行吸收消散。

（6）牙折 原因是治疗前牙体组织破坏范围大，抗力差；术者开髓备洞、根管预备时过度的切削牙体组织，降低了牙的抗力；采用侧压技术充填根管时，侧压充填器用力过大；牙冠有隐裂或有先天性发育缺陷。

处理：冠折范围不大时，可用充填材料修复；冠折范围较大时，可以考虑全冠或桩冠修复；如果发生根折，根据断端的位置不同，可以考虑桩冠修复、冠延长术、半切切除术或拔除；对于牙隐裂，术前应降低咬合，用钢丝外结扎固定，术后做全冠修复。

5.根管治疗的预后及疗效评定

根管治疗的预后及疗效评定标准在文献中不乏报道，主要由患者自觉症状、临床检查和X线片来确定，可分为以下3种：

（1）成功 患者无自觉症状；临床检查牙龈无红肿，无窦道或窦道已闭合，无牙周袋，牙齿无触痛、叩痛，牙齿咀嚼功能正常；X线片显示牙根完整，根管内充填严密无空隙，根管充填物距离根尖1mm以内，根尖周透射区消失，牙周膜间隙正常，骨硬板连续、完整。

（2）有效 患者无明显自觉症状；临床检查牙龈无红肿，无窦道或窦道逐渐闭合，无牙周袋，牙齿无明显触痛、叩痛，牙齿咀嚼功能正常；X线片显示根尖周透射区缩小，呈逐渐愈合趋势。

（3）失败 患者有明显不适感，自发痛或咬合痛；临床检查牙龈可红肿，有窦道或窦道未闭合，有牙周袋，触痛、叩痛明显，牙齿出现松动，咀嚼功能不良；X线显示根尖周透射区无变化或扩大，原有根尖周无异常者出现X线透射区。

第二节　牙周治疗

一、龈上洁治术

1. 基本概念

龈上洁治术是指用洁治器械除去龈缘以上牙面的软垢、菌斑、牙结石和色素等有害沉积物，再将粗糙的牙面磨光，使发炎的牙龈恢复健康，是牙周病治疗中不可缺少的措施之一。

2. 适应证

（1）牙龈炎、牙周炎　洁治术是牙龈炎的主要治疗方法。通过龈上洁治术，绝大多数的慢性龈缘炎可以治愈。龈上洁治术是牙周序列治疗程序中的最初阶段，其他后序治疗如龈下刮治、咬合调整、牙周手术等都必须在这一阶段治疗的基础上进行。

（2）预防性洁治　已经接受过牙周治疗的患者，维护期内必须定期复查，定期洁治，以预防龈炎和牙周炎发生或复发。

（3）口腔内其他治疗前的准备　修复缺失牙取印模前；正畸治疗前及治疗期间应做洁治术；口腔内外科手术前也需先做洁治，以消除感染隐患。

3. 手工洁治术

（1）洁治器介绍

① 镰形洁治器：外形如镰刀，工作端的断面为等腰三角形，有两个切割刃，顶端呈尖形，有效刀刃在前端两侧。用于刮除牙齿各面的龈上及龈下浅在的菌斑和牙石。镰形洁治器的工作端有不同的大小和形状。用于前牙有直角形、大镰刀形，后者可用于唇（颊）、舌面大块牙石的刮除。用于后牙呈弯镰刀形，左右成对，其颈部形成一定角度，可用于后牙邻面牙石的刮除。

② 锄形洁治器：外形如锄，左右成对，刃口端成锐角，使用时锐角刃口放于牙石侧的龈沟内，用于刮除牙齿的龈上及龈下浅在的菌斑和牙石。

③ 磨光器械及磨光剂：常用的为橡皮磨光杯和磨光刷，安

装在慢速弯机头上蘸磨光剂使用。有专用的磨光糊剂或磨光膏，也可用牙膏或牙粉代替。

（2）操作方法及注意事项　以改良握笔法握持洁治器，将洁治器的颈部紧贴中指的指腹，示指弯曲位于中指上方，握持器械柄部，拇指腹紧贴柄的另一侧，稳固地握持器械。以中指或中指与无名指贴紧一起放在邻近牙齿上作支点，支点位置应尽量靠近被洁治的牙齿，并随洁治部位的变动而移动。根据情况在口内还可以选择同颌对侧或对颌牙为支点。将洁治器尖端1~2mm的工作刃紧贴牙面，放在牙石的根方，刀刃与牙面成角以80°左右为宜。操作时需握紧器械，通过前臂和腕部的上下移动或转动发力，将牙石整体向殆方刮除，避免层层刮削牙石。完成一次洁治动作后，移动器械至下一个洁治部位，每一次动作应与上一次动作的部位有所重叠。对于邻面牙石，应将洁治器从颊、舌两侧深入邻面超过一半，以保证刮净邻面牙石。将全口牙齿分为上、下颌的前牙及后牙左右侧六个区段，逐区进行洁治，并且每个洁治部位之间要有连续性，以防遗漏。在洁治完成后需用探针仔细检查牙石是否去净，尤其是邻面和龈缘处。

全口牙洁治完毕后应进行牙面抛光，以除去残留的细碎牙石和色素。将橡皮磨光杯或磨光刷安置在低速弯手机上，蘸磨光糊剂或磨光膏等磨光剂放在牙面上，低速旋转手机并略加压力，仔细抛光牙面。注意磨光剂应始终保持湿润，以减少旋转摩擦时的产热。

4.超声波洁牙机洁治术

超声波洁牙机洁牙是一种高效去除牙石的器械，既省时又省力。

用超声波洁牙机洁治时，先开机，然后根据牙石厚薄来调整功率的大小，并将洁牙机工作头的水调成喷雾状。采用握笔式将工作头前端部分轻轻地与牙面平行或<15°角接触牙石的下方来回移动，利用超声震动击碎并震落牙石。

在洁治过程中注意不要施加过大的压力，要不断地移动工作头，不能将工作头停留在某一点，更不能将工作尖垂直放于牙面，这样会造成牙面损伤。在洁治完成后应仔细用探针检查有无遗漏，对于一些细小的邻面牙石可用手用器械补充刮除。洁治完成后亦要进行牙面抛光。

在超声波洁牙术前必须让患者用过氧化氢或氯己定液含漱1~2分钟，并在洁治区涂布1%碘酊，以减少喷雾中的细菌数量，防止发生菌血症，同时医生要有完善的防护措施。此外，超声波洁牙机手机及工作头应经过严格消毒，以免引起交叉感染。需特别注意的是置有心脏起搏器的患者禁用超声洁牙术，对于有肝炎、肺结核等传染性疾病者也不宜使用。

二、龈下刮治术

1. 基本概念

龈下刮治术是用龈下刮治器除去附着于牙周袋内根面上的龈下牙石和菌斑（牙周袋内的根面上存在龈下牙石和菌斑。研究证明，龈下牙石的一部分会嵌入到牙骨质表层）。

2. 适应证

（1）用于刮除龈上洁治术所不能去除的龈袋内或牙周袋内的龈下牙石和菌斑，以及受到毒素污染的病变牙骨质。

（2）牙周病复发后的再治疗。

3. 龈下刮治器械

（1）匙形刮治器　共四支。工作端呈"匙"形，断面呈半圆形，两侧边均为刃口，其用途为一个刃刮根面的龈下牙石，另一个刃刮袋壁内的肉芽组织。前后牙各一对，外形一致，只是在器械颈部形成不同角度。前牙匙形器角度较小，分近远中使用；后牙匙形器角度较大，分颊舌侧使用。使用时将匙形器的刃缘贴牙根面顺牙周袋方向伸入袋内，使刃与根面约成80°角置于牙石的根方，连续刮治。

（2）锄形刮治器　共四支，呈"锄"形，喙部薄而窄小，颊舌、近远中各一对，刃口与颈部成100°交角。由于喙窄，可在窄而深的牙周袋内刮治龈下牙石。使用时将锄形器顺袋口进入，刃口置于牙石根方，用喙钩住牙石底部，向冠方用力，将牙石连续刮除。

（3）锉形器 共四支。其形如"锉"，一面为精细锉，另一面光滑，分颊舌，近远中使用。在刮净根面牙石后，可用锉进入袋内将根面锉光。

目前国际上普遍使用的是 Gracey 刮治器，其外形结构及角度均不同于以上通用型刮治器。共 7 支，编号为 1～14 号，均成对使用。

4.操作方法及注意事项

先用牙周探针探明牙周袋的形态和深度，龈下牙石的大小、多少及部位。选用锐利的龈下刮治器（如匙形刮治器，龈下锄形刮治器和 Gracey 刮治器）。操作时，用改良握笔法握持器械，并建立稳固的支点，通常用口内支点。如选择匙形刮治器，则让其工作端 0°角进入袋底，以 45°～90°（80°最佳）角刮治。先向根面施加侧向压力，使刃紧贴牙面，转动前臂和腕部发力，将牙石整体刮除，然后继续刮除软化的牙骨质层，行根面平整，直到根面光滑坚硬为止。在刮除龈下牙石的同时，工作端另一侧刃可将袋内壁炎症肉芽组织及残存的袋内上皮刮掉，注意不要遗漏残存的肉芽组织，否则易造成术后出血。

刮治过程中要注意用力的方向、刮治动作的范围和幅度等。用力方向以垂直冠方为主，在牙周袋较宽时，也可斜向冠方或水平方向。刮除的范围连续并有部分重叠。刮治动作幅度不要过大，刮治器工作端由袋底向冠方移动，不要超出龈缘。此外，随着超声器械的功能及工作头的不断增加和改进，临床上也可以使用超声器械进行龈下刮治。

三、牙龈翻瓣术

1.基本概念

翻瓣术是用手术方法切除部分牙周袋及袋内壁，并翻起牙龈的粘骨膜瓣，在直视下刮除龈下牙石和肉芽组织，必要时可修整牙槽骨，然后将牙龈瓣复位、缝合，达到消除牙周袋或使牙周袋变浅的目的。

2. 适应证

（1）经牙周基础治疗后仍有深牙周袋或复杂性牙周袋，且袋深在 5mm 以上，牙周探诊后出血者。

（2）牙周袋底超过膜龈联合的深牙周袋，且不宜做牙龈切除术者。

（3）槽骨缺损需作骨修整或进行植骨以及牙周组织再生性治疗者。

（4）根分叉病变伴深牙周袋或牙周 - 牙髓联合病变患者，需直视下平整根面，暴露根分叉，或需截除某一患根达到治疗根分叉病变的目的。

（5）广泛的显著肥大增生的牙龈，可采用翻瓣术，或翻瓣术与牙龈切除术联合应用。

3. 切口设计

翻瓣术是临床应用最广泛的牙周手术方法，也是很多其他手术如骨成形术、植骨术、引导性组织再生术等的基础。翻瓣术的切口应根据具体需要进行设计。

（1）水平切口　是沿龈缘附近所作的近远中方向的切口，一般包括术区患牙，并向近中和远中各延伸 1~2 个健康牙齿。水平切口包括以下三个步骤：

① 内斜切口：此切口是翻瓣术中最关键的切口。选用 11 号或 15 号刀片，刀片与牙面成 10° 角左右，在距龈缘 0.5~2mm 进刀，刀尖指向根尖方向，从术区唇面（或舌面）的一端开始，刀片以提拉方式移动，沿龈缘外形向术区的另一端，每次均切至牙槽嵴顶，最终形成扇贝形的牙龈外形。内斜切口具有三大优点：将袋内壁的上皮和炎症组织切除，同时可切除部分袋壁，使袋变浅，保留相对完好的袋外侧面的角化龈，形成边缘较薄的龈瓣，易于贴附牙面和骨面，愈合后牙龈外形良好。因此，内斜切

口是目前采用最多的切口。

② 沟内切口：刀片从袋底切至牙槽嵴顶或其附近，围绕牙齿的一周均做此切口，目的是将袋壁组织与根面分离，以便清除。

③ 牙间切口：在内斜切口和沟内切口之后，将牙龈骨膜瓣从骨面略做分离，以暴露内斜切口的最根方。将刀片与牙面垂直，在骨嵴顶冠方水平的切断袋壁组织与骨嵴顶的连接。此切口除沿颊、舌面进行外，重点是在两牙齿间的邻面进行。

（2）纵行切口　纵行切口也称垂直切口，是为了减少组织张力、更好的暴露术区，在水平切口的近中或近、远中两端做的纵形切口。切口从龈缘开始，经过附着龈，越过膜龈联合，直达牙槽黏膜或达颊侧移行沟处。

注意事项：①纵行切口呈龈瓣基底部略大于龈缘处的梯形，以保证龈瓣的血液供应。②纵行切口的位置应在术区近、远中侧健康牙颊面轴角处的牙龈组织上，并将龈乳头包括在内。③避免在舌、腭侧作纵行切口，以免伤及血管、神经。④单纯的改良Widman 翻瓣术常不做纵行切口。若要进行根向或冠向复位瓣术及牙槽骨手术时，则做单侧或双侧的纵行切口。

（3）保留龈乳头切口

适应证：在牙龈乳头的近远中径较宽的前牙区，由于前牙美观需要，需作植骨术或引导性组织再生术时，可将整个牙龈乳头保持在某一侧的龈瓣上，而不是被分为颊、舌侧两部分。

切口方法是将每个术区的患牙均做环形的沟内切口，不切断牙龈乳头，而在腭侧距龈乳头顶端至少 5mm 处做一弧形切口，贯通近、远中邻牙的轴角，再用柳叶刀切断龈乳头与根方牙槽嵴顶的连接，从而将牙龈乳头从牙间隙翻到唇（颊）侧，并随唇（颊）侧龈瓣一起被翻起。

4. 龈瓣的种类

龈瓣的种类包括全厚瓣和半厚瓣两种。大多数情况下的软组织瓣为全厚瓣，也称为粘骨膜瓣。是使用骨膜分离器将骨膜连同龈瓣沿牙槽骨一同翻起。在一些膜龈手术、牙槽骨板很薄或有

"骨开窗"的情况下,为了保护牙槽嵴避免因骨暴露而导致的吸收,需设计为半厚瓣。即翻起的软组织瓣只包括表面上皮及下方的一部分结缔组织,不包括深部的结缔组织及其下方的骨膜。

5.刮治和根面平整

先刮净暴露根面和病变处的肉芽组织,这也是止血的最好办法。充分止血后,仔细检查根面,刮除牙根面上残余牙石及坏死牙骨质,并锉光根面。一个牙间隙完成后,再换另一个牙间隙。

6.龈瓣的复位

刮治和根面平整后,还需对龈瓣进行必要的修剪,使龈瓣的外形与骨的外形相适应并能覆盖骨面,颊、舌侧龈瓣在邻面能对接。修剪完毕后,用生理盐水冲洗术区,仔细检查是否有残留牙石及肉芽组织后,按手术的设计,将龈瓣复位。术后龈瓣的复位可分为以下几种类型:

(1)原位复位

① 复位于牙颈部,用于前牙区,为了避免术后牙根暴露,牙龈退缩影响美观。切口位于牙颈部龈缘处,术后龈瓣仍复位于牙颈部。如改良的 Widman 翻瓣术。

② 复位于牙槽嵴顶处,在后牙区为了尽量消除牙周袋。在接近袋底和牙槽嵴顶处做内斜切口,切除部分袋壁组织,使龈瓣的高度降低,龈瓣复位后位于牙槽嵴顶处的根面上刚刚覆盖牙槽嵴顶。如嵴顶原位复位瓣术。此方法仅适用后牙区有足够的附着龈宽度的部位。

(2)根向复位 适用于牙周袋底超过膜龈联合的深牙周袋及附着龈较窄的牙周袋。从龈缘处做内斜切口和双侧垂直切口,复位时将龈瓣向根方推移,复位到刚刚覆盖牙槽嵴顶处的水平。

(3)其他 如龈瓣冠向复位、侧向复位等,应用较少。

7.缝合

(1)牙间间断缝合法 适应于缝合两侧龈瓣高低相同,张力相等的切口。直接环形间断缝合多用于两侧距离较近的切口;8 字交叉式间断缝合多用于两侧距离较远的切口。

（2）悬吊缝合法　适用于缝合两侧龈瓣组织高度不同、张力不等的切口，利用牙齿悬吊龈瓣并加以固定。单个牙的双乳头悬吊缝合法可固定其近、远中两个牙龈乳头，在单侧翻瓣或双侧翻瓣时均可采用。连续悬吊缝合法又分为单侧和双侧连续悬吊缝合，可同时固定多个龈乳头。

（3）褥垫式缝合　适用于切口两侧张力大，切口长的术区，此法可与连续悬吊缝合联合应用。

（4）锚式缝合　适用于最后一个磨牙远中楔形瓣的缝合或与缺牙间隙相邻处的龈瓣闭合。

8. 牙周塞治

牙周塞治术是在牙周手术后用塞治剂保护手术创面，使组织在愈合期免受损伤，可起到压迫止血、止痛和固定龈瓣的作用。

常用的牙周塞治剂的种类及使用方法：

（1）含丁香油的塞治剂　由氧化锌、精致松香为主体的粉剂和含丁香油、麝香草酚的液体组成，使用时将粉剂和液体调拌成硬面团状即可。

（2）不含丁香油的塞治剂　分装在两个软管中，一管为氧化锌、油脂、胶类等混合糊剂，另一管为不饱和脂肪酸和抑菌剂等，用时将二者等份调拌在一起。

塞治时首先对术区止血、隔湿，将牙周塞治剂调好，再用调刀搓成两细长条，分别放于唇（颊）面和舌（腭）面，并将塞治剂填入每一牙间隙。如果手术范围是包括最后一磨牙，应将塞治剂弯成 U 形，放在最后磨牙的远中面，而两端直达中线，然后压入每一牙间隙。立即牵拉唇、颊部进行整塑。注意塞治剂的放置不可影响咬合，让开系带区，不可超过前庭沟及口底。

9. 术后护理

术后 24 小时内手术部位相应的面部需要冷敷，避免剧烈运动。术后当天即可刷牙，但需避开手术区，局部可使用漱口药含漱。如果手术范围广，或进行植骨或骨成形，可口服抗生素 4～5 天，一般 1 周后可拆除塞治剂。

四、松动牙固定术

临床上导致牙齿松动的常见原因有很多，如牙周炎症、牙周附着丧失和牙槽骨吸收、早接触和咬合创伤、根尖病变、牙外伤、牙根裂、牙根吸收、夜磨牙症和牙周手术后初期及正畸治疗过程中等。其中牙周炎和牙外伤所致的牙齿松动最为常见。

（一）松牙固定的指征和时机

（1）行牙周治疗后，患牙动度虽有减轻，但妨碍咀嚼或有不适，则需要固定。

（2）患牙周炎的患牙有继发性𬌗创伤，导致患牙进行性松动，则应在软组织炎症得到控制、消除𬌗干扰后行牙周夹板固定。

（3）外伤所致的牙齿松动或脱位，并不伴有严重的根折或冠根折，则需将患牙完全复位后行松牙固定。

（二）夹板的种类

1. 暂时性夹板

具有操作简便，色泽美观，价格便宜，可随时修补或拆除的优点。但固定力量不大，只适用于前牙，且不利于菌斑控制，患者也需要有一段适应时间。

（1）适应证

牙周炎经系统治疗后，牙齿仍有明显松动和咀嚼不适等症状。如牙列完整，可行牙齿结扎以利于牙周组织的修复再生；外伤松动牙行夹板固定后，有利于牙周组织的修复，一般固定 8 周可拆除。

（2）制作方法

① 不锈钢丝联合复合树脂夹板：取一段直径为 0.25mm 不锈钢软细丝，自固定基牙的一侧至另一侧，在每个牙间隙处行 8 字结扎，钢丝固定位置应在牙齿邻接区与舌隆突之间，最后拧紧钢丝末端，剪去多余钢丝，断端弯于牙间隙内。将结扎钢丝附近的牙面（包括唇、舌及邻面）彻底清洁后用 50% 磷酸处理 1 分钟，清水冲洗后吹干，涂布粘接剂并光照 1 分钟，最后用光敏复合树

脂将钢丝覆盖，光照固化，打磨抛光。此夹板最适用于牙周治疗后牙齿松动仍较明显者，仅适用于前牙，尤其是下前牙。由于具有钢丝和复合树脂的双重固定作用，所以比较牢固，维持时间可长达1年左右。

② 光敏树脂粘合夹板：牙面彻底清洁，用50%磷酸处理需固定牙的邻面1分钟，清水冲洗、吹干，涂粘接剂，光照1分钟，后用光敏复合树脂覆盖充填牙邻面，修整外形，光照固化并抛光。此种夹板适合于外伤性松牙，或作牙周治疗前的临时性固定，固定数周后即可拆除。

③ 超强玻璃纤维条固定：在需要固定的前牙邻接区舌侧磨出一条深度在1mm以内，宽约3mm的横行沟槽。酸蚀、清洗、干燥，涂粘接剂及注入高强度流动树脂和放置超强玻璃纤维，光照固化、调𬌗、抛光。此方法较适合于下前牙的固定，固定可维持半年至一年左右。因外形美观，牙面无明显的附加物，易为患者接受。但在磨出的沟槽部位易产生继发龋，因此需做定期随访。

（3）注意事项 松动牙固定应保持牙齿原来的位置，不能有牵拉移位的力量。固定后即刻检查有无新的𬌗创伤，及时调𬌗；加强口腔卫生指导，教会患者如何进行菌斑的自我控制及保护好牙周夹板。

2.永久性夹板

是通过固定式或可摘式修复体制成的夹板。适用于口内多数牙特别是前后牙均有松动的情况，有缺失牙者可制作带修复体的永久性夹板。此夹板较耐用，可长期保持。

第三节 牙拔除术

牙拔除术是口腔颌面外科最常见的手术，在牙槽外科中占有重要的地位。对于牙体和牙周本身的疾病和由于牙病引起的局部和全身的一些疾病，常需要通过拔除患牙来进行防治。对于进行牙拔除术的口腔颌面外科医师和口腔科医师而言，不但应熟悉口腔解剖生理学、牙体解剖学、口腔内科学及口腔修复学与种植学的知识，同时应具有较高的基础医学和临床医学知识，如麻醉学与镇痛、内科学及外科学的知识。

一、牙拔除术的适应证与禁忌证

近年来，随着我国口腔医学事业的发展及牙病防治工作的广泛进展，以及口腔内科学和口腔修复学新技术的出现和取得的新进展，很多患牙经过治疗而得以保存和恢复功能，因而拔牙术也有了相应的变化。口腔科医师需要将自己所掌握的知识和患者的具体情况联系起来制定适宜的治疗方案并取得患者的理解和配合。

1.适应证

（1）牙体病　由于龋病造成的牙体广泛缺损、残根、残冠，不能再经牙髓治疗修复牙冠缺损者。

（2）牙周病　晚期牙周病导致牙槽骨明显吸收、牙明显松动，不能通过牙周治疗恢复者。

（3）根尖病　根尖周围病变广泛或牙已明显松动而无法用牙髓治疗或手术治愈者应予以拔除。

（4）阻生牙　对于不能正常萌出，自身龋坏或导致邻牙龋坏或吸收，或经常诱发冠周炎症，或压迫神经出现疼痛的阻生牙，应予以拔除。

（5）错位牙和移位牙　影响美观或妨碍功能，导致口腔疾患，且不可能通过正畸治疗矫正的错位牙应予以拔除。

（6）多生牙　多生牙常见于中切牙之间或上切牙舌侧，牙冠常过小且畸形，需要拔除。

（7）乳牙　在萌出期过后的滞留乳牙有碍于下方恒牙萌出者，应予以拔除。

（8）病灶牙　已引起局部疾患（间隙感染、骨髓炎、颌骨囊肿等）的病灶牙，或可疑引起某些全身疾患（风湿病、肾炎、眼病等）的病灶牙，为配合上述疾病的治疗需要应予以治疗或拔除。

（9）特殊病变或治疗需要　良性肿瘤已侵犯的牙应视情况保存治疗或手术时同时拔除。颌面部及口咽部恶性肿瘤放射治疗前的患牙应予以拔除。正畸、修复治疗需要拔除的牙，予以拔除。

（10）外伤　外伤导致根折或冠根斜折而不能用桩冠修复者，应予以拔除。

2.禁忌证

（1）心脏病　各种原因的心脏疾病，已出现心衰、端坐呼吸、发绀、下肢水肿、颈静脉怒张或肝、肾功能受损的病人，不宜拔牙。心脏代偿功能较好的一般心脏病病人，可以考虑拔除普通牙，但是不能应用含有肾上腺素类的麻醉药物，并在术前采取防止心脏病发作的措施，尽可能在心电监护下拔牙和取得内科医师的配合。

（2）血液病　包括血友病、血小板减少性紫癜、再生障碍性贫血及白血病等，这类病人都可能发生拔牙后出血不止，因此，术前应进行治疗，在得到控制后方可拔牙。术中止血要彻底、可靠，并缝合伤口，术后加强抗感染和对全身疾病的治疗。

（3）高血压病　在高血压病发作期，尤其是出现脑、心、肾等器质性损害时，应禁忌拔牙。对一般性高血压病人，血压控制在150/75mmHg以下时可以拔牙。但术前要用镇静药物，术中禁用含有肾上腺素的局部麻醉药物，要在无痛状态下拔牙，彻底止血并缝合拔牙创口。

（4）肝脏疾病　肝脏疾病可导致凝血酶原和纤维蛋白缺乏，或妨碍维生素K对凝血因子的合成，造成术后出血过多。在急性肝炎、迁延性肝炎的活动期及肝功能损害严重者，应暂缓拔牙。若必须拔牙时，术前应给予足量的维生素K、维生素C，术中缝合创口并加压，术后应用止血药物等。

（5）糖尿病　糖尿病病人急需拔牙时，必须在胰岛素控制下，空腹血糖在0.72mmol/L（13mg/dl）且无酸中毒症状时，方可拔牙。术后必须应用抗生素控制感染。

（6）肾脏疾病　肾功能衰竭期或严重肾病病人不应拔牙。

轻症病人在拔牙前应给予足量的青霉素类抗生素，预防菌血症的发生。

（7）甲状腺功能亢进 甲状腺功能亢进的病人，术前必须进行检查和治疗，脉搏控制在 100 次 / 分以下时方可拔牙。术中应禁用含肾上腺素类麻醉药物，术前、术后要给抗生素控制感染。

（8）月经与妊娠 妇女在月经期一般可以拔牙。比较复杂的拔牙宜暂缓，以免发生代偿性出血。妊娠期一般情况下可以拔牙，但在妊娠期前 3 个月和后 3 个月拔牙可能会导致流产，因此在一般情况下，拔牙时间控制在妊娠期 4～6 个月。为了手术安全，术后可给予黄体酮 10mg 肌内注射，隔日 1 次。

（9）恶性肿瘤 恶性肿瘤内的病牙，一般不单纯拔除，而是在肿瘤切除术中一并切除。

（10）急性炎症 非特殊情况，在急性炎症期间不适合拔牙。但具体情况应根据炎症性质、炎症发展阶段、细菌毒性、全身健康情况、手术难易等决定。

二、拔牙前准备

1.思想准备

拔牙患者常有恐惧心理，因此，医生在术前应给病人做好解释工作，解除顾虑，取得患者配合。医生应态度和蔼、作风稳重，这样才容易得到患者的信任。对患者提出的各种疑问，应耐心答复。

2.术前检查

应简要的询问全身病史及口腔病史。检查是否符合拔牙的适应证，有无拔牙禁忌证。另外，对于需要拔除多个患牙的情况，应作全面设计，有计划的分次拔除，使患者的痛苦和风险降到最低。

3.患者体位

取用坐位或半坐位。拔上颌牙时，病人头部应后仰至上颌𬌗平面与地平线成 45°角左右。拔下颌牙时，病人张口后，下颌𬌗平面与地面大致平行。术者一般应站在病人的右侧前方或后方，姿势舒适，操作方便，避免各种强迫性操作体位。

4.手术区准备

口腔内有多种细菌，手术很难做到完全无菌，但是决不能忽视无菌操作。所有进入口腔的器械和敷料，均应经过灭菌处理。拔牙前应嘱患者漱口，如果牙石过多，最好先行洁治。

5.拔牙器械

拔牙手术器械有其特殊要求，常用的拔牙器械是牙钳和牙挺，辅助器械有口镜、探针、镊子、牙龈分离器、刮匙、骨膜剥离器、骨凿、外科涡轮钻、拉钩、刀、剪、缝合器械等，可根据不同手术选用。

（1）牙钳　牙钳是拔牙的主要器械。它由钳喙、关节和钳柄三部分构成。钳喙是用来夹住牙冠或牙颈部分的，关节是钳喙和钳柄的连接部分，钳柄是握把部分。牙钳的结构有利于钳喙在手术操作时能够自由张闭，手术时可根据不同的拔牙部位、不同类型的牙冠、牙根形态及手术的特殊需要选用不同形式钳喙的牙钳。握持牙钳时，用右手将钳柄置于手掌中，钳柄的一侧贴掌心，以食指及中指把握另一侧钳柄，拇指置于近关节处，无名指与小指深入两钳柄之间，以便分开钳柄。夹住牙颈部后，无名指及小指退出两钳柄之间，与食指、中指同在一侧，紧握钳柄，即可进行各种拔牙动作。

（2）牙挺　常与牙钳合用。最常用于拔除各种阻生牙、错位牙、残根、断根或各种牢固的牙齿不能用牙钳拔除者。牙挺由挺喙、杆、柄三部分组成。根据应用力学原理和实际需要，有直挺、弯挺、根尖挺、三角挺等类型。

（3）刮匙　可用作探查，除去牙碎片、残渣，或用以刮除肉芽肿、囊肿。拔除乳牙不应用以刮除根尖。拔除上后牙后，应小心使用，防止进入上颌窦。

三、选择和确定麻醉方法

麻醉的原意是用药物或非药物，使病人整个机体或机体一部分暂时失去知觉，以达到无痛的目的，多用于手术或某种疼痛的治疗。口腔颌面外科的临床麻醉，根据麻醉方法、麻醉药物和麻醉部位的不同，可分为局部麻醉和全身麻醉。牙和牙槽骨手术一般常用局部麻醉，但在某些特殊情况下，如儿童不能配合治疗，手术难度大、操作时间长且痛苦较大时，在行拔牙术时也要用到全身麻醉。

（一）局部麻醉

局部麻醉简称局麻。是指用局麻药物暂时阻断机体一定区域内神经末梢和纤维的感觉传导，从而使该区疼痛消失。确切的含义是局部无痛，即除痛觉消失外，其他感觉如触觉、温度感等依然存在，病员仍保持清醒的意识。

局部麻醉不需特殊设备，术者可独立操作，一般不需麻醉医师参与。术前无特殊准备，病人保持清醒，术后无需特别护理，安全性相对较大。局麻药与血管收缩剂联用，还有使术区清晰、便于手术进行等优点。

1. 局麻药物的选择

局麻药物应具有阻滞神经传导的作用，产生完全的麻醉效果，对注射部位的组织无刺激，不造成神经结构的不可逆性改变；麻醉作用快，维持时间较长，安全范围大，被吸收后无明显的不良反应；易溶于适当的溶媒，特别易溶于水；性质稳定，可耐高温高压消毒，可与其他成分如血管收缩药配伍而不分解。

局麻药物种类很多，按其化学结构可分为酯类和酰胺类。国内常用局麻药有酯类的普鲁卡因、丁卡因，酰胺类的利多卡因、布比卡因、卡波卡因和丙胺卡因在国外亦较常用。

2. 局部麻醉的方法

口腔颌面外科临床常用的局部麻醉方法，有涂布麻醉法、浸润麻醉法和阻滞（传导）麻醉法等，冷冻麻醉法应用较少。

（1）冷冻麻醉　是应用药物使局部组织迅速散热，皮肤温度骤然降低，以致局部感觉，首先是痛觉消失，从而达到暂时性麻醉的效果。临床常用的药物是氯乙烷。冷冻麻醉方法简便，持续时间 3~5 分钟。由于麻醉区域表浅，仅适用于黏膜下和皮下浅表脓肿的切开引流，以及松动乳牙的拔除。实际上属于表面麻醉的范畴。氯乙烷对组织的刺激性很大，特别是黏膜。因此，使用氯乙烷时，麻醉区周围的皮肤、黏膜应涂布凡士林加以保护。

（2）表面麻醉 亦称涂布麻醉，是将麻醉剂涂布或喷射于手术区表面，麻醉药物被吸收而使末梢神经麻痹，以达到痛觉消失的效果。本法适用于表浅的黏膜下脓肿切开引流，拔除松动的乳牙或恒牙，以及行气管内插管前的黏膜表面麻醉。常用的药物为 2% 盐酸丁卡因，其麻醉效果较强。但由于毒性大，又有使血管扩张的作用，增强药物吸收的速度，故用于表面麻醉时也要注意剂量（不超过 1ml），或加少量肾上腺素，以减慢组织对丁卡因的吸收。此外，亦可采用 4% 盐酸可卡因或 0.5% 盐酸达克罗宁行表面麻醉，但作用均不及丁卡因。

（3）浸润麻醉 是将局麻药液注入组织内，以作用于神经末梢，使之失去传导痛觉的能力而产生麻醉效果。浸润麻醉时，药液用量大，故其浓度相应较低，临床常用的局麻药液是 0.5%~1% 普鲁卡因或 0.25%~0.5% 利多卡因。

口腔颌面部软组织范围较大的手术，常用普鲁卡因做神经末梢浸润麻醉。方法是注射少量局麻药于皮肤和黏膜内使成一小皮丘。再从此沿手术切口线，由浅至深，分层注射到手术区域的组织中，局麻药扩散、渗透至神经末梢，发挥良好的麻醉作用；同时借注入局麻药于组织内所产生的张力，可使手术区毛细血管的渗血显著减少，手术野清晰，易于分离组织。

在牙及牙槽外科手术中，一般多在上颌牙槽突或下颌前牙区的牙槽突应用浸润麻醉，因为这些部位的牙槽骨比较薄，并且疏松多孔，局麻药液容易渗透于众多小孔，进入颌骨，麻醉牙神经丛。常用的浸润麻醉方法有：①骨膜上浸润法：又名局部浸润法，是将麻醉药注射到牙根尖部位的骨膜浅面。这种浸润方法主要用于上颌及下颌前份牙及牙槽骨手术。根据注射部位的要求调整好病人的椅位。选用 2.5cm 长的 5½ 号针头，套上盛有麻药的注射器。注射前应预计注射点至麻醉区的最短距离，以期麻醉药易于浸润弥散。取去注射针头的防护套管，检查注射针有无阻塞，针尖是否锐利。牵引注射处的黏膜，使之绷紧，以利于穿刺减少疼痛。先告知病人注射之初可有微痛，以防因针刺不适而突然移动，导致断针或加重疼痛。一般在拟麻醉牙的唇颊侧前庭沟进针。当注射针头刺入根尖平面的骨膜上后，可松弛黏膜，使注射麻醉药液易于弥散和渗透。一般根据骨质结构，牙或牙槽骨手术的难易程度，以及病人对麻药的耐受等因素而酌量注射麻醉药液 0.5～2ml。为了避免骨膜下浸润所致的骨膜分离、疼痛和手术后的局部反应，当注射针头触抵骨面后，应退针 0.2cm 左右，然后注入麻药。一般 2～4 分钟即显麻醉效果。②牙周膜注射法：牙周膜注射法又叫牙周韧带内注射法，是用短而较细的注射针头，自牙的近中和远中侧刺入牙周膜，深约 0.5cm，分别注入局麻药 0.2ml，即可麻醉牙及牙周组织。

这种麻醉方法的缺点是注射时比较痛，但因注射所致的损伤很小，所以适用于血友病和类似的有出血倾向的病人；亦可以避免因其他浸润麻醉或神经干阻滞时容易产生的深部血肿，特别是上牙槽后神经阻滞时容易发生的颞下间隙严重出血。单纯用黏膜下浸润或阻滞镇痛效果不全时，加用牙周膜注射，常可取得较好的镇痛效果。

（4）阻滞麻醉　是将局麻药液注射到神经干或其主要分支附近，以阻断神经末梢传入的刺激，使被阻滞的神经分布区域产生麻醉效果。进行阻滞麻醉时，必须熟悉口腔颌面局部解剖，掌握三叉神经的行径和分布，以及注射标志与有关解剖结构的关系。操作时严格遵守无菌原则，以防并发感染。当注射针头到达神经干附近，注射麻药之前，必须将注射器的内芯微向后抽，检查有无回血；若见回血，应将注射针头后退少许；改变方向再行刺入，直到回抽无血时，才可注入麻醉药液。

上牙槽后神经阻滞：又称上颌结节注射法。适用于上颌磨牙的拔除以及相应的颊侧龈、黏膜和上颌结节部的手术。上牙槽后神经阻滞有口内注射和口外注射两种方法，临床上常用口内注射法。口内注射法的进针点为上颌第二磨牙远中颊侧根部的口腔前庭沟部。注射时，患者取坐位，头稍后仰，半张口，上颌𬌗面与地平面成45°角。注射针头与上颌𬌗平面成45°角，向后上方刺入，同时将注射器向同侧口角方向转动，使针尖沿上颌结节外后面的弧形骨表面滑动，向后、上、内方向进针约2cm，回吸无血，推注药物2ml。注射针尖刺入不宜过深，以免刺破翼静脉丛，引起血肿。此法可麻醉除第一磨牙颊侧近中根外的同侧磨牙、牙槽突及其颊侧的牙周膜、骨膜、龈黏膜。

腭前神经阻滞：又称腭大孔注射法。是将药物注射到腭大孔稍前方，麻醉出额大孔的腭前神经。进针点为上颌第三或第二磨牙腭侧龈缘至腭中线连线的中外1/3的交界处，软硬腭交接前约0.5cm。注射时，患者取坐位，头稍后仰，大张口，上颌𬌗平面与地平面成60°角，注射针从对侧下颌尖牙与第一磨牙之间，向后、上、外方向进针，刺入黏膜，直达骨面，稍回抽0.1cm，然后注射药物0.5ml，此时可见局部黏膜变白。此法可麻醉同侧上颌磨牙、前磨牙的腭侧牙龈、粘骨膜和骨组织。

鼻腭神经阻滞：鼻腭神经阻滞是将局麻药物注射到切牙孔内，麻醉出孔的鼻腭神经，又称腭前神经或切牙孔注射法。进针点为上颌中切牙的腭侧，左右尖牙连线与腭中缝的交点，表面有菱形的腭乳头。注射时，患者取坐位，头后仰，大张口，针尖从侧面刺入腭乳头的基底部，然后将注射器摆到中线，使注射器与牙长轴平行，进入切牙孔，深度达0.5cm。推注药物0.3～0.5ml。此法可麻醉两侧尖牙连线前方的腭侧牙龈、粘骨膜和牙槽突。

眶下神经阻滞：眶下神经阻滞是将局麻药物注射到眶下孔或眶下管内，麻醉出孔的眶下神经，又称眶下孔或眶下管注射法。此法分口外注射和口内注射两种方法。

眶下孔的表面标志是在眶下缘中点下方0.5～1cm处。注射时，患者取坐位，头稍后仰，上下颌牙闭合。口外注射法：术者左手食指扪及眶下缘，在眶下孔处指压明显有痛感。进针点位于眶下孔内下方 1cm，鼻翼外侧约 1cm 处，注射针与皮肤成 45°角，斜向上、后、外直接刺入眶下孔。如针尖抵眶下孔周围的骨面，可先注射药物 1ml，再寻找眶下孔，进入眶下孔有突破感。进针深度在 0.5cm 左右，不可进入太深以免损伤眼球。回抽无血，可推注药物 1～2ml。口外注射法：用口镜牵开上唇，在上颌侧切牙根尖口腔前庭处为进针点，注射器与中线成 45°角，沿骨面向上、后、外方向进针约 2cm，针尖抵眶下孔周围骨面，注射药物 1ml，然后用示指压在眶下缘中点的下方，寻找眶下孔，进入眶下孔后注射药物 1ml。口内注射法不易进入眶下管。

下牙槽神经阻滞：下牙槽神经阻滞是将局麻药物注射到下颌孔上方，麻醉下牙槽神经，又称下颌孔注射法。下牙槽神经阻滞有口内和口外等多种注射法，临床上常指口内注射法。口内注射法的进针点为颊脂垫尖，翼下颌皱襞中点外侧 0.3～0.4cm，下颌殆平面上 1cm。注射时，患者取坐位，大张口，下颌殆平面与地平面平行。注射器在对侧下颌前磨牙区，注射针与中线成 45°角向后方刺入进针点，深达 2～2.5cm，针尖触及下颌神经后缘的骨面。回抽无血，可推注药物 2～3ml。此法可麻醉同侧下颌骨、下颌牙、牙周膜、前磨牙至中切牙的唇颊侧牙龈、粘骨膜和下唇。

舌神经阻滞：舌神经阻滞是将局麻药物注射到舌神经周围，麻醉该神经。在进行下牙槽神经阻滞口内注射后，退出 1cm，再注射药物 1ml，或边退边注射药物可麻醉舌神经。麻醉范围包括：同侧舌侧牙龈、粘骨膜、口底黏膜及舌前 2/3 黏膜。

颊神经阻滞：颊神经阻滞是将局麻药物注射到颊神经周围，麻醉颊神经。当进行下牙槽神经和舌神经阻滞后，针尖退至黏膜下，推注药物 1ml，即可麻醉颊神经。麻醉范围包括下颌磨牙颊侧及颊部黏膜肌肉和皮肤。

3.局部麻醉的并发症

（1）晕厥　是一种突发性、暂时性意识丧失。通常是由于一过性中枢缺血所致。一般可因恐惧、饥饿、疲劳及全身健康较差、疼痛以及体位不良等因素所引起。

临床表现：前驱症状有头晕、胸闷、面色苍白、全身冷汗、四肢厥冷无力、脉快而弱、恶心、呼吸困难。未经处理则可出现心率减慢，血压急剧下降，短暂的意识丧失。

防治原则：做好术前检查及思想工作，消除紧张情绪，避免在空腹时进行手术。一旦发生晕厥，应立即停止注射，迅速放平座椅，置病人于头低位；松解衣领，保持呼吸通畅；芳香氨酒精或氨水刺激呼吸；针刺人中穴；氧气吸入和静脉注射高渗葡萄糖注射液。

（2）过敏反应 过敏反应突出地表现在酯类局麻药，但并不多见。可分延迟反应和即刻反应：延迟反应常是血管神经性水肿，偶见荨麻疹、药疹、哮喘和过敏性紫癜；即刻反应是用极少量药后，立即发生极严重的类似中毒的症状，突然惊厥、昏迷、呼吸心跳骤停而死亡。过敏反应在同类局麻药中有交叉现象，例如对普鲁卡因过敏者，丁卡因也不能使用。

防治原则：术前详细询问有无酯类局麻药如普鲁卡因过敏史，对酯类局麻药过敏及过敏体质的病人，均改用酰胺类药物，如利多卡因，并预先做皮内过敏试验。

对轻症的过敏反应，可给脱敏药物如钙剂、异丙嗪、可的松类激素肌内注射或静注及吸氧。严重过敏反应应立即注射肾上腺素，给氧；出现抽搐或惊厥时，应迅速静注地西泮 10～20mg，或分次静注 2.5% 硫喷妥钠，每次 3～5ml，直到惊厥停止；如呼吸心跳停止，则按心肺复苏方法迅速抢救。

（3）中毒 当单位时间内进入血循环的局麻药量超过分解速度时，血内浓度升高，达到一定的浓度时就会出现中毒症状或过量反应。临床上发生局麻药中毒，常因用药量或单位时间内注射药量过大，以及局麻药被快速注入血管而造成。

中毒反应的表现可归纳为兴奋型与抑制型两类。兴奋型表现为烦躁不安、多言、颤抖、恶心、呕吐、气急、多汗、血压上升，严重者出现全身抽搐、缺氧、发绀；抑制型上述症状不明显，迅速出现脉搏细弱、血压下降、神志不清，随即呼吸、心跳停止。

防治原则：用药前应了解其毒性大小及一次最大用药量。普鲁卡因安全剂量每小时不宜超过 1g。在应用高浓度麻醉药特别是利多卡因时，如不很好掌握用量，常可发生中毒反应。口腔颌面和颈部的血管丰富，吸收药物较快，应减少局麻药用量。要坚持回抽无血，再缓慢注射麻药。老年、小儿、体质衰弱及有心脏病、肾病、糖尿病、严重贫血、维生素缺乏等病的病人对麻醉药的耐受力均低，应适当控制用药量。一旦发生中毒反应，应立即停止注射麻醉药。中毒轻微者，置病人于平卧位，松解颈部衣扣，使呼吸畅通。待麻药在体内分解后症状可自行缓解。重者采取给氧、补液、抗惊厥、应用激素及升压药等抢救措施。

上述昏厥、过敏、中毒反应，临床上有时应与肾上腺素反应、癔症等相鉴别，并应警惕脑、心血管意外发生的可能。

（4）注射区疼痛或水肿　最常见的原因是局麻药液变质或混入杂质或未配成等渗溶液；注射针头钝而弯曲，或有倒钩均容易损伤组织或神经；未严格执行无菌操作，将感染带入深部组织，则可引起感染。

防治原则：注射前认真检查麻醉剂和器械，注射过程中注意消毒隔离，并避免同一部位反复注射。如已发生疼痛、水肿、炎症，可局部热敷理疗、封闭，或给予消炎、止痛药物。

（5）血肿　注射针刺破血管所致的血肿，较常见于上牙槽后神经、眶下神经阻滞时；特别在刺伤静脉丛后，可发生组织内出血，在黏膜下或皮下出现紫红色瘀斑或肿块。数日后，血肿处颜色逐渐变浅呈黄绿色，并缓慢吸收消失。

防治原则：注射针尖不能有倒钩。注射时不要反复穿刺，以免增加刺破血管的机会。若局部已出现血肿，可立即压迫止血，并予冷敷；在出血停止之后，则改用热敷，促使血肿吸收消散。并可酌情给予抗生素及止血药物。

（6）感染 注射针被污染，局部或麻药消毒不严，或注射针穿过感染灶，均可将感染带入深层组织，引起颞下窝、翼下颌间隙、咽旁间隙或口底间隙等感染。少数情况下还可能经血循环造成严重的全身感染。一般在注射后1～5天局部红、肿、热、痛明显，甚至有张口受限或吞咽困难及全身症状。

防治原则：注射器械及注射区的消毒一定要严格；注射时防止注射针的污染和避免穿过或直接在炎症区注射。已发生感染者应按炎症的治疗原则处理。

（7）注射针折断 注射针的质量差、锈蚀、缺乏弹性等，均可发生断针。折断常位于针头与针体连接处。当行上牙槽后神经、下牙槽神经阻滞时，常因进针较深，注射针刺入组织后骤然移动；或操作不当，使针过度弯曲而折断；或注射针刺入韧带、骨孔、骨管时用力不当，或病人躁动等均可使针折断。

防治原则：注射前一定要检查注射针的质量，不用有问题的注射针。注射时按照注射的深度选用适当长度的注射针，至少应有1cm长度保留在组织之外，不应使注射针全部刺入。注意操作技术，改变注射方向时不可过度弯曲注射针，在有阻力时不应强力推进。

如发生断针，立即嘱病人保持张口状态，不要做下颌运动，若有部分针体露在组织外，可用有齿钳或镊挟取之；若针已完全进入组织内，可将另一针在同一部位刺入作标志，行X线定位摄片，确定断针位置后，再行手术取出。切勿盲目探查，以免使断针向深度移位，更加难以取出。

（8）暂时性面瘫 一般多见于下牙槽神经口内阻滞时，由于注射针偏向内后不能触及骨面，或偏上超过乙状切迹，而致麻药注入腮腺内麻醉面神经而发生暂时性面瘫；也偶见于咀嚼肌神经阻滞注射过浅。这种情况待麻醉药作用消失后，神经功能即可恢复，故不需特殊处理。

（9）神经损伤 注射针穿刺，或注入混有乙醇的溶液，都能造成神经损伤，出现感觉异常、神经痛或麻木。临床上，多数神经损伤是暂时性、可逆性的病变，轻者数日后即可恢复，不需治疗；严重的神经损伤则恢复较慢，甚至有完全不能恢复者。由于对神经损伤程度的判断难以完全肯定，因此，凡出现术后麻木症状仍未恢复者，应早期给予积极处理，促进神经功能的完全恢复。可以采用针刺、理疗，给予激素（损伤早期）、维生素 B_1 或 B_{12} 等。

（10）暂时性牙关紧闭　牙关紧闭或张口受限，可发生于下牙槽神经口内阻滞时，但比较少见。由于注射不准确，麻醉药注入翼内肌或咬肌内，使肌失去收缩与舒张的功能，并停滞于收缩状态，因而出现牙关紧闭。除感染所致的牙关紧闭外，一般都是暂时性的。大多在 $2\sim3h$ 内自行恢复。

（11）暂时性复视或失明　可见于下牙槽神经口内阻滞时，由于注射针误入下牙槽动脉且未回抽，推注的局麻药可逆行，经脑膜中动脉、眼动脉或其主要分支入眶，引起眼肌、视神经麻痹而出现暂时性复视或失明。这种并发症待局麻药作用消失后，眼运动和视力即可恢复。强调推注局麻药前坚持回抽是预防这种并发症的有效方法。

（二）全身麻醉

全身麻醉是指由于麻醉药物产生的可逆性全身痛觉消失和意识消失，同时可存在反射意志和肌松弛的一种状态。口腔科常用的全身麻醉方法有：吸入麻醉、静脉麻醉和复合麻醉等。口腔科门诊拔牙常用的全身麻醉称超浅全身麻醉，是对意识水平轻微的抑制，患者具备自主呼吸并对物理刺激和语言指令能做出相应的反应，使紧张、焦虑和疼痛明显减轻或消失，可使治疗在患者配合下顺利完成。此法临床上常用氧化亚氮作为吸入麻醉剂，也可用异丙酚作为静脉麻醉剂。

四、拔牙术的基本操作步骤

（1）分离牙龈　用牙龈分离器沿牙龈缘插入龈沟内至牙颈部，并直抵牙槽嵴后，紧贴牙颈表面彻底分离牙颈部周围的牙龈组织。

（2）挺松患牙　将牙挺自患牙近中插入牙颈部与牙槽骨之间，挺刃及其凹面紧贴患牙根近中面，凸面朝向患牙近中的牙槽嵴，根据具体情况结合杠杆、轮轴和楔的原理灵活应用挺松患牙。

（3）安放牙钳　将牙钳的钳喙分别沿患牙的唇（颊）侧及舌（腭）侧插入已被完全分离的牙龈间隙内，并向患牙根尖方向推压至牙颈部及牙槽嵴缘。牙钳的钳喙紧夹患牙并保持其方向与牙体长轴一致。

（4）拔除患牙　使用牙钳拔除患牙主要依靠摇动、扭转和牵引三种力进行脱位运动。摇动主要适用于扁根的下前牙、前磨牙及多根磨牙的拔除。扭转主要适用于诸如上前牙牙根为圆锥形的单根牙的拔除。牵引为患牙脱位运动的最后步骤，适用于任何类型的患牙。

（5）术后检查　患牙拔除后应检查患牙牙根是否完整，对多根牙应核对牙根数目。

（6）拔牙创的处理　拔牙后应清除拔牙创口内遗留的牙结石、碎牙片、骨片、病理性肉芽组织及粘连在牙龈缘上的牙残片；将扩大的牙槽窝或折断移位的牙槽骨复位；修整过高的牙槽中隔、骨嵴、牙槽骨壁；牙龈撕裂或同时拔除几个相邻病牙，创口组织外翻的，应复位缝合。经上述处置后置纱布卷咬合压迫止血。

（7）拔牙术后注意事项　压迫拔牙创的纱布卷或棉球应于术后 30~40 分钟取出。拔牙后当天不要漱口或刷牙；拔牙当日不要用患侧咀嚼，不宜进食过热或刺激性食物，勿用舌反复舔触创口或吸吮创腔，以免疼痛或出血。一般拔牙术后无需用药，对术后创伤大、炎症明显或全身情况差的患者，可酌情给予抗生素及止痛药物。拔牙创口缝合线应于手术后 5~7 日拆除。

五、各类牙的拔除术

1.单根牙拔除术

单根牙是指只有一个牙根的牙齿，包括上颌和下颌中切牙、侧切牙和尖牙、上颌第二前磨牙、下颌第一和第二前磨牙。

（1）上颌前牙拔除　钳喙插入牙唇、腭侧牙龈间隙并夹紧牙颈部后，牙钳先向牙槽骨壁较薄的唇侧摇动，同时稍加旋转向下牵引，将牙齿拔除。

（2）上颌前磨牙拔除　上颌前磨牙是近远中径较小的扁根牙，第一前磨牙分出颊、腭两根后，颊根常弯向远中。拔牙时应先用牙挺挺松后，用牙钳作颊、腭侧摇动的同时，将牙齿向下向颊侧、向远中方向拔除。

（3）下颌牙拔除　下颌前牙牙根细而扁，近远中径很窄，拔牙时用牙钳夹紧后做唇舌侧摇动，从唇侧向上牵拉拔出。

（4）下颌前磨牙拔除　此类牙的牙根为锥形单根牙，根尖略向远中弯曲，而且此部位牙槽骨壁厚，牙齿牢固。拔牙时应先挺松患牙，再用牙钳夹紧牙齿，做颊舌侧摇动，同时稍加旋转，从颊侧向远中方向将牙齿牵拉拔出。

2. 多根牙拔除术

（1）上颌磨牙拔除术　上颌磨牙为多根牙，其中上颌第一、第二磨牙为三根牙，第三磨牙牙根数目变化很大，可为三根以上的多根牙，也可合并为单根，但牙根多向远中弯曲。上颌磨牙区腭侧骨壁较厚，颊侧受颧牙槽嵴的影响而增厚，故较牢固。拔除时，先用牙挺挺松，再用牙钳夹紧牙颈部后先向腭侧摇动，再向颊侧摇动，逐渐施力，使牙槽窝口逐渐扩大，牙根松动、脱位，从颊侧远中牵引拔除。另外拔除上颌第三磨牙时，可用巴氏挺插入第二磨牙远中，采用向后、向下、向远中方向旋转挺出。

（2）下颌磨牙拔除术　下颌第一、第二磨牙有近中和远中两个牙根。第一磨牙远中根有时分为颊舌两根而成三根牙。此部位颊侧下颌骨受下颌骨外斜嵴影响，骨板坚厚，牙根稳固。因此，拔除下颌磨牙时应将牙齿尽可能挺松，用牙钳夹紧牙齿后再向颊侧摇动牙齿，待牙齿松动、脱位后，再向舌侧、远中方向拔除。下颌第三磨牙牙根数目变异大，牙根形态和生长位置多有异常，拔除下颌第三磨牙时应该先用牙挺挺松，从舌侧或颊侧阻力小的方向拔除。

3. 牙根拔除术

牙根残留有两种情况：一种是由于牙齿龋坏后的牙根残留；另一种是由于牙根解剖变异或病理性因素，或拔牙时操作技术上的问题造成牙根折断、残留。对于残留的牙根，都应及时拔除。对于少于 2mm 的残留牙根，根尖周又无病理性改变者，可暂行观察。

牙根拔除前，应摄 X 线片观察，了解牙根数目、位置、形态及其与周围组织结构的关系，以便选择合理的手术方案。牙根拔除术中，手术野要清楚，照明要好，操作要准确、轻巧，避免损伤邻近结构和防止将牙根推入邻近组织中。具体操作是：

（1）**牙根钳取根法** 适用于高出牙槽嵴边缘，牙根钳可以直接夹紧牙根的单个牙根拔除。用牙根钳夹紧牙根后，用旋转或颊舌侧摇动力量，将牙根拔除。

（2）**牙挺取根法** 应用不同类型的牙挺和操作技术将牙根拔除的方法。直挺或根尖挺取根法是将挺刃自断根斜面较高的一侧插入牙根与牙槽窝骨壁之间，应用楔和旋转的力量将牙根挺出；三角挺取根法，多用于下颌多根牙个别牙残留牙根拔除。是将三角挺的喙尖从已拔除的牙根的牙槽窝内插入牙槽窝底部，喙尖紧挺牙槽窝纵隔，向残根侧施加旋转力量，将牙槽窝中隔连同残根一并拔除。

（3）**分根取根法** 适用于多根牙根分叉以上折断牙根的拔除。是根据残根数目、解剖位置，应用骨凿、牙挺、牛角钳或高速气涡轮牙钻等，将牙根相互连接部分分离成各单个牙根，然后用牙挺按单个牙根拔除法将牙根取出。

（4）**去骨取根法** 对于根端肥大，或断面小而根尖粗壮的牙根，用上述方法难以取出者，则应切除断根周围部分骨组织，扩大牙槽窝口来取出牙根。

六、阻生牙拔除术

由于邻牙、骨或软组织的阻碍而只能部分萌出或完全不能萌出，且以后也不可能萌出的牙，称为阻生牙。临床上以下颌第三磨牙阻生最常见。根据阻生的下颌第三磨牙与下颌第二磨牙长轴的关系及其在下颌骨的位置不同，临床上分为：近中阻生、远中阻生、垂直阻生、水平阻生、颊向阻生、舌向阻生、倒置阻生等。本节主要介绍下颌阻生第三磨牙（简称智牙）拔除术。

1. 适应证

（1）阻生智牙反复引起冠周炎症者，应予拔除。

（2）阻生智牙本身有龋坏，或引起第二磨牙龋坏，或引起食物嵌塞，或因压迫引起第二磨牙远中骨质吸收或第二磨牙侵蚀等，均应拔除。

（3）因正畸需要时，可考虑拔除。

（4）可能为颞下颌关节紊乱综合征诱因的阻生智齿，应该拔除。

（5）完全骨阻生而被疑为某些原因不明的神经痛病因者，或可疑为病灶牙者，也应拔除。

2. 禁忌证

（1）急性冠周炎未得到控制者。

（2）全身疾病未得到控制者。

（3）邻牙龋坏或缺失者，可保留部分萌出的阻生牙用。

3. 手术步骤

（1）麻醉　下牙槽神经、颊神经、舌神经阻滞。

（2）切口与显露　在下颌第二磨牙近中或远中颊侧和第三磨牙远中做切口，切开黏膜、骨膜，并向颊侧和舌侧翻起粘骨膜瓣，并显露牙冠最大径。

（3）劈冠　应用骨凿置于牙冠颊侧发育沟，将阻生牙劈成两块或多块，以消除邻牙和牙槽骨的阻力。

（4）挺出　将牙挺挺喙插入劈开线间，先将无阻挡的牙块挺出，然后再分块拔除。

（5）清理拔牙创　用刮匙刮净拔牙创口内的肉芽组织、碎牙片、碎骨片，让新鲜血块充填。

（6）缝合 用丝线间断缝合黏膜骨膜瓣并放置碘仿纱条引流，咬止血纱止血。

七、拔牙创的愈合

结合实验研究和临床观察，拔牙创的愈合过程可分为 4 个主要阶段。

（1）拔牙创出血及血块形成 拔牙后 5～15 分钟，拔牙窝出血停止，形成血凝块。此血块的存在有保护创口，防止感染、促进创口正常愈合的功能。如血凝块因故脱落或形成不良，或无血块形成，则创口愈合缓慢，易出现牙槽感染、疼痛等并发症。

（2）血块机化 第 3 天牙槽窝周围骨髓腔内炎症逐渐消退，牙槽窝血凝块从边缘开始出现肉芽组织增生过程，有毛细血管及幼稚成纤维细胞向血凝块内生长。约第 4 天开始，即出现胶原纤维及结缔组织细胞，并逐渐向肉芽组织中心生长。约 20 天结缔组织可完全代替肉芽组织。

（3）骨组织修复 拔牙后第 6 天即可出现新骨形成，4 周时，新骨即充满拔牙创，但要到 3 个月才能完全形成骨组织。

（4）上皮覆盖拔牙创 第 3～4 天上皮开始从拔牙创周围牙龈边缘长入创腔，但上皮完全覆盖拔牙创面的时间与拔牙创的大小等因素有关。最早在第 8 天即可见上皮愈合完成，迟缓者第 35 天仍未完全覆盖创面。

八、拔牙术的并发症

1.术中并发症及其预防

（1）牙折断 是拔牙术中常见的并发症。引起其发生的因素很多。如牙龋坏过大，或又有较大的充填体，或做过根管治疗的死髓牙，皆易发生折断。也常由于牙钳使用或选择不当而引起。另外，牙本身的解剖条件，如牙根肥大，牙根过于弯曲，牙根分叉过大，也常引起牙根折断。除由于病牙解剖条件所致断根不能避免之外，应尽量防止由于操作不当造成的牙根折断。拔牙时先将病牙挺松后再拔出则不易断根，即使断根也较易取出。

（2）牙槽骨折断 也是常见的并发症之一。引起的原因或为钳喙夹于牙槽骨；或由于牙槽骨的解剖形态或病理状态（粘连）；或由于牙根的位置等均可造成牙槽骨折。折断的牙槽骨如一半以上已无骨膜附着，最好将其去除，如大部仍有骨膜附着也可考虑复位后任其自行愈合。

（3）上颌结节折断 拔除上颌磨牙，特别是第三磨牙时，偶亦发生上颌结节骨板折断。骨板折断后一半以上已无骨膜附着，最好将其去除。折断骨片的大部分仍有骨膜附着，可将其复位使其愈合。

（4）邻牙或对颌牙折断或损伤 牙钳选择不合适，或钳喙与牙体长轴不平行，或使用牙挺时支点选择不当等使邻牙在拔牙过程中受力，均可导致邻牙折断或损伤，甚至将邻牙一同拔除。对颌牙损伤均是由牙钳撞击所致。正确使用拔牙器械可避免这些意外发生。

（5）下颌骨骨折 使用过大或不正确的力量，或由于各种情况（多为病理性），下颌骨已较薄弱，有可能发生下颌骨骨折。手术中应特别注意力的恰当使用，劈开时应托好下颌骨，以防下颌骨骨折。

（6）颞下颌关节脱位 多由于牙拔除术时病人张口过大，有习惯性颞下颌关节脱位的病人更易发生。故在拔除下颌牙、去骨或劈开时，应固定好下颌部。

（7）牙根进入上颌窦、上颌窦穿孔 上颌窦过大是主要原因，但操作的不小心可使牙根进入上颌窦的概率增加。为预防上颌窦穿孔，在搔刮牙槽窝时应沿骨壁轻轻向外刮出，勿向根尖方向用力；挖取断根时更不可盲目用力以免将牙根推入上颌窦内。

（8）出血 拔牙过程中的过多出血和患者的全身情况有关，故术前应仔细询问病史。对于过多出血应针对具体情况做全身和局部处理，以免影响操作。

（9）牙龈损伤 拔牙手术时牙龈分离不彻底，或因钳喙误夹于牙龈所致。故在拔牙手术时一旦发现牙龈与牙粘连应立即停止操作，继续彻底分离牙龈后再拔牙。牙龈撕裂后应及时复位缝合。

（10）下牙槽神经、颏神经、舌神经损伤　下颌磨牙，特别是低位阻生第三磨牙的根尖距下颌管很近，在取出断根，根尖可被推入下颌管内；使用根尖挺不当，可损伤下颌管内的下牙槽神经；劈开拔牙时可使下牙槽神经受压；根尖与下牙槽神经粘连，拔除时撕伤神经；因此，在拔除下颌第三磨牙时应谨慎行事，以免下牙槽神经损伤，当牙根落入下颌管中时，应扩大牙槽窝将牙根取出。舌神经紧贴牙槽骨板拔阻生牙时可能凿伤舌神经，分离断根的舌侧骨板时也可误伤舌神经。切开拔牙或切开脓肿时误将颏神经切断可致颏神经损伤。神经损伤后可自行恢复，无需吻合术。

（11）舌及口底损伤　多由于拔牙时操作不当，使用牙挺时未用支点或缺乏保护，牙挺滑脱损伤舌及口底软组织。一旦发生舌或口底刺伤，应立即复位缝合，术后加用消炎止痛药物预防感染。

2.术后并发症及防治

（1）拔牙后出血　绝大多数为局部因素，偶有全身因素引起的拔牙后出血。牙拔除后半小时，吐出压迫的纱卷，即不再出血，仅涎液中偶带粉红色；如仍有明显出血时，称拔牙后出血。

对全身因素引起的出血，应以预防为主，详细询问病史及检查，常可发现这些因素。处理应同时从局部及全身两方面着手，必要时应会同内科医生，进一步检查，确定诊断，进行治疗。

多数病人的拔牙创，都可看到高出牙槽窝的过多血凝块并渗血，用纱布将高过牙槽窝的血块及口腔内的血块清除，再用纱布卷压迫。亦可置止血粉后，再压迫止血。通常，如能将两侧牙龈做水平褥式缝合，目的不是将其拉拢以关闭创口，仅为使两侧粘骨膜瓣紧张而减少血运，有助于止血。因为多数出血，不是来自骨性的牙槽窝，而是来自周围的软组织，故能因缝合而止血。缝合后压迫5分钟，如出血仍不停止，应用明胶海绵、止血粉等放入牙槽窝，再用纱卷。当然，牙槽窝内如有炎性肉芽组织，应该清除。如牙槽窝内出血用上述方法不能止血时，局部麻醉下清除窝内血块，以一长碘仿纱条紧密填塞后加压，常可收到较好止血效果。碘仿纱条可在1周后取出。

（2）拔牙后疼痛　由于硬组织的创伤引起，这种创伤可由于拔牙过程中器械对骨组织的创伤，或用钻去骨时产热过甚所致。引起术后疼痛最重要的还是干槽症。

（3）术后感染　口腔组织血运丰富，抗感染能力强，术后急性感染少见。但如拔牙掌握不当，特别是在急性炎症期时，拔牙处理不当，也有可能引起急性炎症的扩散，导致间隙感染，甚至引起急性骨髓炎。减少术中创伤，严格掌握手术及实行术后预防措施等，是避免术后感染的主要方法。

（4）干槽症　亦称牙槽炎，为拔牙后常见并发症，多发生于拔除下颌阻生智齿后2～3日，主要临床表现为牙槽内血块腐败、恶臭，疼痛严重；主要病理表现为牙槽壁骨炎及周围轻微骨髓炎。关于感染细菌，多认为是需氧菌和厌氧菌的混合感染，其中以链球菌及革兰阴性杆菌为主。干槽症的预防应是多方面的，除局部用药外，术中应减少创伤及缩小拔牙创，术后应保护血凝块及注意口腔卫生。治疗干槽症主要目的为去腐、止痛，碘仿纱条填塞法仍最常用。

第九章　麻醉病人的护理

麻醉是指用药物或其他方法使病人完全或部分失去感觉，达到手术时无痛的目的。随着外科手术技术及麻醉学的发展，麻醉的应用范围已经不仅限于消除手术中的切口疼痛，同时也包括了镇静镇痛、重症监测和急救复苏等领域。

口腔颌面外科的临床麻醉，根据麻醉方法、麻醉药物和麻醉部位的不同，可分为局部麻醉和全身麻醉。

一、局部麻醉

1.局部麻醉的定义

局部麻醉（简称"局麻"）是指用药物暂时阻断机体某一部分的感觉神经传导，从而使该区域痛觉消失，以便在完全无痛的情况下进行手术。常用于牙和牙槽骨手术、颌面部小手术和疼痛的治疗。局麻时病人意识清醒，是一种安全、简便、效果确切的麻醉方法。但局麻不适用于不合作的病人及局部有炎症的部位。

2.常用的局麻药物

口腔局麻药物的使用十分广泛，随着无痛治疗原则的要求不断提高，麻醉药物和局麻药物注射技术的研究也逐步深入。局麻药物的种类很多，按其化学结构可分为酯类和酰胺类。国内目前常用的局麻药物有酯类的丁卡因，酰胺类的利多卡因、丁哌卡因和阿替卡因。

（1）丁卡因 又名地卡因、潘托卡因，易溶于水，穿透力强。主要用于黏膜表面麻醉，一般用 1%～2% 溶液，1～3 分钟即可显效。一般不作浸润麻醉。

（2）利多卡因 又名赛罗卡因，具有起效快、弥散广、穿透性强、对组织无刺激、无明显扩张血管作用的特点，维持时间 1～2 小时。利多卡因有迅速而安全的抗室性心律失常的作用，因而对心律失常的病人常作为首选局麻药物。用作表面麻醉时药物浓度是 2%～4%。临床上主要应用含 1∶100000 肾上腺素的 1%～2% 利多卡因行浸润麻醉和神经阻滞。每次用量不超过 0.4g，以防发生毒性反应。是目前口腔临床应用最多的局麻药。

（3）丁哌卡因 又名麻卡因，麻醉作用维持时间为利多卡因的 2 倍，可达 6 小时以上；强度为利多卡因的 3～4 倍。常以 0.5% 的溶液与 1∶200000 肾上腺素共用。适用于需要时间较长的手术，术后镇痛的时间也较长。

（4）阿替卡因　　其制剂复方盐酸阿替卡因注射液主要成分为 4% 盐酸阿替卡因加肾上腺素 1∶100000。其主要特点是局部的渗透能力比一般的麻醉药物强，对于一些麻醉效果不理想的病人采用阿替卡因进行麻醉，能够收到满意的效果。其毒性比利多卡因低，过敏反应少见。适用于成人及 4 岁以上儿童。目前已广泛用于临床。

3.局麻的方法

口腔颌面外科临床常用的局麻方法有表面麻醉法、浸润麻醉法和阻滞（传导）麻醉法。

（1）表面麻醉　　是将穿透力强的局麻药喷、滴或涂于手术区表面，麻醉药物被吸收，使末梢神经麻痹而达到痛觉消失的效果。常应用于表浅的黏膜下脓肿切开引流、松动乳牙或恒牙的拔除，以及舌根、软腭或咽部检查，气管插管前的黏膜表面麻醉。常用的药物为 1% 丁卡因或 2%～4% 利多卡因。

（2）浸润麻醉　　是将局麻药注射于组织内，以阻断组织中神经末梢的传导，产生镇痛的麻醉效果。浸润麻醉适用于口腔颌面部软组织范围内的手术以及牙、牙槽突的手术。常用的药物为 1%～2% 利多卡因。口腔颌面外科手术中，常用的浸润麻醉方法有以下 2 种。

① 骨膜上浸润法　　又名局部浸润法，是将麻醉药物注射到牙根尖部位的骨膜浅面。适用于拔除上颌及下颌前份牙及牙槽骨手术。

② 牙周膜注射法　　是用短而细的注射针头，自牙的近中和远中侧刺入牙周膜，深约 0.5cm，分别注入局麻药 0.2ml，即可麻醉牙及牙周组织。

（3）阻滞麻醉　　是将局麻药液注射到神经干或其主要分支附近，以阻断神经末梢传入的刺激，使被阻滞的神经分布区域产生麻醉效果。阻滞麻醉是口腔科拔牙或颌面部手术常用的麻醉方法，尤其适用于拔除下颌牙齿和上颌磨牙。在进行阻滞麻醉时应注意：①必须熟悉口腔颌面局部解剖及注射标志与有关解剖结构的关系；②严格遵守无菌原则，防止感染；③注射麻醉药之前，应回抽针芯无回血后才可注入麻醉药液。常用的方法有上牙槽后神经阻滞、腭前神经阻滞、鼻腭神经阻滞、眶下神经阻滞及下牙槽神经阻滞等。

（四）局麻常见的并发症

1.全身并发症

（1）晕厥　一种突发性、暂时性意识丧失。通常是由于一时性中枢缺血缺氧所致。一般可因恐惧、饥饿、疲劳、全身健康较差、疼痛及体位不良等因素诱发。表现为早期有头晕、胸闷、面色苍白、全身冷汗、四肢厥冷、脉快而弱、恶心、呼吸短促，继而出现心率减慢、血压下降，重者可有短暂的意识丧失。是局麻最多见的并发症。

（2）过敏反应　过敏反应突出表现在酯类局麻药，但并不多见，并且在同类局麻药中有交叉现象。临床表现为即刻反应和延迟反应。即刻反应是用极少量药后，立即发生极严重的症状，突然惊厥、昏迷、呼吸心搏骤停。延迟反应主要表现为血管神经性水肿，偶见荨麻疹、哮喘、过敏性紫癜。

（3）中毒　在单位时间内血液中麻醉药物的浓度超过了机体的耐受力，引起各种程度的毒性反应。临床表现可分为兴奋型与抑制型两类。兴奋型表现为烦躁不安、言多、颤抖、气急、多汗、血压升高，重者出现发绀、全身抽搐；抑制型表现为上述症状不明显，但迅速出现脉搏细弱、血压下降、神志不清、呼吸心跳停止。

2.局部并发症

（1）注射区疼痛和水肿　常见的原因是局麻药变质，有杂质或溶液不等渗；注射针头钝、弯曲；注射针头刺入骨膜下，造成骨膜撕裂；病人对疼痛敏感等。

（2）血肿　在注射过程中刺破血管，导致组织内出血。多见于上牙槽后神经阻滞时，刺破翼静脉丛。偶见眶下神经阻滞，刺入眶下管，刺破眶下动、静脉，局部浸润麻醉时刺破小血管。血肿的临床表现开始为局部迅速肿胀，无疼痛，皮肤或黏膜出现紫红色瘀斑，数天后转变为黄绿色，最后吸收消失。

（3）感染 发生感染的主要原因是注射部位消毒不严、注射针被污染以及注射针穿过感染灶等，引起颌面深部间隙感染。一般在注射后1～5天局部出现红、肿、热、痛，甚至张口受限或吞咽困难等。有的病人会出现菌血症和脓毒血症，表现为白细胞计数增加、畏寒、发热等。

（4）暂时性面瘫 一般见于下牙槽神经经口内阻滞时，由于注射部位过深，将麻醉药物注入腮腺内，麻醉面神经，导致暂时性面瘫。注射后数分钟，病人感觉面部活动异常，注射侧眼睑不能闭合，口角下垂。

（五）局麻病人的护理

1. 心理护理

与病人亲切交流，告知局麻相关知识，向病人说明牙科无痛治疗的特点，消除焦虑和恐惧。

2. 常规护理

（1）做好局麻前的准备，详细询问有无麻醉药物过敏史，是否为过敏体质及进食情况。若对酯类局麻药过敏和过敏体质的病人应改为酰胺类局麻药，并做药物过敏试验。利多卡因过敏试验的方法：2% 利多卡因 0.1ml 稀释至 1ml，皮内注射 0.1ml，20 分钟后观察反应，局部红肿、红晕直径超过 1cm 者为阳性。在行药物过敏试验前，应备好肾上腺素、氧气等急救药物及用品。

（2）局麻前观察生命体征，包括测量体温、脉搏、呼吸、血压，观察神志变化。

（3）对于精神紧张的病人，麻醉前应给予解释和鼓励，消除恐惧情绪，避免空腹手术。

（4）做好各种急救物资的准备，如氧气、急救药品、输液用品等。

（5）注射麻醉药的过程中，应随时观察病人的全身及面部表情变化，一旦出现异常，应立即停止注射。

3.特殊护理

（1）晕厥病人护理　①立即停止注射；②迅速将病人平卧，松解衣领，置病人于头低足高位，保持呼吸道通畅；③意识丧失者立即嗅氨水或酒精，用针刺或指压人中穴等方法帮助苏醒；④吸氧、保暖；⑤遵医嘱50%葡萄糖溶液静脉注射或10%葡萄糖溶液静脉滴注。

（2）过敏反应病人护理　轻症者可给抗组胺类、钙剂、激素等。严重过敏反应，立即注射肾上腺素；出现抽搐或惊厥时，应迅速静脉注射地西泮10~20mg，或分次静脉推注2.5%硫喷妥钠，每次3~5ml，直到惊厥停止。

（3）血肿的处理　协助医师立即局部压迫止血，24小时内冷敷，必要时给予止血和抗感染药物。

（4）感染病人护理　立即给予抗感染治疗；如果有脓肿形成，应及时切开引流。

（5）暂时性面瘫病人护理　耐心解释，告诉病人一般在麻醉药作用消失后，各项功能可恢复，无需特殊处理。

二、全身麻醉

（一）全身麻醉的定义

全身麻醉是指麻醉药作用于中枢神经系统并抑制其功能，以使病人全身疼痛消失的麻醉方法。当麻醉药物在体内分解或排出后，病人逐渐清醒，不留任何后遗症。

（二）口腔颌面外科全身麻醉的特点

（1）麻醉与手术互相干扰　由于口腔颌面外科的手术区域多数邻近口腔、鼻腔，而麻醉的操作与观察也在口、鼻部位，因此，手术与麻醉在一定程度上可能互相干扰。由于手术与麻醉操作占据头面部，紧急情况的处理常较普通外科手术的全身麻醉更为困难。为了保证手术的顺利进行及麻醉期病人的安全，手术者、麻醉医师及护士的共同协作是十分重要的。

（2）维持气道通畅比较困难　口腔颌面外科病人因疾病因素

导致张口受限或完全不能开口，给麻醉诱导和气管内插管带来了一定的困难和危险；呼吸道的分泌物、消化道的呕吐物不易吸出，可能引起呼吸道梗阻、窒息或发生吸入性肺炎等。因此，对口腔颌面外科病人的麻醉诱导用药和方法的选择必须谨慎。

（3）小儿与老年病人比例高　口腔颌面外科手术的病人中，小儿、老年者占较大比例。小儿除了在解剖、生理、药物动力学等方面与成人有差异外，先天畸形（如唇、腭裂）病人易患上呼吸道感染，且喂养困难易致营养不良以及可能合并其他系统的畸形等，应选择合适的麻醉方法，并做好必要的抢救准备。老年病人罹患恶性肿瘤者多，由于慢性消耗往往体质较差，且常并发其他疾病如高血压、冠心病及糖尿病等，麻醉前应充分评估其身体状况，术中严密观察，及时对症处理。

（4）手术失血较多　口腔颌面部血管丰富，在这个部位施行、某些手术如血管瘤、神经纤维瘤及恶性肿瘤切除术时，创伤大，时间长，出血多。应精确估计失血量，及时补充血容量，加强生命体征的监测，防止休克的发生。麻醉中采取控制性降压，可减少失血量的 30%～50%。

（5）麻醉恢复期呼吸道并发症多　口腔颌面外科手术后，由于头部的包扎固定、颌间固定等，不利于呼吸道分泌物、呕吐物的吸出，不利于术区出血的观察，不利于保持呼吸道通畅，易发生呼吸并发症。因此，应严格掌握拔管指征，密切加强麻醉恢复期病人的监护，减少并发症的发生。

（三）口腔颌面外科常用的全身麻醉方法

1. 吸入麻醉

是将气体或挥发性液体麻醉剂经呼吸道吸入肺内，进入血液，抑制中枢神经，产生麻醉作用。临床常用的吸入麻醉药物有安氟醚、异氟醚、氧化亚氮等。

（1）安氟醚　为挥发性液体，化学性能稳定，具有任何浓度均不燃烧、麻醉效果好、诱导迅速、苏醒快而平稳、对呼吸道无刺激性等特点。一般麻醉深度不易出现心律失常。安氟醚尚具有一定的肌肉松弛作用，对脑血管有扩张作用，从而使脑血流量增加，颅内压升高。对肾功能有轻微的可逆性抑制作用。吸入浓度过高或过度通气可产生惊厥。

（2）异氟醚　为挥发性液体，具有化学性能稳定、麻醉效果好、诱导迅速、苏醒比安氟醚快等特点。对循环的抑制作用小于安氟醚，麻醉期可致心率加快，但不易发生心律失常。对呼吸的抑制作用与剂量有关。不增加颅内压。

（3）氧化亚氮　又称笑气，为不燃烧不爆炸的气体，但能助爆，具有麻醉作用较弱而镇痛作用好、对呼吸道无刺激等特点。常与安氟醚按一定比例混合吸入使用。在供氧条件下对循环基本无抑制作用。

目前，吸入麻醉常用的方法为气管内插管麻醉法。气管内插管麻醉法是将气管导管通过口腔或鼻腔插入病人的气管内实施吸入麻醉的方法。

2.静脉麻醉

是将麻醉药物注入静脉，而产生全身麻醉的方法。静脉麻醉具有对呼吸道无刺激性、诱导迅速、苏醒较快和操作比较简单等优点。临床静脉麻醉常用两种以上的药物进行复合麻醉。常用的药物有硫喷妥钠、氯胺酮、异丙酚、依诺伐（氟芬合剂）等。

（1）硫喷妥钠　为超短效巴比妥类药物，常用浓度为2.5%。静脉注射后首先到达脑组织，1分钟内病人意识消失，眼球固定，进入麻醉状态。此药多作为全身麻醉诱导剂。由于其有抑制呼吸、引起喉痉挛及支气管痉挛、直接抑制心肌及扩张血管等不良反应，故禁用于哮喘、心、肺功能障碍及严重低血压病人。

（2）氯胺酮　为一种强镇痛静脉麻醉药。用药后病人表情淡漠，但对手术刺激不感疼痛。对高血压、颅内压增高或眼压增高，以及严重心功能不全的病人慎用或禁用。此药常用作麻醉诱导和小儿基础麻醉。

（3）异丙酚　是一种新型、短效、快速的静脉麻醉药。临床制剂为乳白色的油剂。常用于临床麻醉的诱导和维持。该药有呼吸抑制和注射区域疼痛等不良反应。

（4）依诺伐　由氟哌利多、芬太尼按 50：1 比例组合而成，具有用量少、镇静镇痛效果好、稳定人体内环境等优点。

（四）全身麻醉常见的并发症及处理原则

（1）清醒延迟　全身麻醉手术结束后超过 2 小时病人意识仍未恢复，对刺激或语言不能做出有思维的应答，即可认为麻醉清醒延迟。处理原则：应立即查明原因，及时处理，以防意外。可采取的措施有给氧，重者行呼吸机通气，必要时用麻醉药物的相应拮抗剂。

（2）呼吸道阻塞　引起呼吸道阻塞的原因包括舌后坠、分泌物过多、误吸和窒息、喉痉挛、支气管痉挛及颌面外科手术等。处理原则：畅通呼吸道，保证有效给氧，针对原因进行处理。

（3）通气不足　引起通气不足的原因常见的有呼吸暂停、呼吸无力。处理原则：首先应寻找引起通气不足的原因并采取相应的措施，以维持足够的通气量。根据病人呼吸功能给面罩吸氧或进行人工通气。

（五）全身麻醉病人苏醒期的护理

手术结束后，一般应待病人意识恢复、拔除导管后送回病房，此部分工作常在麻醉苏醒室（或 ICU）完成。全身麻醉病人苏醒期的护理开始于病人送到麻醉苏醒室（或 ICU），而终于病人离开麻醉苏醒室（或 ICU）的整个过程的护理。手术结束后病人由麻醉师及护理人员（有时包括手术医师）护送至麻醉苏醒室。如系大手术或病情较重者，病人可直接送往 ICU。在搬运病人时注意动作应轻稳缓慢，并密切观察病人情况。

1. 护理评估

（1）健康史　病人送达麻醉苏醒室（或 ICU）后，护士与麻醉师或麻醉护士一起对病人进行评估，应全面了解病人的以下情况。

① 病人的一般情况　年龄、性别、手术部位、药物过敏史、皮肤有无破损等。

② 与手术相关的问题 施行何种手术、麻醉方式、术中使用的特殊药物、有无发生任何影响术后恢复的问题及并发症、引流、输血输液情况、特殊装置等。

（2）身体状况 评估病人的病情变化，内容包括生命体征、意识恢复情况，呼吸道是否通畅，是否留置口（鼻）咽通气道及气管内插管；皮肤的颜色、温度、湿度；引流管是否通畅，引流液的颜色，伤口出血及渗血情况；出入量及静脉通道是否畅通。

（3）护理检查 依据麻醉后恢复室苏醒期病人的评分标准（表9-1）对病人进行评估并将结果记录于病历中，病人入手术室时评估一次，以后每15～30分钟评估一次，总分为10分。结果为8～10分者可送回病房。

表9-1 麻醉苏醒期病人的评分标准

评估项目	分值	内容
肢体活动	0	无自主或在指令下举头或活动肢体
	1	能自动或在指令下活动两个肢体和有限的举头活动
	2	能自动或在指令下活动四肢和举头
呼吸	0	呼吸暂停，需辅助呼吸或呼吸器治疗
	1	呼吸用力或呼吸受到限制，但有浅而慢的呼吸，可能用口（鼻）咽通气道做深呼吸和有效咳嗽
	2	能做深呼吸和有效咳嗽
循环	0	血压与术前差值>50mmHg
	1	血压与术前差值在20～50mmHg
	2	血压与术前差值<20mmHg
神经状态	0	无应答或仅对痛刺激有反应
	1	对交谈有反应，但很容易再入睡
	2	处于醒觉和警觉状态，能辨认时间、地点和人物
皮肤	0	发绀或灰色
	1	苍白
	2	红润

（4）心理—社会状况 了解病人的心理感受，有无紧张、恐惧、烦躁等心理状态。了解病人的社会支持情况。

2.加强呼吸功能的监护

由于口腔颌面外科病人的损伤部位或手术区域易致上呼吸道的水肿、血肿及术后敷料的加压包扎等导致呼吸道梗阻的发生率较高，因此，必须加强对呼吸的观察与护理。

（1）安置适当的卧位　对于麻醉尚未恢复者，除特殊医嘱外应保持去枕平卧，头偏向一侧，以免因舌后坠而堵塞呼吸道，亦利于防止呕吐物及分泌物所致的误吸。

（2）常规放置鼻咽或口咽通气道　在病人拔除气管插管后，应常规安置口（鼻）咽通气道。避免舌后坠，保持呼吸道通畅，利于抽吸分泌物及氧气吸入。

（3）确保气道通畅　经常检查通气道是否通畅，是否固定稳妥。

（4）及时有效地吸净分泌物　吸引前应先给氧，吸引时间每次不超过15秒。

（5）有效的氧气吸入　必须在呼吸道通畅的前提下才能保证有效的氧气吸入。吸入氧浓度的估算：①鼻导管给氧时，吸入氧浓度（%）=21+4×氧流量（L/分）。②面罩法给氧，面罩有空气稀释面罩、简易面罩、带储气囊与单向活瓣面罩，其吸入氧浓度与氧流量的关系见表9-2。

表9-2　面罩吸氧的吸入氧浓度与氧流量的关系

面罩类型	氧流量（L/分）	吸入氧浓度（%）
空气稀释面罩	4～6	24～38
	8～10	35～40
	10～12	50
简易面罩	5～6	30～35
	7～8	40～60
带储气囊与单向活瓣面罩	4～10	40～100

（6）密切观察呼吸情况　观察呼吸的动度、节律、是否对称，听呼吸音，观察皮肤颜色是否有缺氧、发绀等征象。应特别

注意的是婴幼儿的呼吸频率较快，通常新生儿 40 次 / 分，婴幼儿 30 次 / 分，学龄儿童 20 次 / 分（成人 12～16 次 / 分），并且以腹式呼吸为主。

（7）严格掌握拔除通气道的指征 拔除通气道之前，应先吸净通气道、鼻腔、口腔分泌物，听诊双肺呼吸音清晰、对称。通气道拔除后，继续吸净口腔、鼻腔内分泌物，对插管引起的鼻腔黏膜损伤所致的渗血，可滴 1% 麻黄碱液于鼻腔内。拔除通气道后，应在床旁继续观察 10～15 分钟。当拔除通气道后病人发生上呼吸道梗阻时应立即通知医师，迅速做出相应的处理，保证气道通畅。

（8）密切观察并正确处理影响呼吸的有关因素

① 手术因素 腭咽部、口底、颌下区手术，下颌骨超半切除未立即整复骨缺损及肋骨取出术者，可导致呼吸功能、咳嗽能力下降，病人在清醒后还须视当时情况考虑延长留置通气道的时间。

② 麻醉因素

a. 麻醉药物的作用：如芬太尼有较强的呼吸中枢抑制作用，病人可于用药后 3～4 小时出现呼吸遗忘。处理：唤醒或拍打病人胸部，以刺激病人做深呼吸；当血氧饱和度降低、呼吸频率减慢时，可用纳洛酮静脉推注对抗。

b. 局部刺激的影响：口咽通气道、气管导管和分泌物等均可诱发喉痉挛和支气管痉挛，应适时拔除通气道或气管插管，及时有效地吸痰及分泌物。

c. 肌肉松弛剂的运用：由于肌肉发生松弛，可致呼吸肌无力。可加快药物排除，密切观察病人肌力恢复情况。

3. 加强循环系统的监护

（1）密切监测病人的收缩压、舒张压、脉压、心率、脉搏、心电图（ECG）及中心静脉压（CVP）等。当发现下列情况之一时应立即报告医师处理：①收缩压下降大于 20mmHg 或收缩压低于 80mmHg 或每次测量血压数值都逐次降低 5～10mmHg。②脉搏大于 120 次 / 分或低于 60 次 / 分，或心尖冲动与周围脉搏数不等。③ ECG 节律不齐、波形异常如 QRS 波畸形、T 波倒置等。④ CVP 低于 5cmH$_2$O 或高于 20cmH$_2$O（正常值为 5～12cmH$_2$O）。

（2）密切观察术区渗血、出血的量、颜色及性状。

（3）监测液体输入速度，特别是儿童及老年病人应特别注意控制输入液量的速度。

4. 加强泌尿系统的监护

（1）手术后病人（除留置导尿管外）常在术后 6～8 小时内排尿。若手术后 8 小时仍未排尿，应触摸耻骨联合上缘有无膀胱充盈现象。如果病人有尿潴留现象，可用诱导排尿法（如听流水声、热敷耻骨联合上缘等）协助排尿，诱导失败后再给予导尿。

（2）准确记录出入量。

（3）补充足够水分，定时复查电解质。

5. 加强专科护理及一般护理

加强口腔护理及其他基础护理，观察皮瓣颜色的变化，及时了解病人心理状况，做好心理护理。

6. 护送病人回病房，确保病人安全

病人生命体征稳定、复苏评分达 8～10 分后即可转送回病房。麻醉苏醒室人员电话通知病房，并告之病人的一般状况及需特殊准备的物品，如氧气、气管切开护理用具等。病人由麻醉苏醒室护理人员陪同转入病房，与病房护理人员交接病人及病情。

第三篇
口腔科疾病护理

第十章 牙体牙髓病和根尖周围组织病

第一节 龋病

一、定义

龋病是在以细菌为主的多种因素影响下，牙体硬组织发生的一种慢性、进行性、破坏性的疾病。龋病可根据其发展速度，病变部位和病变程度进行分类。按发展速度分类：慢性龋、急性龋、静止性龋、继发性龋；按发病部位分类：窝沟龋、平滑面龋；按病变深度分类可分为浅龋、中龋和深龋。

二、病因

1. 细菌

是龋病发生的必要条件，一般认为致龋菌有两种类型，一种是产酸菌属，其中主要为变形链球菌、放线菌属和乳杆菌，可使碳水化合物分解产酸，导致牙齿无机质脱矿；另一种是革兰阳性球菌，可破坏有机质，经过长期作用可使牙齿形成龋洞。

2. 口腔环境

口腔是牙齿的外环境，与龋病的发生密切相关，其中起主导作用的主要是食物和唾液。

（1）食物 主要是碳水化合物，既与菌斑基质的形成有关，也是菌斑中细菌的主要能源，细菌能利用碳水化合物（尤其是蔗糖）代谢产生酸，并合成细胞外多糖和细胞内多糖，所产的有机酸有利于产酸和耐酸菌的生长，也有利于牙体硬组织的脱矿，多糖能促进细菌在牙面的黏附和积聚，并在外源性糖缺乏时，提供能量来源。

（2）唾液　在正常情况下，唾液有以下几种作用：①机械清洗作用；②抑菌作用；③抗酸作用；④抗溶作用。唾液的量和质发生变化时，均可影响龋患率，临床可见口干症或有唾液分泌的患者龋患率明显增加。颌面部放射治疗患者可因涎腺被破坏而有多个龋牙；另一方面，当唾液中乳酸量增加，也有利于龋的发生。

3.宿主

牙齿是龋病过程中的靶器官，牙齿的形态、矿化程度和组织结构与龋病发生有直接关系。

4.时间

龋病的发生有一个较长的过程，从初期龋到临床形成龋洞一般需 1.5～2 年，因此即使致龋细菌、适宜的环境和易感宿主同时存在，龋病也不会立即发生，只有上述三个因素同时存在相当长的时间，才可能产生龋坏。

三、临床表现

观察龋坏组织呈褐色或黑褐色。对冷、热、甜、酸，特别是对甜、酸化学刺激敏感。

四、辅助检查

一般行 X 线检查，判断龋坏部位深度及损坏程度。

五、治疗

龋病的治疗要以终止病变的发展、保护健康的牙髓、恢复牙齿的外形和功能、维护牙列的完整性为原则。

（1）对无或少量组织缺损的静止龋可不治疗。

（2）对无明显缺损的浅龋，用化学药物疗法、再矿化治疗。

（3）对已有牙体缺损的静止龋、浅龋、中龋和慢性龋进行充填治疗。

（4）对急性龋和猖獗龋，在窝洞制备后，做暂时充填或封药，应先做再矿化治疗，然后再进行永久性充填治疗。猖獗龋应进行全口患牙治疗设计和全身疾病的治疗。

（5）对龋病易感者和猖獗龋患者在治疗的同时，还应给予防龋措施，如清除牙菌斑、控制糖食、窝沟封闭、再矿化治疗等，并在术后进行定期追踪观察。

（6）对浅而宽的𬌗面缺损可用嵌体或高嵌体修复牙外形和功能，大面积缺损的龋损，可用嵌体修复或充填治疗后全冠修复。

（7）对继发龋的治疗，原则上应去除原充填体或修复体，再按浅龋、中龋、深龋治疗原则处理，如果不影响抗力形和固位形，也可只在龋洞的局部进行充填治疗，而不必除去全部充填体或修复体。

（8）对牙髓病和根尖周病患牙的继发龋或再发龋，应在完善牙髓治疗后，再重新充填或修复。

六、护理要点

1. 心理护理

向陪诊人员及患者介绍龋病的治疗方法，做好解释工作，消除患者对治疗的恐惧心理，使其积极配合。

2. 药物治疗的护理

进行药物治疗时遵医嘱备好所需药物，协助医师牵拉口角，隔湿，吹干牙面。涂布氟化钠时，让患者切勿吞入，因该药有一定毒性。用硝酸银涂布时，需使用还原剂，使其生成黑色或灰白色沉淀物。硝酸银有较强的腐蚀性，操作时注意勿损伤患者口腔黏膜。

3. 窝洞充填术的护理

窝洞充填术是用具有一定强度的修复材料填入预备的窝洞中，修复牙外形和功能的一种治疗方法。主要用于浅龋、中龋和深龋的充填。可以达到修复牙外形，恢复牙功能，终止病变发展的治疗目的。

（1）物品准备

① 口腔检查基本器械：一次性检查盘（口镜、镊子、探针、纸巾、胸巾、吸唾管）、隔湿棉卷。

② 窝洞预备器械：高速及低速手机、车针、挖匙。

③ 充填器械：粘固粉充填器、雕刻刀、楔子、成形片、成形片夹。如用银汞合金充填备银汞合金充填器 1 套。

④ 调𬬻磨光器械：咬合纸、橡皮轮、砂石针、磨光器。

⑤ 充填材料：遵医嘱备垫底材料、消毒药物及充填材料（如银汞合金、FX-Ⅱ加强型、玻璃离子、银粉玻璃离子等）。

⑥ 药物：25% 麝香草酚酊溶液、75% 乙醇溶液、樟脑酚液、丁香油、银汞合金、复合树脂、玻璃离子粘固剂、磷酸锌粘固剂、氧化锌丁香油酚、氢氧化钙糊剂。

（2）患者准备

① 核对患者病历及患者姓名。

② 安排患者在治疗椅上躺好。

③ 系好胸巾。

④ 准备漱口水。

⑤ 嘱患者漱口。

⑥ 调整椅位及灯光。

（3）护理配合

① 制备洞形：递高速、低速手机及相应车针。医师制备洞形时，协助牵拉患者口角，及时吸唾以保持术野清晰干燥。如使用电动牙钻机无冷却装置时，用水枪对准钻头缓慢滴水，防止因产热刺激牙髓而引起疼痛。

② 隔湿、消毒：消毒前协助医师用棉卷隔湿，准备窝洞消毒的小棉球。消毒药物根据窝洞情况及医嘱选用。

③ 调拌垫底及充填材料：浅龋不需垫底；中龋用磷酸锌粘固剂或玻璃离子粘固剂单层垫底；深龋则需用氧化锌丁香油酚粘固剂及磷酸锌粘固剂双层垫底。遵医嘱调拌所需垫底材料，再选用永久性充填材料充填。后牙多选用银汞合金，前牙可选复合树脂或玻璃离子粘固剂。配合医师传递雕刻刀、磨光器、递咬合纸。玻璃离子粘固剂充填还需准备防水剂（凡士林）。

④ 清理用物：充填完成后，清理用物，将所用车针、手机

等器械灭菌后备用。

（4）饮食指导 充填材料完全固化需24小时，所以24小时内不能用患牙咀嚼硬物，以免充填物脱落。

4.复合树脂修复术的护理

口腔材料中的复合树脂是一种高分子牙色修复材料，由树脂基质和无机填料组成。包括光固化复合树脂和化学固化复合树脂，前者由可见光引发固化反应，是临床常用的充填材料。复合树脂修复术用于修复龋齿，能保留更多的牙体组织，其最突出的优点是美观。适用于前牙Ⅰ、Ⅲ、Ⅳ类洞的修复，前牙和后牙Ⅴ类洞的修复，后牙Ⅰ、Ⅱ类洞（承受咬合力小者）修复；用于牙体大面积缺损的修复，必要时可增加附加固位钉或沟槽固位等。

（1）物品准备

① 口腔检查基本器械：一次性检查盘、棉卷。

② 窝洞预备器械：高速与低速手机、车针、挖匙。

③ 垫底器械：粘固粉充填器。

④ 充填器械：雕刻刀、楔子、成形片、成形片夹。

⑤ 调𬌗磨光器械：咬合纸、橡皮轮、调𬌗抛光车针、间隙抛光条。

⑥ 材料：光固化灯、电源设备、酸蚀液、小刷子、黏结剂、聚酯薄膜、比色板、复合树脂。

（2）患者准备

① 核对患者病历及患者姓名。

② 安排患者在治疗椅上躺好。

③ 系好胸巾。

④ 准备漱口水。

⑤ 嘱患者漱口。

⑥ 调整椅位及灯光。

（3）护理配合

① 护髓：递护髓剂给医师。

② 酸蚀：递棉卷隔湿，及时吸唾。待医师吹下患牙后，递

酸蚀剂给医师处理牙面，涂面约 1 分钟后，递三用枪给医师冲洗牙面，及时吸干冲洗液。配合医师传递镊子，更换棉卷，重新隔湿，及时吸唾，保持干燥。

③ 黏结：递棉卷隔湿，用小刷子蘸适量黏结剂递送给医师涂布窝洞，递三用枪给医师轻吹黏结剂使其均匀涂布。递光固化灯固化，光照时间（参看产品说明）一般为 20 秒，同时嘱患者闭眼（或戴保护镜）。

④ 充填：遵医嘱选择复合树脂。配合医师传递棉卷隔湿和递送各种充填器械。及时吸唾，保持术区干燥。递光固化灯，光照时间（参看产品说明）一般为 20～40 秒。同时嘱患者闭眼（或戴保护镜）。及时吸唾，保持术区干燥。

⑤ 修整外形，调整咬合：充填完毕递咬合纸给医师检查咬合情况，更换调𬌗牙针。

⑥ 抛光：递低速手机给医师，装上抛光砂片，依次先粗后细打磨，或用橡皮砂轮蘸上打磨膏抛光。及时吸唾。抛光后让患者漱口，用面巾纸擦净患者面部。给患者镜子让患者观看修复的牙齿。

（4）饮食指导　治疗后即可进食，但应避免用患牙咀嚼硬物，避免进食过冷或过热的刺激性食物。

5. 健康指导

（1）保持口腔卫生　指导患者采用正确的刷牙方法，即使用牙刷，采用上下竖刷法，其具体方法是：刷牙时使牙刷刷毛与牙龈呈 45°，上颌牙从上往下刷，下颌牙从下往上刷，咬合面来回刷，每次刷牙时间以 3 分钟为宜，才能达到清除软垢、菌斑和按摩牙龈的目的。拉锯式的横刷法会导致牙龈萎缩及牙体楔状缺损。应养成早晚刷牙、饭后漱口的习惯，尤其是睡前刷牙更为重要，它可以减少菌斑及食物残渣的滞留时间。

（2）定期口腔检查　一般 2～12 岁的儿童每半年一次，12 岁以上者每年 1 次，以便早期发现龋病，及时治疗。

（3）保护牙齿　不要用牙咬坚硬带壳的食物及开启啤酒瓶盖，以防止牙损伤。

（4）采取特殊的保护措施 如在饮水、饮食中加含氟的药物防龋、使用含氟的牙膏以及点隙窝沟封闭防龋等，以提高牙齿的抗龋能力。

（5）合理饮食 少食糖果、饼干等精制糖类食物，鼓励多吃富含纤维的食物，如蔬菜等。尤其是小儿在临睡前不要进甜食，可使用蔗糖代用品，如木糖醇，以防止和减少龋病的发生。

第二节　着色牙

一、定义

在牙发育期间因各种原因导致牙着色称为着色牙。

二、病因

牙齿着色、发黄原因，大体上可分为两方面，即内源性和外源性。外源性变色是由于常吃含有色素的食物或药物，如茶、咖啡、中药及巧克力等，使色素沉积在牙上而导致牙逐渐变黄或变黑，常吸烟者烟斑也容易沉积在牙面上。内源性着色是牙齿结构的变色，如四环素沉积在牙本质内，就会使得牙齿变成黄色、棕褐色或暗灰色，称为四环素牙；如果饮用水中含氟过多，也可能导致氟斑牙，牙面有白垩色、褐色斑块；如果牙神经坏死与细菌分解产物结合也可使牙齿变黑。

三、临床表现

1.四环素牙

（1）全门牙呈均匀一致的黄色、灰色改变，患牙可在紫外光灯下显示荧光。按变色程度分为：轻度：浅黄、浅灰；中度：黄棕色、黑灰色；重度：黄灰或黑色；极重度：灰褐色。

（2）牙冠外形一般正常，坚硬光滑，重度时合并釉质发育不全。

2.氟牙症

（1）一般无自觉症状。

（2）波及同一时期发育的牙齿，呈对称性，多数累及全口牙。患牙釉质表面呈白垩状黄褐色或有实质性缺损。

① 轻度：牙面面积的 1/2 以下有白垩色和黄褐色斑点，牙面可有少量小而散在的浅凹陷，牙表面坚硬有光泽。

② 中度：有白垩色和黄褐色斑点的牙面面积超过牙面面积的 1/2。

③ 重度：白垩色或着色波及整个牙面，伴有缺损可呈蜂窝状，患牙可失去正常形态。

（3）重症可伴有全身骨骼或关节的增殖性改变及活动受限（氟骨症）。

四、辅助检查

（1）比色　用比色板或比色仪确定患者漂白前的牙色作为基准值，在患者见证下记录存案，漂白后再次用同样比色手段确定牙齿颜色并记录。

（2）口内照相　为患者拍摄牙齿近距离照片和微笑照片作为补充记录。

（3）温度刺激试验　用牙髓活力测验器检测牙髓活力。

五、治疗

牙齿美白从本质上讲是一种清除牙齿表面和牙釉质上污点和色素的过程。根据牙齿颜色的深浅，形成原因，应采取不同的方式来美白。

（1）牙周洁治术　又称洗牙，包括超声波洗牙和喷砂两个步骤，超声波洗牙能去除牙结石，喷砂可以提高牙齿的光泽度，对牙齿的美观有一定的帮助。如果黄褐色牙齿是由于浓厚的牙石覆盖在牙齿表面造成的，或是抽烟、喝茶造成的，应用漂白剂无效。最好的治疗方法应该是定期采用洁治（洗牙）的方法清洁牙齿并养成良好的生活习惯。

（2）牙漂白　把凝胶型漂白剂挤在医生特制的牙套里，套上后在睡眠时让药液覆盖在牙齿表面进行深层渗透美白、适用于轻度的色素牙、牙釉质发育不全、外源性着色和因年龄增长牙釉质改变引起的牙色发黄。

（3）烤瓷或贴面　对于四环素牙、黄斑牙、氟斑牙等变色的牙齿，普通的漂白方法需要在一定程度之内才能使用，超过某种程度就很难达到良好的增白效果，而且这些方法多少都会对牙齿有一些刺激。普通的漂白方法不可用时可选择烤瓷或贴面。运用贴面增白是往牙齿表面粘上一层烤瓷片或塑料片的近似正常牙色的材料，遮挡已经变色的牙齿；烤瓷冠的方法是将做好的烤瓷牙套粘合在经过磨改后的真牙上，比贴面更舒适、自然和牢固。

六、护理要点

1. 治疗前护理

（1）应在牙周病治愈后，再进行牙齿美白。原因是：

① 患牙周病的牙龈容易出血，在使用美白药物时容易造成牙齿敏感。

② 牙周病常会导致牙龈萎缩，形成牙周袋，最终牙根外露，牙齿松动，在这样的牙齿上再加上贴面和烤瓷冠会增加牙周的负担，加重牙周病。

（2）15 岁以下的青少年的牙体比较容易敏感，容易造成不适，不适宜进行美白治疗。

（3）不鼓励孕妇做牙齿美白。

2. 牙齿冷光美白的护理

BEYOND 冷光美白技术是波长介于 480～520nm 之间的高强度蓝光，经由光纤传导，通过两片 30 多层镀膜的特殊光学镜片，再经过特殊光学处理，隔除一切有害的紫外线与红外线，使以过氧化氢和直径为 20nm 的二氧化硅等为主体的美白剂快速发生氧化还原反应，产生氧化还原作用，透过牙小管，去除上下共 16～20 颗牙齿表面及深层所附着的色素，达到良好的美白效果。

（1）术前

物品准备：BEYOND 冷光美白仪、BEYOND 冷光牙齿美白剂、VITA 16 色比色板、照相机、开口器、低速手机、一次性检查盘、吸唾管、抛光杯、剪刀、光固化机、镇痛药物（索米痛、氨酚待因）或局部注射用药（如 2% 利多卡因）。

（2）术前患者准备

① 备好冷光美白知情同意书，让患者阅读并签字。

② 告知患者美白过程需 40～50 分钟，让患者做好心理准备。

③ 询问患者服用镇痛药的既往史，根据医嘱备好相应剂量的镇痛药，并协助患者服药。对不愿接受口服药者酌情局部用药。

（3）术中护理

① 协助医生术前比色，应用 VITA 16 色比色板比色，并拍照存档。特别是针对个别牙颈与牙体颜色相差较大的患者，需要两个部位分别比色，并认真做好记录。

② 为患者配戴护目镜，防止美白灯源的不良刺激。用清水调拌抛光砂，安装抛光杯进行牙面抛光，最后嘱患者漱口。

③ 术后有些患者会出现牙龈或唇黏膜变白，但在 24 小时内会自行消失。

④ 根据医嘱和患者选择可预约第 2 次美白时间，一般 5～7 天后可重复上述美白经过。

3.健康教育

（1）指导患者做完烤瓷和贴面后应该用专用的牙刷、牙膏刷牙，细心呵护牙齿，尽量避免吃过硬、太黏的食物。

（2）母亲在妊娠的时候以及儿童在幼儿时期，使用药物应当谨慎，否则将影响牙釉质的发育，形成不健康的牙齿和造成色素沉着在牙面上。

第三节　牙本质过敏症

一、定义

牙本质过敏症又称牙齿感觉过敏症或过敏性牙本质。它并不是一种独立的疾病，而是多种牙体疾病共有的症状。任何原因导致的牙本质暴露，都可能会引起牙齿在受到外界的温度（如冷、热）、化学物质（酸、甜）以及机械作用（摩擦或咬硬物）等刺激时，产生一过性的酸痛症状。发病年龄在 40 岁左右。

二、临床表现

主要表现为刺激痛，当遇到冷热、酸甜、机械等刺激时均引起酸痛，尤其对机械刺激最敏感，刺激去除疼痛立刻消失。多发生在牙齿殆面或牙颈部釉质缺损的部位，导致刷牙、漱口或进食受到影响。患者一般能准确定位，指出过敏的牙齿。

三、辅助检查

对敏感点进行机械刺激、温度试验、主观评价。

四、治疗

牙本质过敏发病机制的多种假说中，液体动力学说被广泛接受，所以目前的脱敏治疗多是基于这种理论，采用各种方法达到封闭牙本质小管的目的，以减少或避免牙本质内的液体流动。

五、护理要点

1. 术前准备

（1）物品准备：2% 氟化钠溶液、0.76% 单氟磷酸钠凝胶、75% 氟化钠甘油、15% 氯化钙溶液、50% 麝香草酚乙醇溶液、直流电疗机、树脂类脱敏剂、长棉棒或数个小棉球等。

（2）向患者讲解牙本质敏感的原因、发展趋势及脱敏治疗的局限性。告知患者经脱敏治疗 3 次或 3 个疗程后，仍无明显疗效，可酌情考虑局部备洞充填、冠修复或做牙髓治疗。

2. 术中护理

遵医嘱备好蘸有药液的小棉球，再提供棉卷隔湿患牙，左手持三用枪清洗并轻轻吹干牙面，右手及时吸唾，保持术区干燥，协助医师进行脱敏治疗。药液涂擦患处要有足够的时间，一般 1～2 分钟。使用腐蚀性药物时，要注意安全，蘸有药液的小棉球不可过湿,以防药液流溢灼伤牙龈,应严格隔湿,防止药物与口腔软组织接触。

3.术后指导

嘱患者半小时后再漱口或喝水。

4.健康指导

(1)指导患者正确地刷牙,避免横刷,选用软毛牙刷及磨料较细的脱敏牙膏,避免咬过硬食物。

(2)夜磨牙症导致的部分牙本质暴露而产生过敏现象的患者,嘱其行脱敏或全冠修复治疗。

(3)轻度牙龈萎缩引起的过敏,应指导患者及时行全口洁治及脱敏治疗。

(4)若对各种刺激均极为敏感的患者,则应嘱其做脱敏治疗或充填修复。

第四节　牙髓病

一、定义

牙髓病是指发生在牙髓组织的疾病,是口腔科最常见的疾病之一。根据其临床表现和治疗预后可分为可复性牙髓炎、不可复性牙髓炎、牙髓坏死、牙髓钙化、牙内吸收。

二、病因

1.微生物感染

细菌是牙髓病最重要的致病因素,其细菌主要是兼性厌氧和专性厌氧杆菌,如链球菌、放线菌、乳杆菌等。细菌感染的途径有:

(1)经牙体缺损处感染。

(2)经牙周感染。

(3)血源感染,十分罕见。

2. 化学刺激

（1）药物刺激　制洞后消毒用药，如酚类可致牙髓受到刺激。

（2）充填材料刺激。

3. 物理刺激

包括温度刺激、电流刺激、气压变化的影响及创伤。

三、临床表现

1. 可复性牙髓炎

主要表现为患牙无自觉疼痛，当受到冷、热、酸、甜刺激时立即出现短暂的疼痛，去除刺激后疼痛随即缓解或消失。患牙常有楔状缺损、深龋。

2. 不可复性牙髓炎

（1）急性牙髓炎

① 自发性、阵发性痛。疼痛常在未受到任何外界刺激的情况下突然发作，早期呈间歇性，一般约持续数分钟。随病情发展，发作期延长，间歇期缩短，逐渐转变为持续性剧痛。

② 夜间痛，疼痛往往在夜间发作，或夜间疼痛较白天剧烈。

③ 早期冷、热刺激均可激发患牙剧烈疼痛。若患牙正处于疼痛发作期，温度刺激可使疼痛加剧。

④ 疼痛不能自行定位。疼痛呈牵涉性或放射性，常沿同侧三叉神经分布区放散（如上颌牙向颈部、耳前、颞颊部放散；下颌牙向耳下、耳后、下颌部放散），患者往往不能明确指出患牙部位。

⑤ 检查时探痛明显，可查及接近髓腔的深龋或其他牙体硬组织疾病或患牙有深牙周袋。温度试验时表现极其敏感。若炎症处于早期，患牙叩诊无明显不适；若炎症处于晚期，可出现垂直方向的叩诊不适。

（2）慢性牙髓炎　临床上最为常见，一般不发生剧烈的自发性疼痛，有时可出现阵发性隐痛或钝痛。患者可有长期的冷热刺激痛病史，常觉患牙咬合不适或有轻度叩痛，常可定位患牙。检查可见穿髓孔或牙髓息肉，探诊感觉较为迟钝或深探剧痛，并有少量暗红色血液渗出；若为增生性牙髓炎，可见龋洞内有红色肉芽组织，探之无痛，但极易出血。

3. 牙髓坏死

（1）一般无自觉症状。

（2）牙冠可存在深龋洞或其他牙体硬组织疾病，或是有充填物、深牙周袋等；也可见有完整牙冠者。牙冠变色、无光泽。

4. 牙髓钙化

一般无临床症状，个别情况出现与体位相关的自发痛、可沿三叉神经分布区放散。

5. 牙内吸收

（1）多无自觉症状，可出现自发性、阵发性痛、放散痛和温度刺激痛等牙髓炎症状。

（2）内吸收发生在髓室时，牙冠可见透粉红色区域或暗黑色区。发生在根管内时牙冠颜色无变化。

四、辅助检查

（1）用牙髓活力测验器测试牙髓活力，温度试验及叩诊可帮助确定患牙。

（2）X 线牙片有助于了解髓腔形态、病变的范围以及根管治疗的情况等。

五、治疗

1. 可复性牙髓炎

避免外界温度刺激，给牙髓恢复正常提供条件。

（1）对因龋或其他牙体疾病所致的可复性牙髓炎，可行安抚治疗或间接盖髓术。

（2）对𬌗创伤所致的可复性牙髓炎，可行调𬌗处理。

2. 不可复性牙髓炎

（1）急性牙髓炎

① 保存活髓：对年轻恒牙的早期牙髓炎，临床上可酌情选用盖髓术或活髓切断术，尽可能保存全髓或根髓。

② 保存患牙：对不宜保存活髓者或保存活髓失败者临床上可酌情选用干髓术、根管治疗术、牙髓塑化治疗等，以保存患牙。

③ 严格遵循无菌、无痛的原则，急性期应先行应急治疗，以缓解症状，减轻疼痛。

④ 尽量保留牙体组织，恢复牙体的形态、外观与功能。

（2）慢性牙髓炎

① 对症治疗：用药物或开髓减压的方法缓解患者的疼痛。

② 保存正常的牙髓组织或保留患牙。保存牙髓的方法有盖髓术、活髓切断术；保存牙体的方法有牙髓塑化治疗、根管治疗术等。

3. 牙髓坏死

（1）年轻恒牙也可做根管治疗。

（2）发育完成的恒牙也可做根管治疗。

（3）成人后牙可做牙髓塑化治疗。

（4）可自髓腔内进行脱色治疗。

（5）牙髓治疗后，可行牙冠美容修复。

4. 牙髓钙化

（1）无症状者无需处理。

（2）根管治疗。

（3）根管不通而有根尖周病变的患牙，需做根尖手术治疗。

5. 牙内吸收

（1）彻底去除肉芽性牙髓组织。

（2）根管治疗。

（3）根管壁穿通者，可先修补穿孔再做根管充填。

（4）根管壁吸收严重，硬组织破坏过多，患牙松动度大者应予以拔除患牙。

六、护理要点

（一）心理护理

（1）告知患者牙髓病治疗的方法、步骤，缓解患者紧张情绪。

（2）治疗前让患者了解口腔治疗的常用器械，治疗时护士可轻轻握住患者的手，消除其恐惧心理。

（3）治疗后向患者提供及时有效的健康指导，使患者掌握治疗后牙齿保健的常识。

（二）应急止痛治疗的护理

（1）药物止痛　遵医嘱备丁香油或樟脑酚棉球置于龋洞内可暂时缓解疼痛，同时可口服止痛药。

（2）开髓减压　开髓减压是止痛最有效的方法。在局部麻醉下，用高速手机或探针迅速刺穿牙髓腔，使髓腔内的炎性渗出物得以引流，从而降低牙髓腔的压力，缓解疼痛。开髓前，护士应对患者进行心理安慰，稳定患者情绪，向其说明开髓的目的，消除患者恐惧心理，以取得合作。开髓后可见脓血流出，护士抽吸生理盐水协助冲洗髓腔，遵医嘱备小棉球供医生置于龋洞内，开放引流。待疼痛缓解再进行相应处理。

（三）保存牙髓治疗的护理

牙髓炎早期可选择保留活髓的治疗方法，如盖髓术、活髓切断术。

1. 盖髓术

盖髓术可以分为两种，即直接盖髓术与间接盖髓术。直接盖髓术是已经穿髓的盖髓术，是将盖髓剂直接覆盖于已经暴露的牙髓上；间接盖髓术是未露髓的盖髓术，是将盖髓剂覆盖于牙本质上，保存全部存活牙髓的方法。

常用的盖髓剂有：氢氧化钙、氧化锌丁香油酚、无机三氧化聚合物（MTA）。

在操作中，护士应注意患区的隔湿，医生在备洞完毕后，应准备冲洗液冲洗窝洞，并将氢氧化钙或其他盖髓剂传递给医生。术后嘱患者观察疗效，预约复诊时间，若术后出现自发痛、夜间痛等症状，则需行根管治疗。

2. 活髓切断术

（1）物品准备

① 口腔基本检查器械：一次性检查盘、棉卷。

② 窝洞预备器械：高速及低速手机、车针、挖匙。

③ 药品：局麻药、1% 碘酊、2% 地卡因、生理盐水、氢氧化钙粉、氢氧化钙液、氧化锌丁香油酚、玻璃离子、FX-Ⅱ加强型玻璃离子充填材料。

④ 其他：吸唾管、气枪、5ml 注射器、2ml 注射器、无菌小棉球。

（2）患者准备

① 核对患者病历及患者姓名。

② 安排患者在治疗椅上坐好。

③ 系好胸巾。

④ 准备漱口水。

⑤ 嘱患者漱口。

⑥ 调整椅位及灯光。

⑦ 遵医嘱抽取局麻药给医生进行局部麻醉或浸润麻醉。

（3）隔离唾液：在治疗全过程中必须无菌操作，协助医生用橡皮障或棉卷隔湿，并及时吸唾，保持术区干燥，防止牙髓组织再污染。

（4）去除龋坏组织：待麻醉显效后，备挖匙或大圆钻给医生除去窝洞内腐质，并准备 3% 过氧化氢液，清洗窝洞。

（5）揭髓室顶、切除冠髓：医生用牙钻揭开髓室顶，护士协助用生理盐水冲洗髓腔，备消毒药消毒窝洞，用锐利挖匙将冠髓从根冠口处切除，如出血较多备 0.1% 肾上腺素棉球止血。

（6）放置盖髓剂：遵医嘱调制氢氧化钙等盖髓剂，覆盖牙髓断面。调拌用具（玻璃板及调拌刀）必须严格消毒，无菌操作。盖髓完成后，调制氧化锌丁香油酚暂封窝洞。术中避免温度刺激及加压。

（7）永久填充：可于盖髓后即行永久充填。亦可观察 1～2 周，若无症状，则遵医嘱调制磷酸锌粘固剂垫底后，再用银汞合金或复合树脂做永久性充填。

（8）术后指导

① 术后 1 个月勿食过冷、过热的食物，以免刺激牙髓。

②（如治疗为前牙）嘱患儿勿用前牙咬硬食物，以免充填物脱落。

③ 如有疼痛、牙齿变色等情况应及时就诊。

④ 按医嘱定期复查，保留病历及牙片。

（四）保存牙体治疗的护理

牙髓炎晚期无条件保存活髓的牙齿可选择保存牙体的治疗。治疗方法有牙髓塑化治疗和根管治疗。

1. 牙髓塑化治疗

牙髓塑化治疗的原理是将处于液态的塑化液注满已拔除大部分牙髓的根管内，使其与根管内残存的牙髓组织及感染物质共同聚合，固定成为无害物质留于根管中，从而达到消除病原体，封闭根尖孔管，防治根尖周病的目的。

（1）物品准备　除充填术使用的器械外，另备拔髓针、0.5%～5.25% 次氯酸钠溶液、塑化剂等。

（2）治疗配合

① 备 2% 氯亚明液供医生滴加到髓腔内后，再拔除牙髓。使用氯亚明既可消毒根管，溶解腐败的有机物，又可润滑根管，便于器械进入。

② 拔髓后备冲洗液冲洗根管，如治疗前患者无叩痛体征，即可进行塑化治疗。

③ 进行塑化治疗前准备好所需器械及塑化剂（常用酚醛树脂液），协助医生进行消毒、隔湿、窝洞冲洗，并保持术野清晰。

④ 遵医嘱配制塑化剂：塑化剂为三种液体，在进行塑化治疗时，用注射器抽取第一、第二液体单体各 0.5ml，加入第三液体催化剂 0.12ml，摇匀至发热，至呈红棕色时即可使用。

⑤ 选用可通达根尖 1/3 的根管器械，如用光滑髓针蘸取塑化剂送往髓腔，注意防止液体外溢，以避免烧伤口腔黏膜及软组织。若发现有塑化剂流到髓腔外，应立即协助医生用干棉球擦除

或进行冲洗,并用碘甘油棉球涂敷患处。

⑥ 塑化后,调制氧化锌丁香油酚粘固剂、磷酸锌粘固剂做双层垫底,再用银汞合金或复合树脂做永久充填。

(3)注意事项

① 用器械向髓腔输送塑化剂时,注意不要碰触口唇、口角或滴漏在口腔软组织上。

② 患牙若为远中邻面洞且龈壁较低时,协助医生用暂封材料在远中做假壁后再塑化。

③ 上颌牙塑化治疗时要防止器械掉入咽喉部和药液流向咽部黏膜等事故发生。

④ 用注射器抽取塑化液时,所用注射器使用前应干燥,以免影响塑化剂质量,用后立即冲洗干净,以免塑化剂凝固使注射器内管无法抽出。

⑤ 塑化液应用棕色瓶分别存放,各液滴管口径大小要一致,否则会使调配比例不当,影响塑化效果。

2.根管治疗术

根管治疗术是目前治疗牙髓病、根尖周病首选的有效方法。它通过彻底清除根管内的感染源,包括根管内炎症牙髓和坏死物质,扩大成形根管、对根管进行适当消毒并用充填材料进行严密充填,以去除根管内感染性内容物对根尖周围组织的不良刺激,防止根尖周病的发生或促进根尖周病变愈合。

(1)适应证

① 牙髓病。牙髓钙化,但治疗前提是可去除髓腔内的钙化物,通畅根管达根尖;牙内吸收;牙髓坏死及不能保存活髓的各型牙髓炎。

② 根尖周病。任何原因(包括牙髓炎继续发展、牙周炎逆行感染)引起的各型根尖周病变。

③ 外伤牙。牙根已发育完成,冠折且牙髓暴露或冠折虽未露髓,但需进行全冠或桩核冠修复者;或根折患牙断根尚可保留用于修复者。

④ 某些非龋性牙体硬组织疾病。如氟牙症、四环素牙、重度釉质发育不全等牙发育异常需行全冠或桩核冠修复者；牙隐裂需全冠修复者；重度磨损患牙出现严重的牙本质敏感症状且脱敏治疗缓解无效者及牙根纵裂患牙需行截根术的分裂根管。

⑤ 牙周、牙髓联合病变患牙。

⑥ 因义齿需要，而行全冠、桩核冠修复者。

⑦ 因颌面外科手术而需要治疗的牙，如某些颌骨手术所涉及的牙。

⑧ 移植牙、再植牙。

（2）物品准备

① 口腔检查基本器械：一次性检查盘、棉卷。

② 窝洞预备器械：高速及低速手机、车针、揭髓顶车针、挖匙。

③ 根管探查器械：光滑髓针、根管探针（DG16）等。

④ 拔髓器械：拔髓针。

⑤ 根管切削器械：各种扩孔钻和扩孔锉等。

⑥ 根管长度测定器械：测量尺、根管长度测量仪等。

⑦ 根管冲洗器械：注射器、根管超声治疗仪等。

⑧ 根管预备冲洗液：3%过氧化氢溶液、生理盐水、17%EDTA（乙二胺四乙酸二钠盐溶液）等，推荐使用次氯酸钠溶液（0.5%～5.25%）。

⑨ 根管充填器械：光滑髓针及手柄、根充侧方加压器、挖匙、酒精灯、火柴等。

⑩ 垫底器械：粘固剂充填器。

⑪ 根管消毒材料：甲醛甲酚溶液（FC）、樟脑酚（CP）、氢氧化钙等。

⑫ 根管充填材料：根充糊剂、氧化锌丁香油酚、牙胶尖。

⑬ 其他物品：充填器械、调拌器械、咬合纸、局麻药、砂轮等。

（3）患者准备

① 核对患者病历及患者姓名。

② 安排患者就座在治疗椅上。

③ 系好胸巾。

④ 准备漱口水。

⑤ 嘱患者漱口。

⑥ 调整椅位及灯光。

（4）开髓：遵医嘱抽取局麻药，药名及剂量应与医生核对；递高、低速手机及相应车针给医生；局部麻醉下开髓，揭髓室顶；及时吸唾，保证术野清晰，减轻患者的不适感。

（5）寻找根管口：调整好灯光，递根管探针（DG16），备好扩大针。

（6）根管预备：寻找到根管口后，递给医生拔髓针，如拔出牙髓组织成形，递根管长度测量仪及测量尺，并记录好根管长度，递扩孔钻、扩孔锉，交替依序号递增传递给医生。如拔出牙髓组织不成形，则递15号扩孔锉给医生在根管内轻轻摇动，冲洗根管后，同上测量根管长度、扩大根管，扩大根管过程中每扩完一个号，递冲洗液给医生，冲洗根管。

（7）根管消毒

① 用 FC、樟脑酚消毒时，递给医生光滑髓针，用时以棉捻蘸少许药液置根管内。

② 若用氢氧化钙糊剂，递给医生螺旋充填器，将药物送入根管内；专用根管内氢氧化钙封药糊剂用配套的输送器送入根管；或将含氢氧化钙的牙胶尖封入根管内。

（8）根管充填：根据根管数目按需求调配适量根充糊剂，准备牙胶尖；递消毒棉捻或吸潮纸尖给医生干燥根管；选择与主尖锉相同型号的牙胶尖，标示出工作长度协助医生试尖；递光滑髓针蘸糊剂或装好螺旋输送器导入糊剂，随后递主牙胶尖、侧方加压器、副牙胶尖给医生并协助医生进行充填，直至填满腔隙；待充填完毕，及时递送烧热的挖匙（注意不要烫伤患者口腔组织）

给医生，切断多余牙胶；最后递暂封材料给医生封闭窝洞，递湿润小棉球给医生平整局部，或进行永久充填。

（9）整理物品，清洁消毒，洗手，将物品放回原处备用。

（10）术后指导

① 根管治疗未完成期间，窝洞内所封材料为临时充填材料，告知患者，勿用患牙咀嚼食物，刷牙勿用力过大，避免进食过硬或过黏食物，以免暂封材料脱落或患牙折裂。

② 疼痛或肿胀是根管治疗术常见并发症，若术后出现轻微不适，可服用消炎止痛药缓解；若出现明显不适，应及时就诊。

③ 根管治疗术后牙体组织变脆，应建议尽快进行冠修复，并嘱患者避免用患牙咬硬物，以防牙体崩裂。

（五）使用机用镍钛器械进行根管治疗的护理

机用镍钛器械根管预备是指使用特定的根管马达配合镍钛器械进行的一种根管预备方法，一般使用冠向下技术完成。用于去除根管系统感染，根管清理并使根管具有一定形状，便于冲洗和根管充填。适用于根管治疗时的根管清理和成形。目前国内常用的镍钛根管器械包括：Profile、Protaper、Hero、K3、Pathfile 等。根管预备时，为了更好地提高工作效率，护理人员应该关注操作中的配合细节。

（1）物品准备　口腔治疗盘、橡皮障，三用气枪、高速手机、低速手机、车针、局麻药、充填器、各种扩大针、根管锉、根管长度测量仪、测量尺、机动马达、减速手机镍钛根管锉、EDTA、根管冲洗液、无菌注射器、暂封材料等。

（2）术前护理

① 向患者耐心讲解治疗过程、器械的用途等，为患者做好心理疏导，消除其紧张情绪，取得其配合。

② 检查机用马达电源装置、镍钛根管锉有无变形扭曲。

（3）术中护理

① 安装橡皮障：协助医生迅速安装和固定橡皮障，并在橡皮障与患者皮肤之间以纱布相隔，以消除患者不舒适感，并可有

效防止橡皮障引起的皮肤过敏。

② 髓腔通路制备（开髓孔）：根据牙位先去净腐质并适当调殆，用裂钻制备大致洞形，再用球钻或开髓车针循髓腔形态揭除髓室顶，DGl6 探针探查根管口，确保根管口完全暴露，及时吸唾保证术区清晰，并传递各种器械。

③ 准备根管马达：转速调至 150～350r/min，扭矩的设定按操作使用说明设置，根管预备过程中随时准备冲洗根管和 EDTA 凝胶，并及时吸唾，测根管工作长度，循号使用镍钛器械，先行根管冠 2/3 的预备，然后进行根尖 1/3 的预备，同时配合采用 K 锉交替进行。

④ 预备达到理想号码并冲洗干燥后，根管内封入消毒药（推荐氢氧化钙糊剂），暂封。

⑤ 使用过的镍钛器械超声清洗后高压蒸汽消毒，并记录使用次数，建议在预备 4～5 颗磨牙后应丢弃，并提醒医生。

⑥ 根管马达应定期上润滑剂。

（4）术后护理　检查有无受损折断器械，记录镍钛器械使用次数。嘱患者治疗后勿用患牙咬硬物并按时复诊。

（六）热塑牙胶根管充填术的护理

热塑牙胶根管充填术是利用仪器将牙胶加热软化，充填根管的过程。包括 System B 系统和 Obtura Ⅱ 系统，一般将两者结合使用。能促进根尖周病的愈合或防止发生根尖周病。适用于牙髓病变与根尖周病；牙周‐牙髓联合病变；某些牙体硬组织外伤性疾病；义齿修复需要或颌面外科治疗需要等。

1. 物品准备

口腔治疗盘、橡皮障、三用气枪，高速手机、低速手机、车针、各种扩大针、根管锉、根管长度测量仪，测量尺、System B 系统和 Obtura Ⅱ 系统、各型垂直加压器、充填器、暂封材料或者永久充填材料等。

2. 术前护理

安排患者舒适就位后，讲解治疗过程，告知患者操作过程中可能出现加热引起的轻微疼痛，治疗过程中要保持体位不变，以防止烫伤或器械折断，以消除患者的顾虑和恐惧心理，取得其良好的配合。

3. 术中护理

（1）主牙胶尖选择：根据根管的形态和长度准备主牙胶尖、消毒、干燥，待医生试尖后，安排患者拍 X 线片。

（2）根管准备：递根管冲洗液，消毒根管，棉捻吸湿干燥。

（3）垂直加压器的选择。

（4）涂根管封闭剂，放置主牙胶尖：递螺旋充填器将根充糊剂导入根管，放置主牙胶尖，及时吸唾做好隔湿。

（5）根管充填：注意在操作过程中保护好患者防止烫伤，及时做好吸唾隔湿，保持口镜清晰。

① 冠根向充填：递电携热器 System B 系统协助医生去除根管口多余的牙胶尖，根据医生加热的深度，递不同型号的垂直加压器，System B 系统和垂直加压器需由大到小交替传递给医生。

② 根尖－冠方充填：递热牙胶注射仪 Obtura II 系统，按其加压充填的注射深度递不同型号的垂直加压器。Obtura II 系统和垂直加压器需由小到大交替传递给医生。

（6）填充完毕，拍根充后 X 线片，根据牙齿具体情况，调拌玻璃离子水门汀垫底后，再用永久性材料充填。

4. 术后护理

引导患者拍 X 线片，检查根充效果。整理、维护器械。

（七）显微根管治疗术的护理

显微根管治疗术是目前国际上最先进的根管治疗方法，其通过借助显微器械和根管显微镜来完成根管治疗。根管显微镜能提供充足的光源和放大的根管视野，配合超声系统和显微根管治疗器械的应用，医生能够更清楚地看到根管内部细微结构，确认治疗部位，可直视器械工作端作用的方向，使临床操作更为方便，视野更清晰，为治疗提供了保障。

1.物品准备

根管显微镜、超声治疗仪、口腔治疗盘、橡皮障、局麻药、三用气枪、单面反射口镜、低速手机、高速手机、车针、根管探针（DG16）、根管充填器、根管锉、各型超声工作头、专用冲洗针头、冲洗液、吸潮纸尖、修复材料，暂封材料等。

2.术前护理

（1）患者准备

① 安排患者就座在治疗椅上。

② 为患者系好胸巾。

③ 准备漱口水。

④ 嘱患者漱口。

⑤ 调整椅位及灯光。

⑥ 向患者讲解治疗意义、方法、时间、费用等，安抚患者，消除患者紧张情绪，取得其配合。

（2）器械准备

① 将根管显微镜移至相应区域，锁死轴轮，将主镜调节至可能需要的最低安全位置，根据医生的瞳距调节与术区的距离，调节轴臂平衡，固定视野。

② 安装橡皮障：协助医生迅速安装和固定橡皮障，并在橡皮障与患者皮肤之间以纱布相隔，以消除患者的不舒适感，并可有效防止橡皮障引起的皮肤过敏。在对侧上下磨牙之间置橡胶开口器，以减轻患者长时间张口的疲劳。

3.术中护理

① 保持口镜清晰：在治疗中始终保持镜面清洁，护士应不断地用气枪轻轻吹拂口镜，并以柔软的网纱蘸75%乙醇在治疗间歇清洁口镜表面，以避免在反射口镜的镜面上留下细小划痕，影响反射效果。

② 保持术野清晰：在治疗初期需要提供强力吸引，以充分、高效地排唾。在吸唾中会产生大量水雾，术中也会产生磨除的较

大块的组织碎屑，因此要时刻注意避免遮挡术者镜下视野，可将弱吸管置于橡皮障下非治疗一侧的磨牙区，随时吸出唾液，保持口腔舒适。吸唾器的放置要以不遮挡术者的视野，充分、及时、高效吸引为原则。吸唾器的开口应始终朝向髓腔，或跟随冲洗针头的开口方向，这样才能迅速将根管内排出的液体、固体一并吸除。

③ 传递器械：根管显微镜治疗时术者的体位保持固定不动，一般情况下视线不能离开镜头，因此镜下传递器械时除遵循四手操作传递原则外，尤其要注意尽量保证器械交接的区域不变，或仅在小范围内变动，而且要保持器械的工作头朝向根尖，与牙体长轴方向保持一致，这样可使者接过器械便能使用，也可避免刺伤术者及患者。配合时尽量分阶段准备所需器械，将器械按顺序摆放于操作区内。

④ 根管荡洗：根管荡洗是显微根管治疗中所特有的。护士协助医生不断吸唾，保持术野清晰。

⑤ 及时降温：降温是一项很重要的辅助措施，也是显微根管治疗中特有的内容。术者应用 ET20D、ET40D 或 GGBur（G型扩孔钻）等器械进行切割的时候，容易产热，这时护士要及时地用气枪吹拂工作尖，以降低切割产生的高温，同时需要随时吹拂口镜表面，以保持镜面反射清晰。

⑥ 资料采集：在治疗中有时需要护士及时地通过录像系统，将有价值的治疗过程记录保存，用于医患交流或作为教学资料。护士要预先设置好录像设备，集中精力，依操作需要即刻按动遥控器的快捷键录制，后期再行编辑整理。

4. 术后护理

整理器械，对患者进行健康指导，将显微镜各轴臂归位，移至相应区域，先关闭光源再关闭电源，锁死轴轮，进行保养维护，套好防尘套。

第五节　根尖周病

一、定义

根尖周病是指发生在牙根尖周围组织的炎性疾病。根尖周组织包括根尖周牙周膜、牙槽骨和牙骨质等组织。根尖周牙周膜存在于牙骨质和牙槽骨的间隙中，急性炎症使局部组织压力增加，从而刺激牙根尖周神经引起剧烈疼痛。根尖周牙周膜有敏锐的触觉受体，使患者能够明确地指出患牙部位。

二、病因

（1）感染　牙髓炎发展到晚期，牙髓组织大部分或全部坏死时，或有细菌感染，牙髓组织分解的产物、毒素便会通过根尖孔，引起根尖周围组织发炎。

（2）创伤　创伤包括急性创伤和慢性创伤。急性创伤如意外碰伤、斗殴可导致牙根尖周组织损伤，特别注意的是医源性损伤，如戴入嵌体或冠时击牙过猛、拔牙时误伤邻牙，矫治力过大，根疗器械或材料超出根尖孔等，导致根尖周炎性反应。慢性创伤如创伤性咬合、磨牙症、充填物过多可使根尖周损伤。

（3）化学刺激　在治疗急性牙髓炎过程中，药物使用不当，刺激根尖周组织引起。如As、As_2O_3封药时间过长、甲醛甲酚药液或酚醛树脂液过多而溢出根尖孔。

三、临床表现

自发性持续性胀痛或跳痛，牙齿伸长感，不敢咬合，患者可以明确指出患牙。炎症发展到一定阶段时，可出现颌面部肿胀，淋巴结肿大，以及发热、乏力等全身症状。

四、辅助检查

1. 牙髓温度测试

一般无反应，多根管患牙可能有活髓残留，温度测试可表现为迟钝或轻度疼痛。

2. X线检查

慢性根尖周炎急性发作患牙显示根尖周骨密度减低。

五、治疗

根尖周病的治疗目的是缓解疼痛、消除炎症、保存患牙。在根尖周病的治疗过程中，必须注意坚持以下原则，才能保证治疗的有效和成功。①充分引流，可根据具体情况经根管或者脓肿肿胀处切开，但只有炎性渗出得到充分的引流，治疗才能得到肯定的效果；②彻底清创，彻底清除髓腔内会对根尖周造成刺激的一切病原物，包括细菌及其产物、坏死的牙髓组织等；③患牙制动，在根尖周病的治疗过程中，常规将患牙进行调𬌗，以减轻咬合力量，缓解疼痛，阻止炎症扩散。同时有些根尖周炎的患牙就是因为𬌗创伤所导致的，所以一定要重视调𬌗，把它看作治疗过程中重要的一个步骤；④避免再损伤，在整个治疗的过程中，严格按照工作长度操作，避免器械穿出根尖孔损伤根尖周组织，防止将感染物和坏死的牙髓推出根尖孔，尽量防止化学药物渗出根尖孔；⑤无菌操作，这是治疗成功的关键，如果在治疗过程中不慎将体外细菌带入根尖周组织内，可能引起严重后果。

六、护理要点

1. 常规护理

（1）一般护理　嘱患者遵医嘱服用抗生素、镇痛药、维生素等药物，并注意休息及口腔卫生。高热患者多饮水，进食流质及半流质食物。

（2）心理护理　向患者介绍根管治疗方法、目的及步骤，以及治疗过程中可能出现的问题；做好患者的解释工作，消除其对治疗的恐惧心理，使其积极配合治疗，按时复诊，树立治愈疾病的信心。

（3）开髓引流的护理　开髓引流是控制急性根尖周炎最有效的方法。协助医师在局部麻醉下用高速手机打开髓腔，穿通根尖孔，使根尖渗出物通过根管得以引流，达到止痛，防止炎症扩散的目的。递 3% 过氧化氢溶液及生理盐水交替冲洗髓腔，吸净冲洗液，吹干髓腔及用消毒纸尖吸干根管，遵医嘱备消毒棉捻及棉捻供医师置入髓室内，以免食物堵塞根管。窝洞不封闭，以利引流。

（4）切开排脓的护理 对急性根尖周炎黏膜下或黏膜上已经形成脓肿者，除根管引流外，需同时切开排脓，才能有效控制炎症。切开脓肿前，按医嘱准备麻醉药物及器械，协助医师对术区进行清洁、消毒、隔湿准备。脓肿切开后冲洗脓腔，然后在切口处放置橡皮引流条，定期更换至伤口无脓。

（5）控制感染 急性炎症控制后或慢性根尖周炎应做牙髓塑化治疗或根管治疗，以消除感染，防止根尖周组织的再感染，促进根尖周组织的愈合。

2.根尖外科手术的护理

（1）术前护理

① 使患者仰卧于手术牙椅上，充分暴露手术视野；手术器械台与术区相连，形成一个无菌区，方便手术者操作；根据治疗的需要调节椅位及灯光。

② 巡回护士打开无菌手术包，洗手护士及医师穿手术衣、戴帽、戴口罩、戴手套。

③ 洗手护士为患者铺无菌手术孔巾。

（2）术中护理

① 协助局部麻醉：递安尔碘棉球及局部麻醉药，协助医师扩大手术视野。

② 术区消毒：0.12% 氯己定 10ml 嘱患者含漱 1 分钟，协助医师用 0.2% 氯己定消毒棉球消毒手术区（包括患者口唇周围半径 5cm 的范围）。

③ 若根尖手术在根管显微镜下进行，须注意显微镜的防护，用一次性显微镜保护套套住显微镜，在目镜、物镜处开口，用后即弃。

④ 切开：传递手术刀，协助医师在根尖部位切开并止血，

牵拉患者唇、颊侧黏膜，使术野充分暴露。

⑤ 翻瓣：传递骨膜分离器，协助医师翻瓣，暴露被破坏的根尖区牙槽骨板。

⑥ 去骨（开窗）：传递骨凿或接上球钻的低速手机，协助医师去除部分骨块（开窗），暴露根尖病灶。

⑦ 肉芽肿、囊肿摘除：传递挖匙和（或）刮匙，协助医师完整刮除肉芽肿或囊肿。

⑧ 根尖切除：用裂钻或骨凿切除根尖 2～3mm，传递打磨车针，协助医师修整牙根断面，并喷水。

⑨ 根尖倒充填：传递高速手机，协助医师在根尖部备一倒充填洞形，遵医嘱备根充材料，倒充填后完全封闭根尖。

⑩ 冲洗：刮除及充填完毕后，递无菌生理盐水，协助医师充分冲洗术区，去除残余的肉芽组织和充填材料，并及时吸唾。

⑪ 缝合：传递持针器、缝针、缝线，协助医师进行创口缝合。缝合完毕，遵医嘱调配牙周塞治剂，敷于创口部位，保护创面，促进愈合。

⑫ 控制感染：手术过程严格遵循无菌操作原则，防止感染。

（3）术后护理

① 手术结束后，用湿棉球擦净患者口周及面部的血迹。

② 患者如有不适，可让其平卧于牙椅上，直至症状消失后方可离院。

③ 术后避免牵拉口唇，1 周内不可用患侧咬硬物，以使患牙得到休息。饭后用生理盐水或氯己定溶液漱口，保持口腔清洁，预防感染。

④ 术后 5～7 天复诊、拆线。

⑤ 多食质软、高蛋白食物，增加机体抵抗力，促进创口愈合。

⑥ 嘱患者定期复查：术后 6 个月、1 年分别复诊拍 X 线平片，观察根尖周组织的愈合情况。

3.病情观察

（1）观察患者根管治疗后疼痛的变化；脓肿切开后症状是否

缓解，体温是否恢复；正常牙髓塑化治疗术后是否疼痛等。

（2）手术过程中，随时观察患者的反应，如呼吸、脉搏、面色及其他情况，以防发生并发症。

4.健康指导

（1）指导患者采取正确的刷牙方法及其他保持口腔卫生的措施，并定期复查，巩固疗效。

（2）向患者宣传根尖周病的发病原因及危害，提高患者对本病的预防意识。

第十一章　牙周病

第一节　牙龈病

一、定义

牙龈是口腔黏膜的一部分，它覆盖于牙槽骨表面和牙齿的颈部。牙龈分为边缘龈（游离龈）、龈乳头（牙间乳头）和附着龈三个部分。牙齿周围组织即牙周组织，包括牙龈、牙周膜和牙槽骨。牙龈炎临床上又称为牙龈病，是局限于牙龈，不侵犯深层牙周组织且以炎症为主的一种疾病。

二、临床表现

牙龈炎的特点为牙龈肿胀，发红，正常外形改变，渗出和出血、肿胀和食物的嵌压可使牙龈和牙齿间的龈沟加深遂使龈袋形成。

三、辅助检查

X线片检查未见牙槽骨吸收。

四、治疗

1.去除局部刺激

通过洁治术彻底清除附着在牙体表面的菌斑、牙石；去除不良修复体等局部刺激因素。

2.局部药物治疗

牙龈病症状较重者配合药物含漱、龈袋冲洗、牙龈涂药等治疗。常用药物有 3% 过氧化氢溶液、0.2% 氯己定溶液、碘制剂等。

3.全身治疗

必要时口服抗生素及维生素；积极治疗全身性疾病。

4.手术治疗

对于炎症消退后牙龈形态仍不能恢复正常的患者，可施行牙龈成形术。

五、护理要点

1.局部药物治疗的护理

有假性牙周袋形成者应行龈沟冲洗术，协助医师用 3% 过氧化氢溶液与 0.9% 氯化钠溶液交替冲洗龈沟，冲洗完毕局部涂碘甘油或碘酚。指导患者用 0.12%～0.2% 氯己定溶液或 1% 过氧化氢溶液漱口。冲洗龈沟时注意避免灼伤附近黏膜组织。

2.口内有不良修复体者的护理

协助医师取下不良修复体，并去除食物嵌塞。

3.龈上洁治术的护理

龈上、洁治术是用龈上洁治器械去除龈上牙石和菌斑及色渍并磨光牙面，延迟牙石和菌斑再沉积，以防治牙周病。有手用器械洁治术和超声波、洁牙机洁治术两种。

（1）适应证　牙龈病、牙周炎、预防性治疗、口腔其他治疗前的准备。

（2）禁忌证　有心脏起搏器的患者，患肝炎、肺结核等传染性疾病患者。

（3）术前准备

① 患者准备：核对患者病历及患者姓名。安排患者就座在治疗椅上。系好胸巾。准备漱口水，嘱患者漱口。调整椅位及光源，为患者戴好防护镜，询问患者病史及药物过敏史。空腹而需要局部麻醉者，应让其进食一些甜流质食物后再做治疗，因低血糖状态下局部麻醉等刺激容易诱发晕厥。向患者说明手术的目的及操作方法，以取得患者的配合。必要时查出凝血时间、血常规等。如有血液疾病，如血小板减少性紫癜等疾病，或局部急性炎症，均不宜进行手术。

② 器械准备：一次性检查盘、超声波洁牙机及工作尖 1 套、龈下刮治器 1 套、低速弯手机头 1 个、抛光杯（或矽粒子）、口杯、吸唾管、孔巾。

③ 药物准备：抛光膏、3% 过氧化氢冲洗液、收敛剂如碘甘油等，遵医嘱备好局部麻醉药（如复方阿替卡因注射液或 2% 利多卡因）。

（4）术中护理

① 保持术野清晰：手持吸唾器置于洁牙区 1～2cm 处，避免碰到患者的舌咽部、软腭，以免引起患者恶心；另一手持口镜，协助医师牵拉口角及遮挡舌头，及时吸净口内液体及超声喷雾，以保持术野清晰，方便操作，随时擦干患者口周皮肤，避免液体流向患者颈部。

② 抛光：洁治完毕，备好抛光膏，低速手机装上抛光杯（或矽粒子），蘸好抛光膏，递给医师抛光牙面。

③ 清洁口腔：医师持三用枪冲洗口腔，护士持吸唾器及时吸干液体。

④ 局部用药：遵医嘱递牙周冲洗消毒液（3% 过氧化氢溶液）进行龈袋或牙周袋冲洗，冲洗完毕嘱患者漱口，协助医师夹棉球将牙龈黏膜表面水分擦干或用三用枪吹干，递局部消炎药碘甘油，协助医师上药，嘱患者上药 30 分钟内勿漱口、饮水和进食，以保证药物疗效。

（5）术后护理

① 清洁患者面部污垢、血迹，递纸巾、镜子，让患者整理容貌。

② 弃去一次性物品，如胸巾、吸唾管、漱口杯、检查盘、牙椅套及避污薄膜，并按要求进行分类处理。

③ 选用不伤皮革、无刺激性、无颜色的化学消毒剂进行牙椅表面消毒。

④ 清洗痰盂，保持痰盂清洁、无味。

4.心理护理

对于牙龈红肿、口臭等的患者，应鼓励其说出自己的顾虑。向患者解释治疗的目的及步骤，消除其紧张、恐惧心理，以取得患者的配合。告知患者经过积极治疗，口臭等症状会很快消失，增强其信心。

5.病情观察

洁治过程中，护士需随时观察患者一般情况，如面色、表情、张口情况、是否疼痛等，如果患者过于疲劳，应休息片刻后再继续治疗。

6.健康指导

（1）让患者了解牙龈疾病如不及时治疗，发展到牙周炎将会对口腔健康带来很大危害。增强患者的防病意识。

（2）指导患者正确刷牙方法

① 选择牙刷：应选择刷头小，顶端呈圆形，刷毛为优质尼龙丝、细而有弹性的牙刷。牙刷至少3个月一换。

② 刷牙时间：一般主张每天早晚各刷1次，也可在午饭后增加1次，一次刷3个面，持续3分钟。正确的刷牙是保持牙齿及牙龈健康的第一步。

③ 刷牙齿表面：刷牙表面时使刷毛与牙齿表面呈45°斜放，轻压在牙齿与牙龈交界处，刷上牙时牙刷由上往下刷，刷下牙时由下往上刷。

④ 刷牙齿𬌗面：牙刷放在牙齿𬌗面平行来回刷。

⑤ 刷牙齿内侧：刷上牙内侧时牙刷由上往下刷，刷上前牙时将牙刷竖立由上往下刷。刷下牙内侧时由下往上刷，刷下前牙时将牙刷竖立由下往上刷。

⑥ 最后将舌头也刷一刷，这可以让呼气保持清新。

（3）指导患者正确使用牙线　牙线可去除牙间隙的食物残渣和软垢，主要有支架式和无支架式两种牙线。这里介绍无支架牙线的使用方法。取一段 15~20cm 长的牙线，将其两端分别绕在左右手的示指上，一手在口内，一手在口外，绷紧牙线轻轻从𬌗面通过两牙之间的接触点，如接触点过紧，可做颊舌向的拉锯式动作，即可通过。牙线紧贴一侧牙面的颈部，呈 C 形包绕牙面，进入龈下，做上下移动，每个邻面重复 3~4 次，使用时力量应均匀，不可太大，以免损伤牙周组织。最后用清水漱口，以漱净被"刮下"的菌斑。

（4）指导患者加强营养，增加维生素 A、维生素 C 的摄入。

第二节　牙周炎

一、定义

牙周炎是由牙菌斑中的微生物所引起的牙周支持组织（牙周膜、牙槽骨及牙龈）以及牙骨质的慢性破坏性疾病。

二、临床表现

牙周炎的临床特征是牙龈的炎症，有牙周袋形成、附着丧失、牙槽骨吸收，最后导致牙松动。病变早期就可出现牙齿的松动、移位，特别是上颌切牙和第一磨牙更为明显，严重时上颌前牙呈扇形展开。形成深而窄的牙周袋，但牙龈炎症往往不明显，口腔卫生情况一般较好。当病情继续发展，菌斑和牙石增多，牙龈炎症明显时，所出现的症状同单纯性牙周炎。

三、辅助检查

可行冷热试验、电活动测试，观察有无反应。经 X 线检查观察牙槽骨吸收情况。早期牙周炎，牙槽骨吸收少；晚期牙周炎，牙槽骨吸收多。

四、治疗

牙周炎的治疗需循序渐进的采取综合治疗的方法。病情得到控制后，需要患者坚持定期复查，才能保持长期稳定的疗效。

1.局部治疗

（1）通过洁治术，清除菌斑及牙石，消除造成菌斑滞留的因素。

（2）根面的药物处理。

（3）必要时进行牙周手术和采取松牙固定术。

（4）尽早拔除不能保留的患牙等治疗。

2.全身治疗

（1）病变严重的慢性牙周炎可口服甲硝唑、乙酰螺旋霉素等抗生素治疗。

（2）患有慢性系统性疾病的患者，如患有贫血、消化系统疾病、糖尿病等的患者，在治疗牙周炎的同时治疗和控制全身疾病等。

五、护理要点

1.心理护理

由于牙周组织破坏严重，牙齿松动、脱落，影响咀嚼功能和面容，而使患者十分自卑、苦恼。要耐心向患者介绍牙周炎的防治知识，解释牙周炎治疗方法、操作过程及预后，举出同类疾病治疗疗效好的病例，以消除患者的心理压力，使患者以良好的心态配合治疗。

2.去除局部刺激因素

常用龈上洁治术和龈下刮治术去除牙石，减缓牙周袋的形成。

（1）术前护理

① 嘱患者含漱 0.12% 氯己定 1 分钟，以清洁口腔软组织，

减少洁牙时喷雾的细菌数量从而减少诊室空气污染。

② 用物准备：口腔常规器械、超声波洁牙机、刮治器械、低速手机弯机头、抛光用物。根据需要遵医嘱准备局部麻醉药物。

（2）术中护理

① 协助医师牵拉患者口角及遮挡舌头，及时吸干净患者口内液体，保持术野清晰。

② 密切观察患者情况，如患者出现疲劳、紧张状况，可以告知医师，待患者休息片刻后再继续治疗。

③ 洁治术完成后，递抛光用物供医师抛光牙面。

④ 医师反复冲洗患者口腔，护士及时吸干液体。

⑤ 遵医嘱准备合适的牙周冲洗消毒液进行牙周袋或龈袋冲洗。冲洗完成后，干燥牙龈黏膜表面，涂局部消炎药。嘱患者30分钟内不要漱口、进食，以保证药物疗效。

3. 消除牙周袋

行牙周手术清除牙周袋。常用的手术方法有牙龈切除术和龈翻片术。

（1）术前护理

① 患者准备：做好各项血液常规检查。术前1周完成洁治术、刮治术等牙周基础治疗。患者无口腔溃疡，女患者处于非生理期。

② 环境准备：相对独立的治疗间，术前做好空气消毒。

③ 用物准备：灭菌手术衣、手套、口罩、帽子、手术器械包、局部麻醉药物、生理盐水、0.12%氯己定、牙周塞治剂。遵医嘱备人工骨、组织再生膜。

④ 待患者用0.12%氯己定含漱1分钟后，协助患者舒适仰卧，铺无菌治疗孔巾，注意充分暴露手术视野。

⑤ 协助医师进行术区消毒、局部麻醉。

（2）术中护理

① 切口：递手术刀给医师进行切开，牵拉口角，暴露术野，及时用强吸管吸除术区血液，保持术野清晰。吸引器必须保持通

畅，并应及时用蒸馏水抽吸冲洗管道，防止血凝块堵塞管腔。

② 翻瓣：递骨膜分离器进行龈瓣的翻开，暴露病变区。

③ 刮治和根面平整：递刮治器刮除暴露根面和病变处的肉芽组织，刮净牙根表面的牙石。

④ 手术部位冲洗：递 0.12% 氯己定与生理盐水给医师进行交替冲洗，及时清除术中刮除的结石及炎性组织。

⑤ 协助压迫止血：用蘸有生理盐水的湿纱布以适当的力量压迫创面而不要用力擦创面，以免损伤软组织。

⑥ 协助龈瓣复位：用湿纱布压迫已正确复位的龈瓣，使之与根面贴合。

⑦ 协助缝合：递针线给医师，并借助持针器协助医师过针、剪线、止血，以提高缝合速度，避免发生脱针。完毕后彻底检查口腔内是否有残留的线头、小敷料、缝针等，及时清除残留物，并协助医师在创口处敷牙周塞治剂。

（3）术后护理

① 观察患者面色、脉搏情况，确认无不适后方能让患者离开。

② 告知患者术后 24 小时内勿进食过烫食物，避免用术区咀嚼，必要时可以服用止痛药。

③ 保持口腔卫生，但是术区不能刷牙，应遵医嘱含漱消毒液以防止伤口感染。

④ 术后 1 周复诊。如果出现血流不止、牙周塞治剂脱落等情况时应及时就诊。

4. 遵医嘱用药

指导患者局部应用药物，如 0.12%～0.2% 氯己定溶液，1% 过氧化氢溶液、消毒收敛药物碘甘油等；服用螺旋霉素、甲硝唑、牙周宁等药物及补充维生素 A、维生素 C 等。

5. 健康指导

（1）术前健康指导

① 护士应根据医师的治疗计划向患者介绍其所患疾病的治

疗意义、步骤、疗程、预后、并发症、治疗费用等情况，还应注意及时纠正患者的不合理要求。

② 指导患者在治疗过程中不要用口呼吸，以避免误吞冲洗液、治疗过程中产生的碎屑及细小器械。指导患者治疗过程中如有不适则举左手示意，不能随意讲话及转动身体，以防造成口腔软组织损伤。

（2）术后健康指导

① 保持良好的口腔卫生习惯。每天早晚各一次彻底刷牙，必要时可于每次饭后刷牙，每次至少 3 分钟。不能口含食物睡觉。进行牙周系统治疗的患者于第一次龈上洁治术后换用新牙刷，以减少口腔与病原微生物接触的机会。

② 牙周治疗后有些患者会出现牙齿过敏的症状，应向患者解释原因，嘱其少食刺激性食物。治疗期间个别部位如有牙龈出血，刷牙时不可避让，否则会造成恶性循环。抗生素及营养类药物只能作为辅助治疗手段，不可代替牙周基础治疗。

第十二章　口腔黏膜病

第一节　口腔单纯性疱疹

一、定义

单纯疱疹病毒对人体的感染甚为常见。一般认为，人类是单纯疱疹病毒的天然宿主：口腔、皮肤、眼、会阴、神经系统等是易受侵犯的部位。口腔单纯疱疹病毒感染的患者及带病毒者为传染源，主要通过因飞沫、唾液及疱疹液接触而致，胎儿还可经产道感染。

二、临床表现

1.原发性疱疹性口炎

（1）多见于 6 岁以下儿童，尤其是 6 个月～2 岁婴幼儿，多为初发。

（2）口内任何部位黏膜均可产生，以牙龈、上腭等角化黏膜好发。

（3）有明显前驱症状，潜伏期 4～7 日，如发热、头痛、疲乏不适、拒食、烦躁不安等。

（4）病损特征为在片状充血黏膜表面出现丛集成簇的针头至米粒大小的透明小水疱，疱薄易破，破后融合成较大表浅糜烂或溃疡面，表面覆有假膜，疼痛明显。

（5）患儿全口牙龈充血红肿，呈紫红色，轻触时易出血。

（6）病程有自限性，7～14 日痊愈。

2.复发性疱疹性口炎

（1）此型在成人及儿童均可发生，成人多为复发，好发于口角、唇红缘等皮肤和黏膜交界处及鼻周。

（2）典型损害为充血发红的皮肤黏膜上出现直径 2～3mm 成簇小水疱，疱壁薄、清亮，成簇分布，破溃后成褐色结痂或血性病，若伴有感染则为灰黄色脓疱，愈后局部可遗留暂时性色素沉着。

（3）损害范围局限，可有灼痛感及瘙痒感，全身症状轻微。

（4）本病有自限性，病程 7～14d，愈后无瘢痕。

（5）遇诱因可复发。

三、辅助检查

疱疹基底涂片或培养；见气球样变的细胞及多核巨细胞，多核巨细胞核内有包涵体等。

四、治疗

治疗原则为缩短病程，防止继发感染和并发症，减少复发。本病有自限性，1～2 周可自愈。

五、护理要点

1.常规护理

（1）对患者及其家属进行心理安慰，介绍口腔单纯性疱疹的病因、治疗方案及疗效、预后、注意事项。消除患者的紧张情绪，使其积极配合治疗，以缩短疗程，促进组织愈合。

（2）熟悉抗病毒药物和免疫调节药物的作用、剂型、剂量及用法，并将药物使用的时间和方法向患者说明；嘱患者按医嘱用药，切勿滥用药物，禁用肾上腺皮质激素。

（3）对症护理，如婴儿高热可采取冰敷等物理降温措施或遵医嘱用水杨酸类药物；疼痛剧烈者可用利多卡因局部涂擦或口服镇痛药。

（4）让患者充分休息，给予高热量易消化的食物，补充维生素，进食困难者静脉输液，以保证水及电解质平衡。

（5）保持口腔卫生，餐后清洁口腔，可用 0.1%～0.2% 氯己定溶液或复方硼酸溶液漱口；唇及唇周病损区也可用 0.1%～0.2% 氯己定溶液湿敷后局部涂擦阿昔洛韦软膏。

2.健康指导

（1）因单纯疱疹病毒可经口-呼吸道传播，也可通过皮肤、黏膜、角膜等疱疹病灶处直接接触传染，因此，应告知患者家属注意避免患儿与其他儿童接触。

（2）告知患者要保持口腔卫生，防止继发感染发生。

（3）告知患儿及家属，该病为病毒感染所致，易复发，要按医嘱正确用药，以减轻疼痛，促使口腔黏膜早日恢复正常。

第二节　口腔念珠菌病

一、定义

口腔念珠菌病是真菌—念珠菌属感染引起的口腔黏膜疾病，近年来，由于抗生素和免疫抑制剂在临床上的广泛应用，发生菌群失调或免疫力下降，而使内脏、皮肤、黏膜被真菌感染者日益增多，口腔黏膜念珠菌病的发病率也相应增高。

二、临床表现

（1）急性假膜型念珠菌病　多发于婴幼儿和新生儿，其主要症状为唇、舌、颊、腭黏膜外假膜较难擦除，如果用力强行擦除可见表面糜烂、充血。

（2）急性萎缩型念珠菌病　多发于 45～55 岁的人群，其主要症状为弥散性红斑及舌黏膜萎缩。

（3）慢性萎缩型念珠菌病　多发于 55 岁以上的人群，主要症状为义齿的承托区黏膜有大面积的充血，颜色发红，呈散状红斑。

（4）慢性增殖型念珠菌病　发病年龄多为 45～55 岁，主要症状为颊或口角内侧的黏膜上出现白色斑块，病情严重时白斑的黏膜表面会出现增生颗粒，导致黏膜丧失弹性。

三、辅助检查

（1）病损处或义齿组织面 10% KOH 直接涂片镜检，若发现菌丝表明有念珠菌感染；或进行病原菌培养，临床常采用唾液培养方法，以确定病原菌种类及感染程度。

（2）慢性增殖型念珠菌病应通过活检组织病理学检查确诊，病理检查时应做 HE 与 PAS 两种染色来判定有无菌丝侵入上皮及上皮细胞有无不典型增生等情况。

（3）测定血清或唾液中抗念珠菌抗体滴定作为辅助诊断，1∶16 以上有诊断价值。

（4）简易诊检系统如 API 酵母鉴定系统可自行分析样品，24 小时可得结果。但目前仅限于科研领域，尚未在临床作为常规诊断方法使用。

四、治疗

口腔念珠菌病的治疗原则：

（1）选择合适的抗真菌药物抑制真菌。

（2）停用或少用抗生素、糖皮质激素，给口腔菌群平衡创造条件。

（3）保持不利于真菌生长的口腔环境，例如，唾液的碱性化等。通常采用全身和局部相结合的治疗措施。

五、护理要点

1.常规护理

（1）告知患儿家属要重视哺乳乳头及其他哺乳用具的卫生，如哺乳前后洗手、用 2%～4% 碳酸氢钠溶液洗净乳头，哺乳用具应清洗消毒。

（2）哺乳完后用 2%～4% 碳酸氢钠溶液擦拭或洗涤婴儿口腔，其他患者饭后用 2%～4% 碳酸氢钠溶液漱口。

（3）局部破损可涂擦 0.5% 甲紫溶液或制霉菌素液、咪康唑散剂，每日 3～4 次。

（4）重症患者遵医嘱给予抗真菌药物，临床上常用制霉菌素，也可使用酮康唑口服。

（5）长期服用激素及广谱抗生素者，按医嘱调整用药；体弱或有免疫缺陷者，按医嘱辅以增强免疫力的药物，并说明药物用法。

（6）嘱患者及其家属在病变变小时，仍需继续用药数日，以防复发。

2.健康指导

（1）介绍口腔念珠菌病的发病原因及预防知识。

（2）哺乳期间注意妇幼卫生，哺乳用具及哺乳乳头应经常清洁消毒并保持干燥。

（3）儿童在冬季应防止口唇干燥，以免发生皲裂。

（4）长期使用抗生素与免疫抑制剂者应警惕白色念珠菌感染，必要时考虑停用抗生素与免疫抑制剂。

第三节　复发性阿弗他溃疡

一、定义

复发性阿弗他溃疡又称复发性口疮、复发性口腔溃疡、复发性阿弗他口炎，是最常见的口腔黏膜病，发病率高，约为20%，居口腔黏膜病的首位。复发性阿弗他溃疡具有周期性、反复发作的特性，又有自限性，一般7～10天可自愈。因在发病时具有明显的灼痛感，故用希腊文"阿弗他"称之。

二、病因

本病的病因目前尚不清楚，多数人认为与病毒感染、胃肠功能紊乱、免疫功能低下、遗传、环境等因素有关，如感冒、消化不良、便秘、肠道寄生虫、睡眠不足、疲劳、精神刺激等。女性月经期或围绝经期也常伴发此病。近年来，也有学者认为本病是一种自身免疫性疾病。

三、临床表现

本病任何年龄均可发生，以青壮年多见，女性多见。口腔黏膜任何部位均可发生，但好发于唇、颊、舌缘、舌腹、前庭沟等角化较差的部位，而牙龈、硬腭则少见。初期口腔黏膜充血不适，出现粟粒大小的红点，很快破溃成圆形或椭圆形溃疡，周围有红晕，边缘微凸，中心凹陷，表面覆以灰黄色的假膜。患者有自发性剧烈烧灼痛，遇刺激疼痛加剧，影响患者说话与进食。根据溃疡大小、深浅及数目不同可分为轻型、重型和疱疹型阿弗他溃疡。

四、辅助检查

免疫学检查、免疫组织化学检查可协助疾病的诊断。

五、治疗

寻找诱因，去除可能的致病因素，增强体质，减轻局部症状，促进溃疡愈合，尽量延长间歇期，缩短发作期。

六、护理要点

1.局部治疗的护理

（1）消炎　口腔溃疡药膜（由抗生素、激素、止痛药等组成）贴敷，每日2～3次；1%～2%甲紫溶液或2.5%金霉素甘油糊剂涂布，每日4～5次；西地碘片或溶菌酶片，每次1片，含服，每日3次。

（2）止痛　常用0.5%盐酸达克罗宁溶液或1%丁卡因溶液在疼痛难忍和进食前用棉签涂布溃疡面。

（3）烧灼　单个溃疡用10%硝酸银或50%三氯醋酸等烧灼，烧灼时护理人员协助隔离唾液、压舌，切勿伤及周围正常组织。

（4）封闭　局部封闭即黏膜下封闭注射，每个注射点5～10mg，病损部位下局部浸润，每周1～2次，有止痛、促进愈合作用。

① 向患者交代注射部位及注意事项，以消除患者恐惧心理。

② 遵医嘱抽吸好药液，放入一次性检查盘中。

③ 医师用0.12%氯己定棉球消毒口腔黏膜，护士协助吸唾。

④ 递无菌手套，协助医师局部封闭注射，注射后递0.2%氯己定棉球压迫止血数分钟。整理用物。

⑤ 术后告知患者注射后休息20分钟，无不适方可离开。

（5）理疗　利用激光、微波等治疗仪治疗，可减少渗出，促进愈合。

2.全身治疗的护理

（1）全身遵医嘱使用抗生素及抗病毒的药物。

（2）适当补充维生素C和复合维生素B。

（3）对于严重患者，可使用糖皮质激素。

（4）对免疫功能减退者，可选用转移因子。

3.心理护理

耐心解释，让患者了解本病具有自限性、不传染、周期性，可自然愈合不留瘢痕的特征，以减轻患者焦虑情绪和心理负担，使其积极配合治疗。

4. 生活护理

协助家属对患者进行日常生活的护理。让患者充分休息，给予易消化、高能量的全流质或半流质温凉饮食，禁止进食刺激性食物。

5. 病情观察

密切观察溃疡面的愈合情况及有无感染。

6. 健康指导

（1）保持良好的精神状态和生活习惯。避免和减少焦虑、抑郁、睡眠不良、过度劳累、情绪波动较大、吸烟、饮酒、喜食刺激性食物等不良状态和习惯，以降低溃疡复发率。

（2）去除口腔局部刺激因素，保持良好的口腔卫生。

（3）建议均衡饮食，注意营养补充，增强口腔黏膜的抵抗力和免疫力。

（4）向患者介绍口腔保健及相关疾病知识，使其配合医师积极治疗全身系统性疾病，定期检查或复诊。

第四节　创伤性溃疡

一、定义

创伤性溃疡是由物理性和化学性刺激因素引起的口腔黏膜溃疡。物理性刺激因素如咬唇、咬颊等不良习惯，残根、残冠及锐利边缘嵴、牙尖、不良修复体等对口腔黏膜的刺激。化学性刺激因素如误服强酸、强碱等化合物，或因口腔治疗操作不当，使腐蚀性药物外溢。外溢的腐蚀性药物均可成为化学性刺激因素引起口腔溃疡。

二、临床表现

由不同刺激因素引起的溃疡临床表现不尽相同。

（1）残根、残冠或不良修复体等长期刺激黏膜，可在刺激物附近或与刺激物接触的部位，形成外形与刺激物相契合的压疮性溃疡。不良习惯引起相应部位的溃疡。

（2）多为慢性溃疡。深大，周围有炎症性增生反应，黏膜水肿发白。

（3）多数无溃疡复发史。

（4）若去除刺激因素，则能很快愈合或明显好转。

三、辅助检查

长期不愈合者应做活检明确诊断。

四、治疗

（1）尽快去除刺激因素，包括拔除残根、残冠、磨改过锐牙尖，修改不良修复体，纠正咬唇、咬颊等不良习惯。

（2）预防感染，促进溃疡愈合。如局部涂敷复方皮质散、养阴生肌散等消炎防腐药物或用含漱液含漱，以防继发感染。

（3）对已经去除刺激因素、治疗2周仍不愈合的深大溃疡，应做活检，以排除癌变的可能。

五、护理要点

1.常规护理

（1）协助医师去除刺激因素，如拔除残根、残冠、磨改过锐边缘嵴，修改不良修复体等。

（2）向患者介绍本病相关知识，纠正患者咬唇、咬颊等不良习惯。

（3）嘱患者遵医嘱用药，教会患者使用含漱剂、散剂等局部治疗的方法，并说明注意事项。

2.健康指导

（1）避免不良理化因素的刺激，养成良好进食习惯。

（2）定期检查口腔牙颌状况，避免口腔治疗中的操作失误。

（3）正确使用药物。

第五节　口腔白斑病

一、定义

口腔白斑病是指发生在口腔黏膜上的白色斑块或斑片，不能以临床和组织病理学的方法诊断为其他任何疾病者。新近的定义为口腔白斑病是口腔黏膜上以白色为主的损害，不具有其他任何可定义的损害特征；一部分口腔白斑可转变为癌。

二、临床表现

患者主观症状有粗糙感、木涩感、味觉减退。局部发硬、伴有溃烂时可出现自发痛及刺激痛。

三、辅助检查

组织病理检查可为上皮单纯增生和异常增生。如诱因为口腔念珠菌感染，涂片或培养可见念珠菌菌丝和孢子。

四、治疗

（1）口腔白斑目前尚无特效治疗方法。但首先应去除可能的致病因素，如戒烟和去除不良修复体。对于小面积的病损可采用手术切除、激光、冷冻等方法去除，但术后必须定期复查。

（2）目前临床普遍采用保守治疗，主要是使用维生素 A 及其衍生物，维生素 E、维胺酸和维胺酯等药物治疗。中医主要采用活血化瘀法治疗，使用的药物有消斑片等。

（3）对伴白色念珠菌感染的病损可配合抗真菌治疗。

（4）所有白斑病患者，至少每 3～6 个月复查 1 次，并应进行长期的追踪观察。

五、护理要点

1.一般护理

（1）给予易消化、少刺激、营养丰富的饮食，戒除烟酒、嚼槟榔等不良习惯，注意休息。

（2）协助医师去除残根、残冠、不良修复体。

2. 药物治疗的护理

指导患者遵医嘱用药：0.1%～0.3% 维 A 酸软膏局部涂擦，不适用于充血、糜烂的病损。50% 蜂胶玉米朊复合药膜或含维生素 A、维生素 E 的口腔消斑膜局部敷贴。局部可用鱼肝油涂擦，也可内服鱼肝油或维生素 A 每日 5 万 U。局部可用 1% 维 A 酸衍生物 RA Ⅱ号（维甲酸）涂擦。

3. 手术治疗的护理

术前向患者解释手术的必要性和手术过程，遵医嘱准备手术所需用物。术中正确传递器械，注意保持术野清晰。术后行常规护理。

4. 心理护理

给予患者积极的心理支持，消除其恐惧、焦虑的情绪，使其正确对待疾病，保持乐观，树立战胜疾病的信心，积极配合治疗。

5. 病情观察

观察患者局部用药或采取其他治疗措施后，病变部位是否变薄、变软，病变面积是否缩小。

6. 健康指导

（1）开展流行病学调查，尽可能早期发现口腔白斑病患者。

（2）令患者了解戒烟、戒酒是预防口腔白斑病的有效措施。

第六节 口腔扁平苔藓

一、定义

扁平苔藓是一种伴有慢性浅表性炎症的皮肤-黏膜角化异常性疾病，皮肤及黏膜可单独或同时发病。口腔病损称口腔扁平苔藓，是口腔黏膜病中最常见的疾病之一，其患病率约为 0.51%。该病好发于中年人，女性多于男性。

二、病因

病因不明，与精神因素、内分泌因素、免疫因素、感染因素等有关。

三、临床表现

口腔扁平苔藓典型的临床表现为珠光白色条纹，互相交织成网状或环状，可见白色突起的小丘疹，周围发红，表面光滑，损坏区并不改变黏膜的柔软性及弹性，除糜烂型有疼痛外，其他型均无自觉症状。

四、辅助检查

可行黏膜活检，有助于诊断。

五、治疗

（1）消除局部刺激因素，如烟、酒、辛辣食物、牙石、尖锐牙体、龋洞、不良修复体及银汞合金充填材料等。若怀疑损害的发生与患者长期服用某种药物有关，可建议患者换用其他药物。

（2）糜烂性损害局限或症状较轻患者，无需治疗，可定期观察，嘱其保持口腔卫生；若损害局限但有症状者，可抗角化治疗；糜烂性损害较严重者可用皮质激素局部封闭；损害较广泛、症状明显的患者，可全身应用小剂量皮质激素及免疫调节药物。

（3）注意控制继发感染，特别是真菌感染。

（4）加强患者的心理疏导，缓解其精神压力，必要时可建议患者进行心理咨询及治疗。

（5）定期复诊，防止癌变。病情缓解后，一般每3～6个月复查1次，如果病情持续稳定，则1年复查1次；如果病情复发加重，应及时复诊。

六、护理要点

1.常规护理

（1）使患者了解疾病的特点，增强其治疗信心。口腔扁平苔藓是一种慢性疾病，需针对性劝慰患者保持良好的心理状态，因为抑郁、悲观等情绪可能会加重病情。

（2）嘱患者遵医嘱用药。服用可能引起肝肾损害及血细胞减少等不良反应的药物时，应向患者说明用药的必要性及注意事项，比如要注意定期复查血常规和肝肾功能，确保既能使患者配合治疗又能使用药安全。

（3）嘱患者调整生活节奏，保持乐观的情绪和保证充足的睡眠，避免接触刺激性食物。

（4）必要时协助医师对糜烂性扁平苔藓病损进行局部皮质激素封闭治疗，该治疗护理措施包括器械及药品的准备，协助医师实施治疗。

2.超声雾化疗法的护理

超声雾化疗法是通过雾化设备将药物雾化后产生雾滴，直接作用于口腔黏膜而发挥疗效。药物雾滴微粒直径在 5μm 以下，可以很快被黏膜吸收，使局部药物浓度增高，从而提高治疗效果。该疗法适用于口腔扁平苔藓、盘状红斑狼疮、慢性非特异性唇炎。

（1）物品准备　超声雾化机、雾化导管、面罩、注射器、药物、面巾纸。

（2）治疗过程的护理

① 告知患者治疗过程需 20 分钟左右，治疗前让患者练习在治疗中的正确呼吸方法。

② 根据医嘱备药。

③ 将各种药物加入超声雾化机内。

④ 连接好雾化管道及面罩，备好面巾纸。

⑤ 为患者系好胸巾，调整雾量，定好计时器，嘱患者将面罩贴近面部，但注意尽量不要将水雾吸入气管中。

⑥ 雾化结束后，嘱患者整理面容；整理好超声雾化机，将雾化导管及面罩放入 500mg/L 的健之素中消毒 30 分钟后取出，再用清水冲洗待用。

（3）治疗结束的护理　嘱患者整理面容；整理好超声雾化机，将雾化导管及面罩放入 500mg/L 的健之素中消毒 30 分钟后取出，用清水冲洗待用。

3. 健康指导

（1）有超声雾化疗法结束后嘱患者休息半小时后无任何不适方可离院。

（2）超声雾化疗法一般需连续雾化 3～6 天。每次治疗结束后应告知患者下次复诊的时间。

第七节　游走性舌炎

一、定义

游走性舌炎表现为舌背游走性环形病变，是一种浅层级的区域性、剥脱性皮炎，因其形状似地图，故又称地图舌。

二、病因

病因不明，可能与精神因素、内分泌因素、营养不良及某些全身疾病等因素有关。

三、临床表现

（1）男女老幼均可发病，但以儿童和青少年多见。

（2）游走性舌炎损害多发生于舌尖、舌背前部与舌侧缘，也可出现在口腔黏膜的其他部位，如腭、颊等处黏膜。病损特征为舌丝状乳头萎缩，留下圆形或椭圆形、红色光滑的剥脱区，病损的外围为黄白色、稍微隆起的弧形边缘，形似地图。

（3）损害可突然出现，并持续多日或几周，也可在一昼夜间改变其原来的形态和位置，而原病损区完全恢复正常，因而病损常常呈现恢复、消失和新生、萎缩的交替状态。

（4）患者一般无明显自觉症状。有的患者有时有轻度的麻刺感和烧灼感。

四、辅助检查

一般不需要进行病理检查。如与萎缩型念珠菌感染鉴别时，需做病损区涂片。

五、治疗

（1）无明显不适感的患者，一般不需特殊治疗，可进行观察。

（2）消除不良刺激因素及口腔病灶。

（3）保持口腔卫生。

（4）病损的发作规律与药物、食物、消化不良等因素有关，可以在医生的指导下做相应的治疗。

（5）有麻刺感和烧灼感的患者，可以用一些弱碱性含漱剂含漱，如 3%～5% 碳酸氢钠含漱剂、2% 硼酸钠含漱剂。也可用0.1% 依沙吖啶、0.05% 氯己定含漱剂含漱，还可用溃疡膏、溃疡散等局部治疗。

六、护理要点

（1）向患者及其家属介绍疾病有关知识，解释该病预后良好，黏膜有可能恢复正常，以消除患者及其家属的恐惧心理。

（2）嘱患者加强口腔卫生措施，保持口腔清洁，防止或控制继发感染。

（3）指导患者消除可能与游走性舌炎有关的发病因素。例如要生活规律、心情舒畅，不要过度劳累；积极治疗全身疾病和口腔病灶；注意饮食卫生、营养均衡，保持良好的消化功能等。

第十三章　儿童口腔疾病

第一节　儿童牙齿的解剖与生理特点

儿童时期的牙齿主要是乳牙和年轻恒牙，在乳牙列期保护好乳牙，在混合牙列期促使乳恒牙的正常替换，对混合牙列期和恒牙列初期新萌出的年轻恒牙予以关注，使儿童最终能拥有正常健康的恒牙列，这是儿童口腔医学的重要部分，熟悉、了解乳牙和年轻恒牙的解剖形态及组织结构的特点是临床护理工作的重要基础。

一、牙齿发育的时间

各个牙齿的发育时间虽然不尽相同，但就每个牙齿的发育来说，都是经过生长期、钙化期和萌出期3个阶段。生长期又有蕾状、帽状、钟状期等组织学变化。通过X线片可以看到牙齿钙化的全过程。

（一）乳牙的解剖形态

乳牙于婴儿出生后6、7个月开始陆续萌出，至2岁半或3岁左右全部乳牙均萌出。乳牙分为乳切牙、乳尖牙和乳磨牙3种类型，上、下颌各有10个乳牙，上、下颌的左、右侧均各有5个，全口共20个。将上、下颌左右侧分为4个区。乳牙的临床记录符号常用罗马数字表示。同一个体的同名乳牙在解剖形态上相同，因此全口20个乳牙的形态有10种。

（1）上颌乳中切牙　形态似上颌恒中切牙。

（2）上颌乳侧切牙　与上颌乳中切牙相似，但显得小而稍窄长。

（3）上颌乳尖牙　形态与恒尖牙类似。

（4）上颌第一乳磨牙　牙冠和牙根的形态明显地不同于其继承恒牙。

① 牙冠　殆面呈四边形，颊舌径大于近远中径，近中部分的颊舌径较远中部分的颊舌径大。殆面颊侧缘与近中缘以锐角相交，与远中缘以直角状相交；殆面舌侧缘以钝角与近中缘相交，以直角状与远中缘相交。近远中向的中央沟将颊舌侧牙尖分开。牙尖数有2尖型、3尖型和4尖型。殆面接近近中颈部隆起呈结节状；舌面小于颊面而隆起，近中面似平面状，远中面稍隆起，比近中面小。牙颈部明显缩窄。

② 牙根　共3个，即近中颊根、远中颊根和腭根。3个根互相分开，腭根较大。

（5）上颌第二乳磨牙　形态似上颌第一恒磨牙，而与其继承恒牙明显一致。

（6）下颌乳中切牙　为乳牙中最小者，形态似下颌恒中切牙。

（7）下颌乳侧切牙　比下颌乳中切牙稍大，形似上颌乳侧切牙，但近远中径和唇舌径均小。

（8）下颌乳尖牙　形似上颌乳尖牙，但显得细长。

（9）下颌第一乳磨牙　外形与其继承恒牙明显不一。

① 牙冠：𬌗面颊舌径小。由于颊面在近中部分明显地向舌侧倾斜，故近中部的颊舌径特别小。牙尖数有 4 尖型、5 尖型和 6 尖型，以 5 尖型为多。牙尖中近中颊尖最大，远中颊尖最小。划分各牙尖的沟部明显。近中窝和远中窝较深。近中颊尖、近中舌尖的斜嵴发育明显，往往把近中窝和中央窝分开。颊面靠近中颈部有明显的结节，此结节向近中颊尖有一钝的颊面嵴。舌面比颊面小，且其高度亦明显小于颊面，并有舌侧沟。

② 牙根：共 2 个，即近中根和远中根，近中根较长，均呈近远中向的扁平状，两根的分开度大。

（10）下颌第二乳磨牙　形似下颌第一恒磨牙，其宽度在乳牙中是最大的。

（二）乳牙的组织结构特点

1.釉质

（1）化学组成　有关乳牙、恒牙釉质化学成分方面的研究资料较少，其化学组成至今还常引用 1940 年 Bird 等的资料（表 13-1）。可见乳牙釉质中无机质的含量虽多，但其有机质百分率明显高于恒牙釉质。乳牙釉质中矿物盐存在的形式和恒牙一样主要是羟磷灰石的结晶。

表 13-1　乳恒牙釉质的化学组成

项目	水（湿%）	有机成分（湿%）	钙（干%）	磷（干%）
乳牙牙釉质	2.8	4.7	34.3	17.0
恒牙牙釉质	2.3	1.7	36.1	17.3

（2）组织结构　乳牙釉质的厚度与恒牙相比显得较薄，约为后者厚度的1/2。乳牙釉质厚度按切牙、尖牙、磨牙的次序而有所增加。近中和远中面釉质厚度，在牙冠最隆起部均明显厚于唇面和舌面，为1.5～2倍。乳牙易磨耗，临床制备洞形时有易切削感，给人以乳牙矿化度低的印象。乳牙釉质的硬度以表层最硬，其次为中层，内层最软。釉质的硬度随年龄的增长而增强。

乳牙的釉质部分形成于胎儿时期，另一部分形成于出生后。在这两部分釉质之间有一条明显的低矿化生长线，即所谓新生线。这是由于婴儿出生时，环境与营养发生明显变化，使这部分的釉质发育一度受到干扰的结果。新生线的发生率为99.2%～100%。以此线为界，近牙本质侧的釉质为出生前所形成，被称为出生前釉质；牙表面侧的釉质为出生后所形成，被称为出生后釉质。

2. 牙本质

（1）化学组成　乳牙牙本质的化学组成与恒牙相比，其无机质含量无明显差异，有机质含量多于恒牙，也明显多于乳牙牙釉质。

（2）组织结构　乳牙牙本质的厚度约为恒牙牙本质的1/2，这也是乳牙龋病进展快并易致牙髓感染的一个因素。厚度又因所处部位不同而有差异，牙颈部的牙本质厚度多数少于恒牙牙本质厚度的1/2。比较乳前牙唇、舌侧的牙本质厚度，与釉质不同的是舌侧厚度大，故舌侧牙面达髓腔的距离大于唇侧。

乳牙牙本质的矿化不如恒牙良好，硬度低于恒牙牙本质，也明显低于乳牙釉质。维氏显微硬度检测乳牙牙冠部牙本质，其硬度与牙本质的部位有关。近釉牙本质界处很弱，中央处硬度增强，近髓腔处硬度又减弱，牙冠部牙本质硬度也强于牙根部。由于乳牙牙本质硬度差，约为乳牙釉质的1/10，故临床治疗时很易切削，应小心操作，以免不必要地去除过多的组织或造成意外穿髓。

乳牙修复性牙本质形成功能较为旺盛，是其生物学特性之一，在前牙部尤为明显。修复性牙本质的矿化度较恒牙低，其硬度比近髓腔的牙本质硬度更低。乳牙较恒牙易磨耗，因磨耗而形成的修复性牙本质在乳牙切端多见，量亦较多。修复性牙本质的形成，随磨耗范围扩大及磨耗部与髓腔距离的缩短而增多，磨耗未达牙本质者不形成修复性牙本质。

3. 牙髓

乳牙牙髓细胞丰富，胶原纤维较少且细，根尖部的胶原纤维较其他部位为多。随年龄增长及乳牙牙根吸收而胶原纤维增多。恒牙则相对牙髓细胞较少，胶原纤维较多。乳牙牙髓的神经分布比恒牙稀疏，边缘神经丛少，这是乳牙感觉上不如恒牙敏感的因素之一。

4. 乳牙的牙根吸收

牙根的吸收有生理性和病理性两种，乳牙在替换期的吸收属生理性吸收。乳牙的牙根是人体中唯一能生理性吸收、消失的硬组织，其吸收呈间断性，有活动期和静止期，故临床检查时可以发现时而松动、时而稳固。自乳牙牙根形成至牙根开始吸收这一时期，是牙根的稳定期。

（1）乳牙牙根吸收部位受继承恒牙位置的影响、吸收由牙骨质表面开始，广泛地向牙本质进展，渐渐涉及髓腔。如果继承恒牙先天缺失，乳牙牙根的吸收仍可发生，但吸收缓慢，脱落较晚。因为乳牙牙根的吸收并非取决于恒牙牙胚机械压力，但后者对乳牙牙根的吸收有促进作用。

乳恒牙替换期内，活动期的组织变化表现为乳牙牙根和局部骨质吸收，结缔组织溶解；静止期则表现为结缔组织增殖，局部骨组织和牙骨质增殖。可见，存在两种相反的组织变化。若在静止期，局部牙槽骨与牙根间发生骨性粘连，易形成低位乳牙，即低于殆平面，处于下沉状态，有碍于继承恒牙的萌出。

（2）乳牙牙根有生理性吸收的特点：牙根吸收的初期，牙髓尚维持正常结构。当牙根吸收达 1/4 时，冠髓无变化，根髓尚属正常，但在吸收面其纤维组织增加，近吸收面的牙本质细胞排列混乱及扁平化。当牙根吸收 1/2 时，冠髓尚属正常，根髓近吸收面的牙髓细胞减少、纤维增多，牙本质细胞变性、消失，且牙本质内壁有吸收窝。当牙根吸收达 3/4 时，正常牙髓细胞减少，牙本质细胞广泛萎缩、消失，纤维细胞增加，毛细血管新生，神经纤维渐渐消失，并有进行性内吸收。乳牙脱落时期，残存牙髓失去正常组织形态，无正常牙髓细胞、肉芽变性，牙冠的牙本质发生内吸收。了解乳牙牙髓组织变化的特点，有利于正确掌握乳牙牙髓病治疗的适应证。

（三）常见的牙齿发育异常

牙齿发育异常是指牙齿数目、形态、结构及牙齿萌出异常，是儿童牙病中重要的一部分。

（1）牙齿数目异常　是指牙齿数目的增加或减少，包括先天缺牙、先天性无牙症（外胚叶发育不全综合征）和额外牙。

（2）牙齿形态异常　是指受遗传因素、环境因素的影响，牙齿外形发生变异，临床常见的有畸形中央尖、畸形舌侧窝、过大牙、过小牙、融合牙、双生牙、弯曲牙、牙髓腔异常（牛牙样牙）等。

（3）牙齿结构异常　是指在牙齿发育期间，在牙基质形成或钙化时发生障碍，造成牙齿发育异常，并在牙体组织留下永久性缺陷或痕迹。临床常见的有釉质发育不全、牙本质发育不全、釉牙本质发育不全、氟斑牙、四环素导致的牙齿变色。

（4）牙齿萌出异常　一般多见于恒牙，因为恒牙受乳牙疾病的影响较多，如乳牙滞留或早失等。临床常见的有牙齿萌出过早、牙齿萌出过迟、牙齿异位萌出和低位乳牙、乳牙滞留等。

（四）年轻恒牙的特点

恒牙虽已萌出，但未达殆平面，在形态、结构上尚未完全形成成熟的恒牙称为年轻恒牙。年轻恒牙尚处于不断萌出中，故临床上见牙冠的高度显得低，牙根尚未形成，根尖孔呈开阔的漏斗状，髓腔整体宽大，根管壁薄，于萌出后 2～3 年内完全形成。因年轻恒牙萌出不久，磨耗少、形态清晰，前牙多见明显的切缘发育结节与舌边缘嵴。后牙殆面沟嵴明显、较深，形态复杂，裂沟多为 IK 型，难以自洁。牙龈缘附着的位置不稳定，随牙的萌出而不断退缩，需 3～4 年才会稳定。大部分恒牙自萌出后达殆平面需 7～12 个月。

年轻恒牙的硬组织薄，矿化度低，溶解度高，渗透性强。此特点亦为年轻恒牙龋蚀发展较快的因素之一。年轻恒牙的牙髓组织比成熟恒牙疏松，牙髓的血管丰富，活力旺盛，因此其抗病能力及修复功能都较强，有利于控制感染和消除炎症。这也是临床上保存活髓疗法的有利条件。但由于牙髓抵抗力强，炎症也容易被局限呈慢性过程，又因牙髓组织疏松、根尖孔大、血运丰富，感染也易扩散，故出现问题应及时治疗。

二、乳牙、恒牙的临床鉴别要点

熟悉了解乳牙解剖形态、萌出时期及次序等特点，有助于鉴别处于混合牙列期的乳恒牙。临床上常以下列各点加以鉴别。

（1）磨耗度 由于乳牙萌出早又易磨耗，故切嵴、牙尖磨耗明显。恒牙新萌出不久，磨耗不明显，新萌出的恒切牙尚可见明显的切嵴结节。

（2）色泽 乳牙色白，而恒牙微黄、更有光泽。

（3）形态 乳牙牙冠高度短，近远中径相对较大，并具有牙冠近颈 1/3 处突出明显、颈部收缩等特点。

（4）大小 与同名牙相比，乳牙比恒牙小。

（5）排列 在完整的牙列中，可参考牙齿排列的次序加以鉴别。

（6）X 线片 乳牙根分叉度大，牙根有生理性吸收，在其下还有一正在发育的继承恒牙。

三、乳牙的重要作用

（1）有利于儿童的生长发育 幼儿时期是生长发育的旺盛期，健康的乳牙有助于消化，有利于生长发育。正常的乳牙能发挥良好的咀嚼功能，给颌、颅底等软组织以功能性刺激，促进其血液、淋巴循环，增强其代谢，进而有助于颌面部正常发育。若咀嚼功能低下，颌面的发育会受到一定影响。

（2）利于恒牙的萌出及恒牙列的形成 乳牙的存在为继承恒牙的萌出预留间隙，若乳牙因邻面龋致近远中径减小，或因乳牙早丧失，邻牙发生移位，乳牙原占间隙缩小，继承恒牙因间隙不足而位置异常。乳牙过早丧失尚可使继承恒牙过早萌出或过迟萌出。乳牙的根尖周病亦可使继承恒牙过早萌出，也可影响继承恒牙牙胚发育，导致釉质发育不全，即"特纳牙"。乳牙对恒牙的萌出具有一定的诱导作用。如第一恒磨牙萌出时，即以第二乳磨牙的远中为诱导面，向对殆方向萌出。若第二乳磨牙过早丧失，第一恒磨牙失去诱导面，常发生近中移位或斜向近中，故乳牙过早丧失常致恒牙牙列不齐。

（3）有利于发音及心理发育 乳牙萌出期和乳牙列期是儿童开始发音和学讲话的主要时期，正常的乳牙列有助于儿童正确发音。此外，乳牙的损坏，尤其是上乳前牙的大面积龋或过早丧失，常常给儿童心理上带来不良影响。

第二节 口腔科患儿的心理特征及行为管理

在口腔治疗中儿童会出现恐惧、害怕，甚至拒绝口腔疾病诊疗的行为，这与儿童的心理发育特点有关，对这些行为的科学管理越来越受到口腔护理人员的重视。本节主要阐述儿童在临床治疗中的畏惧心理及行为管理。

一、行为分类、心理特点和行为表现

（一）Frankle行为分类

（1）积极合作 对治疗积极配合，表现出自愿、高兴；能理解治疗、护理和预防的重要性，与口腔医师和护士关系融洽，对治疗和护理表示高度的兴趣，以微笑伴随治疗和护理全过程。

（2）合作 在有些条件下接受医师的诊治；能安静地接受医护人员的指示，即使有时流眼泪，也不会影响治疗和护理。

（3）不合作 不配合或不愿意治疗和护理，表现出态度消

极，不高兴，有轻微哭闹现象；这类患儿一般年龄较小或有学习障碍，畏惧医院环境，曾经被惊吓，自己不自信。

（4）极不合作　拒绝治疗，哭闹、逃跑、暴跳、恐惧害怕及多种拒绝反应。由于患儿不能理解和处理需要治疗的环境，或有特殊情况的患儿多见，年龄从幼儿至青少年都有。

（二）心理特点

儿童心理因年龄差异变化较大，下面只简述几个共性特点。

（1）恐惧心理　到儿童口腔科就诊的病人大多有程度不同的恐惧感，尤以幼儿期和学龄前儿童多见。表现为神情不安、躁动、害怕、紧张、哭闹，不愿和医护人员交谈，不愿接受甚至拒绝诊疗。

（2）依赖心理　儿童（特别是婴幼儿）对家人有明显的依赖感，依赖程度取决于家长对儿童信息和要求反应的速度和满足的程度。反应越快，满足越好，依赖性就越强。表现为认生，不愿和亲人分离，听从亲人的话。亲人在椅旁陪伴，可以协助完成诊疗，强行分离就难以进行诊疗。

（3）焦虑心理　由于对口腔治疗的不了解，病人常出现焦虑心理，表现为烦躁、出汗、脸色苍白、心跳加快、情绪变化大、语言增多或减少，甚至尿频。

（三）在口腔治疗中儿童的行为表现特点

（1）一时性　儿童的情绪与同一行为持续时间短。对不合作的儿童进行诊疗时不应焦急、烦躁，对合作的儿童，诊疗时间不要过长，避免患儿对治疗产生烦躁情绪而转为不合作。

（2）爆发性　儿童行为的自控能力差，表现为爆发性。诊疗中出现疼痛时，就会突然出现晃头、手拉、脚蹬、哭闹等动作。此时如果医护人员思想上未足够重视和充分准备，很有可能发生意外伤害。治疗中护士应注意观察患儿的反应，协助制动。对反应强烈的患儿，应暂时停止诊疗。

（3）兴趣性　儿童的行为表现与其兴趣相关。耐心讲解，使其对治疗产生好奇、兴趣，积极配合治疗。在第一次诊疗中应避免给患儿造成痛苦，增加患儿的恐惧心理，厌恶治疗，导致不合作行为的出现。

（4）真实性　儿童行为和心理表里如一，一般表现为真实性。但也有极少数儿童因害怕而说牙不痛，此时应向监护人详细询问病史。在诊疗操作中更应该密切注意观察患儿的面部表情和手、足、身体的行为反应。

二、儿童牙科畏惧心理与行为的评估方法

（一）心理测定表

1. Venham临床焦虑与合作行为级别评定量表

用于评定儿童在牙科诊治过程中的行为表现并判断其焦虑程度。由同一位医师完成，此表将儿童在牙科诊室的畏惧行为分为以下6级。

0级（自如）：表情自然，能迅速准确地回答医师的提问，与医师配合良好。

1级（不自在）：面部表情不自然，手不自然放置，偶尔抬起表示不舒服，愿意并能准确回答医师的提问，有时屏住呼吸，胸部抬高，诊治过程紧张，但能配合治疗。

2级（紧张）：回答问题时常准确，但声调和速度有改变，有时沉默，有时叫喊，手常悬空，但不明显影响医师操作。

3级（勉强）：拒绝治疗，哭叫，手时常抬起，妨碍操作，需用命令式语言，诊治困难。

4级（恐惧）：语言交流尚可，持续哭闹，身体不断扭动，操作困难，偶尔需按压，诊治工作受到明显影响。

5级（失控）：高声哭闹，完全不听话，用力挣扎，逃避治疗，需采取强制手段才能完成操作。

2. 儿童畏惧调查表

临床上采用牙科分量表预测儿童对牙科诊治的焦虑和畏惧水平。一般由患儿的家长以患儿的名义填写对牙医、打针、口腔检查等的害怕程度，共有10项。害怕程度由轻到重按1～5级评分，

总分为5～50。评分值≥中位数的患儿被认为焦虑水平高，反之焦虑水平低。

3. Corah's 心理测定表

最初应用于评价成人牙科畏惧症，现已有学者将其应用于儿童牙科畏惧症，但其问卷多由患儿的家长填写。

（二）图片测试

图片测试分为看图说话和打分测试两类。测试的结果分为3类：畏惧、不畏惧、不确定。评价标准采用的是 Klingberg 图片测试标准。看图说话的图片都是有关动物进行牙科治疗的情景，打分测试都是与患儿接受牙科治疗有关的图片。将图片测试为畏惧的患儿进行行为分类，分类标准采用 Frankle 法。共分4类：第一类，拒绝治疗；第二类，勉强接受治疗，不合作；第三类，接受治疗，有时紧张，但能配合治疗；第四类，积极配合治疗。

（三）仪器检查

对心率、血压、血液中的皮质激素及肾上腺素浓度等的测定，可用于对牙科畏惧症的评估。但鉴于血液化验对儿童是一项较大的创伤性检测，Nobulike 等研究认为可通过尿液中儿茶酚胺及其代谢产物的测定来评价儿童紧张程度，并发现儿童在口腔治疗过程中尿液中的去甲肾上腺素、肾上腺素水平也有变化。

三、在口腔治疗中儿童的行为管理

行为管理是一种临床技术，也是一门科学，并不是一种只是用来控制患儿的方法，而是一种为发展并最终达到医师与患儿相互之间信赖关系，并减少患儿的恐惧与焦虑的复杂方法。美国儿童牙医学会（AAPD）对行为管理的定义：是医务人员与患儿、家长之间持续不断的交流和教育的相互作用，其目的是减轻患儿的焦虑和恐惧，提高对口腔健康重要性的认识并知道如何保持口腔健康。

（一）一般患儿的行为管理方法

1. 语言交流法

与患儿的语言交流是第一步。要想和患儿进行成功的语言交流，必须了解儿童语言发育的特点。因此，与患儿的语言交流应根据年龄和语言发育特点，区别对待。总的原则是避免专业化，采用简单易懂、具体形象的形体语言。童语就是把牙科专业用语形象化、儿童化。例如，将口镜说成是照牙的小镜子，探针是抓虫子的小钩子，涡轮制洞是给牙洗澡，涂布黏结剂是涂胶水等。言语交流中，护理人员还可以通过语调、语速的控制来影响并指导患儿的行为。

形体语言对婴幼儿尤为必要，医护人员的一个举动、一个眼神、一个表情都可以给患儿传达一个信息。如医护人员面带微笑，投以亲切和善的目光，用手轻轻抚摸患儿，都会传达一种亲切友善的信息。反过来，即使患儿不说话，医护人员也可以从形体表现中知道患儿对诊疗的反应。

2. 分散注意力法

是将患儿的注意力从可能引起不快感受的事物上转移，降低对不愉快刺激的感受性。例如通过数数、听音乐的形式。

3. 正强化法

正强化是一种通过对希望出现的行为进行奖励因而促使这些行为的出现得到加强的方法。例如，通过面部表情、语言鼓励以及适当物质奖励等形式给予鼓励。

4. 行为塑造

是采用让儿童理解的语言解释完成治疗和护理所需的理想行为，即有条理和分步骤地教会患儿如何按照口腔医师和护士的要求进行行为配合治疗。例如，TSD 法（tell-show-do）即告知 - 示范 - 操作（系统脱敏治疗）。这是一种在口腔医疗护理操作过程中使用十分广泛且非常有效的一项技术，包括采用与患儿发育水平相适应的语言来解释将要进行的操作（tell）；在小心设定的无威胁的条件下，向患儿展示该操作在视觉、听觉、味觉及触觉方面的表现（show）；在不偏离解释和示范的条件下完成操作（do）。TSD 技术通常与交流技术（语言及非语言）及正强化技术一起应用，可以使家长和患儿充分了解治疗护理的各个步骤，降低患儿预期的焦虑程度。

5. 母子分离或不分离法

即患儿与母亲暂时分离或允许家长在诊室陪伴。关于口腔治疗中母子是否分离的问题，医师的观点和家长的态度存在很大分歧，患儿对母子分离与否的反应也是多种多样的。医师有责任为达到最好的治疗组合，并根据每个患儿的特殊情况及家长的希望介入治疗情况，来决定具体的交流方法。

6. HOM 法

HOM（hand-over-mouth）技术是一种被广泛接受并普遍应用的行为管理技术。在使用时，将一只手放在患儿的嘴上并通过语言明白地告诉他什么行为是希望出现的，然后告诉患儿如果他开始做医师希望出现的行为后则马上就会把手拿开，当患儿做出反应后就立即将手拿开并对其良性行为进行强化。此方法适应于当患儿出现了针对牙科治疗的反抗、吵闹或歇斯底里等行为时。在使用 HOM 技术时必须通知家长并取得其同意。使用了 HOM 方法后要记入病历。对于因年龄、能力、药物或情感上的不成熟而不能理解与合作的患儿一般不使用。

7. 无痛法

疼痛是导致患儿恐惧、拒绝诊疗的最大原因，无痛操作原则在儿童口腔科中尤为重要。临床操作中，把有可能引起疼痛的操作放在最后，一旦患儿感觉疼痛时，诊疗基本完毕。最好在局部麻醉下进行牙病诊疗操作，对注射部位应进行表面麻醉。也可采用无痛去龋技术如激光、化学去腐技术等。

8. 观摩交流法

对某些因恐惧、拒不接受诊疗的患儿，可让其观摩合作患儿的诊疗情况，再让合作儿童讲述自己的诊疗感受和体会，进行互相交流，有时可以达到消除恐惧、接受治疗的目的。

9. 环境感化法

营造适合儿童特点的诊疗环境，可以减轻患儿的恐惧心理。诊室布置趋向家庭化和乐园化。候诊室应宽敞、舒适，有条件的可在医院候诊室装备音响、电视，提供茶水，使患儿享受到优质服务。医护人员的服装颜色最好为暖色调。

（二）不合作患儿的行为管理方法

不合作患儿的行为管理方法主要有3种，即固定法、药物镇静法和全身麻醉法。我国临床上以第一种最为常用，第三种正在全面开展，在某些专科医院已成为常用方法。

1.固定法

（1）定义　是指用器械和装置，控制患儿的口腔和身体的活动度，达到口腔安全诊疗的方法。

（2）适应证　适用于经一般的行为管理方法后仍闭嘴拒绝治疗、身体乱动，难以确保口腔诊疗安全的患儿。

（3）方法

① 开口器固定法：将患儿头部固定，自行张口的患儿可直接把塑料开口器放入患牙对侧的磨牙区，护理人员用拇指或示指固定。闭嘴拒治的患儿，应先用口镜压迫舌根，使其张大口后再把开口器放入。手脚乱动的患儿，可由护士分别固定肩、肘、腕、膝和踝关节。

② 固定装置法：此法主要是利用专用固定装置来固定患儿身体，再用开口器固定法完成诊疗。将患儿平躺在牙科综合治疗台上，此牙科综合治疗台一边装有尼龙网，将尼龙网盖过患儿肩部以下的身体并固定在对侧的固定钩上，再用布带分别固定肩部、肘部、腕部、膝部和踝部。如使用束缚板固定患儿，方法同上。束缚前使用棉布将患儿身体包裹，增加束缚效果，减少束缚带对身体的伤害。

（4）注意事项

① 使用约束固定前须指导监护人如何配合及讲明注意事项，并取得同意和支持，治疗中最好有监护人陪伴。束缚不要过紧，以免影响正常呼吸运动。使用中注意观察患儿的生命体征，避免按压胸部。

② 如使用金属开口器，应检查开口器上的橡皮圈是否完好无

损，如有破损应及时更换，避免牙齿直接与开口器金属部分接触。如使用塑料开口器应拴上线绳，使用时放于口外，防止误吞。

③ 放开口器时避免误伤黏膜。

④ 使用的牙科手机水量适中，做好吸唾工作，以延长口内的操作时间。

⑤ 操作前嘱家长将患儿的厚衣服脱掉，防止治疗中出汗太多。治疗后让患儿稍加休息再离院。

⑥ 防止交叉感染，束缚布每人每次更换。

2. 药物镇静法

（1）定义　是指利用药物的镇静、催眠作用消除精神和肌肉紧张，完成治疗的方法。

（2）适应证　精神紧张、恐惧的患儿，拒绝治疗的患儿，脑性瘫痪、智力发育不全的患儿，稍有刺激就会呕吐的患儿。

（3）常用药物　常用的药物为作用缓和的精神安定药，如氯氮䓬（利眠宁）、地西泮（安定）、甲丙氨酯（眠尔通）等。

（4）用药方法

① 用药时间：药物在体内发挥作用的高峰时期约在用药后20分钟，因此应在诊疗前30分钟用药较为合理。

② 用药途径：可采用静脉、口服、肌内注射、经鼻给药，需在麻醉师的指导帮助下完成。目前口服给药使用较多。

③ 药物剂型：最好选用患儿喜欢的糖衣片或糖浆型，有苦味的药应加适量砂糖以便服用，一般不选择患儿难以吞咽的胶囊。

④ 用药量：150～750μg/kg 体重，需在麻醉师指导下使用。

（5）治疗中的护理

① 治疗前护理人员应全面了解患儿的治疗内容，提前备好用物。

② 为患儿称体重，根据医嘱准确计算用药量。

③ 提前备好温水，协助患儿服药。

④ 治疗中密切观察患儿的生命体征。掌握镇静药物及拮抗药物的特性，掌握基本的急救措施。

（6）注意事项　征得监护人的同意，告知监护人注意事项，并注意观察患儿用药后反应。待药物发挥作用时才进行口腔治疗。对急性症状和哭闹不止的病人不宜用药。治疗时麻醉师应在场。在治疗结束病人尚未完全清醒前，注意防跌伤。治疗时尽量保持诊室环境安静，避免环境嘈杂影响病人。

3. 氧化亚氮吸入镇静法

（1）定义　氧化亚氮吸入镇静法是精神镇静法之一，是让患儿吸入 30% 低浓度氧化亚氮和 70% 高浓度氧气的混合气体，在不丧失意识的情况下，解除患儿的紧张情绪，减少对牙科诊疗疼痛反应的方法。这是一种安全、起效快、镇静深度易控制且恢复快速完全的方法。

（2）适应证　对牙科治疗有较强焦虑和恐惧感的病人，呕吐反射强者，持续时间较长或侵袭性较大的牙科治疗，智障者、残疾儿童口腔科的诊疗。

（3）禁忌证　有鼻呼吸障碍的患儿。

（4）操作方法

① 术前检查：向患儿或监护人了解既往口腔科诊疗情况，评估患儿不合作的程度，征询其监护人的意见。询问全身有无器质性病变等病史。

② 术前处置：告诉患儿吸入氧化亚氮时不要害怕，吸入后开始会出现身体暖烘烘的，手足稍有麻痹的感觉，无疼痛感觉。检查氧化亚氮吸入鼻罩是否通畅，并让患儿戴上试吸。

③ 吸入：体位最好选用仰卧位；再次试戴鼻罩和确认合适，可用带子固定鼻罩；鼻罩固定之后先吸入 100% 氧气以练习鼻呼吸，确定潮气量，确认鼻罩呼吸瓣规则地开闭以后，调整其流量至患儿在闭口状态下能无意识地鼻呼吸即可；鼻呼吸规则形成后，开始吸入氧化亚氮。氧化亚氮浓度从 5% 开始，可根据患儿的反应情况调整浓度以 5% 递增至最佳状态，一般以 30% 为宜，最高不能超过 70%。

④ 维持：达到镇静程度（神情平和，手足和身体肌肉松弛）

时，可以开始口腔科治疗。鼻呼吸是否顺利进行可以直接询问患儿，也可以从鼻罩的呼吸瓣是否规则开闭加以确认。患儿开口状态的维持最好使用开口器。

⑤ 恢复：治疗完毕，终止氧化亚氮吸入，吸入 100% 氧气 3～5 分钟，拆下头带、鼻罩，卧位休息 5 分钟。在候诊室观察 10～15 分钟，走路无身体晃动时即可随监护人回家。

4.全身麻醉法

（1）定义　是指通过麻醉药物产生的全身可逆性意识和痛觉丧失、反射抑制和肌肉松弛的状态。

（2）适应证　严重的智力残疾患儿；全口大多数牙需治疗但又不合作的患儿，特异性体质对局部麻醉不敏感的患儿；偏远地区希望一次处理完毕的患儿；患有全身性疾病，无法耐受日常门诊治疗的患儿；须外科手术，同时有牙齿疾病的患儿。

（3）优点　在一次麻醉下可进行多数牙的处置，治疗中无须患儿的合作，可在无痛下进行治疗。唾液分泌少，易于治疗。

（4）缺点　患儿对口腔诊疗的恐惧感难以消除。因麻醉时间有限，治疗的内容受限，不适合于一次不能完成全部治疗的病例。容易咽下切割牙齿的碎屑、细小的充填物、血液等异物，有误吸的可能。需要术前、术后的监护。

（5）方法

① 麻药：七氟烷较为常用，此药优点是适应证宽，术后并发症少，麻醉和复苏的时间比较快，无易燃易爆的危险。

② 麻醉方法：有吸入麻醉法、气管内插管麻醉法、静脉麻醉法等。

（6）护理配合

① 治疗前准备：配合麻醉师对患儿进行全身检查；做好全口曲面断层、胸片、血常规及肝肾功能的检查；嘱患儿术前 8 小时禁食，4 小时禁水，以免麻醉时发生意外；了解患儿口腔治疗内容，准备治疗用物；准备知情同意书。

② 治疗中配合：防止患儿在半清醒状态下发生坠床；治疗

用物放在便于拿取的地方；给患儿贴上眼膜，以免磨牙碎片溅入眼睛；尽量使用橡皮障；在口内操作时注意口内麻醉插管的位置，避免挤压、移位而影响呼吸。

③治疗后护理：平卧，头偏向一侧，防止呕吐物误吸；注意生命体征的变化；半清醒状态下异常躁动，注意避免伤人和自伤，完全清醒后再交与家长；由于插管刺激，呼吸道黏膜可有轻度水肿，似感冒症状，术后1小时完全清醒后少量饮水，3小时后可自行消失；术后1个月口腔门诊复诊。

第三节　儿童常见牙病

一、乳牙龋病

乳牙龋病是在细菌为主的多因素影响下，牙体硬组织发生慢性进行性破坏的一种疾病，也可称之为牙齿硬组织的细菌感染性疾病。临床特点是初期牙齿龋坏部位的牙釉质透明度降低，呈白垩色；进一步病变部位有色素沉着，颜色呈棕褐色；如果牙齿的釉质继续脱矿、有机质分解破坏使其软化，最终发生牙体缺损，形成龋洞。一旦牙齿有了龋洞，则缺乏自身修复能力。

1.病因

四联因素理论是目前被口腔学术界普遍接受的龋病病因学说。致病的多种因素主要包括细菌和菌斑、食物、宿主和时间相互作用的结果。主要致病菌为变形链球菌，它是乳牙龋病发生的始动因素；其次乳酸杆菌在龋病的发展过程中也起重要作用。

2.治疗

针对不同程度的乳牙龋病，采用不同的方法。在治疗过程中必须尽量减少对牙髓的刺激，保护牙髓，恢复牙的形态、功能及美观，并维护邻近硬组织的正常解剖关系。

3.非手术治疗护理

（1）用物准备　口腔检查基本器械、高速手机及合适车针，小棉球蘸 10% 硝酸银或氟化物备用。

（2）护理配合　暴露病变部位，递手机，协助扩大术野，及时吸唾，保持术野清晰干燥；必要时递洁牙手机清除牙结石及菌斑，用三用枪冲洗干净；递镊子夹棉卷隔湿，吹干患牙表面；医师用蘸有药物的小棉球在患牙上进行涂抹时，协助牵拉患儿口角、挡舌和吸唾，避免药物接触口腔软组织。

4.修复性治疗护理

（1）复合树脂修复术的护理　复合树脂是目前较为理想的牙色修复材料，最突出的优点是美观，可提供与牙最佳的颜色匹配。复合树脂通过粘结技术粘附到窝洞内，其洞型预备较银汞合金修复简单，能保留更多的健康牙体组织。

①用物准备：口腔检查基本器械；窝洞预备器械，包括高、低速手机，车针，挖器；充填器械，包括瓷粉充填器、蜡刀；修复器械，按洞型准备成形片，Ⅱ类洞用不锈钢成形片，Ⅳ类洞用聚酯薄膜片、形片夹等；材料，包括酸蚀剂、粘结剂、树脂材料（深龋要保髓剂、玻璃离子垫底材料）、光固化机、小毛刷、乙醇棉球、复合树脂等；调𬌗、抛光器械，包括咬合纸、金刚砂针等。

②护理配合：窝洞预备护理；协助暴露术野，及时吸唾，保持术野清晰干燥。夹棉卷隔湿，及时吸唾，医师持三用枪吹干患牙后，递送酸蚀剂处理牙面。涂布约 1 分钟后冲洗患牙，及时吸干冲洗液，递送镊子更换棉卷，重新隔湿，及时吸唾，保持干燥。用一次性小毛刷蘸适量粘结剂递送给医师涂布窝洞（分牙本质或牙釉质），轻吹粘结剂使其均匀涂布，递光固化灯进行固化（照射前光导纤维表面包一层一次性透光避污薄膜，防止交叉感染）。然后进行复合树脂充填。用充填器一次取足量材料，从窝洞的一侧送入以排除空气，防止气泡形成。深洞要分层充填、固化，每层厚度 2~3mm，直至填满窝洞，基本恢复外形。每层光照时间（参看产品说明）一般为 20~40 秒。充填完毕递咬合纸检查咬合情况，更换调牙𬌗车针。打磨抛光，慢机装上抛光砂

片，依次先粗后细打磨，或用橡皮轮蘸打磨膏抛光。

复合树脂为不良导体，可能对牙髓有刺激作用，故中等深度以上的窝洞应衬洞或垫底，以隔绝来自复合树脂的化学刺激。一般在深洞接近牙髓处先衬一薄层可固化的氢氧化钙，以促进修复性牙本质形成，再在上面垫一层玻璃离子粘固剂。

（2）玻璃离子粘固剂修复术的护理　临床广泛应用的玻璃离子粘固剂具有良好的与牙体组织的化学粘结性，热膨胀系数与牙相近，封闭性能好，且具有对牙髓刺激小，能释放氟离子等优点。

① 用物准备：除了玻璃离子粘固剂粉液、塑料调拌刀、一次性调拌纸、防水凡士林、75% 乙醇棉球等，其余同复合树脂修复术用物准备。

② 护理配合：窝洞预备护理，递 75% 乙醇棉球处理牙面，吹干。用一次性小毛刷蘸取粘结剂递予医师涂布，用三用枪轻轻将其吹干。根据龋洞的大小调拌适量玻璃离子，交与医师充填龋洞。窝洞填满后立即进行初步外形雕刻，然后递咬合纸，医师检查咬合高点，调整咬合并抛光。用小毛刷或医师用手指蘸凡士林涂布修复体表面进行防水处理。

（3）深龋的护理　深龋的治疗包括垫底充填、直接或间接盖髓安抚治疗。深龋垫底充填多数情况下可以一次垫底后完成充填。直接安抚治疗适用于无自发痛，但有明显激发痛，穿髓孔或极度敏感者。间接盖髓安抚治疗是采用具有消炎和促进牙髓-牙本质修复反应的制剂覆盖于洞底，促进软化牙本质再矿化和修复性牙本质形成，保存全牙髓。

① 用物准备：口腔检查基本器械；准备牙髓活力测试器械：热牙胶条、乙醇灯、冰条、牙髓电活力测试器，窝洞预备器械：高、低速手机，车针，挖器；无痛治疗物品：局部麻醉用仪器及药物，1% 碘酊棉签；暂封用物：粘固剂充填、雕刻刀、玻璃板、调拌刀、垫底、暂封及牙体修复材料。

② 护理配合：用口腔检查基本器械做视诊、探诊、叩诊，

必要时使用冷测验和牙胶条做热测验判断牙髓活力；使用无痛麻醉治疗仪器进行局部麻醉注射；去腐备洞：在高速手机上装上适合的车针递给医师制备洞型，及时吸唾，保持手术视野清晰，必要时递挖器去腐；选用氢氧化钙垫底材料调拌使用；盖髓安抚：严格执行无菌操作，传递充填器械和垫底材料给医师盖髓于患处，用暂封封闭窝洞，修整多余材料。

（4）牙体大面积缺损修复的护理　由于龋病病变的破坏导致牙体大面积组织缺损，此时只有在一般性修复基础上附加固位钉的方法来修复。附加固位钉的牙体修复是在牙本质中制作钉道，依靠钉道中的中固位钉获取固位的修复。

① 用物准备：口腔检查基本器械；窝洞预备器械：高速手机，车针，挖器；钉道预备器械：低速弯手机、钉道麻花钻、固位钉及配套的手用钉帽；根据医嘱备齐充填材料与器械。

② 护理配合：龋洞预备护理；钉道预备：递低速弯手机及钉道麻花钻与医师预备钉道，护士保持钉道干燥清洁；根据不同类型的固位钉选择相应的方法，一般用自攻螺纹钉，套上钉帽旋转钉进入钉道；然后根据牙体的不同要求选择不同的修复材料垫底、充填修复完成治疗。

5. 健康指导

（1）嘱家长帮助患儿保持良好的口腔卫生，认真刷牙，每半年或 1 年定期进行口腔检查，以便早期发现、早期治疗，防止龋病的进一步发展。

（2）复合树脂修复术治疗结束后向家长说明，治疗后可能出现的对复合树脂轻度敏感，观察患儿表现，一般会在治疗后 2~3 天消失；如出现较明显不适，请家长及时来医院复诊。治疗后即可进食，但避免用患牙咀嚼硬物，避免进食过冷或过热的刺激性食物。

（3）玻璃离子粘固剂修复术术后 24 小时避免用患牙咀嚼硬物。如有不适，及时复诊。

（4）深龋治疗后嘱家长避免用患牙咬硬物，不要进食过冷或过热的刺激性食物。如有不适或症状，及时复诊。

（5）由于牙体的大面积缺损，其受力较健康牙齿差，嘱家长提示患儿不可咀嚼硬物或较黏的食物。有条件的可做牙金属预成冠进行修复治疗，保持牙齿的完整和部分功能的恢复。

（6）注意口腔卫生，保持口腔清洁，定时复诊检查。

二、乳牙根尖周病

乳牙根尖周病是指根尖周围或根分叉部位的牙骨质、牙周膜和牙槽骨等组织的炎症性疾病。根尖周围组织通过根尖孔与牙髓密切相连，牙髓组织中的病变产物、细菌及其毒素等很容易通过根尖孔扩散到根尖周围组织，引起根尖周病；牙周组织疾病的细菌也可经根尖孔进入髓腔，引起逆行性感染。

1.病因

最主要的病源为感染的牙髓，其次是牙齿遭受外力的损伤。乳磨牙根分叉处的硬组织薄，副根管多，牙髓感染易通过这些途径扩散。通常牙髓坏死以后，细菌及其毒素、组织分解产物可通过根尖孔到达根尖周组织，或通过髓室底的副根管到达根分叉部位下方的根周组织内而引起根尖周病。根尖周炎的发生与免疫因素有关，引起机体免疫反应的抗原物质主要来自根管治疗药物如甲醛甲酚、樟脑酚等半抗原物质。化学药物封药时间过长、药物渗出根尖孔也能引起化学性根尖周炎。放射性骨坏死、发育性囊肿及肿瘤等也可导致乳牙根尖周的病变。

2.发病机制

当牙釉质和牙骨质的完整性受到破坏时，牙本质甚至牙髓暴露而导致牙髓感染。进入牙髓或根尖周组织的细菌可产生多种有害物质，可直接损伤组织细胞，或通过引发炎症和免疫反应间接导致牙髓组织和根尖周组织的损伤。

3.治疗

乳牙根尖周炎治疗原则是去除炎症，保存患牙，恢复患牙的功能。保持乳牙牙列的完整或延长患牙的保存时间，对于颌骨、牙弓的发育以及乳牙对继承恒牙的引导作用和避免对继承恒牙胚的不良影响均有重要意义。

4. 应急处理

（1）建立髓腔引流　是控制急性根尖周炎的首要措施。医师采用快速锋利的涡轮机钻开髓腔，清除髓室和根管内的感染坏死组织以疏通根管，使炎性渗出物或脓液通过根管引流，达到止痛、防止炎症扩散的目的。护士抽吸 3% 过氧化氢及生理盐水供医师冲洗髓腔，待吸净冲洗液、吹干髓腔及根管后，备一棉球置于髓室内，以免食物堵塞髓腔。经髓腔引流数日，急性炎症消退后再行根管治疗。

（2）切开排脓　对急性根尖周炎已形成黏膜下脓肿者，除建立髓腔引流外，还需在口腔内肿胀部位做局部切开排脓，才能有效控制炎症。切开脓肿前，护士协助医师对术区进行清洁、清毒、隔湿准备，骨膜下或黏膜下脓肿应在局部麻醉下切开排脓。黏膜下脓肿如果比较表浅，也可用表面麻醉剂。时机的掌握应是在急性炎症的第 4～5 天，局部有较为明确的波动感。不易判断时，可行穿刺检查。如果回抽有脓，则即刻切开。脓肿位置较深时，可适当加大切口，放置橡皮引流条，每日更换 1 次，直至基本无脓时撤出引流条。通常髓腔开放与切开排脓可同时进行，亦可先开放髓腔，待脓肿成熟后再行切开。

（3）抗菌药物的全身治疗　按医嘱服用抗生素、镇痛剂、维生素等药物。嘱患儿注意适当休息，高热患儿多饮水，进食流质及半流质食物，注意口腔卫生。

5. 根管治疗术

（1）术前准备　除充填使用的器械外，另备根管扩锉针、光滑髓针、拔髓针、根管充填器和根充材料。

（2）护理配合　对尚具有活髓的牙齿，应在麻醉下拔除残余根髓。预备根管用生理盐水冲洗根管、消毒，吹干后进行根管充填。对感染根管，去除牙髓后用 3% 过氧化氢液、5% 次氯酸钠液、生理盐水冲洗根管并吸干。将蘸有甲醛甲酚、木榴油或樟脑酚液的小棉球放置于髓室内，或含药的棉捻置于根管内，以丁香油氧化锌糊剂封固。

（3）根管充填　3～7日后复诊时，如自觉症状消失，且从根管内取出的棉捻无分泌物，无臭味，患牙无叩痛，即可行根管充填。将根管充填材料反复旋转导入根管或加压注入根管，粘固粉垫底、充填。若炎症未能控制或瘘管仍有渗液，也可换封药物，待症状消退后再行根管充填。

乳牙根管治疗术的基本方法虽与恒牙根管治疗术大体相同，但考虑到乳牙根会发生生理性吸收，继承恒牙方可萌出到正常位置上。因此，乳牙的根管充填材料仅可采用可吸收的不影响乳恒牙交替的糊剂充填。常用的根管充填材料有氧化锌丁香油酚糊剂（ZOE）、碘仿糊剂、氢氧化钙制剂、抗菌药物制剂。

6.健康指导

（1）定期复查：每半年或1年定期复查1次，了解病情。

（2）指导患儿：避免用患牙过重的咀嚼，向家长解释清楚有关事项。教会患儿及家长正确的刷牙方法。

（3）根管充填后可继续随访观察。

三、乳牙及年轻恒牙外伤

儿童在发育的不同阶段其活动特点也不相同，牙齿容易出现外伤，一般是前牙外伤。乳前牙外伤常发生在2～3岁，年轻恒前牙的外伤常发生在7～10岁。根据牙齿外伤的程度不同，一般分为牙齿震荡、牙齿折断、牙齿脱位。

1.病因

牙外伤的病因是突然加到牙齿上致使牙齿不同程度受损的各种机械外力。最常见的是摔倒，其次是交通事故，暴力行为和运动。

2.治疗

牙齿震荡主要采取观察的方法，避免用患牙进食，减少机械刺激。牙齿折断的患牙一般根据牙齿的发育程度、折断部位、外伤的时间等因素采取护髓观察、根管治疗、根尖诱导等治疗。年轻恒牙脱位的患牙一般采取牙齿再植、复位固定，稳定后行根尖诱导或根管治疗。年轻恒牙的治疗尽量保持活髓，以利于继续发育。乳牙的脱位牙根据情况采取观察、复位固定或拔除的方法治疗。

3. 护理要点

（1）用物准备　检查盘 1 套（含口镜、镊子、探针）、牙髓活力测试设备、护髓剂、树脂材料、粘结剂、固位、弓丝、磨光钻针、制取模型用物等。

（2）护理配合

1）患儿准备：热情接待患儿，安排患儿就位，调节椅位及光源，系好胸巾，并向家长介绍治疗方法及意义。注意患儿的情绪，做好相应的行为管理。

2）根尖诱导成形术的护理：根尖诱导成形术是指牙根未完全形成之前而发生牙髓严重病变或根尖周炎症的年轻恒牙，在控制感染的基础上，用药物及手术方法保存根尖部牙髓或根尖周组织沉积硬组织，促使牙根继续发育和根尖形成的治疗方法。第一阶段：消除感染和根尖周病变，导入根尖诱导药物，诱导牙根继续发育。目前首选氢氧化钙及其制剂。第二阶段：根管永久充填，使根尖孔封闭。两个阶段之间的间隔时间或牙根继续发育所需的时间不等，为 6 个月至 1～2 年。操作如下。

① 常规备洞开髓：开髓的位置和大小应尽可能使根管器械循直线方向进入根管。护士协助吸唾。

② 根管预备：仔细去除根管内感染坏死的牙髓组织，并用 3% 过氧化氢液、生理盐水反复冲洗。对于有急性症状的患牙，先做应急处理，开放根管，建立有效引流，待急性炎症消退后再继续治疗。护士应及时备好冲洗药物并吸唾，提前备好根管预备的器械。

③ 根管消毒：吸干根管，采用消毒力强刺激性小的药物封堵于根管内，如木榴油、樟脑酚、碘仿糊剂等，每周更换一次，至无渗出或无症状为止。有根尖周病变的患牙，可封入抗生素糊剂，每 1～3 个月更换 1 次，至根尖周炎症被控制为止。

④ 药物诱导：根管内填入可诱导根尖成形药物如氢氧化钙制剂、抗生素糊剂、磷酸钙生物陶瓷或骨形成蛋白（BMP）。先取出根管内封药，用根管器械将调制好的氢氧化钙糊剂填入根管内，逐层填入，填满根管，使其接触根尖部组织。如根尖端残留活髓，将氢氧化钙糊剂填到根髓断面即可。

⑤ 暂时充填窝洞，随访观察：调制氧化锌丁香油粘固粉垫底，其上可做暂时充填。首次治疗后一般1~3个月复查，拍X线片观察根尖发育情况，有无吸收，更换根管内药物；以后每3~6个月复查1次，根据情况换药，至根尖形成或根端闭合为止。

⑥ 常规根管充填：当X线片显示根尖病变完全愈合、根尖孔完全闭合后，取出根管内药物，清洗根管，行严密的根管充填术。根管充填后可继续随访观察。

4.健康指导

（1）牙外伤后的牙齿一定避免新的机械外力，如咬硬物，避免再次外伤。

（2）充分告知监护人患儿病变的发生过程及可能的结果，嘱咐一定按时复诊，观察病情变化，及时发现问题，更换新的治疗方案。

（3）嘱咐患儿及家长保持良好的口腔卫生。

第十四章　口腔颌面部感染

第一节　智牙冠周炎

一、定义

智牙冠周炎又称下颌第三磨牙冠周炎，是智牙在萌出过程中由于萌出位置不足而致阻生，智牙萌出不到位。当其牙冠周围软组织发生炎症时称为智牙冠周炎。多见于年轻成人。

二、临床表现

（1）症状　智牙冠周炎好发于 18～30 岁的青年人，以急性炎症的形式出现。炎症初期仅感磨牙后区不适，偶有轻微疼痛；炎症加重时，局部有自发性跳痛，或沿耳颞神经分布产生放射性痛，并出现不同程度的张口受限；炎症后期全身症状明显，可出现发热、头痛等症状。

（2）体征　口腔检查可见下颌第三磨牙萌出不全或阻生，牙冠周围软组织红肿、糜烂、有触痛。探针可探及未完全萌出的智牙或阻生牙，并可从龈瓣内挤压出脓性分泌物，重者可形成冠周脓肿，同时患侧颌下淋巴结增大、触痛明显。

三、辅助检查

（1）血常规检查　白细胞计数及中性粒细胞比例增高。

（2）探针检查　可触及未完全萌出或阻生的智牙牙冠。

（3）X 线片检查　可帮助了解未萌出或阻生牙的生长方向、位置、牙根的形态及牙周情况；在慢性冠周炎的 X 线片上，有时可发现牙周骨质阴影（病理性骨袋）的存在。

四、治疗

急性期应以消炎、镇痛、切开引流、增强全身抵抗力的治疗为主；当炎症转入慢性期后，若为不可能萌出的阻生牙应尽早拔除，以防感染再发。

五、护理要点

1.疼痛护理

（1）用药护理　在使用药物镇痛治疗时，护士应注意观察药物的不良反应。

（2）布置舒适的环境　为患者提供安静、整洁、舒适、安全的休息环境，并帮助患者学习放松疗法，分散其对病痛的注意力。

2. 预防感染护理

（1）保持口腔清洁　用温盐水或漱口液漱口，以清除口腔内残留的食物残渣及细菌，可每日数次。

（2）抗感染治疗　局部炎症及全身反应较重者，遵医嘱应用抗生素。

（3）局部冲洗

① 物品准备：一次性检查盘、5ml 注射器、10ml 注射器、冲洗针头、生理盐水、3% 过氧化氢溶液、碘甘油。

② 治疗过程及护理：用带有弯钝针头的注射器分别抽吸 3% 过氧化氢溶液和生理盐水，协助医师对冠周炎龈袋进行反复冲洗，直至无脓性分泌物为止。局部擦干，用探针蘸取碘甘油或少量碘酚送入龈袋内，以达到消炎、消肿、止痛的目的，每日 1～3 次。

3. 智牙拔除术的护理

（1）术前护理

① 了解病史，询问患者有无药物过敏史，了解患者全身情况，以便了解患者有无拔牙禁忌证及做好术前准备和术后护理。

② 告知并签署牙拔除术同意书，向患者简要介绍病情、拔牙过程及其必要性，术中的感觉与术后可能出现的情况。同意接受智牙拔除术时，请患者签字。

③ 嘱患者避免空腹拔牙。术前拍摄 X 线牙片，以检查邻牙有无炎症、龋坏及松动。

④ 术区嘱患者取出活动义齿后，用 0.05% 氯己定溶液含漱。口内术区及麻醉穿刺点用 0.1% 碘酊消毒。

（2）术中护理

① 护士配合时，应在患者左侧，以及时传递器械、抽吸唾液或血液、保护颞下颌关节。

② 智牙拔除过程中，护士应严格无菌操作。术中注意灯光的调节。

③ 若采用涡轮机微创拔牙，应协助医师牵拉患者口角，不

断喷射生理盐水至钻骨处及钻针头，以降低局部温度，避免因高温而引起牙组织坏死。

④ 若需劈冠，要根据医师放骨凿位置，左手托护患者的下颌角，右手握骨锤，用闪击法，即第一下很轻为预备性提示，第二下用力快而干脆。

⑤ 护士应协助医师不断吸出患者口咽的唾液和血液等液体，以保持术野清晰。

（3）术后护理

① 为患者清洗口周血迹，调整椅位为坐位，让患者休息 5 分钟再离开牙椅。

② 检查拔除的牙与用过的器械，如检查针头、缝针、牙挺有无折断，并对器械进行预处理。

③ 观察拔牙区出血状况，嘱患者咬紧无菌小棉纱卷 30 分钟压迫止血。

④ 智牙拔除后，观察病情 30 分钟，如无不适方可让患者离开医院。

⑤ 对诊疗区域进行终末消毒。

4. 心理护理

向患者简单介绍本病的发病过程、治疗方法，消除其恐惧、焦虑心理，树立其治愈本病的信心，使其积极配合治疗。

5. 病情观察

术中认真观察患者病情的变化，包括神志、意识、面色、呼吸，重视患者的主诉，如头痛、头晕、胸闷、恶心等。发现异常及时告知医师。有心血管疾病的患者，应持续心电监护，及时准确监测血压、心率、脉搏等。

6. 健康指导

（1）指导患者遵医嘱按时用药，并注意观察药物不良反应。

（2）指导患者及家属识别可能发生急性发作的征象，如牙龈肿痛，急性发作时应及时就诊。

第二节 面部疖和痈

一、定义

面部皮肤是人体毛囊及皮脂腺、汗腺最丰富的部位之一，是人体暴露部分，接触灰尘、污染物、细菌机会多，可引起毛囊及其附件的急性化脓性炎症。单个毛囊及其附件的化脓性炎症称为疖；相邻多个毛囊及其附件同时发生的急性化脓性炎症称为痈。其病原菌主要为金黄色葡萄球菌。正常毛囊及其附件内常有细菌存在，但只有在局部因素影响下或全身抵抗力下降时，细菌才开始活跃引起炎症。此外，皮肤不洁或剃须等原因引起的损伤均可成为局部诱因，全身衰竭或糖尿病患者也易发生疖、痈。

二、临床表现

（1）疖　好发于青壮年，以男性多见，特别是皮脂腺代谢旺盛者，可反复发作。初起为皮肤上有红、肿、热、痛的小硬结，或锥形隆起，有触痛。2～3天硬结顶部出现黄白色脓头，周围发红，患者自觉局部瘙痒、有烧灼感及跳痛，一般无明显全身症状。上唇疖，因其位于颌面部的危险三角区，感染可循丰富的淋巴管及血管扩散，可造成颅内感染以及败血症或脓毒血症等并发症。

（2）痈　好发于皮肤较厚的唇部，又称唇痈，上唇多于下唇，男性多于女性。在明显肿胀的唇部与口唇黏膜上出现剧烈疼痛的黄白色脓头，脓头周围组织亦有坏死，经长时间才能溶解、分离，形成多数脓栓脱落后的蜂窝状腔洞。常常各个腔洞之间的皮肤、黏膜或皮下组织也逐渐坏死，致整个痈的病变区中央上皮组织均坏死脱落；感染可向四周和深部发展，可并发颅内及全身感染。

三、辅助检查

血常规检查可见白细胞计数升高，以中性粒细胞比例增高为主，严重者可有中毒颗粒或核左移。亦可取脓血进行直接涂片革兰染色镜检，或将标本接种分离培养后鉴定菌种并做药物敏感试验。

四、治疗

（1）疖初起时可用 2% 碘酊涂擦局部，每天 1 次，并保持局部清洁。

（2）禁忌捏挤、挑刺、热敷，以免感染扩散。

（3）脓头明显局限后，可用小镊子取出脓栓。

（4）唇痈早期宜用高渗盐水或含抗生素的盐水纱布局部持续湿敷，以使炎症局限，促进局部病变软化和穿破。在急性炎症得到控制、局部肿胀局限或已形成明显皮下脓肿而又久不溃破时，可考虑在脓肿表面中心皮肤变薄区域做保守性的切开引流，切忌分离、挤压脓腔。

（5）颜面部疖与痈的病原菌主要是金黄色葡萄球菌，可选用对金黄色葡萄球菌敏感的药物。特别是对于唇痈患者疑有全身化脓性感染等并发症时，可联合应用抗生素。抗菌药物应用剂量宜大，疗程应足够，以防病情反复。一般应在体温下降、临床表现好转、局部病灶控制 1～2 周后方可停药。

（6）重症患者应加强全身支持疗法，包括：卧床休息，加强营养，补液或少量输血，补充电解质溶液纠正酸中毒。出现中毒性休克时，应积极采取综合措施，并尽快纠正循环衰竭所出现的低血压，出现颅内高压时应进行正确的脱水治疗。

五、护理要点

（1）心理护理　耐心向患者介绍其病情及治疗计划，以缓解患者的紧张情绪，消除其焦虑。

（2）饮食护理　加强营养，给予高蛋白质、富含维生素饮食。

（3）局部护理　保持局部清洁，进食时不要污染伤口，严禁搔抓、挤压、挑刺、热敷等。疖初起局部可用 2% 碘酊涂擦患处，每日 1 次。痈局部用 3% 高渗盐水或 25%～50% 硫酸镁持续湿敷以利于排脓，促进炎症的局部吸收，减轻疼痛。唇痈患者应限制唇部活动，减少说话和咀嚼，同时还应减少局部刺激。

（4）治疗护理　面部疖伴有蜂窝织炎和面痈患者根据药敏试验，给予全身抗菌药物治疗，注意观察、记录患者生命体征变化和药物疗效。

（5）病情观察　注意观察病情变化，做好局部护理，防止并发症的发生，发现异常应及时对症处理。

（6）健康指导

① 向患者介绍面部解剖生理特点，使其知道面部疖、痈处理不当的严重后果。

② 指导患者加强自我护理，切忌对疖、痈进行挤压，以防止感染扩散。

第三节　颌面部间隙感染

一、定义

颌面部间隙感染是颜面、颌周及口咽区软组织化脓性炎症的总称。正常的口腔、颜面、颈部深面解剖结构均有致密的筋膜包绕，筋膜之间有数量不等而且彼此连续的疏松结缔组织或脂肪组织填充，形成易发生感染并且感染易扩散的潜在间隙。临床上根据解剖结构和临床感染常出现的部位，将其分为不同名称的间隙，如咬肌间隙、翼下颌间隙、颞下间隙、颞间隙、下颌下间隙、咽旁间隙、颊间隙、舌下间隙、颏下间隙、眶下间隙、尖牙窝间隙等。

二、临床表现

1.局部炎症反应

化脓性感染的局部表现为红、肿、热、痛和功能障碍。腐败坏死性感染除炎症反应外，还会产生皮下气肿。

2.全身中毒症状

炎症反应严重者，全身出现高热、寒战、脱水、白细胞计数升高、食欲减退、甚至昏迷、休克等全身不适的中毒症状。

3.临床常见间隙感染的不同症状表现

（1）眶下间隙感染　局部表现为红肿、疼痛，上下眼睑水肿致睁眼困难，上唇肿胀，鼻唇沟变浅或消失，脓肿形成后可触及波动感。

（2）下颌下间隙感染　局部表现为下颌下三角区红肿、疼痛，皮纹消失、皮肤发亮，下颌下缘可因肿胀而不明显。

（3）咬肌间隙感染　主要的临床特征是以下颌支下颌角为中心的咬肌区红肿、疼痛；由于炎症刺激，咬肌处于痉挛状态，致使张口受限、牙关紧闭。

（4）口底多间隙感染　又称口底蜂窝织炎，口内可见口底肿胀、舌体挤压抬高、舌运动受限，患者出现言语不清、吞咽困难、不能进食。如肿胀向舌根部蔓延，可压迫咽部、会厌而引起呼吸困难甚至窒息，是颌面部最严重而治疗最困难的感染之一。

三、辅助检查

（1）波动试验　波动感是浅部脓肿的重要特征；深部脓肿波动感不明显，但压痛点比较清楚，按压脓肿区的表面皮肤常出现不能很快恢复的凹陷性水肿。

（2）穿刺法　协助确诊深部脓肿有无脓液或脓肿的部位。

（3）B超或CT检查　进一步明确脓肿的部位及大小；B超可引导进行深部脓肿的穿刺或局部给药等。

（4）脓液涂片及细菌培养检查　可确定细菌种类；必要时做药物敏感试验，可指导临床合理用药。

（5）实验室检查　一般可见白细胞计数明显升高，但在重度感染或大量使用抗菌药物情况下，白细胞计数可无明显增加，但有中毒颗粒和核左移出现。

四、治疗

1.全身治疗

（1）支持疗法包括吸氧、输液、补充营养与维持电解质平衡等措施。病情严重、抵抗力低下的小儿应考虑输入少量新鲜血。

（2）选用有效的抗菌药物，采用静脉输入，并保证足量。

（3）对病情严重的患者，特别是婴幼儿要留心观察败血症、脓毒血症、中毒性休克、呼吸道梗阻等并发症的早期征兆。

（4）对口底蜂窝织炎患者，尤其是婴幼儿，应做好气管切开的准备，防止呼吸困难、窒息的发生。

2.局部治疗

（1）炎症早期采用消炎、止痛药物外敷，可使炎症局限。

（2）一旦确定有脓肿形成，即行切开引流术。

（3）切口要选择适当部位，眶下脓肿采取口内切口，下颌下脓肿在下颌缘下2cm做切口，切口方向平行下颌缘。

（4）深部脓肿在切开皮肤后，逐层分离至脓腔，再引导脓液流出，用1%～3%过氧化氢溶液、生理盐水冲洗后，放置引流管。

五、护理要点

1.疼痛的护理

（1）药物护理　应用镇痛药，给予抗生素治疗原发病灶，并注意观察和记录用药反应。

（2）提供舒适的环境　为患者提供安静、整洁、舒适、安全的休息环境，并帮助患者学习放松疗法，分散其注意力。

2.心理护理

护理人员应与患者建立良好的护患关系，鼓励患者树立战胜疾病的信心和勇气，生活上尽量体贴关怀患者，并鼓励其家属、亲友陪伴，以给予患者精神、心理支持。向患者介绍疾病发生的原因、治疗手段，并邀请康复期患者现身说法，使患者得到心理上的激励和配合治疗，从而缓解患者焦虑不安的情绪。

3.高热的护理

严密观察患者生命体征的变化，给予乙醇擦浴、冰袋冷敷和应用降温药物。鼓励患者多饮水以加快毒素排泄和维持机体电解质平衡。

4. 饮食护理

给予营养丰富易消化的流食或半流食，补充必要的营养、水分和电解质及各种维生素，以满足机体需要。张口受限者可采用吸管以吸吮方式进食，吞咽困难者可放置胃管鼻饲流食。

5. 围术期护理

（1）术前护理 向患者解释手术目的。

① 使脓液、感染坏死物迅速排出，减少毒素吸收。

② 减轻局部肿胀、疼痛及张力，缓解对呼吸道和咽腔的压迫，避免发生窒息。

③ 可防止感染向邻近间隙蔓延，防止向颅内、纵隔和血液扩散，避免严重并发症。

④ 可防止发生边缘性骨髓炎。

（2）术后护理

① 切口护理：脓肿切开后，切口放置橡皮引流条或引流管，应密切观察引流是否通畅及脓液的性状、颜色、气味等。给予更换敷料，每日 2～3 次，用 1%～3% 过氧化氢溶液或生理盐水反复冲洗切口。协助患者采取半卧位，以减少切口张力，利于切口引流。

② 生活护理：指导患者进高热量、高蛋白的流质或半流质饮食，避免辛辣等刺激性食物。注意休息，治疗期戒烟、戒酒。

③ 用药护理：向患者介绍术后治疗、用药、护理过程中的注意事项，以取得患者的配合。

④ 口腔护理：加强口腔护理是预防口腔感染的有效措施。病情轻者嘱其用温盐水或漱口液漱口；病情重者用 3% 过氧化氢溶液进行口腔冲洗，每日 3 次，以保持口腔清洁。

6. 保持呼吸道通畅

呼吸道阻塞是口腔颌面部感染既较常见而又危险的并发症，应确保充分给予氧气吸入，密切观察患者呼吸道通畅情况。若炎症侵及口底间隙，患者可出现舌体抬高、咽腔缩小等并发呼吸道阻塞的临床表现，此时应做好抢救准备，在床旁备气管切开包等。昏迷患者可将其舌体牵拉至口外固定，以保证呼吸道通畅。

7. 病情观察

加强病情观察，防止窒息。感染严重时可出现感染性休克或败血症、呼吸道阻塞等并发症，因此，应严密观察患者意识是否清楚，有无烦躁、神志淡漠、嗜睡等；密切监测各项生命体征，尤其注意观察呼吸频率、节律的变化，必要时备好气管切开包，以防窒息的发生。对发热、寒战患者注意评估其有无头痛、呕吐、颈强直等颅内感染征象。当体温超过 39℃时，应及时给予物理降温，并嘱患者多饮水，并注意其尿量情况。

8. 健康指导

（1）嘱患者治愈出院后，逐渐练习张口、闭口运动，直至功能恢复。

（2）鼓励患者进食高热量、高蛋白、富含维生素的食物，以保证营养摄入，利于身体恢复。

（3）指导患者正确刷牙、漱口，使患者明白加强口腔护理、预防口腔感染是切断颌面部间隙感染的重要途径。

（4）指导患者遵医嘱按时用药，并注意观察药物不良反应。

（5）指导患者及其家属识别可能发生的急性发作的征象，如面部肿痛，应及时就诊。

（6）指导患者增强身体抵抗力。不宜吸烟、饮酒、喝浓茶、喝咖啡和进食辛辣等刺激性食物。

（7）应保证充足的睡眠，保持良好的心态，避免情绪激动。

第四节　颌骨骨髓炎

一、定义

颌骨骨髓炎是细菌或理化因素对颌骨施加影响而引起的颌骨炎症病变。颌骨骨髓炎除指骨髓的炎症外，还应包括骨膜和骨皮质的炎症。根据病程的长短分为急性颌骨骨髓炎和慢性颌骨骨髓炎。

二、临床表现

颌骨骨髓炎的临床发展过程可分为急性期和慢性期。

（1）急性期特点　早期有明显的全身症状，如发热、寒战、食欲缺乏、疲倦无力。患牙剧烈疼痛，呈持续跳痛，口腔黏膜及颊部软组织充血；患牙可有明显叩痛及伸长感。

（2）慢性期特点　病程进展缓慢，全身症状较轻，体温正常或仅有低热；长期消耗导致患者出现消瘦、贫血、营养不良及胃肠消化功能障碍；面颊部或口内瘘管长期流脓，可有死骨排出，有时还可发生张口受限。

三、辅助检查

（1）X线检查　X线检查在骨髓炎的急性期常看不到有骨质破坏，进入慢性期颌骨：已有明显破坏后，X线检查才具有诊断价值。颌骨骨髓炎的X线检查可表现为骨质破坏与骨质增生，前者的典型变化是骨小梁排列紊乱与死骨形成，后者主要表现为骨膜反应性增生。

（2）实验室检查　血常规检查一般可见白细胞计数明显升高，但在重度感染或大量使用抗菌药物情况下，白细胞计数可无明显增加，但有中毒颗粒和核左移出现。

（3）细菌培养检查　可确定细菌种类。必要时做细菌药物敏感试验，可指导临床合理用药。

四、治疗

1. 急性颌骨骨髓炎

（1）药物治疗　控制感染的发展，给予足量、有效的抗生素，同时给予全身的支持疗法。

（2）手术治疗　目的是引流排脓及去除病灶。

2. 慢性颌骨骨髓炎

（1）手术治疗　手术去除死骨及用刮除方式清除病灶。

（2）药物治疗　以控制感染、增强机体抵抗力为主。根据致病菌的抗菌谱给予敏感性抗菌药物。由于颌骨骨髓炎多为混合细菌感染，故以选用广谱抗生素为宜。如已明确为牙源性感染，应尽早拔除病灶牙以利引流，避免发生更广泛的骨质破坏。如有骨膜下脓肿或颌周间隙感染，应及时切开排脓。

（3）病变已局限或已有死骨形成，则以手术治疗为主，并辅以药物治疗。术后用抗生素 7～14 天控制感染，以免复发。

五、护理要点

1. 疼痛的护理

（1）应用镇痛剂，遵医嘱使用足量的抗生素控制感染，并注意观察和记录用药反应。

（2）急性炎症初期，用超短波局部照射治疗能缓解局部疼痛，消除肿胀。

（3）为加速伤口愈合，改善局部血运及张口度，患者术后可进行理疗及热敷。

（4）为患者提供舒适安静的环境，保证患者有足够的休息及睡眠时间，并帮助患者学习放松疗法，分散其对病痛的注意力。

2. 做好高热的护理

（1）患者体温在 38.5℃ 以上时，应进行物理降温或化学降温。物理降温主要有冰袋、冰帽、冷湿敷、温水擦浴等方法，应根据病情加以选择。化学降温主要指应用退热药，用药 30 分钟后必须再次测量体温，并将结果记录于体温单上。

（2）患者在退热过程中往往会大量出汗，应及时为患者擦干汗液，更换衣被，但要防止着凉，避免对流风。

（3）高热脱水者应给予静脉补液，以维持水电解质平衡。

3. 饮食护理

（1）给予营养丰富且易消化的流食或半流食，补充必要的营养、水和电解质及各种维生素，以满足机体的需要。

（2）张口受限者可采用吸管以吸吮方式进食，吞咽困难者可放置胃管鼻饲流食。

（3）全身麻醉清醒 3 小时后，即可用鼻饲进食高热量、富含维生素、高蛋白温热流质食物。

4. 围术期护理

（1）术前护理　向患者解释手术目的。

① 去除感染坏死物，减少毒素吸收。

② 减轻局部肿胀、疼痛及张力。

③ 防止感染向邻近间隙蔓延，防止向颅内、纵隔和血液扩散，避免严重并发症。

（2）术后护理

① 全身麻醉清醒前去枕平卧位，头偏向一侧；全身麻醉清醒后，取半坐卧位，以利呼吸和引流。

② 持续低流量吸氧。

③ 指导患者进行高热量、高蛋白的流质或半流质饮食，避免辛辣等刺激性食物。

④ 注意休息，治疗期戒烟、戒酒。

⑤ 介绍术后治疗、用药、护理过程中的注意事项，以取得患者的配合。

⑥ 病情轻者嘱患者用温盐水或漱口液漱口；病情重者用 3% 过氧化氢溶液进行口腔冲洗，每日 3 次，以保持口腔清洁。

5. 心理护理

给予患者充分的同情及理解，并鼓励患者说出心理感受。对焦虑的患者进行心理疏导，可介绍其认识曾患同种疾病的恢复期患者，通过曾患同种疾病恢复患者的现身说法来增强患者的信心，使其积极配合治疗。

6. 病情观察

（1）密切观察患者病情变化和手术切口愈合情况。

（2）严密监测患者神志、意识是否清楚。

（3）持续心电监护，严密监测生命体征。

（4）手术后，观察引流是否通畅及脓液的性状、颜色、气味等。

7. 健康指导

（1）进食后可进行口腔冲洗，如用口腔含漱液或生理盐水边冲洗边吸引，以保持口腔清洁。

（2）戒烟、戒酒，不喝浓茶、咖啡，避免进食辛辣刺激性、坚硬的食物。

（3）指导患者及其家属识别可能发生急性发作的征象，如面部肿痛，如有发生应及时就诊。

（4）出院后遵医嘱按时服药，并注意观察药物不良反应。

第十五章 口腔颌面部损伤

第一节 口腔颌面部损伤的急救

口腔颌面部损伤后易发生窒息、出血、颅脑损伤、休克等危及生命的并发症。急救的根本目的是抢救生命，因此急救时必须全面了解伤情，分清主次和轻重缓急，以采取正确的急救措施。现场处理时，应从威胁生命最主要的问题开始，预防窒息、有效止血和抗休克是创伤急救的首要任务。对急性呼吸道梗阻的抢救，要迅速明确原因、解除梗阻，快速开放气道。对颌面部急性出血的急救，应采取相应的止血措施，同时及时补充血容量，积极防治失血性休克。

一、窒息的急救

窒息急救的关键在于及早发现和及时处理。

1. 窒息的原因

大致可分为阻塞性窒息和吸入性窒息两种。

（1）阻塞性窒息

① 异物阻塞：如血凝块、骨碎片、牙碎片以及各类异物均可阻塞呼吸道而发生窒息。

② 组织移位：如下颌骨颏部粉碎性骨折或下颌体两侧同时骨折时，由于口底降颌肌群的牵拉，可使下颌骨前部向后下移位，引起舌后坠而阻塞呼吸道。

③ 气道狭窄：口底、舌根和颈部在损伤后，这些部位内形成血肿、严重的组织反应性肿胀均可压迫上呼吸道而发生窒息。面部烧伤而窒息的伤员，应注意可能吸入灼热气体而使气管内壁发生水肿，导致管腔狭窄引起窒息。

④ 活瓣样阻塞：受伤的黏膜盖住了咽门而引起的吸气障碍。

（2）吸入性窒息　吸入性窒息多因患者昏迷而导致血液、分泌物、呕吐物等被吸入气管而引起。

2.窒息的急救措施

（1）解除阻塞　迅速用手指或器械取出异物或用吸引器吸出堵塞物，保持呼吸道通畅。如有舌后坠，可在舌尖后约 2cm 处用大圆针和 7 号线或大别针穿过舌的全层组织，将舌拉出口外。上颌骨水平骨折，软腭向下后坠落压于舌背时，在清除异物后，可用压舌板或筷子、铅笔横放于上颌双侧前磨牙位置，将上颌骨骨折块向上托起，并固定于头部绷带上。

（2）改变患者的体位　先解开患者颈部衣扣，并使患者的头部偏向一侧或采取俯卧位，便于唾液及分泌物自然流出。采取俯卧位时，须垫高患者的前额。

（3）插入通气管　对因肿胀压迫呼吸道而窒息的病人，可经口或鼻插入通气管，以解除窒息。

（4）环甲膜穿刺或气管切开　如情况紧急，又无适当通气管时，可用 1～2 根粗针头在环状软骨和甲状软骨之间做环甲膜穿刺，随后行气管切开术。如呼吸已停止，可做紧急环甲膜切开术进行抢救，病情平稳后行常规气管切开术。

二、出血的急救

口腔颌面部损伤后出血较多。如伤及较大血管，处理不及时，可导致死亡。应根据损伤的部位、出血的来源（动脉、静脉或毛细血管）和程度，以及现场条件采取相应的止血方法。

（1）指压止血　用手指压迫出血部位供应动脉的近心端，可达到暂时止血的目的：如颞部、头顶、前额部出血，可压迫耳屏前的颞浅动脉；颜面出血，可压迫下颌角前切迹处的面动脉；头颈部大出血，在紧急时，可在胸锁乳突肌前缘，以手指触到搏动后，向后压迫于第 6 颈椎横突上，压迫时间不超过 3～5 分钟，注意此压迫易导致心律失常，甚至心跳骤停。

（2）包扎止血　适用于较浅的毛细血管和小动、静脉的出血。包扎前要将撕裂的软组织和移位的骨断端适当复位，包扎压力要适当，以避免组织过度受压而缺血，加重骨折断端的移位或阻塞呼吸道。

（3）填塞止血　用于开放性和洞穿性创口，也可用于腔窦出血。紧急情况下可用纱布填塞，再用绷带加压包扎。常规填塞时可用碘仿纱条或油纱条。颈部及口底创口填塞时，应注意保持呼吸道通畅，防止压迫气管发生窒息。

（4）结扎止血　现场条件允许时可对血管断端进行钳夹和线扎止血，效果最确切，也便于转送伤员。对使用上述方法仍不能奏效的严重出血可以采用颈外动脉结扎术止血，同时进行抗休克治疗。

（5）药物止血　适用于组织渗血、小静脉和小动脉出血。常用的局部止血药物有各种中药止血粉、止血纱布、止血海绵等。全身可辅助使用卡巴克洛、酚磺乙胺等药物。

三、休克的急救

口腔颌面部损伤患者主要是失血性或创伤性休克。单纯性颌面部损伤发生休克的机会不多，常因伴发其他部位严重损伤而引起。颌面部损伤患者休克的处理原则与一般创伤性休克基本相同，如抬高下肢，尽快补充血容量，保持呼吸道通畅，给氧、镇痛等。但在颌面部损伤患者休克急救中，不要应用吗啡，因吗啡有抑制呼吸的作用，而颌面部损伤患者易发生呼吸障碍；吗啡又可使瞳孔缩小，会妨碍观察颅脑损伤的病情变化。

四、颅脑损伤的急救

（1）凡有颅脑损伤的患者，应卧床休息，减少搬动，暂停不急需的检查或手术。

（2）如鼻孔或外耳道有脑脊液外流时，禁止做耳内、鼻内填塞与冲洗，以免引起颅内感染。

（3）对烦躁不安的患者，可给予适量的镇静剂，但禁用吗啡，以免抑制呼吸，影响瞳孔变化及引起呕吐，增加颅内压。

（4）如有颅内压增高现象，应控制入水量，并静脉滴注 20% 甘露醇 250ml 或静脉注射 50% 葡萄糖液 40～60ml，每日 3～4 次，以减轻脑水肿，降低颅内压；地塞米松对控制脑水肿亦有良效。

（5）如病情恶化，颅内有血肿形成，应及时请有关专科医生会诊处理。

五、患者的包扎

包扎是急救过程中非常重要的一个步骤，因为包扎有压迫止血、暂时性固定骨折、保护创面、缩小创面、减少污染、减少唾液外流、止痛等作用。包扎颌面部时应注意避免压迫颈部，以免影响患者的呼吸。常用的包扎方法有四尾带包扎法和十字绷带包扎法。

（1）四尾带包扎法　将绷带撕（剪）成四尾形，额部衬以棉垫，将左右后两尾结在头顶前，左右前两尾结在枕骨结节下，然后再将两尾末端结于头顶部，可起到包扎和制动作用。

（2）十字绷带包扎法　用绷带先围绕额枕部缠绕 2～3 圈后，自一侧反折，由耳前区向下绕过颏部至对侧，再由耳前区向上越过顶部呈环形包绕，如此反复数次，末端用胶布固定，或在围绕额枕部 2～3 圈后将绷带穿越绕头绷带而不用反折方法亦可达到同样效果。

六、患者的运送

运送患者时应保持患者呼吸道通畅。一般患者可采取侧卧位或头侧向位，避免血凝块或分泌物堆积在口咽部；昏迷患者可采取俯卧位，额部垫高，使口鼻悬空，有利于唾液外流和防止舌后坠。运送途中，应随时观察伤情变化，防止窒息或休克的发生。搬运疑有颈椎损伤的患者，应 2～4 人同时搬运，1 人稳定头部并加以牵引，其他人则以协调的力量将患者平直整体移到担架上，颈下旋转小枕，头部两侧用小枕固定，防止头的摆动。

第二节　口腔颌面部软组织损伤

一、定义

口腔颌面部软组织损伤一般涉及皮肤、皮下组织，也常涉及舌、颊、软腭、口底、涎腺、神经、血管等特殊的组织和器官，还可与颌面部骨折同时发生。据统计，单纯颌面部软组织损伤的发生率约占颌面部损伤的 65%。根据损伤原因和伤情不同可分为擦伤、挫伤、切割伤、刺伤、撕裂或撕脱伤、咬伤等。各类损伤的临床症状和处理方法也各有特点。

二、临床表现

（1）擦伤　皮肤表层破损，出血不多，常被表浅异物污染，疼痛较剧烈。

（2）挫伤　受伤局部疼痛，皮肤常出现瘀斑、肿胀，甚至可形成深部血肿。

（3）切割伤　皮肤及其被覆的软组织裂开，创缘多整齐，伤及大血管可大量出血，伤及面神经可造成面瘫，伤及腮腺导管可发生涎腺瘘。

（4）刺伤　伤口多呈较深的盲管状，贯通伤也不少见，刺入物可污染伤口深部，甚至断在伤口内。

（5）撕裂或撕脱伤　这种伤口多不整齐，常见组织缺损，皮肤及其深层组织往往伴有挫伤，甚至有骨面的暴露。大面积的撕脱伤往往出血多，疼痛剧烈，容易发生休克。

（6）咬伤 伤口创缘不整齐，常伴有组织缺损和伤口污染。

三、辅助检查

X 线检查可协助诊断。

四、治疗

1. 擦伤

可在局部麻醉下彻底清洗创面，清除异物，保持创面干燥，防止感染。这种创面一般无需缝合，愈合后一般不遗留明显瘢痕。

2. 挫伤

伤后 24 小时内可用冷敷，局部加压包扎止血，镇痛。已形成血肿者，可在 1～2 天后改用局部热敷、理疗，预防感染。如已发生血肿感染则应切开引流，排出脓血。

3. 切割伤

（1）若在 3 天以内伤口无明显化脓，应在彻底清创、止血条件下将伤口准确复位，分层缝合，皮肤缝合采用小针、细线。

（2）对耳屏前和面侧方的伤口，应检查面神经和探查腮腺导管，发现面神经或腮腺导管断裂，有条件时应做修复，无修复条件时应转往上级医院。

4. 刺伤

（1）处理前要特别注意伤口出血情况，可借助 B 超或 CT 检查判断伤道和异物与重要血管的关系，在充分做好止血准备后才能着手取出伤道内的异物。

（2）取深部的异物要通过影像学定位，或在 C 型臂 X 线机下操作。

（3）彻底清创后应先关闭与体腔相通的伤口，逐层缝合，消灭无效腔，放置橡皮条引流，加压包扎。

5. 撕裂或撕脱伤

（1）对撕裂伤要及时清创，尽可能少地修剪创缘，更不要轻易修剪掉尚有连接的撕裂组织；准确复位移位的组织，尤其对眼睑、鼻唇等部位更要仔细对位缝合。对完全离体的撕脱组织应尽可能做血管吻合再植，如无血管可供吻合也应尽量利用其皮肤游离移植来消灭创面。

（2）若离体组织最大径小于 2cm，也应尝试复合组织游离移植。

（3）对舌体的撕裂伤应采用大针粗线全层缝合，原则上要恢复舌的长度。

（4）若组织严重水肿、感染、缺损，清创后不能做初期缝合，可先行定向减张缝合，待水肿消退、感染控制、创面稳定后再做延期缝合或修复。

6. 咬伤

（1）对于犬咬伤者，应注射狂犬病疫苗。

（2）对颌面部较深较大的创口，除以上局部处理外，还应注射破伤风抗毒素，适当使用抗生素以预防感染。

五、护理要点

1. 手术前护理

（1）心理护理　及时联系患者家属，缓解患者的孤独感。热情接待患者，鼓励患者说出使其不安及担忧的问题，并给予其耐心的解释和安慰，使患者了解口腔颌面部外伤的特点。消除患者及其家属的顾虑，使患者树立和鼓起战胜伤痛的信心和勇气。

（2）术前常规准备

① 观察意识变化。

② 保持呼吸道通畅，必要时吸氧。

③ 监测生命体征。

④ 建立静脉通道。

⑤ 准备急救用物。

⑥ 做好抢救和手术准备。

2. 颌面部软组织损伤清创术的护理

清创术是预防创口感染和促进愈合的基本方法，口腔颌面部损伤的患者只要全身条件允许，应尽量对局部伤口进行早期外科处理，即清创术。

（1）适应证　口腔颌面部损伤患者生命体征稳定；口腔颌面部擦伤、挫裂伤、刺伤、切割伤、撕脱伤、咬伤、刺伤等。

（2）物品准备　生理盐水、3% 过氧化氢溶液、0.5% 氯己定棉球、无菌手套、无菌纱布、局麻药、注射器、引流条（必要时）、油纱、小切开包、一次性针头、美容缝合线。

（3）治疗过程及护理

① 核对患者病历及患者姓名。安排患者就座在治疗椅上。为患者系好胸巾。调整椅位及光源。

② 准备麻药，询问患者有无过敏史。一般均可在局部麻醉下进行，小儿或不合作的患者可考虑全身麻醉。

③ 冲洗创口：用 3% 过氧化氢溶液和生理盐水彻底冲洗创口，力求将异物和血块去除下净。在患者头部下面放一污液桶，以防冲洗液流到地面上。

④ 清理创口：冲洗后行创口周围皮肤消毒，备 0.5% 氯己定棉球或碘伏，铺巾，进行清创处理。

⑤ 缝合创口：注意检查有无活跃的出血点及断裂的血管，应存彻底结扎或缝合结扎止血后，再将创口按层对位缝合。如果创口污染严重或已感染，缝合时应放置引流条。

⑥ 遵医嘱肌内注射破伤风抗毒素 1500U 或破伤风人免疫球蛋白 250U。

⑦ 使用广谱抗生素，以预防和控制感染。

（4）术后指导

① 口内创口嘱患者保持口腔卫生，使用含漱液漱口。

② 颌面部创口术后根据病情 1～2 天换药 1 次。

③ 一般术后 7 天拆线，感染创口根据具体病情决定拆线时间。

3.手术后护理

（1）密切观察患者的生命体征、神志及瞳孔变化，防止窒息、休克、颅内感染等并发症的发生。

（2）体位　取半卧位，头偏向健侧。

（3）保持呼吸道通畅，及时清除口腔、鼻腔内的分泌物、呕吐物、异物及血凝块，以防止窒息及预防肺部感染。

（4）伤口观察及护理

① 观察伤口有无渗血、渗液。

② 观察伤口缝线有无脱落。

（5）口腔护理　颌面部损伤患者，常因伤口疼痛，口内有固定物，而使口腔自洁作用受阻，故应加强口腔护理，防止伤口感染。可用 0.02% 氯己定漱口液或 0.1% 苯扎溴铵溶液清洗口腔，每日 3 次；对口内有结扎钢丝或颌面牵引固定的患者，可用20ml 注射器接弯针头冲洗或用小毛刷刷洗口腔。有脑脊液耳漏或鼻漏者，切不可用液体冲洗和用棉球堵塞外耳道和鼻腔，以免感染逆行入颅。

（6）疼痛护理

① 为患者提供安静、整洁、舒适、安全的休息环境，并帮助患者学习放松疗法，分散其对病痛的注意力。

② 耐心听取患者主诉，理解患者对疼痛的反应。

③ 必要时遵医嘱使用镇静、止痛药物，并观察用药后效果。

（7）饮食护理

① 口内伤口：术后流质饮食，3～5 天后半流质饮食，1 周后普食。必要时可鼻饲流质饮食。

② 口外伤口：术后第 1 天流质饮食，第 2 天起半流质饮食，第 4 天后可进普食。

（8）并发症的观察

① 伤口出血：严密观察伤口有无出血或伤口敷料是否持续有新鲜血液渗出。如果引流条或引流管持续有新鲜血液流出，2小时内引流鲜红色血液＞100ml 或 24 小时＞500ml，这表明伤口存在活动性出血，应立即通知医生，采取抢救措施进行止血。

② 伤口愈合不良：如果伤口内的引流条或引流管内一直有分泌物流出，这表明伤口愈合不良，应转告医生，采取相应的治疗措施。

③ 伤口感染：术后 4～5 天患者突然出现体温升高，并且自诉伤口疼痛，局部出现为红、肿、热、痛等典型症状，可能为伤口发生感染，应及时通知医生，根据病情给予抗生素抗感染治疗。如果有脓肿形成，应做脓肿切开引流手术，同时配合全身支持治疗，加强营养，以增强患者抵抗能力。

第三节　口腔颌面部骨折

一、定义

口腔颌面部骨折主要包括颌骨骨折、颧骨骨折、颧弓骨折等。颌骨骨折有一般骨折的共性表现，如肿胀、疼痛、出血、移位、感觉异常及功能障碍等。由于颌骨解剖结构和生理功能的特点，其临床表现和诊治方法与身体其他部位骨折又有不同，最大的不同是上、下颌骨形成的咬合关系，如处理不当，会影响咀嚼功能。颌骨骨折时常并发颅脑损伤和邻近颅面骨骨折。此外上颌骨内外的腔、窦多，骨的创伤常与口腔、鼻腔或上颌窦腔相通，易发生感染。

二、临床表现

1.牙槽突骨折

口唇肿胀，牙龈撕裂，摇动伤区一个牙时邻近的几个牙与折裂的牙槽骨一起活动，损伤牙的移位可引起咬合错乱，常与牙折、牙脱位、牙脱落同时发生。

2.下颌骨骨折

下颌骨骨折的主要表现有骨折处压痛、肿胀、出血、咬合错乱、咬合无力、骨折段异常活动和移位、张口受限等。骨折线通过牙列的部位可见牙龈撕裂、牙槽突骨折、牙折、牙脱位、牙脱落等。患者颌面下部可有开放性伤口，甚至骨折断端暴露。

3.上颌骨骨折

上颌骨骨折可分为低位骨折、中位骨折和高位骨折；双侧同时发生较多见，两侧的骨折平面可不一致，也可同时伴有沿硬腭中缝或硬腭中缝旁的骨折。症状和体征有疼痛、张口受限、骨折处压痛和肿胀、口鼻出血、咬合无力、咬合错乱、骨折段异常活动和移位等。

4. 颧骨、颧弓骨折

（1）颧骨体骨折常出现眶周瘀斑，眶外侧缘和眶下缘可触及台阶感，骨断端处压痛明显。

（2）骨折段发生明显移位时应至少有 3 条骨折线。骨折线常见于颧额缝、颧上颌缝、颧颞缝、颧牙槽嵴和眶底，还要注意颧蝶缝的骨折线。

（3）当骨折段向外下后移位时，颧突部不对称，面宽增加，严重时眼球移位；骨折段向内下后移位常造成骨折段嵌顿，眶下神经损伤，出现眼球运动受限等症状。单纯颧弓骨折在肿胀发生前或消退后常见面侧方凹陷，骨折断端向内错位可压迫颞肌和喙突引发张口受限。

5. 儿童颌面部骨折

（1）儿童骨折多见青枝型，或即使发生骨折，骨折段的移位也不很明显。

（2）患儿常常出现哭闹，张口受限，牙龈出血，拒绝进食或进食速度减慢，乳牙过早松动等表现。

三、辅助检查

（1）视诊　重点是观察面部有无畸形；眼球有无移位、运动受限；有无张口受限。眼部症状常提示有眶、上颌骨的损伤或骨折，通过触诊可以明确骨折部位。

（2）X 线检查　常采用鼻颏位、颧弓切线位 X 线片检查。可以了解骨折的部位、数目、方向、类型、骨折移位和牙与骨折线的关系等情况。

（3）CT 检查　CT 是全面了解骨折信息的常用辅助手段。冠状位 CT 检查对髁突矢状或斜行骨折的诊断价值最大。冠状位和矢状位 CT 检查可以观察到眶内软组织向眶底疝出或嵌顿情况。CT 轴位片对下颌体部斜行劈裂的骨折具有重要的诊断意义。CT 三维成像对骨折线和骨折段移位的显示更清楚。

四、治疗

1. 牙槽突骨折

局部麻醉下先将移位的牙槽突和牙齿复位到原来的解剖位置，然后利用两侧的健康邻牙做支撑，用钢丝将受伤的牙与未受伤的牙共同结扎到金属弓丝（牙弓夹板）上，或采用正畸的托槽弓丝固定，也可采用多牙粘结固定。至少固定 4 周。

2. 下颌骨骨折

（1）治疗时机　颌骨骨折的患者应及早进行治疗，如合并颅脑、重要脏器或肢体严重损伤，应首先抢救患者的生命，待全身情况稳定后再行颌骨骨折处理。

（2）正确的骨折复位和稳定可靠的固定　为避免发生错位愈合，应尽早进行骨折的复位与固定，并以恢复患者的咬合关系为治愈标准，口前以手术复位内固定为治疗的主要手段。

（3）合并软组织损伤的处理：软组织损伤常与骨折一并处理。

（4）局部治疗与全身治疗相结合。

3. 上颌骨骨折

（1）以恢复咬合关系，恢复面部高度、突度和宽度为治疗目的。除非有可以利用的原伤口，一般不在面部正面做切口。

（2）一经确诊为上颌骨骨折，可用直径 1cm 左右的圆木棍横置于后牙区托住上颌骨，并用绷带固定于颅骨上以减少出血、减轻疼痛、防止窒息。要特别注意患者有无颅脑损伤的症状和体征。

（3）对于错位不明显的闭合型骨折，可采用颌间弹性牵引加颅颌悬吊等非手术治疗。

（4）对于低位横断型骨折一般采用口内入路进行复位和功能稳定性内固定，固定部位一般选择在双侧梨状孔旁和颧牙槽嵴处。

（5）对于高位复杂性骨折通常需要通过口内外联合入路进行复位和功能稳定性内固定。

（6）对陈旧性上颌骨骨折的处理通常按照正颌外科和牵引成骨的原则进行复位。

（7）内固定材料多采用微型或小型接骨板和螺钉，对于有骨质缺损的病例还可使用钛板。

（8）术后适当使用抗生素预防感染。采用功能稳定性内固定的患者一般在术后1周停止颌间牵引，并进行开闭口训练。术后半流质或软质饮食，并应保持口腔清洁。术后4周可拆除牙弓夹板。非手术固定的患者可在术后4周左右酌情拆除牙弓夹板。

4. 颧骨、颧弓骨折

（1）治疗目的：恢复张口功能，恢复面中部突度和宽度的对称，恢复眼球位置和运动功能。

（2）单纯颧弓骨折若无明显功能障碍和凹陷畸形，可在局部使用塑胶夹板包扎固定，防止骨折段移位。骨折段有明显移位引起张口受限者，可经口内或发际内切口用器械复位，并辅以上述外固定。对粉碎性或开放性颧弓骨折通常需实施手术复位和内固定，术中要特别注意保护面神经颧支和颞支。

（3）有明显移位的颧骨体骨折一般需要通过手术复位和固定。手术入路常联合使用冠状切口、睑缘下切口和口内前庭沟切口，在颧额缝、颧颞缝和眶下缘等部位用微型接骨板连接和固定骨折段，在颧牙槽嵴处用小型接骨板固定。

（4）眶底骨折伴有眶内容物疝出者，应先将眶内容物复位，再用钛网或植骨修复眶底。

（5）对错位愈合的颧骨、颧弓骨折通常需经周密的术前设计才可实施修复手术，若患者无明显的功能障碍，也可植骨或用人工代用品进行修复。

5. 儿童颌面部骨折

（1）儿童颌面部骨折多采用非手术治疗。因为儿童在换牙期内咬合关系可塑性很大，处理骨折对恢复咬合关系的要求不如对成年人高。

（2）乳牙的牙冠较短，外形凸度小，可以采用牙面贴钩的方法进行颌间牵引，牵引时间应较成年人缩短一半。

（3）儿童在 14 岁以前发生髁突骨折可以采用 5mm 左右厚度的咬合板进行下颌支的牵引，以预防颞下颌关节强直的发生。

（4）对于开放性、错位严重的颌面部骨折，手术治疗时要注意保护恒牙胚，尽量采用刚性较弱的钢丝或可降解的接骨板进行内固定。

（5）对于已错位愈合的儿童颌面部骨折，一般应待 16 岁以后再按正颌外科、颞下颌关节外科和整形外科的原则进行治疗。

五、护理要点

1.颌骨骨折患者的急救护理

（1）做好收治颌骨骨折急症患者的准备、抢救工作，协助医生进行抢救和伤口清创缝合。

（2）保持患者呼吸道通畅，防止窒息发生。

（3）严密观察患者口腔是否出血，根据现场条件采取相应的止血方法。

（4）休克的急救。休克的处理原则为恢复组织的灌注量。

（5）合并颅脑损伤的急救。严密观察患者的神志、瞳孔、脉搏、血压、呼吸变化，并保持呼吸道通畅，必要时行气管切开术。外耳道及鼻腔有脑脊液漏出时，禁止做填塞与冲洗，以免引起颅内感染。如颅内压增高时，应遵医嘱使用降颅内压药物和镇静药物，但禁用吗啡。

（6）包扎能起到保护创面、压迫止血、暂时固定、防止污染的作用。包扎时应注意松紧度，以免影响呼吸。

2.颌骨骨折坚固内固定的护理

坚固内固定是使用钛生物材料将骨折固定在解剖位置直至愈合。坚固内固定没有颌间牵引固定带来的诸多弊病，如口腔卫生不良、继发龋病、进食及语言障碍等。坚固内固定效果好，术后大大减少了颌间固定的时间，甚至可不用颌间固定。

（1）术前准备

① 术区皮肤准备：术前 1 天应根据颌骨骨折的部位及手术进路，按医嘱做好皮肤准备。

② 患者准备：术前 1 天患者行上、下颌牙弓夹板结扎。目的是使术中、术后咬合关系在正常的位置上，从而达到理想的手术效果。

③ 心理护理：向患者详细介绍手术过程，通过与患者沟通，判断患者是否焦虑、恐惧，并针对患者不同的心理问题加以疏导，鼓励其表达自己的感受，并使其学会自我放松。

（2）术后护理

① 观察局部创口情况：观察创口敷料渗血情况及口内渗血情况，如有渗出或呕吐物污染，应及时更换敷料以防创口感染。

② 局部冷敷护理：根据冷疗生理效应，术后 24 小时内创口周围给予冷敷，有助于控制出血，减轻水肿与疼痛；冷敷时注意冰囊清洁干燥无渗漏，以免污染创口，对于骨折处同时置入人工材料的患者注意冰囊的压力不宜过大，应悬挂于患处上方。治疗过程中应及时更换冰囊，避免冰囊使用时间过长，冰融化而达不到制冷的效果。同时按照冷疗的继发效应原理，使用冰袋时应注意冷敷 30～60 分钟后停止使用，间歇 1 小时后再按规定反复使用。

③ 口腔冲洗：由于颌骨骨折术后，口腔的自身防卫能力及自洁功能减弱，加之食物残渣的堆积使口腔内微生物得以迅速繁殖，导致口腔异味并可能引起创口感染而直接影响创口愈合，因此口腔冲洗至关重要。术后给予口腔冲洗，2～3 次 / 天。口腔冲洗具体方法：用 20ml 注射器接 10cm 长的乳胶管，用 1%～3% 过氧化氢溶液及生理盐水交替冲洗，顺序为颊部、龈沟、牙间隙及结扎物，冲洗时注意勿触碰或直接对着创口冲，以免引起创口出血，同时应避免引起呛咳及误吸。术后辅助颌间牵引的患者口腔护理时注意观察矫正物是否脱落和松动，做到及时发现以保证

咬合关系恢复良好。

④ 饮食护理：术后应给予流食，应根据手术进路选择进食方式，口内进路患者遵医嘱给予鼻饲，可给予高热量、高蛋白、富含维生素的流质饮食，以保证患者充足的营养，增加其机体抵抗力，保证创口愈合。

3. 牙弓夹板颌间结扎固定术的护理

牙弓夹板颌间结扎固定术一般适用于上、下颌骨骨折，下颌骨植骨及颌骨畸形手术后的患者，用夹板控制下颌骨的活动，以保持骨折片或植骨片与骨端的制动状态，可达到恢复良好的咀嚼功能和颜面外形的效果。

（1）术前准备

① 物品准备：牙弓夹板1～2个（直径1.0～1.5mm）、不锈钢丝（直径0.25～0.5mm）、弯丝钳、持针器、钢丝剪刀、橡皮圈、粘合胶等结扎固定器材。

② 患者准备：进行洁治治疗，以清除牙石，保持口腔卫生。

（2）术中护理

① 向患者讲解治疗中的注意事项及如何配合医生治疗。

② 调整椅位以便于医生操作。

③ 加强口腔护理，一般采用擦拭法、加压冲洗法和含漱法。目前对清醒患者常用加压冲洗法，可用1%～3%的过氧化氢溶液或生理盐水冲洗，其冲洗顺序为颊部、龈沟、牙间隙及结扎物，用同法冲洗对侧，边冲洗，边吸引。冲洗完毕，用棉球擦净患者口周，再检查患者口腔黏膜是否有炎症或溃疡，根据情况涂抹红霉素软膏，如口唇干燥可涂以润滑剂或红霉素软膏。如流涎多者，颏颈部应涂以氧化锌油膏。昏迷患者可采用擦拭法进行口腔护理。

④ 注意观察患者牙齿咬合关系恢复情况，如观察牙齿是含错位、结扎的不锈钢丝和牵引的橡皮圈是否松脱和断裂等，发现异常应及时通知医生给予处理。

⑤ 注意口腔颌面部及口内固定装置是否有压痛、移位，如

有压痛和移位应进行调整加固，结扎钢丝断端弯入牙间隙中，可涂抹碘甘油。

⑥ 重症患者要注意其体位变化，并应鼓励患者咳嗽排痰，以防止坠积性肺炎的发生。

⑦ 加强对患者的心理护理，充分调动患者自身的积极性，坚定其战胜病痛的信心。解除固定装置后，指导患者进行张口训练和进食方法的训练，以逐渐恢复咀嚼功能。

⑧ 饮食护理：给予高蛋白质、高热量、富含维生素的流食，经磨牙后用吸管吸入或鼻饲。

（3）术后护理

① 颌间结扎固定会给患者带来语言、饮食等许多的不便，因此必须向患者说明此项处置在治疗中的重要性，使患者积极配合治疗。

② 对院外患者应教会其正确的进食方法、如何选取适宜的食物种类，以及如何保持口腔卫生，如应教会其用儿童牙刷刷洗牙齿外侧面的污垢等，以保证口腔清洁。告知患者应定期复查，固定装置如有松脱和断裂等情况发生应随时复诊。

③ 牙弓夹板颌间结扎拆除后应教会患者进行开口训练的方法，以保证咀嚼功能的恢复。

④ 颌间结扎固定时间应视病情而定，如单纯行颌间结扎固定治疗颌骨骨折应在固定4～6周（上颌骨为3～4周）后拆除，颌间结扎固定用于坚固内固定术的辅助治疗时应在术后1～2周拆除。

4. 颌骨骨折手术的护理

（1）术前准备

① 病情观察：监测患者生命体征，如体温、脉搏、呼吸、血压、心率等。观察患者神志和瞳孔的变化。如患者出现意识丧失、瞳孔对光反射变化则是颅脑损伤的表现，应及早报告医生尽快抢救。

② 皮肤准备：患者多为急诊入院，全身卫生状况较差，应

及时给予卫生整理。

③ 准备急救用品：除常规准备氧气瓶、一次性吸氧管、一次性氧气雾化器、负压吸引器、一次性吸痰管外，床旁还需备气管切开包。

（2）术后护理

① 病情观察：严密监测患者的生命体征，并做好相应的护理记录。密切观察病情变化，每15～30分钟巡视1次。患者床头一定要备气管切开包和气管套管。严密观察患者通气和血氧饱和度的变化情况，当血氧饱和度降低时，要及时吸痰，如不缓解，应立即报告医生，必要时行气管切开术。

② 术后呼吸道的护理：保持呼吸道通畅，遵医嘱给予雾化吸入及持续呼吸道湿化治疗，及时吸痰。气管插管口处覆盖无菌湿纱布以保持呼吸道的湿润，带管时间长的患者一定要每4小时进行气囊测压1次，注意不要让患者自行拔管，以免损伤呼吸道，对不配合的患者可将其双上肢固定于床边。

③ 体位的护理：返回病房6小时内采取去枕平卧位，头偏向一侧，注意不要让患者睡得太沉，应经常唤醒患者。患者清醒后，可以摇高床头30°左右以减轻面部水肿。拔除鼻插管后，患者一般面部水肿明显，此时可嘱患者睡眠时一定要摇高床头，可有助于头部静脉回流，减轻水肿。

④ 饮食护理：手术后患者一般经鼻胃管进食。术后1～2天拔除鼻插管后，最好立即放置胃管，对不配合的患者，要向其讲明鼻饲对营养的重要性。放置胃管时一定要注意避免碰伤腭咽部伤口，为减轻患者痛苦也可手术中放置胃管。

⑤ 口腔护理：口腔是一个极易引起细菌繁殖的场所，手术后一定要重视口腔护理，以防止伤口感染。护士在进行口腔护理时一定要遵循口腔冲洗的先冲后洗原则，先用1：5000呋喃西林溶液冲洗口腔，约30秒后用持物镊进行牙齿、口腔黏膜的擦洗，动作要轻柔，以不损伤口内伤口为宜。药物冲洗1遍或2遍后，再用灭菌注射用溶液含漱。患者能自行漱口后，一定要监督其每

日及时漱口。

5.心理护理

由于患者遭受突然的意外伤害，常表现为惊慌、恐惧不安，治疗时应稳定患者情绪。颌面部损伤往往会造成面部畸形，影响美观，患者常表现出焦虑和恐惧，对治疗和护理有抵触心理，应予以疏导、解释及安慰，使其树立战胜伤痛的信心，并主动配合医护人员进行治疗。

第十六章　口腔颌面部先天性畸形

第一节　唇裂

一、定义

唇裂是口腔颌面部最常见的先天性畸形，唇裂可单独发生也可伴有牙槽嵴裂或腭裂。唇裂是胎儿在发育过程中，受到多种因素的影响，使上颌突与球状突未能融合而形成的裂隙。导致唇裂的发生可能与遗传及妇女妊娠期间的营养、感染、损伤、药物、烟酒刺激、内分泌等因素有关。唇裂可造成唇部外形缺陷和表情、语言、吸吮、咀嚼等功能障碍。唇裂通过手术治疗的方法可恢复接近正常的唇外形和功能。

二、临床表现

（1）症状　吸吮及进食有一定困难。

（2）体征　出生时即发现上唇部裂开。

三、辅助检查

（1）X线检查　了解心肺功能有无异常，胸腺有无肥大。

（2）常规检查　实验室检查包括血、尿常规检查，了解患儿的发育情况。

四、治疗

（1）采用外科手术，关闭唇部裂隙，恢复接近正常的唇鼻部解剖形态。

（2）遗留鼻部畸形，可行Ⅱ期鼻畸形矫正术。

（3）伴有腭裂者，行唇腭裂序列治疗。

五、护理要点

1. 术前护理

（1）心理护理　让患儿父母了解先天性唇裂患儿智力一般均属正常，不必过分忧虑；恰当交代唇裂修复术预后以及术中、术后可能发生的情况，使患者父母对手术有全面、正确的理解。

（2）术前检查　对患儿进行全面身体检查，包括体重、营养状况、心肺功能情况等检查。血红蛋白含量、白细胞计数、出血时间及凝血时间都应在正常范围。如患儿明显发育不良或面部有湿疹、疖疮等皮肤病时，为预防感染，应推迟手术。

（3）饮食指导　婴幼儿应于术前数日停止吸吮母乳或用奶瓶喂养，改用汤匙喂养，以便术后习惯于匙饲流食，应向家长说明手术后若继续以吸吮方式进食将影响创口愈合及引起创口感染、重新裂开等。另外，术前如果不训练用匙饲的方法进食，术后患儿会对突然改变的喂饲方法不适应，发生哭闹也会影响创口的愈合。

（4）预防上呼吸道感染　向患儿父母介绍术前注意事项，指导其注意患儿的保暖，防止患儿因上呼吸道感染而延误手术。

（5）物品准备　唇裂手术器械、唇裂手术敷料、15号刀片、11号刀片、3-0线、1号线、5-0可吸收线、4×10（圆针2个、角针2个）、20ml注射器、5ml注射器、双极电凝、吸引器、灯罩、0.5%氯己定棉球、碘仿、油纱布、手套、小剪刀、鼻管、小持针器、1∶200000止血水（肾上腺素1mg/ml+生理盐水200ml）。

（6）患者准备

① 术前 1 天做局部皮肤准备，用肥皂水清洗患儿上下唇及鼻部，并用生理盐水棉球擦洗患儿口腔。成人患者应剪去鼻毛，注意口腔清洁，可用消毒液含漱，应做好个人卫生，如剃胡须等。

② 成人单侧唇裂以局部麻醉为主，婴幼儿则需全身麻醉，全身麻醉术前 4 小时禁食、禁水，成人需全身麻醉者术前 12 小时禁食、禁水。应根据年龄决定婴幼儿全身麻醉术前禁食、禁水时间。

2. 术中护理

（1）患者取仰卧位，肩部垫小枕。

（2）配合术者铺无菌巾，并递巾钳给术者。

（3）递 0.5% 氯己定棉球，协助术者消毒患者鼻孔及口腔。

（4）递测量尺，协助术者用美蓝定点画线。

（5）用高压注射器注射止血药，在患者咽部可填一小块纱布条防止血液误吸而引起窒息。

（6）递 15 号刀片，协助术者切开皮肤，再递 11 号刀片，协助术者切开唇组织，递止血钳止血，钳带 3-0 线结扎唇动脉。

（7）递小剪刀，协助术者解剖肌层。

（8）递盐水纱布给术者，擦干术区，暴露术野，使术野清晰。

（9）递 5-0 可吸收线给术者，缝合唇肌层组织。缝合唇部组织时应由内向外，顺序依次为黏膜、肌肉、皮肤（用 6-0 线缝合）。

（10）唇红处理　递小剪刀给术者，用小剪刀剪去多余部分唇红黏膜，或递 11 号刀片在唇红处切开，做"Z"成形缝合。

3. 术后护理

（1）体位　术后患儿未清醒前，应使其平卧，头偏向一侧，以免误吸。患儿清醒后，取屈膝侧卧位，头偏向一侧，以利于口内分泌物流出。

（2）伤口护理

① 术区在术后第 1 天可加压包扎防止渗血，第 2 天应暴露，

除去压迫敷料，安放唇弓，保护唇部创口，减少唇部的张力，并以 4% 硼酸乙醇溶液清洁创口，避免血液、鼻涕、泪水的污染，唇弓松紧要适度。

② 婴幼儿应避免啼哭、吵闹，应保持局部清洁干燥，防止感染。注意勿让患儿搔抓及碰撞上唇，以免创口裂开，尤其夜间更应注意，在夜间可将患儿双肘分别捆绑制动。

③ 术后应用抗生素，防止感染。视创口张力大小，一般术后 5～7 天可拆线，如有感染的创口，缝线应提前拆除，婴幼儿的口内缝线可晚拆或不拆。拆线后，尚需提醒家属防止患儿碰伤唇部，因为创口虽已愈合，但还有裂开的危险。2 周后可撤掉唇弓。

（3）营养支持　全身麻醉清醒后 4～6 小时，可用滴管或汤匙喂流食，喂流食时尽量不要接触伤口，以免引起伤口感染。术后 10 天方可吸吮母乳或用奶瓶喂养。

4. 病情观察

（1）严密观察病情和监测生命体征变化，如观察伤口有无出血、肿胀等，并认真记录。

（2）观察患儿术后有无脱水、高热等情况，如有发生应及时处理。注意患儿保暖，防止上呼吸道感染，以免感染后流涕引起伤口糜烂，甚至裂开。

5. 健康指导

（1）保护创口　拆线后可继续用唇弓 10～14 天，以避免唇部碰伤。

（2）口腔清洁　教会患儿父母清洁唇部及牙槽骨的方法。

（3）喂养指导　婴幼儿术后用汤匙喂食营养丰富的流食，喂食时尽量不要接触伤口，以免引起伤口感染。术后 10 天方可吸吮母乳或用奶瓶喂养。

（4）按时复诊　术后 3 个月内复诊，如发现唇部或鼻部的修复仍有缺陷，可考虑 12 岁后或在适当时间施行二期整复术。

第二节　腭裂

一、定义

腭裂是口腔颌面部最常见的一种先天性畸形，可单独发生也可与唇裂同时伴发。腭裂不仅有软组织畸形，还可伴有不同程度的骨组织缺损和畸形。腭裂患者存在吸吮、进食、语言及听力等生理功能的障碍，且咬合关系紊乱及上颌骨发育不良的发生率也高于正常人群。同唇裂相比，腭裂伴发其他畸形的比率较高，如可伴发先天性心脏病、小下颌畸形等。

二、临床表现

（1）吸吮功能障碍　由于腭部裂开，使口、鼻相通，口腔内不能或难以产生负压，导致患者无力吸吮母乳，或吸吮母乳时乳汁从鼻孔溢出。

（2）腭裂语音　腭裂语音的特点是发出的元音很不响亮而带有浓重的鼻音（过度鼻音），发出的辅音很不清晰而且软弱（鼻漏气）。年龄较大的患者，因共鸣腔的异常而难以进行正常的发音和讲话，而用各种异常的发音习惯来代替正常发音，而产生难以听懂的腭裂语音。

（3）口鼻腔自洁环境的改变　由于腭裂使口腔、鼻腔直接相通，进食时，鼻内分泌物很容易流入口腔，造成或加重口腔卫生不良，同时易引起局部感染。

（4）听力降低　腭裂造成的肌性损害，使咽鼓管开放能力较差，影响中耳气流平衡，使患者易患分泌性中耳炎。同时由于不能有效地形成腭咽闭合，吞咽、进食时常有食物反流，易引起咽鼓管和中耳的感染。因此腭裂患者中耳炎的发生率较高，部分患者可有不同程度的听力损害。

（5）颌骨发育障碍　有相当数量的患者常有上颌骨发育不足，随着年龄的增长而越来越明显，可导致反𬌗或开𬌗以及面中

1/3 塌陷，患者呈蝶形脸。

（6）面部畸形 有相当数量的患者常有上颌骨发育不足，随着年龄的增长而越来越明显，可导致反𬌗或开𬌗以及面中部凹陷畸形。

三、辅助检查

（1）头颅侧位 X 线平片 对软腭的运动功能进行评价，在拍静止平片的基础上还要加拍发元音的动态 X 线片。

（2）鼻咽纤维镜检查 是对腭咽闭合功能进行观察的一种方法。它不仅可以对腭咽部的形态和功能进行检查和评价，有利于手术方法的选择和治疗方案的确定，还是反馈治疗的手段。

（3）鼻音计 是应用于评价腭裂语音的较新方法，它通过分析声音共振能量——声能的输出，反映发音者发音时的鼻音化程度，从而间接反映腭咽闭合情况。

四、治疗

腭裂的治疗应采取综合序列治疗，它不仅需要多学科的专业人士密切合作，还需要患者及其家属的良好配合，才能获得较为理想的治疗效果。

五、护理要点

1. 术前护理

（1）心理护理 腭裂患者由于语言障碍，不愿和人沟通，因此护士不仅要向患者及其家属介绍先天性腭裂的相关知识，以缓解患者及其家属的焦虑情绪，还要及时发现腭裂患者的心理问题，有针对性地做好心理疏导，鼓励他们积极参与社会活动和进行人际交往。

（2）物品准备 腭裂器械、腭裂敷料、剥离子、戴维开口器、多功能开口器（3 岁以下）、灯罩、油膏、0.5% 氯己定棉球、碘仿、油纱布、手套、11 号刀片、12 号刀片、3-0 线、1 号线、4-0 可吸收线、5×12 圆针、20ml 注射器、5ml 注射器、双极电凝、吸引器、止血纱条、100ml 1 : 100000 止血水（肾上腺素 1mg/ml+ 生理盐水，50ml 做止血水，余下 50ml 做止血纱条）。

（3）术前检查　与唇裂手术一样，术前需对患儿进行全面的健康检查。此外，因腭裂手术时间长，出血较多，还应做好输血准备。

（4）饮食护理　患儿入院起停止母乳和用奶瓶喂养，指导患儿父母采取正确的喂养方法，可改用汤匙或滴管喂养，以适应术后的进食方法。婴幼儿术前 4～6 小时禁食、禁水，成人全身麻醉术前 8 小时禁食、禁水。告知患儿家属（或成年患者），术后保持安静，不能大声哭笑和喊叫，不能吃硬的和过烫食物，以免影响伤口愈合。

（5）预防感染　术前注意患者有无口鼻和咽部的感染灶，应特别注意有无舌扁桃体炎和胸腺肥大。告知患者及其家属要注意保暖，预防感冒，如有上呼吸道感染，需在术前进行治疗，待炎症消退后，再考虑手术。

（6）皮肤准备　保持口周皮肤清洁干燥，术前 1 天清洗唇鼻部，擦洗口腔，成人应剪去鼻毛，剃胡须。

（7）口腔清洁　术前 3 天开始用 1 : 5000 呋喃西林液漱口，呋喃西林麻黄碱液滴鼻，每日 3 次；用含漱剂反复漱口，以保持口鼻清洁。

（8）试戴腭护板　裂隙较大者术前 1 周制作腭护板，并试戴合适，以备术后使用，保护创口。

2. 术中护理

（1）患者取仰卧位，肩部垫小枕。根据手术需要调整手术床。

（2）配合术者铺无菌巾，递巾钳。

（3）连接吸引器、双极电凝，盖灯罩。

（4）上开口器，为患者口唇部涂油膏。

（5）冲洗口腔：可用 3% 过氧化氢溶液 500ml、生理盐水 1000ml、0.5% 氯己定溶液 500ml（儿童只用氯己定冲洗）冲洗口腔。

（6）局部用高压注射器注射止血水。

（7）递 11 号刀片给术者切开口腔黏膜，递生理盐水纱布，吸血，保持术野清晰。

（8）递硬腭剥离子，剥离粘骨膜瓣，使其与骨面分离。

（9）手持大镊子，夹止血纱条递给术者，塞入创口，压迫止血。

（10）递剥离子给术者截断翼突钩，再递止血纱条止血。

（11）递 12 号刀片给术者切开裂隙缘，再递神经剥离子给术者剥离腭部鼻腔黏膜。

（12）递组织剪刀给术者，剪断附着在硬腭后缘的离腱膜，形成一个松弛切口与软腭相连的双蒂组织瓣。

（13）以同样方式在对侧形成双蒂组织瓣。

（14）缝合：递腭裂针、1 号线、大镊子缝合鼻腔黏膜、肌层，递 3-0 线缝合悬雍垂，递 4-0 可吸收线缝合口腔黏膜。

（15）用生理盐水冲洗口腔。

（16）取出止血纱条，递碘仿油纱条给术者，一侧一条填塞两侧松弛切口。

（17）核对止血纱条数量、缝合用针数量。

（18）清理手术器械及物品，消毒灭菌后备用。

3. 术后护理

（1）预防窒息的护理

① 全身麻醉未清醒者，应有专人护理，应严密监测生命体征，直到麻醉完全清醒。

② 患者取患侧卧位或头偏向一侧去枕平卧位，以利于口腔内分泌物、渗血或胃内容物流出，保持呼吸道通畅。

③ 由于气管插管的创伤和压迫，以及手术对咽部的损伤，都可能导致咽喉部水肿，可造成呼吸和吞咽困难，严重时可发生窒息。术后应严密观察患者呼吸情况，必要时备气管切开包。患儿术后 6 小时，改为头高侧卧位，以减轻局部水肿。

④ 指导家属正确喂养。

（2）体温升高的护理

① 评估患者体温变化，并做好记录。

② 嘱患者及其家属术后要特别注意保暖，以防感冒。术后3 天内体温偏高与手术吸收热有关。如体温超过 38.5℃，应注意是否有感染征象，若有感染应遵医嘱给予抗感染治疗。术后还应注意患者药物不良反应。

③ 物理降温如头部置冰袋、乙醇擦浴等方法，或遵医嘱给予解热镇痛药物。

（3）预防伤口出血的护理

① 腭裂术后大出血较少见，术后 24 小时内应严密观察伤口出血情况，注意口腔、鼻腔有无渗血。患儿在全身麻醉苏醒期有少量渗血或唾液中带血，可不必进行特殊处理。若患者出现频繁的吞咽动作，应立即检查伤口有无活动性出血。如出血较多应立即用无菌纱布压迫止血，同时通知医师做进一步检查和处理。

② 让患儿保持安静，防止其哭闹、感冒、咳嗽，以免引起腭部伤口出血。

（4）预防创口感染的护理

① 术前注意口腔卫生，清除牙源性病灶，治疗耳部、鼻部、扁桃体和咽喉炎症。4 岁以上可以配合的患者术前一日晚上和术晨刷牙后用漱口液漱口，以保持口腔清洁。

② 术后遵医嘱应用抗生素。

③ 鼻腔分泌物较多时，可用 0.25% 氯麻合剂或呋麻合剂滴鼻，每日 3 次。

④ 术后如患儿合作，可给予漱口液含漱。患者每次进餐后应喝少量温开水，以减少食物残渣滞留。

（5）预防伤口裂开的护理　创口裂开或穿孔（腭瘘），一般在术后 7 天左右发生。

① 术后应让患儿保持安静，防止其哭闹、咳嗽等，以免增加腭部伤口张力。

② 术后应注意患儿的饮食护理，术后患儿只能进食温凉流

质食物，不可进食较热、带渣或较硬食物，并应使用汤匙或唇腭裂专用奶瓶喂养。

（6）患儿的喂养护理

① 对吸吮、进食有困难的患儿，可指导其父母或为其父母示范使用汤匙或唇腭裂专用奶瓶喂养。

② 腭裂术后患儿的腭咽腔明显缩小，加上局部肿胀，可使患儿的吞咽功能下降。患儿麻醉清醒后 4 小时，可试着饮少量清水，观察半小时，若无异常，可给予温凉流质饮食。每次进食量不宜过多，速度不宜过快。术后 2 周内给予全流质饮食，以后逐渐改为半流质饮食，1 个月后可进普食。

4.语音康复训练

腭裂整复术为患者正确发音创造了条件，但一般仍需进行语音训练，才能获得较正确的语音。语音训练在腭裂整复术后 1～2 个月开始进行。其训练分为两个阶段进行。

（1）第一阶段　主要是练习软腭及咽部的肌肉活动，使其有效地完成"腭咽闭合"动作。常用方法：

① 腭咽闭合功能的训练：应用吹气法训练。可用玻璃管吹水泡或肥皂泡，或练习吹气球、吹笛子、吹喇叭、吹口琴等。练习吹气初期，可用手捏住鼻子，使气流只能从口腔中呼出，要求鼻子不用力，使气流越来越强、越来越长，最后逐渐松开鼻子（这样既可练习腭咽闭合功能又可增加肺活量）。练习吹水泡要深吸气后，慢慢吐气，使水泡持续时间越来越长。

② 唇运动功能训练：唇运动功能训练的目的是增强唇的感觉、唇运动灵活性，以增加唇的力量。如双唇内卷练习（双唇向内卷曲于上下牙之间，尽量向内收，再复原，并反复练习）、双唇紧闭鼓气、咂唇练习等。

③ 舌运动功能训练：舌运动功能训练作为与舌运动有关的发音错误基础练习，可以增加舌尖运动力度、速度以及使舌与腭之间接触关系正确，如伸舌、缩舌、挤舌尖、舌尖顶上前牙背面等练习。

（2）第二阶段　在"腭咽闭合"已基本恢复正常后，可以开始第二阶段的发音练习。

① 练习单音。

② 练习单字的拼音。能够准确发出元音及辅音字母后，即可以开始练习单字的拼音。

③ 练习语句，开始讲话。从简单句开始，逐渐过渡到朗读较长的文章，最后逐渐加快速度。可先用练习唱歌、朗诵、读报等做起，然后再练习谈话。练习时要求语句中的每个单字发音清楚，互不混淆。

5.健康指导

（1）鼓励患儿多饮水。保持口腔卫生。

（2）严禁患儿大声哭闹和将手指、玩具等物品纳入口中，以防创口裂开。

（3）腭裂手术患者出院后应继续给予软食，术后1个月可给予普通饮食。

（4）腭裂修复后还要为恢复功能创造条件，因此，需向患者及其家属说明术后尚需进行语音训练，以便患者的发音可得到逐步改善。术后3个月，可建议患者用拇指按摩腭部，并做后推的动作及开始进行语音训练，建议患者使用吹口琴、吹气球等方法来加强腭咽闭合功能，并从头开始学习汉语拼音，以练习发音。

（5）定期随访患儿语音改善情况，确定患儿是否需要再进行手术或语音训练。

（6）术后3～6个月复诊。

第三节　牙槽突裂

一、定义

牙槽突裂是由于胚胎期球状突与上颌突融合障碍所致的先天性畸形。

二、临床表现

（1）牙槽突裂开，形成缺损。

（2）饮水时，患侧鼻孔常有水流出。

（3）常与完全性唇腭裂相伴发。

（4）常伴牙列畸形，影响面容及咀嚼功能。

三、辅助检查

X线牙片、X线上颌骨全景片或华氏位X线片可见到牙槽部有骨质缺损，阴影密度降低区。

四、治疗

（1）手术治疗为主，通过植骨使牙槽骨恢复骨的连续性和关闭软组织裂隙。

（2）配合正畸治疗，改善𬌗关系。

（3）植骨、正畸治疗后尚存在牙间隙者，可用义齿修复来恢复缺失牙，关闭牙间隙。

五、护理要点

1. 术前护理

（1）心理护理 手术年龄段的患者对容貌已经有了认识，患者自卑心理常较重，通常希望手术能够改变容貌；做好患者家长的工作也不容忽视，因为，患者家长同样对手术寄予希望。所以，护士应用通俗的语言，耐心详细地为患者及其家属讲解手术方法及过程，介绍此类手术后能达到的效果及手术医师的工作能力，使患者及其家属感到手术安全可靠，并以最佳的状态迎接手术。

（2）手术时间选择 9～11岁为最佳手术时间，即在裂隙侧尖牙未萌出，侧尖牙牙根形成1/3～2/3时手术。

（3）麻醉 经口内气管插管全身麻醉，局部加用含肾上腺素的局部麻醉药以减少出血。

（4）X线片准备 术前拍上下颌全景X线片、上颌体腔X线片、上颌前部咬合X线片，X线检查距手术时间不宜超过2

个月。术前拍 X 线片，以备术后对比，评价手术效果。

（5）术前模型的建立　术前配合医师取全口石膏记存模型，以观察术前的情况，预计手术中需骨量及评价术后恢复的程度。

（6）拔牙　手术前 2 周对手术区滞留的乳牙、多生牙进行处理，牙齿拔除至少在术前 2 周进行，当距离手术时间不超过 2 周时，牙拔除术需同植骨术同时进行。

（7）口腔准备　术前要保持良好的口腔卫生，可用氯己定溶液含漱，进行牙周洁治。术前 3 天开始避免戴义齿、义托或活动矫治器，以为手术提供最好的黏膜组织床。

2. 术后护理

（1）创口护理　术后唇部冷敷 6 小时，冷敷有助于控制出血，减轻水肿与疼痛，应用冷敷过程中，应观察患者全身与局部反应等情况。双侧鼻腔内支撑胶管应固定好，保持通畅，避免脱落。唇部暴露后，应保持干燥，防止鼻腔内分泌物污染创口。

（2）髂骨区护理　在供骨区取髂骨内侧梯形皮质骨翻瓣，取松质骨后再复位，这种新方法与以往髂骨全层切取不同，前者保持了髂嵴的完整性，不影响行走，术后患者可早期离床活动，患者平均离床活动时间为术后 6 小时。髂骨区术后用沙袋（1kg）加压 24～48 小时，或用腹带包扎，以防止出血。

（3）饮食护理　术后给予高热量、高蛋白、富含维生素流质饮食，1 周后可进半流食，2 周后可恢复正常饮食。

（4）口腔护理　保持口腔卫生，是口腔内受骨区松质骨移植成功的关键。由于口腔内的创口存在，故不宜用力漱口，但口腔内黏稠的分泌物又不易清理彻底，故可使用棉签擦拭，注射器胶管加压冲洗，这种口腔冲洗，可以避免因口腔肌肉的运动而造成创口的裂开，同时又可达到彻底清洗口腔的效果。

3. 健康指导

（1）告知患者及其家属唇部暴露后应保持干燥，防止鼻腔内分泌物污染创口。

（2）患者术后 2 周后可恢复正常饮食，但应注意不要让患侧咀嚼黄瓜、排骨等较硬的食物。

（3）嘱患者及其家属术后 3～6 个月复诊拍 X 线片观察植骨成活情况及尖牙萌出情况。

（4）告知患者及其家属尖牙萌出后还应配合正畸治疗。

第四节　牙颌面畸形

一、定义

牙颌面畸形主要是指因颌骨发育异常所引起的颌骨体积、形态、上下颌骨之间及颌骨与颅面其他骨骼之间的关系异常，以及随之伴发的咬合关系错乱及口颌系统功能异常，患者外观则表现为颌面形态异常。可分为颌骨发育过度畸形、颌骨发育不足畸形、牙源性错𬌗畸形、双颌畸形、不对称牙颌畸形及继发性牙颌面畸形。

牙颌畸形不仅影响面容。同时还可对口颌系统功能造成障碍，从而可影响儿童生长发育及健康。

二、病因

（1）先天因素　一是遗传因素，由基因控制，具有显著的遗传特征，可亲代遗传，也可隔代遗传；二是胚胎发育异常所引起的畸形。

（2）后天因素　与代谢障碍、内分泌失调、不良习惯如吸吮手指、咬笔杆等因素有关。损伤、感染等也可引发本病。

三、检查

（1）体格检查　常规体格检查与局部检查，包括牙形态、数目、大小，牙与牙周病变，上下牙弓关系，前后向牙𬌗关系等的检查。

（2）特殊检查　包括牙模型检查、X 线检查及口腔系统功能检查。

四、治疗

（1）术前正畸治疗　在手术方案确定后，应先根据治疗计划先行正畸治疗，再行外科手术正畸治疗，是获得最佳功能与形态效果的重要治疗步骤和因素。

（2）正颌外科手术　经模型的测量，预测手术过程，确定手术方案并实施手术。

（3）术后正畸　术后正畸是为了达到更好的功能、美学效果，使咬合关系更加稳定，巩固手术效果。术后正畸一般在术后3个月进行。

（4）康复治疗　术后进行颌周肌肉及颞下颌关系的功能锻炼与康复治疗。

五、护理要点

（1）**呼吸道的护理**　全身麻醉术后平卧4～6小时，应及时吸出患者口腔、鼻腔分泌物，以保持呼吸道通畅。观察局部渗血、肿胀情况，避免局部肿胀压迫气道而致呼吸困难，必要时备好气管切开包，做好气管切开的准备。

（2）**伤口的护理**　观察局部渗血及肿胀情况，术后24小时内给予局部冷敷，以减轻肿胀。

（3）**口腔护理**　颌骨畸形手术为口内入路切口且术后𬌗板固定，口内易滋生细菌，为防止口腔内感染，每次进食后，应先用间隙刷去除结扎固定物上的残余食物，再行口腔冲洗，以防止感染的发生。

（4）**饮食的护理**　术后按医嘱给流质饮食，且应给予高热量、高蛋白、富含维生素饮食，待口内固定𬌗板拆除后，可逐渐由半流食、软食过渡至普食。

（5）**胃肠减压的护理**　正颌外科手术为口内入路，术中渗血会进入胃内，为避免术后反流误吸、呃逆等情况发生，可采用胃肠减压术。一般术后12小时内可用负压吸引器，视患者具体情况每2～4小时进行减压1次，每次时间小于15秒，并观察吸引出的内容物的颜色、数量及性状。

（6）口周黏膜的保护　因手术牵拉，口唇、口周易发生溃疡、干裂，可局部涂红霉素软膏或香油，以保护口周及其黏膜，防止口周及口周黏膜发生干裂、溃疡。

第十七章　口腔颌面部肿瘤

第一节　舌癌

一、定义

舌癌是口腔癌中最常见的一种，男性比女性多见，近年来的患者也渐渐趋向于年轻化。舌癌多发生于舌缘，其次为舌尖、舌背，常见的是溃疡型或浸润型。一般恶性程度较高，生长快，浸润性较强，常波及舌肌，致舌运动受限。

二、临床表现

（1）好发于舌侧缘中 1/3 部位，局部有溃疡或浸润块；常有明显自发痛及触痛，且可反射至耳颞部。

（2）肿瘤广泛浸润时，可波及舌及舌下神经和舌肌群而有舌感觉麻木与运动障碍。

三、辅助检查

（1）活组织检查可明确肿瘤病理性质。

（2）MRI、CT 以明确肿瘤浸润范围。

四、治疗

（1）早期位于舌侧缘的病变可采取外科手术切除，简单而方便。离开病变 1cm 在正常组织内切除，术后一般不会引起语言及其他功能障碍。

（2）中晚期病例应首选手术治疗。对波及口底及下颌骨的舌癌，应施行一侧舌、下颌骨切除及颈淋巴联合清扫术；若对侧有转移时，应做双侧颈淋巴清扫术。

（3）舌癌的颈淋巴结转移率较高且发生较早，所以临床上触不到肿大的淋巴结，并不等于未转移，手术治疗时一般主张同时行选择性、功能性颈淋巴清扫术。

（4）舌缺损超过 1/2 以上者应行一期舌再造术。

（5）中晚期患者原则上需术后放疗。

五、护理要点

1.舌癌切除术的术前护理

（1）心理护理　因舌癌术前、术后都会影响患者张口、说话和进食，而使患者对预后十分担忧，因此而恐惧、不安和产生悲观心理，护士对此应进行有针对性的心理护理，以消除患者的恐惧，使患者处于接受治疗的最佳心理状态。

（2）饮食护理　鼓励患者平衡膳食。对不能进食者应从静脉给予必要的营养补充，如通过静脉给予氨基酸、葡萄糖等营养素，以保证机体对营养的需要。

（3）口腔护理　术前应根据患者具体情况进行牙周洁治，及时治疗口腔及鼻腔的炎症，可给予适当的消毒含漱剂，如 1%～3% 过氧化氢溶液及 0.5% 氯己定含漱剂，让患者含漱，以防止术后创口感染。

（4）术前常规准备　按口腔颌面外科术前护理要求，做好术前的各种准备工作，如备血、皮肤准备等。应在术前教会患者有效的咳嗽排痰方法，让患者戒烟及学会在床上进行大小便等。

（5）特殊护理

① 语言沟通障碍的护理：术后由于舌切除或气管切开，部分患者可能出现语言不清，对此在术前可以教会患者一些固定的手势用于表达基本的生理需要，或可用书面的形式进行交流，对

于不能读写的患者，还可制作图片让患者选择想表达的内容。

② 修复体准备：做一侧下颌骨切除术者，术前应为患者做好健侧的斜面导板，并且患者术前试戴合适，以便于术后立即佩戴，防止下颌偏位，影响患者呼吸。

③ 需进行舌再造术者按医嘱做好邻近组织瓣或游离组织瓣整复术的术前准备。

2.舌癌切除术的术后护理

（1）体位　意识未清醒的患者取去枕平卧位，头偏向一侧。意识清醒的患者采取半卧位，有利于减轻颌面部水肿，减少缝线处张力，并有利于分泌物的排出和伤口引流，以防止误吸。如有游离皮瓣者，应采取平卧位，头制动3～5天，以防止皮瓣痉挛。

（2）密切监测病情　密切监测患者意识、瞳孔、生命体征、心电图及病情变化、引流物颜色和性状、皮瓣颜色、液体出入量等情况，并及时做好记录，同期行双侧颈淋巴清扫术者，应密切观察有无颅内高压症状和四肢的活动情况。

（3）保持呼吸道通畅　舌癌患者因切除一侧舌体或同时切除下颌骨，术后易引起舌后坠而发生呼吸道阻塞，故应严密监测患者呼吸、血压、脉搏的变化，同时应及时吸净患者口腔和咽腔内的分泌物，并观察分泌物的颜色、性质和数量，防止呕吐物或血液吸入气管内而引起呼吸困难或窒息。若患者保留有气管插管或通气道，则应维护人工气道处于正确位置，待病情允许时方可拔除。术后患者舌体可用7号缝线牵拉固定以防舌后坠，但应注意将缝线固定稳妥。如气管已切开者，应注意观察气管套管固定是否良好，有无滑脱，移位；应定时对气道进行雾化治疗，以防止痰液等分泌物阻塞气道；还应定时检查气囊状态，避免出现漏气或过度充气现象。

（4）伤口护理　注意伤口渗血情况，保持负压引流管通畅。因头面部具有丰富的血运，故术后应严密观察颈部敷料及口内创口有无渗血或出血；注意观察负压引流管是否通畅，应对引流量做详细的记录，并按负压引流护理常规进行护理。

（5）口腔护理　患者术后因张口受限，咀嚼困难，有时还伴有口内创口渗血，又不便漱口，故需定时做口腔冲洗，可用1%～1.5%过氧化氢溶液冲洗口腔，使局部创面的血性分泌物及形成的血痂形成泡沫而脱落，然后再用生理盐水冲洗干净。根据病情许可，可改用氯己定溶液漱口，3～4次／天。口腔冲洗对减少口腔臭味、防止创口感染、减少创口渗出、促进创口愈合，将起到重要的作用。

（6）饮食护理　全身麻醉患者清醒3小时后无呕吐，可给少量温开水或糖水，以后视恢复情况给予流质、半流质饮食。大多数患者术后主要通过鼻饲流质食物来补充营养，术中或术后第1天即可插胃管，一般留置7～10天。当伤口愈合良好，就可以进行口饲，即将口饲管沿患者口角放置于患者咽部，用30ml注射器抽吸流质食物通过口饲管缓慢注入患者食管。

3. 负压引流的护理

（1）使用负压引流　注意保持负压状态，观察有无漏气，若有异常应及时通知医师更换。使用中心负压吸引装置时，应注意管道连接是否正确，应保持管道通畅。

（2）保持负压引流通道通畅　患者行走、起卧时注意保持负压引流管不打折、不扭曲。确保创口处的引流通道是从高到低的，以利于最佳引流。随时检查引流管内有无血凝块阻塞。

（3）观察、记录引流液量　密切观察引流液量，并将每天24小时的引流液量记录在病历上。一般术后12小时内不超过300ml，若引流液量超过300ml或短时间内引流过快、过量，引流液呈鲜红色，应注意静脉或动脉有无出血；若无引流物流出或流出甚少而患者颌面部、颈部肿胀明显，甚至影响呼吸，可能为引流管阻塞或放置于创口部分的引流管位置不正确影响引流所致，应通知医师及时处理。使用中心负压吸引装置时，注意引流瓶内的引流液不应超过引流瓶容积的2/3，要及时倒掉引流瓶内的引流液，以免阻塞中心负压吸引装置。

（4）观察引流物颜色　正常情况下引流物颜色逐渐变淡，24

小时后引流量逐渐变少。若引流液为乳白色，应考虑为乳糜漏（术中损伤胸导管或淋巴导管所致），应及时通知医师，拔除负压引流管，局部加压包扎。

（5）维持适当的负压吸引压力 负压吸引压力应维持在13.3～16kPa 即 100～200mmHg。负压吸引压力过大，会导致静脉回流受阻；负压吸引压力过小，会使创口内积液不能及时吸出而影响创口的愈合。

（6）拔除负压引流管 根据创口情况，一般术后 3 天，24 小时引流量少于 30ml 时即可拔除负压引流管，拔除后应行创口加压包扎。拔除引流管后，护士应继续观察创口肿胀情况。

4. 舌癌切除行游离皮瓣及复合组织瓣移植术的护理

（1）术前护理

① 术前向患者及其家属详细说明手术的全过程，倾听患者及其家属对手术的要求，并做好解释工作，使患者及其家属有充分的思想准备，消除他们对手术的顾虑，使他们与医护人员密切配合，为取得良好的手术效果创造条件。

② 受区除一般术前常规准备外，还应注意，如整复面部缺损，周围皮肤必须完全正常，不能有感染存在；口腔黏膜缺损，需要修复口内缺损者，需进行牙周洁治，并每日用 1%～1.5% 过氧化氢溶液或其他漱口剂清洁口腔数次。

③ 注意受区和供区有无局部感染和残余感染，以及有无皮炎、湿疹等情况。如有炎症，均应积极治疗，待其痊愈后方可手术。有关受区及供区的术前准备与皮肤组织移植术相同。

④ 维持足够的血容量是手术成功的因素之一，因此应做好输血准备。

（2）术后护理 除按口腔颌面外科手术后的护理要求进行护理外，还应严密观察受区游离组织瓣血液循环、颜色、温度等情况，注意供区包扎的敷料是否稳固及有无渗出，受区感染是手术成败的关键。

① 术后患者取平卧位，注意让患者头颈部适当制动（在医

嘱的方向制动），以利吻合的血管在无张力下愈合。患者的头部两侧放置沙袋加以固定，因活动过度，常可导致压迫血管，形成血栓而使游离组织瓣不成活。

② 室内应安静、温湿度适宜，室温应维持在 25℃左右，湿度可在 50%～60%，防止受区受低温的刺激而引起血管痉挛。寒冷季节可采用红外线取暖器保温，但要与受区保持一定距离，以免发生烫伤。

③ 观察移植皮瓣的变化是诊断静脉栓塞的主要指标。包括皮瓣颜色、组织温度、皮纹、质地等。

④ 有负压引流的患者，应保持引流通畅，防止引流管受压或折叠而阻塞管道。还要注意吸引压力的调节，这对吻合血管的游离组织瓣移植尤为重要，负压过大，可直接压迫静脉回流；负压过小，则又可因积血或积液而间接压迫静脉，致静脉回流障碍。这些情况，都将严重影响组织瓣的成活。使用负压引流球的患者，应密切观察负压球有无漏气，以避免局部创口积液而影响皮瓣成活及创区组织愈合。

⑤ 遵医嘱术后常规应用抗凝药物，如口服肠溶阿司匹林，静脉滴注低分子右旋糖酐 500～1000ml/d；应用扩血管药物，如口服或肌内注射双嘧达莫（潘生丁），静脉补液加丹参注射液，此外也可静脉滴注 654-2，10mg 加入 500ml 溶液内，以保持组织瓣供血通畅，减少血栓的发生。因此在患者术后补液过程中，应合理分配扩血管药物，使整个补液过程中均有扩血管药物的应用。

⑥ 手术后组织瓣观察时间一般为 7～10 天，此期内均可出现异常情况，1 周后则趋于稳定。术后 1～2 小时应严密观察移植组织瓣的颜色和毛细血管充盈反应，并测量皮瓣温度，认真做好记录。

⑦ 不同供区应有不同的观察点。应用额部皮瓣时，供区有游离植皮，应注意创口包扎松紧是否适宜，有无渗血。取前臂皮瓣时，供区也有游离植皮，且应用夹板固定腕部，使手臂抬高 20°～30°，以利于手指末端静脉回流及减少术后肿胀，包扎时

应注意手指末端血供，如手指末端静脉回流良好，说明包扎压力适当。取肋骨肌皮瓣移植的患者，术后应用腹带或胸带包扎并注意有无气胸等。取髂骨肌皮瓣移植的患者，术后应正确应用沙袋及腹带加压包扎，可起到压迫止血的作用。

⑧ 术后患者一般采用鼻饲流食 7～10 天。进食后应保持口腔清洁，以减少感染机会，保证游离组织瓣成活。

5.颈淋巴清扫术的护理

（1）术前护理

① 物品准备：口腔癌手术器械、口腔癌手术敷料包、电刀、吸引器、纱布、冲洗桶、冲洗球、10 号刀片、7×17（圆针 2 个、角针 2 个）、5×12 圆针、1 号线、4 号线、7 号线、3-0 丝线、组织剪刀、直角钳、灯罩、电刀清洁片。

② 备皮范围包括面颊部、颈部、耳周及锁骨上下。

③ 行同期双侧颈淋巴清扫术时，需根据病情做好预防性气管切开术的准备。并应让患者及其家属充分了解手术的危险性及预后等情况。

④ 根据手术的范围做好充分的输血准备。

⑤ 术前须彻底控制呼吸道感染病灶。

（2）术中护理

① 配合手术助手铺单，颈术侧垫小三角枕。

② 7×17 角针、1 号线缝合固定术野手术单。

③ 美蓝画线。

④ 递术者及其助手一人一块干纱布，递 10 号刀片给术者，切开皮肤。

⑤ 电刀切开皮下组织和颈阔肌层，递手术助手双齿钩牵拉皮下组织，递生理盐水纱布给术者。

⑥ 掀起皮瓣，递 7×17 角针、1 号线给术者，将皮瓣缝在敷料上，做牵拉线，充分暴露术野。

⑦ 递术者蚊式钳分离组织。

⑧ 术者在颈阔肌深面翻开皮瓣分离前界至颈中线，后至斜

方肌前缘，上至下颌角，下至锁骨上缘。

⑨ 术者剪断颈外静脉近心端，切断胸锁乳突肌并将断端结扎，翻开胸锁乳突肌。颈动脉鞘的显露以及处理：递蚊式钳给术者分离颈动脉鞘周围组织，递剪刀给术者剪开颈动脉鞘。然后递蚊式钳给术者分离出颈内静脉，递直角钳给术者穿过颈内静脉，递双 7 号线给术者结扎颈内静脉，再递 4 号线给术者结扎颈内静脉近心端，递组织剪刀给术者剪断颈内静脉，递 5×12 圆针、1号线给术者结扎颈内静脉下端。操作时应注意保护颈总动脉、迷走神经。

⑩ 术者游离手术下界，切断肩胛舌骨肌下端，掀起已切断的组织，继续向上分离至颌下区下方。

⑪ 清扫颌下三角：术者在下颌骨下缘切开深筋膜，保留面神经的下颌缘支，暴露面动脉和面前静脉并切断之，然后切除颌下腺及颌下淋巴组织。

⑫ 取下整块颈清扫组织：术者在乳突下方 2cm 处切断胸锁乳突肌上端，切除腮腺下叶并严密缝合腮腺断端，游离颈内静脉远心端，切断后结扎，将整块颈清扫组织取下。

⑬ 术者用蒸馏水或生理盐水冲洗颈部创面，用电刀或双极电凝止血；递生理盐水纱布给术者擦拭。

⑭ 放置负压引流管：注意对负压管的穿刺针头进行保护，避免扎伤医师的手部，同时避免扎伤患者颈部血管。

⑮ 关闭创口缝合之前认真清点纱布。

⑯ 递 7×17 圆针、1 号线缝合创口肌层和皮下组织，碘伏棉球消毒局部皮肤，递 7×17 角针、1 号线或 3-0 线缝合皮肤，碘伏棉球再次消毒局部皮肤，递角针、1 号线缝合固定负压引流管。

⑰ 检查负压球，观察是否有堵塞、漏气情况，如有异常应及时更换，最后连接负压引流管。

⑱ 递自粘无菌敷料给术者覆盖创口或在创口处涂油膏，让创口暴露。

⑲ 清理手术器械及物品，可重复使用的器械及物品消毒灭

菌后备用。

（3）术后护理

① 密切观察患者血压、脉搏以及呼吸情况，保持呼吸道通畅。

② 术后适当补液，防止水与电解质平衡失调。行同期双侧颈淋巴清扫术者，需适当限制液体出入量。术后应加强患者饮食护理，争取能够早日经口进食。

③ 严密观察负压引流情况，正常情况下引流液色泽逐渐变淡，24小时后引流液量应逐渐减少。术后引流液色泽鲜红不变，发生血肿或有明显乳糜状液漏出时，应通知医师，重新清创，查找出血点及胸导管或淋巴导管破损处，发现后加以结扎或用纱条填塞。

④ 行同期双侧颈淋巴清扫术者，应早期经胃管给予氢氧化铝，以减少应激性溃疡的发生。

⑤ 术后应取半卧位，有助于头部静脉回流，尤以双侧颈淋巴清扫术者更应注意术后体位的选择。创口愈合后，尤其在副神经未保留者，应嘱其及早进行上臂及肩部的功能锻炼，以减少肩部肌萎缩和减轻不适症状。

6. 功能锻炼

舌癌术后患者可以在护士的指导下进行以下功能锻炼。

（1）肢体锻炼　行颈部淋巴清扫术的患者，术后多主诉同侧手臂和肩部疼痛并有功能障碍。患者术后第2天或第3天即可进行肩部或臂部的被动运动。去除引流管和敷料后，患者可进行主动运动和肌肉的锻炼。不论从生理还是从心理上来看，患者每天1～2次的运动训练是必不可少的。坚持不懈的训练可预防运动能力下降，减少畸形发生。热疗也可减轻肌肉和关节处的不适，但要注意避免烫伤或引发肌肉痉挛。

（2）语言功能的训练　舌癌术后的患者，语言功能训练是重点，应在语言训练师指导下进行。

（3）吞咽功能的锻炼　舌癌术后患者要将食物推入口咽有一定的困难。对于这种患者，可手术解除"口含"阶段的状况。早期可先让患者进少量水，再将食物放入患者咽部开始练习吞咽过程，其方法是：将流质食物灌入 60ml 注射器再接塑料管，将接管放置于咽腔。此方法进食前还应指导患者屏气或用 Valsalva 手法关闭声带。教会患者"声门上吞咽"的训练方法：咳嗽去除气管内分泌物、吸气、屏气关闭声门；将食物放入口内，努力吞咽食物，使食物进入咽部；咳嗽去除声带上积聚的食物，吞咽、呼吸。通过上述步骤，可减少患者的误吸。为确保操作过程准确无误，训练时护士应站在患者身边，帮助患者掌握训练方法。

7.健康指导

（1）日常活动、休息指导　告知患者出院后可继续日常活动；睡眠时应适当抬高头部。

（2）饮食指导　患者出院 1 个月内避免进食辛辣、较硬的食物；选择的食物应营养丰富、均衡。

（3）伤口保护指导　避免压迫、撞击术区；术后用柔软的牙刷刷牙，进食后漱口；保持切口处干燥，洗脸时勿触及伤口，洗头时避免水污染伤口。

（4）用药指导　遵医嘱服药。

（5）修复体使用指导　指导患者正确摘戴修复体与清洁修复体。

（6）出现异常症状应立即返院检查　如出现呼吸困难，伤口出血、裂开、肿胀，体温超过 38℃或其他任何异常症状应及时就诊。

第二节　牙源性颌骨囊肿

一、定义

牙源性颌骨囊肿发生于颌骨内而与成牙组织或牙齿有关。根据其来源分为以下 4 种：

（1）根尖周囊肿　由于根尖肉芽肿、炎症的刺激，引起牙周膜内上皮残余增生所致。

（2）始基囊肿　发生于成釉器发育的早期阶段，牙釉质和牙本质形成之前，在炎症和损伤刺激后，成釉器的星网状层发生变性，并有液体渗出、蓄积其中而形成囊肿。

（3）含牙囊肿　发生于牙冠或牙根形成之后，在缩余釉上皮与牙冠面之间出现液体渗出而形成含牙囊肿。

（4）角化囊肿　来源于原始的牙胚或牙板残余，也有人认为即始基囊肿。

二、临床表现

（1）牙源性颌骨囊肿多发生于青壮年。始基囊肿、角化囊肿好发于下颌第三磨牙区及升支部；含牙囊肿除下颌第三磨牙区外，上颌尖牙区也是其好发部位。

（2）牙源性颌骨囊肿生长缓慢，初期无自觉症状。囊肿过大时，骨质逐渐向周围膨胀，可引起面部明显畸形，皮质变薄，扪诊时有乒乓球感。上颌骨的囊肿可侵入鼻腔及上颌窦，严重者将眶下缘上推，而使眼球受压，影响视力，甚至产生复视。如牙根周骨质吸收，可使牙移位、松动与倾斜。由于下颌骨颊侧骨板一般较舌侧为薄，故当下颌囊肿发展过大，囊肿大多向颊侧膨胀，但角化囊肿可有 1/3 病例向舌侧膨胀。当骨质损坏过多时，可能引起病理性骨折。

（3）牙源性颌骨囊肿可伴先天缺牙或额外牙。囊肿穿刺时有草黄色液体，角化囊肿则可见油脂样物质。

（4）角化囊肿（常为多发性）同时伴发皮肤基底细胞痣（或基底细胞癌）、分叉肋、眶距增宽、颅骨异常、小脑镰钙化等异常时，称为"痣样基底细胞癌综合征"或"多发性基底细胞痣综合征"。如临床上仅为多发性角化囊肿并无基底细胞痣（癌）等异常表现时，也可称为角化囊性瘤综合征。

三、辅助检查

（1）穿刺　穿刺是一种比较可靠的诊断方法。囊肿穿刺可见草黄色囊液，囊液在显微镜下可见胆固醇晶体；角化囊肿穿刺大多可见黄、白色蛋白样物质混杂。

（2）X线检查　为本病的主要诊断依据。囊肿在X线片一般显示为一清晰圆形或椭圆形的透明阴影，边缘整齐，周围常有一白色骨质线，但角化囊肿中有时边缘可不整齐。

四、治疗

外科摘除术是主要治疗方法。如囊肿伴有感染发生时必须先用抗生素或其他抗菌药物控制后，再行手术治疗。

五、护理要点

1. 术前护理

（1）心理支持　了解患者及其家属的心理需求，及时掌握他们的心理变化，并对患者的言行给予充分理解。对言语不清的患者，要耐心倾听其倾诉，寻找和建立有效的沟通方式。

（2）术前指导　协助患者完成各项术前检查，发现异常应及时通知医师。做好术前各项准备工作和对患者及其家属的健康教育工作。

（3）特殊准备

① 术前并发感染的患者应给予口腔护理的指导，口腔卫生条件差的患者协助其进行口腔清洁。

② 因病变致吞咽困难而影响进食的患者，应指导其进软食或半流质食物，必要时可将食物制成糊状以利于患者使用吸管吸食。术前饮食宜少量多餐，并应观察患者的进食量及饮食质量，发现不当时应及时给予相应的饮食调整。

2. 术后护理

（1）体位　麻醉未清醒的患者取平卧位，头偏向一侧；麻醉清醒后，取半卧位，以利于头颈部伤口引流，减轻头部水肿。

（2）营养支持　给予患者相应的饮食指导，术后1周内进流食，1周后可进半流质食物，术后忌强刺激性、过热的食物，2～3周后可恢复正常饮食。

（3）口腔护理　指导口内手术患者使用漱口液漱口，口腔创伤较大、不易清洁及行颌间结扎的患者应给予相应的口腔护理。

3.病情观察

密切监测和观察患者的生命体征和病情的变化，尤其是观察患者的呼吸道是否通畅、伤口有无出血、引流条是否脱落、有无感染等情况。

4.健康指导

（1）注意口腔卫生，保持口腔清洁。

（2）术后清淡饮食，忌强刺激性、过热的食物。

（3）病变范围较大的颌骨囊肿刮治术后，注意勿咬食硬物以防发生病理性骨折。

（4）遵医嘱3个月后、半年后复诊，不适时应随时就诊。

第三节　口腔颌面部良性肿瘤及瘤样病变

一、定义

口腔颌面部良性肿瘤及瘤样病变有：

（1）软组织肿瘤及瘤样病变　色素痣、牙龈瘤、纤维瘤。

（2）牙源性肿瘤　牙瘤、成釉细胞瘤。

（3）神经源性肿瘤　神经鞘瘤、神经纤维瘤。

（4）骨源性肿瘤　骨化性纤维瘤、骨巨细胞瘤。

二、临床表现

1.软组织肿瘤及瘤样病变

（1）色素痣　根据病理学特点，可以分为皮内痣、交界痣和复合痣三种。交界痣为淡棕色或深棕色斑疹、丘疹或结节，一般较小，表面光滑、无毛、平坦或稍高于皮表。突起于皮肤表面者容易受到洗脸、刮须、摩擦等刺激，并因此可能发生恶变，其恶变症状表现为局部轻微痒、灼热或疼痛，痣的体积迅速增大，色泽加深，表面出现破溃、出血，或痣周围皮肤出现卫星小点、放射黑线、黑色素环以及局部的引流区淋巴结肿大等。恶性黑色素瘤多来自交界痣。一般认为毛痣、雀斑样色素痣均为皮内痣或复合痣，这类痣极少恶变。

（2）牙龈瘤 以女性中青年多见。好发于牙龈乳头部，唇、颊侧较舌、腭侧多见，最常见的部位是前磨牙区一肿块较局限，呈圆形或椭圆形，有时呈分叶状。大小不一，直径由几毫米至数厘米。肿块有蒂者呈息肉状；无蒂者基底宽广。一般生长较慢，但在女性妊娠期可迅速增大，较大的肿块可以遮盖部分牙及牙槽突，表面可见牙压痕，易被咬伤而发生溃疡、伴发感染。局部常有刺激因素存在，如局部可存在残根、牙石与不良修复体等。随着肿块的增大，可以破坏牙槽骨壁，牙可松动，甚至移位。

（3）纤维瘤 一般生长缓慢。发生在面部皮下的纤维瘤为无痛性肿块，质地较硬、大小不等，表面光滑、边界清楚，一般皆可移动。发生在口腔的纤维瘤较小，呈结节状，可有蒂或无蒂。多发生于牙槽突、颊、腭等部位如发生于牙槽突，可使牙松动、移位。继发感染可引起疼痛或功能障碍。

2. 牙源性肿瘤

（1）牙瘤 多见于青年人。生长缓慢，早期无自觉症状。牙瘤发生部位可有骨质膨胀；可因肿瘤压迫神经而出现神经疼痛；也可因拔牙或继发感染时才发现牙瘤存在。牙瘤患者常有缺牙现象。

（2）成釉细胞瘤 多发生于青壮年。以下颌骨体部、角部及升支部为常见。早期无自觉症状，生长缓慢；肿瘤逐渐发展，可以造成面部畸形，骀关系错乱，牙齿松动移位。肿瘤进一步发展，压迫下牙槽神经时，患侧下唇及颊部可能感觉麻木不适。肿瘤可侵入软组织内，影响下颌骨的运动度，患者甚至可能发生吞咽、咀嚼和呼吸障碍。巨大型肿瘤患者还可发生病理性骨折。

3. 神经源性肿瘤

（1）神经鞘瘤 发生部位以颈动脉三角及舌部为多见。生长缓慢包膜完整。肿瘤为圆形或卵圆形，触诊质中或偏软。来自感觉神经者常有压痛或放射样疼痛；来自颈交感神经者常使颈动脉向前移位；来自迷走神经者，颈动脉向前、内移位，偶可有声嘶症状；来自面神经者，常误诊为腮腺肿瘤。肿瘤一般只能沿神经干侧向移动，而难以沿神经长轴上下移动。

（2）神经纤维瘤　多见于青年人，生长缓慢，口腔内较少见。该肿瘤主要表现是皮肤表面呈大小不一的棕色斑或呈灰黑色小点状或片状病损。扪诊时皮肤内有多发性瘤结节。如来自感觉神经，则可出现明显压痛。肿瘤可压迫邻近骨壁，引起畸形。

4.骨源性肿瘤

（1）骨化性纤维瘤　上、下颌骨均可发生，但以下颌骨较为多见。发生于上颌骨者，常波及颧骨，并可能波及上颌窦及腭部，使眼眶畸形，眼球突出或移位，甚至产生复视。下颌骨骨化性纤维瘤除引起面部畸形外，还可导致咬合紊乱，有时可继发感染，伴发骨髓炎。

（2）骨巨细胞瘤　多发生于20～40岁的成年人，男女发病无显著性别差异。肿瘤发生在颌骨中央者，称为中央型巨细胞瘤。一般生长缓慢，如生长较快，则可能有恶性变。在下颌骨，好发于颏部及前磨牙区；在上颌骨，常波及全上颌骨，表现为牙松动或移位，甚至可发生面部畸形，拔牙时可见创口有易出血的肉芽组织。

三、辅助检查

1.软组织肿瘤及瘤样病变

要做常规颌面外科检查；病理组织学检查可确诊。

2.牙瘤

（1）X线检查　可见骨质膨胀，有很多大小形状不同，类似发育不全的牙齿影像，或透射度似牙组织的一团影像。在影像与正常骨组织之间有一条清晰阴影，为牙瘤的被膜。

（2）行病理组织学检查以确诊。

3.成釉细胞瘤

（1）X线检查　其表现不一，可为蜂窝状、皂泡状或多房性囊肿样阴影：以多房性多见，呈多个圆形或卵圆形、大小不等的透射区阴影，可相互重叠或融合，边缘呈切迹状。少数可表现为单房性囊肿样阴影。

（2）穿刺检查　可抽出褐色液体，可与颌骨囊肿（颌骨囊肿液多为淡黄色）相鉴别。

（3）未突破骨板的成釉细胞瘤有时需依靠病理检查与牙源性颌骨囊肿相鉴别。

4.神经鞘瘤

临床须与颈动脉瘤相鉴别。鉴别方法有超声检查、颈动脉造影以及 MRI 检查等。

5.神经纤维瘤

病理组织学检查可确诊。

6.骨化性纤维瘤

X 线片显示颌骨广泛性或局限性沿骨长轴方向发展，呈不同程度的弥散性膨胀，病变与正常骨之间无明显界限。

7.骨巨细胞瘤

（1）X 线检查　典型巨细胞瘤呈肥皂泡样或蜂房状囊性阴影，伴骨质膨胀，在囊性阴影区无钙化点或新生骨质，肿瘤周围骨壁界限清楚。

（2）病理组织学检查可确诊。

四、治疗

临床上通常采用肿物局部扩大切除的手术治疗，成釉细胞瘤、骨巨细胞瘤等视骨质破坏大小决定是否行颌骨截骨同期游离骨组织瓣修复术。

五、护理要点

1.术前护理

（1）一般护理

① 协助患者完成各项术前检查，发现异常及时通知医生。

② 为患者提供舒适、安静的住院环境，确保患者有良好的

休息及睡眠，让患者注意保暖，以防止感冒。

③ 术前并发感染的患者及口腔卫生条件差的患者应给予口腔护理指导。

④ 因病导致吞咽困难的患者可指导其进软食或半流质食物。

⑤ 疼痛患者必要时遵医嘱给予镇痛药，并了解用药后疼痛缓解情况。

（2）心理护理　了解患者及其家属的心理需求，加强护患沟通。根据病情为患者及其家属讲解有关疾病治疗、预后等相关知识，帮助其正确认识疾病，鼓励患者积极治疗，从而获得患者及其家属的理解和配合，缓解患者及其家属因对疾病缺乏了解而产生的紧张情绪。

（3）术前常规准备

① 为患者及其家属讲解术前皮肤准备及禁食、禁水的目的。男性常规口周备皮，口外手术则应根据手术需要做相应皮肤准备，如淋浴、修剪指甲、更换清洁病服等。

② 嘱患者保持口腔清洁，保证充分休息及睡眠，必要时术前 1 天晚上可酌情给予镇静药。

③ 根据医嘱做药物过敏试验，阳性者，应通知医生并标注于病历及床头卡相应位置。

④ 术晨测生命体征，如有体温异常或女性患者月经来潮等情况应及时通知医生。

⑤ 检查手术前准备工作是否完善。

⑥ 全身麻醉手术患者勿穿内衣、内裤，术前排空膀胱。

⑦ 术晨遵医嘱留置导尿管，给予术前用药。

⑧ 取下活动义齿、眼镜、手表、首饰等，贵重物品应交患者家属保管。

⑨ 清点手术中所需药品及物品，如病历、X 线片、术中用药等，交给手术室接患者的工作人员并记录。

2. 术后护理

（1）体位　麻醉期过后患者床头抬高30°或取半卧位（游

离骨组织瓣修复术者除外），以利于头颈部创口引流，减轻头部水肿。

（2）饮食　给予患者相应的饮食指导：口内手术患者术后1周进流食，1周后可改为半流质饮食，术后忌强刺激性、过热的食物，2～3周后可恢复正常饮食。口外手术患者术后进半流质食物，2～3天后改为普食。口内手术创伤较大或手术影响术后吞咽功能时可经鼻饲进食。

（3）口腔护理　指导口内手术患者使用漱口液清洁口腔，创伤较大不易清洁时协助患者进行口腔护理。

（4）密切监测和观察患者的生命体征、伤口渗血情况，保持敷料清洁干燥。

（5）评估患者术后疼痛的程度，向患者说明术后疼痛的预期发展情况以加强患者对疼痛的应对。必要时可遵医嘱给予镇痛药，并观察用药后疼痛缓解情况。

（6）伤口放置负压引流管的患者，应注意保持引流管通畅，观察引流液的性质、数量、颜色，发现异常应及时通知医生并协助给予处理。

（7）神经鞘瘤术后

① 由于手术的损伤，来自迷走神经的神经鞘瘤手术后可能发生呛咳现象，术后应观察患者有无呛咳、误吸等情况发生，必要时遵医嘱给予鼻饲饮食。

② 由于手术的损伤，来自迷走神经的神经鞘瘤手术后可能发生声音嘶哑，应耐心为患者做好疾病解释工作，以消除患者焦虑、紧张的情绪。如神经未切断，术后可进行面神经功能训练。

③ 来自交感神经的神经鞘瘤术后可能出现霍纳综合征表现，如眼睑下垂、瞳孔缩小、患侧颜面无汗、皮肤潮红等。

（8）脉管性疾病造影、栓塞术后

① 行经股动脉血管造影术后平卧24小时，腹股沟穿刺部位沙袋压迫24小时。术后观察患者伤口出血、渗血情况及脉管疾病部位疼痛情况。

② 行造影栓塞术后患者卧床制动 24 小时。严密监测和观察患者生命体征、肢体感觉和活动度的变化，观察股动脉穿刺处的出血、渗血等情况，出现疼痛、恶心时，应及时给予药物对症治疗。

③ 伤口位于口底、舌、咽旁等部位的患者，术后应注意呼吸、伤口肿胀情况，必要时在床旁备气管切开包。

④ 观察伤口渗血及清洁等情况，术后应避免压迫、撞击术区，结痂处不要用手撕、抠，以防止伤口出血。

第十八章　唾液腺疾病

第一节　唾液腺炎症

一、定义

唾液腺炎症好发于腮腺，其次为下颌下腺，而舌下腺和小唾液腺较少见，以急性化脓性腮腺炎、慢性复发性腮腺炎、唾液腺结石病和下颌下腺炎等较为常见。

二、临床表现

（1）急性化脓性腮腺炎　以单侧腮腺为多见，早期症状不明显，轻微肿痛。导管口轻度红肿、疼痛，如未得到控制进入化脓、腺组织坏死期，则疼痛加剧，呈持续性疼痛或跳痛，肿胀明显，出现张口受限，全身发热等不适，还可有化脓性分泌物从导管口流出。

（2）慢性复发性腮腺炎　多因导管创伤、结石、瘢痕等造成导管狭窄及阻塞，使唾液淤滞及使细菌逆行感染。临床上可见于单侧或双侧腮腺，反复发作，病程长，腮腺区轻度不适，唾液分泌减少，腮腺导管口轻度充血，挤压腺体可见腺体导管口有脓性分泌物或胶冻状分泌物溢出。

（3）下颌下腺炎　患者自觉肿胀、疼痛，停止进食后缓解。导管阻塞严重者，肿胀可持续数小时至数天，甚至不能完全消退。导管口红肿，挤压有脓性分泌物溢出，触诊可触及硬块并有压痛，同时伴有全身反应。

三、辅助检查

（1）急性化脓性腮腺炎　白细胞总数升高，中性粒细胞比例明显增多，核左移，出现中毒颗粒不宜做腮腺造影，以免导致炎症扩散。

（2）慢性复发性腮腺炎　诊断主要依据临床表现及腮腺造影。

（3）下颌下腺炎　主要根据临床表现及 X 线检查来诊断。急性炎症消退后，可进行唾液腺造影检查，对已确诊唾液腺结石病者，不做腮腺造影，以免将唾液腺结石推向导管后部或腺体内。

四、治疗

1.保守治疗

（1）抗感染治疗　急性化脓性腮腺炎选用抗革兰阳性球菌的抗生素。

（2）局部治疗　急性化脓性腮腺炎早期可进行理疗、热敷等，还可吃酸性食物或喝酸性饮料等增加唾液分泌，促进引流。

2.手术治疗

若唾液腺炎症为结石、异物、导管狭窄等病因所引起的需采取手术治疗。

五、护理要点

1.保守治疗

（1）评估患者疼痛程度，遵医嘱给予抗感染治疗，并向患者说明疾病原因及预后等情况。

（2）饮食　给予高热量、高蛋白、富含维生素饮食，早期急性化脓性腮腺炎患者可给予酸性食物或酸性饮料，以增加唾液腺分泌，促进引流。

（3）口腔护理　保持患者口腔清洁，可用含漱液漱口，也可用棉球擦洗口腔，每日3~4次，以预防口腔感染。

（4）密切监测患者生命体征变化，体温升高者应给予降温治疗。

（5）切开引流者取半卧位，以促进分泌物引流，并注意观察局部分泌物的颜色、量及性状。

2.手术治疗

（1）术前护理

① 一般护理：协助患者完善各项术前检查，并提醒患者注意保暖，以防止感冒，还应给予相应的口腔卫生指导。

② 心理护理：向患者介绍疾病手术相关知识，了解患者心理状况，并鼓励其积极配合治疗，缓解其因疾病知识缺乏而产生的焦虑情绪。

③ 术前常规准备：常规口周备皮，口外手术者还应做好相应的皮肤准备。保证患者充分的睡眠，保持患者口腔清洁。术前常规测体温、脉搏、呼吸及血压。提醒或为患者取下活动义齿、眼镜等，并交由其家属保管。与手术完成人员做好术中所需物品的交接、清点工作并进行记录。

（2）术后护理

① 保持患者口腔卫生，可用漱口液漱口，也可用棉球擦拭患者口腔，每日3~4次，以预防口腔感染。

② 嘱患者术后卧床休息，遵医嘱进流食或半流食。

③ 术后放置引流条或负压引流管者，应注意防止引流条或引流管扭曲受压、脱出。术后患者可取半卧位，以利于引流，应注意观察引流液的数量、颜色。同时还应观察伤口敷料渗血情况，发现异常时应及时通知医生处理。

④ 舌下腺手术后应注意观察舌及口底肿块情况，以防止窒息的发生。

第二节　唾液腺肿瘤

一、定义

唾液腺肿瘤是唾液腺组织中常见的疾病，其中腮腺肿瘤在唾液腺肿瘤中发病率最高，占 63.9%。唾液腺肿瘤中良性肿瘤占 3/4，恶性肿瘤占 1/4，可发生于任何年龄。

二、临床表现

（1）肿块　80% 的腮腺肿瘤发生在腮腺浅叶，表现为耳垂下、耳前区或腮腺后下部的肿块。良性肿瘤质软，表面光滑，可活动，与周围组织界限清楚，生长速度慢，病程长者可达数年甚至数十年。而恶性肿瘤的特点是质硬，边界不清，不可活动，与周围组织粘连，生长速度快。

（2）疼痛　良性肿瘤以无痛性肿块为主，而恶性肿瘤的肿块在迅速生长的过程中，破坏周围组织并且对面神经造成压迫或牵拉，因此常有疼痛，疼痛为间断或持续性，且性质不定。

（3）面瘫　腮腺肿瘤所致面瘫，一般认为多由恶性肿瘤引起，而良性肿瘤即使很巨大，也很少引起面瘫。恶性肿瘤患者可出现不同程度的面瘫症状，面神经颞支受侵表现为同侧额纹消失，颧支受侵表现为眼睑不能闭合，颊支受侵表现为鼻唇沟变浅或消失，同侧口角歪斜等。

（4）其他症状　腮腺肿瘤侵及皮肤可出现破溃出血，侵犯咬肌常致张口受限，腮腺深叶肿瘤突向咽侧表现为咽侧膨隆或软腭肿胀，少数病例出现颈部淋巴结肿大等。

三、辅助检查

（1）B 超检查　可判断腮腺内有无占位性病变及病变大小，还可显示直径 1cm 以下的肿块。

（2）CT 检查　该检查可明确显示肿瘤的大小、部位、扩展范围及与周围组织的解剖关系。

（3）磁共振成像（MRI）检查　该检查主要用于区分肿瘤是原发于腮腺深叶还是来源于咽旁或颞下窝。

（4）病理检查　腮腺和下颌下腺肿瘤禁做活检，因其有发生肿瘤细胞种植的危险，可进行影像学检查。唾液腺肿瘤确诊常依赖于蜡片诊断。腮腺区肿瘤还常采用术中冷冻切片检查，该检查可确定病变性质、肿瘤类型及肿瘤细胞分化程度等。

四、治疗

（1）手术治疗　唾液腺肿瘤的治疗以手术为主，原则应从包膜外正常组织开始，同时切除部分或整个腺体。腮腺肿瘤除高度分化肿瘤外，如肿瘤与面神经粘连，尚可分离者，应尽量保留面神经；术前已发生面瘫或术中发现面神经穿入肿瘤或为高度恶性肿瘤时，则可牺牲面神经，然后做面神经修复。若腮腺恶性肿瘤侵及腺体外或下颌骨时，需将受累的组织一并广泛切除。有颈淋巴结转移时，同时行颈淋巴清扫术。

（2）放疗　唾液腺肿瘤对放疗不敏感，单纯放疗很难达到根治的效果。对病理类型高度恶性者或手术不够彻底、疑有肿瘤组织残留者，面神经与肿瘤紧密粘连而保留面神经者，病期较晚者均可辅以术后放疗，可明显提高术后的生存率，降低复发率。

（3）化疗　化疗可用于晚期或复发病例的姑息治疗，仅作为辅助治疗，常用药物有顺铂、多柔比星、氟尿嘧啶等。

五、护理要点

1. 术前护理

（1）心理护理　腮腺肿瘤患者对手术可能损伤面神经的问题，往往有很大的思想负担，因此护理人员需配合医师向患者及其家属介绍手术方法，提供疗效显著的病例给患者及其家属以增加其信心。做好患者及其家属的心理疏导工作，消除患者及其家属的顾虑，以使患者以最佳的心态接受手术。

（2）口腔护理　唾液腺导管口位于口内，若口腔内有感染灶，则需治愈后再行手术，否则可引起伤口延迟愈合及并发症的发生。术前 1 周,可用 1:5000 的呋喃西林溶液或苯扎氯铵溶液稀释后每天清洗口腔 3 次或 4 次。

(3)患者术前常规准备　嘱患者保持情绪稳定,避免过度紧张和焦虑,腮腺肿瘤患者术前 1 天备耳周 5 指大小范围皮肤,并准备好术后需要的各种物品,如一次性尿垫、痰杯、便器等。术前一晚用开塞露或清洁灌肠后洗澡、更衣,24:00 以后禁食、禁水,术晨取下活动义齿、贵重物品交由家属保管等。

(4)物品准备(以腮腺肿瘤手术为例)　腮腺手术器械、腮腺手术敷料、手术衣、无菌手套、1 号线、3-0 线、6-0 线、10 号刀片、6×14(圆针 2 个、角针 2 个)、吸引器盘、吸引器头、20ml 注射器、电刀、0.5% 氯己定棉球、油纱布、腮腺剪刀、持针器、引流条(负压引流管)。

2.术中护理(以腮腺肿瘤手术为例)

(1)体位　置患者于仰卧位,头偏向健侧,缝合固定无菌巾。

(2)画线　递美蓝、牙签(或针头)给术者画线,然后递两块干纱布给术者。

(3)翻瓣　递 10 号手术刀片给术者切开皮肤,递弯钳或蚊式钳给术者牵拉组织,递电刀给术者翻好皮瓣。

(4)解剖面神经　递蚊式钳、腮腺剪刀等给术者解剖面神经。

(5)切除腮腺与肿瘤　递蚊式钳给术者分离腮腺浅叶,并将其与肿瘤一并切除。

(6)缝合伤口　递生理盐水给术者冲洗伤口;递圆针、1 号线给术者缝合颈阔肌;递引流条(或引流管);递 3-0 线及 6-0 线。美容线缝皮下及皮肤,缝合皮肤前用 0.5% 氯己定棉球消毒皮肤。固定引流条或负压引流管。

(7)消毒及包扎　缝合完毕后,用 0.5% 氯己定棉球消毒皮肤,递油纱布、干纱布给术者覆盖创口,创口应再用绷带或弹力帽加压包扎。

(8)清理物品　清理手术器械及物品,消毒灭菌备用。

3. 术后护理

（1）全身麻醉患者的术后护理　全身麻醉患者术后采取去枕平卧位，头偏向健侧，防止分泌物、呕吐物吸入气管或污染伤口。严密监测患者生命体征的变化，尤其要严密监测呼吸频率及血氧饱和度的变化。术后应给予低流量吸氧及雾化吸入治疗，应保持呼吸道通畅，及时清除口鼻分泌物。

（2）创口护理

① 腮腺肿瘤切除术后，局部敷料加压包扎是很重要的环节，有时由于加压不当，可致敷料松动脱落，手术区出现积液，甚至发生涎瘘或感染。

② 术后48小时可撤去引流条或负压引流。手术部位加压包扎5～7天，以后如仍发现手术区积液者，可在穿刺吸出积液后继续加压包扎直至愈合。

（3）疼痛护理　疼痛与手术损伤、创口加压包扎过紧、体位不当牵拉创口等有关。临床表现为患者被动体位，呻吟或言语减少，表情痛苦等，应根据患者的临床表现对疼痛进行评估。为缓解疼痛可采取以下措施：为患者提供一个舒适、安静的休息环境；患者术后取舒适体位，以减少创口张力；检查绷带松紧度；也可采取转移注意力的方法，必要时可给予镇痛药。

（4）饮食护理

① 由于腮腺肿瘤手术切口在面颊部，手术创口加压包扎，常导致患者张口、咀嚼困难，吞咽有哽噎感，可告诉患者这些都是暂时性的，松开包扎后可恢复。

② 如局部麻醉，手术结束返回病房后，即可进流食或半流食。2～3天后可改为软食，术后应禁食刺激性食物，特别是酸性食物，以防唾液潴留，影响创口愈合。

（5）口腔护理　保持口腔清洁，因手术后创口加压包扎，使口腔活动受限，加之使用阿托品可引起口干，有利于病原菌生长，因此对伤口愈合有一定的影响，所以术后每天应漱口4次或5次，且应多饮水。

（6）心理护理　提供个体化心理支持，密切观察患者的心理状态，加强与患者的交流，同时应注重沟通技巧，以减轻患者的负面心理压力。特别是恶性肿瘤患者，应对其进行心理疏导和安慰，以增强其战胜疾病的信心。

4. 术后并发症的护理

（1）腮腺肿瘤术后面瘫

① 告知患者术后注意保暖，防止面部受寒。

② 每天给予局部热敷、肌肉按摩，以促进局部血液循环。

③ 使用血管扩张剂、神经营养剂等可增加面神经周围微血管的供血，改善局部微循环，如维生素 B_1、维生素 B_6、维生素 B_{12}、神经生长因子、弥可保等神经营养剂。

④ 注意保护眼睛，以防引起暴露性结膜炎，特别是要防止结膜损伤。入睡后应以眼罩掩盖患侧的眼睛或涂药膏保护眼睛，不宜让风吹眼睛或持续用眼，应减少户外活动。

⑤ 局部也可进行理疗，同时可让患者配合进行肌肉功能训练，如练习皱眉、鼓气、眨眼等，6～14 天面神经功能均可恢复。

⑥ 出院后 3～6 个月，症状未明显好转时，应及时复诊，必要时可行面瘫矫正术。

（2）涎瘘　为腮腺切除术后的常见并发症，多发生在术后 1 周左右，临床表现为进食后伤口处有无色清亮液体渗出。预防涎瘘的措施除术中彻底缝合残余腺体及术后加压包扎外，还要及时观察伤口情况；指导患者清淡饮食；餐前 30 分钟给予阿托品口服或肌内注射，以抑制腺体分泌。对涎瘘不愈合者建议放疗使残余腺体萎缩。

5. 病情观察

（1）术后创口放置橡皮引流条或者引流管，密切观察创口渗血情况及引流液的性状。

（2）注意观察创口渗血及呼吸情况，如渗血较多或出现呼吸困难（包扎过紧引起），应协助医师及时剪开绷带，给予妥善处理。

6.健康指导

（1）强调术后加压包扎的重要性；取得患者配合，嘱其保持创口处干燥、清洁，洗脸时勿触及创口。如创口有红肿不适应及时到医院就诊。

（2）加强营养，避免辛辣、刺激性食物，并注意食物营养应均衡。坚持每次进食后漱口和正确地刷牙，以彻底清除口腔内食物残渣。

（3）术后应注意劳逸结合，适当进行户外活动及轻度的体育锻炼，以增强体质，防止感冒及其他并发症。

（4）禁烟、禁酒及忌刺激性食物。

（5）术后定期复诊，有不适时应及时就诊。

（6）恶性肿瘤患者，如病情允许，出院后即可行放射治疗或化学治疗。

第十九章 颞下颌关节疾病

第一节 颞下颌关节紊乱病

一、定义

颞下颌关节紊乱病是指累及颞下颌关节和（或）咀嚼肌群，具有相关临床表现的一组疾病的总称，包括咀嚼肌紊乱疾病、结构紊乱疾病、炎性疾病和骨关节病四大类，原称为颞下颌关节紊乱综合征。发病因素复杂，咬合异常、结构发育异常、精神心理因素、创伤为本病的主要致病因素，还与免疫学因素、偏侧咀嚼习惯、夜磨牙、紧咬牙及其他口腔不良习惯有关。本病临床主要症状包括开闭口运动及咀嚼时关节区和（或）关节周围肌群疼痛、开口受限等关节运动障碍、关节内弹响或杂音，还可伴有头痛、耳鸣等其他症状。

二、临床表现

颞下颌关节紊乱病发展一般分为三个阶段，即功能紊乱阶段、结构紊乱阶段、关节器质性破坏阶段。

（1）下颌运动异常　开口度异常、开口型异常（偏斜或歪曲）、开闭口运动出现关节绞锁等。

（2）疼痛　开口或咀嚼运动时关节区或关节周围肌群疼痛，一般无自发痛，若为急性滑膜炎，可偶有自发痛。病程迁延者，有关节区发沉、酸胀，咀嚼肌易疲劳及面颊、颞区、枕区等部位慢性疼痛或感觉异常等表现。

（3）弹响和杂音

① 弹响音：开口运动有"咔、咔"的声音。

② 破碎音：开口运动有"咔叭、咔叭"的声音。

③ 摩擦音：在开口运动中有连续的似揉玻璃纸样的摩擦音。

三、辅助检查

（1）X线检查、CT检查　可见关节间隙改变和骨质改变。

（2）关节内镜检查　可以直接获取颞下颌关节的组织结构图像，可对颞下颌结构紊乱疾病进行确诊。可见患者关节盘和滑膜充血、渗出、粘连等。

（3）磁共振成像检查　可检查关节盘和翼外肌病变，检查可见关节移位、穿孔及关节附着改变等。

四、治疗

颞下颌关节紊乱病的治疗方法很多，其治疗原则为先用可逆性保守治疗，然后用不可逆性保守治疗，最后选用手术治疗。

五、护理要点

1.术前护理

（1）心理护理　对患者给予同情、理解、关心和帮助，告诉患者不良的心理状态会降低机体的抵抗力，不利于疾病的康复。

解除患者的紧张情绪，使其更好地配合治疗和护理。

（2）口腔护理　保持口腔清洁，用含漱液漱口，不宜刷牙，可用棉球擦洗口腔或用注射器冲洗口腔，每日 3 次或 4 次。

（3）饮食护理　指导患者多进食富有营养、易消化、口味清淡的食物，以加强营养，增进机体抵抗力。对进食困难的患者，可给予营养丰富的软食或流食。

（4）术前常规准备

① 协助患者做好术前相关检查，如 X 线胸片等影像学检查、心电图检查，血、尿、便常规等检查。

② 做好术前备皮。

（5）做好术前指导　嘱患者保持情绪稳定，避免过度紧张和焦虑；备皮后洗头、洗澡、更衣，准备好术后需要的各种物品，如一次性尿垫、痰杯等；术前 1 天 22:00 以后禁食、禁水；术晨取下活动义齿和首饰等贵重物品，并将贵重物品交由其家属保管等。

2. 术后护理

（1）饮食护理　术后进流食或半流食，取坐位或半坐位进食，以防止发生食物自鼻腔呛出。

（2）基础护理

① 患者麻醉清醒后，可改为半卧位，头偏向一侧，以利于分泌物的引流和减轻局部肿胀和充血。

② 患者卧床期间，应协助其保持床单位整洁和卧位舒适，定时翻身，按摩骨突处，防止皮肤发生压疮。

③ 满足患者生活上的合理需求。

④ 雾化吸入治疗每日 2 次。

⑤ 会阴冲洗每日 1 次。

⑥ 做好患者的晨、晚间护理。

（3）口腔护理　保持口腔清洁，含漱液漱口或口腔冲洗每日 3～4 次，以防止感染。

（4）增进患者的舒适感　术后患者会出现疼痛、恶心、呕吐、腹胀等不适，应及时通知医师，对症处理，以减少患者的不适感。

（5）术后活动　术后1周内，使用吊颌绷带加磨牙橡皮垫或颌间牵引的患者应限制下颌运动。术后7天，协助患者进行张口训练，练习自动张口运动和咀嚼运动，以促进关节功能恢复。

（6）心理护理　根据患者的生活环境、个性及手术类型的不同，为患者提供个体化的心理支持，并给予心理疏导和安慰，以增强其战胜疾病的信心。

3.病情观察

术后严密监测患者生命体征的变化，包括体温、血压、脉搏、呼吸、心率。观察并记录生命体征的变化，每4小时1次。

4.健康指导

（1）出院前向患者及其家属详细介绍出院后有关事项，并将有关资料交给患者或其家属，告知患者出院后1个月来院复诊。

（2）指导患者早日进行开口训练和咀嚼运动，一般在拆线后开始，训练至少坚持6～12个月，以巩固效果，防止复发。

（3）告知患者如有异常情况应及时来院就诊。

（4）纠正不良习惯，禁烟、酒及刺激性食物。

第二节　颞下颌关节强直

一、定义

颞下颌关节强直是指由于疾病、损伤或外科手术而导致的颞下颌关节固定，运动丧失。临床上分为两类：一类是由于一侧或两侧关节内病变，导致关节内纤维性或骨性粘连，称为关节内强直，也称为真性关节强直；另一类病变是在关节外上、下颌骨间的皮肤、黏膜或深层组织，也称为颌间挛缩或假性关节强直。关节内强直常见的病因是创伤和化脓性炎症。关节外强直常见病因为软组织或肌肉损伤所产生的瘢痕，患者常有严重创伤史、感染史、放疗史或不正确的外科手术史。

二、临床表现

1.关节内强直

（1）开口困难表现为进行性开口困难或完全不能开口，病史一般较长。

（2）面下部发育障碍、畸形多发生在儿童。严重者可致阻塞性睡眠呼吸暂停综合征。

（3）咬合关系错乱多见于儿童期发生强直者。

（4）髁突活动度减弱或消失。

2.关节外强直

（1）不同程度的开口困难。

（2）口腔颌面部瘢痕挛缩或缺损畸形。

（3）髁突活动度减弱或消失。

三、辅助检查

X线或CT检查可明确关节强直的性质、界限。

四、治疗

（1）关节内强直 关节内强直的治疗需外科手术。手术方法有适用于纤维性强直的髁突切除术及适用于骨性强直的颞下颌关节成形术。

（2）关节外强直 关节外强直需手术治疗。手术的基本方法为切断、切除颌间挛缩的瘢痕；凿开颌间粘连的骨质，恢复开口度，用皮片或皮瓣修复创面。

五、护理要点

1.术前护理

（1）心理护理 对患者给予同情、理解、关心和帮助，告诉患者不良的心理状态会降低机体的抵抗力，不利于疾病的康复。解除患者的紧张情绪，使其更好地配合治疗和护理。

（2）备皮 了解关节强直的性质，估计病变的范围，若为双侧同时手术，应做好双侧皮肤准备。一侧手术备皮时，必须核对医嘱，以免发生错误。做耳屏前切口者，应剃去耳郭后上方 5cm 以上范围的毛发。

（3）口腔护理　口腔内瘢痕切除或植皮修复创面，术前 1 周应进行口腔牙周洁治及用含漱液漱口，保持口腔清洁，以防创口感染。

（4）饮食护理　指导患者多进食富有营养、易消化、口味清淡的食物，以加强营养，增进机体抵抗力。进食困难的患者，可视情况给予软食或流食，术前 1 天 22:00 开始禁食、禁水，使胃肠充分排空，避免术中呕吐引发误吸。

（5）术前检查　协助患者做好术前相关检查，如胸部 X 线片等影像学检查、心电图检查，血、尿、便常规等检查。

（6）术前指导　嘱患者保持情绪稳定，避免过度紧张、焦虑；备皮后洗头、洗澡、更衣，准备好术后需要的各种物品，如一次性尿垫、痰杯等；术晨取下活动义齿、首饰等贵重物品，并将贵重物品交由其家属保管等。

2. 术中护理

（1）置患者于仰卧位，头偏向健侧，做耳屏前至颞部发际内弧形切口。

（2）协助术者冲洗患者口腔，画线，递 6×14 角针、1 号线给术者，固定麻醉插管，递 5ml 注射器、5 号口内注射用长针头给术者，在术区局部注射 1:100000 止血水。

（3）递 15 号刀片、蚊式钳、刀片、电刀给术者翻瓣。

（4）递 3-0 线给术者结扎小血管。

（5）翻瓣后递 6×14 圆针、1 号线给术者，将组织缝于手术单上牵拉固定，撤掉蚊式钳。

（6）递小的深拉钩、蚊式钳、剥离子。

（7）显露关节囊后，协助术者用 11 号刀片切开，递剥离子。

（8）切掉关节处骨痂：递安装好锯片的矢状锯、神经剥离子、骨凿、骨锤，放明胶海绵协助术者止血，递小咬骨钳、骨蜡、磨头。

（9）冲洗，放置橡皮引流条或小负压引流管。

（10）缝合：递5-0可吸收线给术者缝合皮下、递6-0美容线给术者缝皮，递3-0线给术者缝头皮。

（11）包扎：递油纱、2～3个棉球、纱布、绷带。

（12）清理手术器械及物品，可重复利用的器械及物品消毒灭菌后备用。

3. 术后护理

（1）饮食护理 术后进流食或半流食，因暂时性软腭功能障碍可取坐位或半坐位进食，以防止发生食物自鼻腔呛出。

（2）基础护理

① 患者清醒后，可改为半卧位，头偏向一侧，以利于分泌物的引流和减轻局部肿胀和充血。

② 患者卧床期间，应协助其保持床单位整洁和卧位舒适，定时翻身，按摩骨突处，防止皮肤发生压疮。

③ 满足患者生活上的合理需求。

④ 雾化吸入治疗每日2次。

⑤ 会阴冲洗每日1次。

⑥ 做好患者的晨、晚间护理。

（3）口腔护理 保持口腔清洁，可用含漱剂漱口或进行口腔冲洗每日3～4次，以防止感染。

（4）增进患者的舒适度 患者术后会出现疼痛、恶心、呕吐、腹胀等不适，出现不适时应及时通知医师，对症处理，以减少患者的不适感。

（5）术后活动

① 急性关节脱位，复位后应限制下颌活动，防止再脱位。

② 术后1周内，使用吊颌绷带加磨牙橡皮垫或颌间牵引的患者，应限制下颌运动。术后7天，协助患者进行张口训练，练习自动张口运动和咀嚼运动，以促进关节功能恢复。

③ 根据开口度的不同，采用适当厚度的楔形硬橡皮块或阶

梯形木块做开口器。开口练习时，将比较窄的一端置于磨牙区，逐渐地加大塞入的厚度，使开口逐渐增大。

④ 开口训练时，应注意开口器是放在两侧磨牙区而不是前牙区，且应左右交替练习，以防咬合关系紊乱。

⑤ 术后 1 个月复查病情，以巩固效果，张口训练应持续 6 个月以上，一般应在术后前 1~2 个月内，日夜使用开口器，以后可改为日间进行开口练习。

4. 病情观察

严密观察患者生命体征的变化，包括体温、血压、脉搏、呼吸等。观察并记录患者生命体征，每 4 小时 1 次。

5. 健康指导

（1）出院前向患者及其家属详细介绍出院后有关事项，并将有关资料交给患者或其家属，告知患者出院后 1 个月来院复诊。

（2）指导患者早日进行开口训练和咀嚼运动，一般在拆线后开始，训练至少坚持 6~12 个月，以巩固效果，防止复发。

（3）告知患者如有异常情况应及时来院就诊。

（4）纠正不良生活习惯，禁烟、酒及刺激性食物。

第三节　颞下颌关节脱位

一、定义

颞下颌关节脱位是下颌髁状突滑出关节窝外，超越了关节运动正常限度，以致不能自行回复原位。其发生的外部原因是张口过大，如打哈欠、大笑，下颌前区遭受过大压力或骤然暴力；内部原因是关节囊及关节韧带的松弛，翼外肌在张口运动时过分收缩，同时升颌肌群的反射性痉挛。颞下颌关节脱位按部位可分为单侧脱位和双侧脱位；按性质可分为急性脱位、复发性脱位和陈旧性脱位；按髁突脱出的方向、位置又可分为前方、后方、上方及侧方脱位。临床上以急性前脱位最为常见。外伤导致的髁突向上、向后及侧方移位常合并下颌骨骨折及颅脑损伤。

二、临床表现

（1）下颌运动失常，患者呈开口状，不能闭口。

（2）下颌呈前伸状，两颊变平，颏部前突。双侧关节脱位则前牙明显开𬌗，后牙通常无接触。

（3）耳屏前空虚，颧弓下可触及脱位的髁突。

（4）单侧关节脱位者，上述症状仅见于患侧，颏部中线及下前切牙中线偏向健侧。

三、辅助检查

X线片显示病变侧关节窝空虚，髁突位于关节结节前上方。

四、治疗

（1）颞下颌关节急性脱位后应及时复位，复位后应限制下颌运动2～3周，可采用颅颌绷带或颌间橡皮圈牵引固定。

（2）对于复发性脱位，为防止再脱位的发生，可进行关节腔内硬化剂注射治疗、翼外肌肉毒素注射治疗或采用手术治疗。

五、护理要点

1. 常规护理

（1）保持口腔清洁，用含漱液漱口。患者不宜漱口及刷牙时，可用棉球擦洗口腔或进行口腔冲洗，每日3～4次，以预防感染。

（2）床边备吸引器，及时将患者口腔及咽部分泌物或血液吸出，保持呼吸道通畅。

（3）对关节疼痛、张口受限者，可进行局部热敷、针灸、按摩和理疗。

（4）术后进流食或半流食，必要时采用鼻饲流食5～7天。少数患者术后因暂时性软腭功能障碍，进食过程中易发生食物自鼻腔呛出，因此应嘱患者取坐位或半坐位进食。

（5）协助患者进行张口训练，练习自动开口运动和咀嚼运动，以促进关节功能恢复。

（6）关节复位后，应用颅颌绷带固定 2～3 小时，并限制下颌运动，嘱患者不可自行拆除固定装置。

（7）若手术切除粘连髁突，复位后下颌制动 20 天。

2.健康指导

（1）出院后详细向患者及其家属介绍注意事项，并将相关资料给患者及其家属，嘱其出院后 1 个月复诊。

（2）手法复位固定 2～3 小时，此期间不可自行撤除固定装置，并应限制下颌运动，如张大嘴、咬硬物、大笑、打哈欠时应注意保护颞下颌关节。

（3）禁烟、酒及刺激性食物。

（4）下颌固定、制动的同时应注意口腔卫生，防止口腔感染的发生。

（5）纠正不良生活习惯，关节不适可给予热敷，以缓解肌肉痉挛，减轻疼痛。

第四节　阻塞性睡眠呼吸暂停综合征

一、定义

阻塞性睡眠呼吸暂停综合征（OSAS）属睡眠中枢呼吸调节紊乱，这种病理状态不仅表现为睡眠打鼾和日间极度嗜睡，由于低通气或呼吸暂停还可引发反复发作的低氧和高碳酸血症，可导致心肺和其他重要生命器官发生并发症，甚至发生猝死。因此，OSAS 是一种有潜在致死性的睡眠呼吸紊乱性疾病。

目前国际上大多数学者认为 OSAS 的定义是：睡眠时口鼻呼吸气流停止≥10 秒，并常伴有白天嗜睡，头痛、逆行性健忘和性格变异等临床特征的症候群。临床上阻塞性睡眠呼吸障碍占绝大部分。

二、临床表现

（1）打鼾　睡眠中打鼾是由于空气通过口咽部时使软腭震动

而引起的。打鼾意味着呼吸道有部分狭窄和阻塞，是该病的特殊性表现。

（2）日间极度嗜睡　OSAS 患者表现为日间困倦或嗜睡，患者可立即入睡，而无法控制，有时在开会时入睡，工作时也可入睡，相互交谈时可入睡，进食时可入睡，甚至在骑自行车时可因入睡而摔倒。

（3）夜间呼吸暂停　在鼾声上表现为"抑扬顿挫"，即"鼾声－停顿－鼾声突然爆发"。呼吸暂停时间长者，可出现夜间睡眠中突然坐起，口唇及肢端发绀。

（4）夜间遗尿症　表现为肾功能损害，常见夜尿增多和蛋白尿。

（5）头痛　以晨起头痛明显，是睡眠呼吸暂停低通气造成的低氧血症和高碳酸血症所触发的血管性头痛。

（6）性格变化　包括急躁、压抑、精神错乱、产生幻觉、极度敏感、敌视、好动、智力和记忆力减退等改变，严重者可伴发心血管系统和其他重要生命器官的疾病。

三、辅助检查

（1）常规实验室检查　一般对于诊断帮助不大。7% 无肺部基础病变的患者可合并红细胞增多。血气分析多正常，也可表现为低氧和（或）高碳酸血症、肺功能多正常，肥胖患者可表现为限制性通气功能障碍，重叠综合征患者可见阻塞性通气功能异常。对于老年患者，必须进行甲状腺功能的筛查。

（2）多导生理记录仪　是诊断阻塞性睡眠呼吸暂停低通气综合征（OSAHS）的金标准，可同步记录患者睡眠期间的脑电图、肌电图、眼电图、心电图、血氧饱和度、口鼻气流、鼾声、体位，甚至血压、腿动、食管内压等多种生理学指标，为临床睡眠分期及睡眠呼吸暂停的诊断、分型、分度及疗效判断提供了可靠的依据。

（3）夜间血氧监测　夜间脉搏、血氧监测被广泛用于 OSAHS

的筛查，是非常简便、经济的评估术后治疗效果或气道扩张装置治疗效果的方法。

（4）整夜多导睡眠分时监测　前半夜行睡眠监测以明确诊断，后半夜予经鼻持续气道正压通气滴定治疗，既可以维持气道的通畅又可以评定需要的正压治疗水平。

（5）睡眠鼻内镜检查　用于明确 OSAHS 患者睡眠时气道阻塞的部位，是一项可重复且易于被患者接受的检查技术。它不仅可以为选择手术方式提供依据，它还是评估手术预后的重要指标。

四、治疗

1. 非外科治疗方法

（1）经鼻持续气道内正压通气（nasal-CPAP）　此法是目前治疗阻塞性睡眠呼吸暂停综合征最有效的非手术治疗方法。

（2）各种正畸装置　睡眠时配戴专用正畸矫治器，以改善睡眠。

（3）药物治疗　改善气道肌张力药物或激素替代疗法。

（4）减肥治疗　饮食控制、运动疗法。

2. 外科治疗方法

（1）气管切开术　是一种暂时解除严重 OSAHS 患者缺氧状态的方法。

（2）鼻腔阻塞性疾病的手术　主要是下鼻甲切除术与鼻中隔矫正术。

（3）腭垂软腭咽成形术　主要是手术切除腭垂、软腭后缘以及咽侧壁组织以扩大口咽腔。

（4）舌体舌根减容术　原则是在不损害舌功能的前提下尽可能切除肥厚的舌组织。

（5）舌骨肌肉切断悬吊术　主要是通过解除患者喉咽腔狭窄或阻塞而达到治疗目的。

（6）双颌前移术　通过正颌外科手段，同时前移上下颌骨使腭后和舌后气道扩展。

五、护理要点

1. 术前护理

（1）按口腔颌面外科全身麻醉手术术前护理常规进行护理。

（2）对用多导生理记录仪记录睡眠的患者一定要做好检查前指导 干净的头发和皮肤可使传感器比较敏感，也不易脱落，因此，要提醒患者提前洗澡、洗头，不要使用化妆品，男性患者剃胡须。同时，患者应禁饮咖啡、茶及酒类，禁服镇静催眠药，避免剧烈运动，并保持精神情绪稳定，以免影响睡眠。

（3）心理护理 患者可能会担心自己打鼾影响同病房其他患者，对此护士应尽量为患者安排单间，同时加深与患者的沟通，了解患者的睡眠习惯及心理状态、家庭状况等，对其实施个性化心理护理，以有效地缓解患者术前心理压力。

（4）教会患者在床上进行排痰、翻身、排便及用简单的手势与护士交流的方法，并向患者讲解术后留置鼻插管的注意事项，以取得患者的全面配合。

2. 术后护理

（1）全身麻醉术后返回病房 6 小时内采取去枕平卧位，并不要让患者睡得太沉，应经常唤醒患者。

（2）患者清醒后，详细向患者解释鼻插管的重要性，严禁患者自行拔管，讲解拔管后可能引起窒息及再次插管困难，可影响生命安全。

（3）严密观察病情 主要是患者血氧饱和度和呼吸情况的观察，如果是痰液堵塞造成的血氧饱和度降低，应及时吸痰。

（4）保持鼻插管通畅 遵医嘱给予持续呼吸道湿化，及时雾化吸入治疗；插管口处覆盖无菌湿纱布以保持呼吸道的湿润；清洗消毒气管内套管前要充分吸痰。

（5）饮食护理 拔出鼻插管后嘱患者进高蛋白质、高热量及富含维生素食物，可以先给清流食或流食，逐步过渡到半流食普食，并鼓励患者少食多餐。

（6）口腔护理　术日用无菌纱球擦洗患者口腔，患者拔管后能自行漱口时，遵医嘱用1：5000呋喃西林溶液给患者漱口。

第二十章　牙及牙槽外科

第一节　牙拔除术

牙拔除术是口腔外科最常用的手术，是治疗某些牙病和预防由牙病引起的局部或全身疾病的手段。

一、适应证

（1）牙体破坏过大或残根，采用现有技术无法修复者。

（2）牙根尖周围病变广泛，用根管治疗或根尖手术等方法不能治愈者。

（3）重度牙周病，牙槽骨明显吸收，牙齿松动而不能治疗者。

（4）阻生牙反复引起冠周炎或引起邻牙病变者。

（5）有碍咀嚼功能、美观，或引起食物嵌塞及创伤或邻牙病损，妨碍义齿修复不能用正畸等方法恢复正常位置的移位牙或错位牙。

（6）牙因创伤折裂至龈下或根折，能治疗保存者。

（7）形状异常，影响美观，位置不正或妨碍功能的多生牙。

（8）正畸治疗需要进行减数的牙；义齿修复需要拔除的牙。恶性肿瘤放射治疗前，位于照射区的、不宜通过治疗而保留的牙。

（9）乳牙滞留，妨碍恒牙正常萌出者。

（10）引起邻近组织疾病的病源牙（如引起颌骨骨髓炎、蜂窝织炎等）或引起其他系统疾病（如引起风湿病、肾炎、心肌炎、虹膜睫状体炎）的病灶牙。

二、禁忌证

（1）血液病　可以造成血液凝固性降低及术后出血不止的疾病的患者，如血友病、白血病、再生障碍性贫血、血小板减少性紫癜及坏血病等患者，要避免拔牙。

（2）肝炎　对急性期肝炎或肝功能损害严重者应暂缓拔牙，对于慢性肝炎、肝功能无明显损坏者可以拔牙，但术前应做凝血酶原时间测定。

（3）肾脏疾病　有严重肾功能损害者不能拔牙，以免引起肾功能衰竭。一般慢性肾脏疾病较轻者，拔牙前应注射抗生素以防拔牙造成的暂时性菌血症，诱发肾病急性发作。

（4）糖尿病　糖尿病患者因抵抗力降低，术后容易发生感染。病情重者应暂缓拔牙，对于必须拔牙的，应请内科医生会诊，控制血糖不要过高（清晨空腹血糖不超过 8.88mmol/L），拔牙手术前后应使用抗生素以防止并发感染。

（5）心血管疾病　患有高血压的患者应在血压控制后拔牙，一般情况下，血压高于 180/100mmHg 时不要拔牙。患有冠心病、心绞痛以及心功能低下的患者，应该在心血管专科医生的指导下考虑是否拔牙。

（6）甲状腺功能亢进　感染、焦虑及各种手术可引起毒性弥漫性甲状腺肿的突然加重，即"甲状腺危象"，重者能迅速引起各器官衰竭甚至死亡，故不宜拔牙。如果必须拔牙时应做详细检查，基础代谢率应控制在 +20% 以下，脉搏每分钟在 100 次以下，局麻药中不能加肾上腺素，术后注意预防感染。

（7）精神、神经疾病　此类疾病患者主要为不配合，应该在神经内科医生和其他相关医生会诊并治疗以后再拔牙，而且术前应服用镇静剂。

（8）月经期　月经期拔牙，有可能发生代偿性出血，一般认为应暂缓拔牙。但必要时，简单的拔牙仍可进行，但要注意防止出血。

（9）感染急性期　颌面部的急性感染，根据感染的部位、波及范围、拔牙创伤大小、患者全身情况等多种因素综合考虑是否拔牙。

（10）恶性肿瘤　位于恶性肿瘤中或已被肿瘤累及，单纯拔牙可能激惹肿瘤并引起扩散，视为拔牙禁忌。一般患牙应与肿瘤一同去除。

（11）长期应用抗凝药物　陈旧性心肌梗死、冠心病合并高血脂、血黏滞性增高、持续性房颤或有脑血栓病史的患者多采用抗凝药物治疗，此类患者需评估术后出血情况，再考虑是否拔牙。

（12）长期肾上腺皮质激素治疗　长期使用此类药物，可导致肾上腺皮质萎缩。患者机体反应能力及抵抗能力均降低，拔牙可导致危象发生，术前应请专科医生会诊。

（13）妊娠　对于引起极大痛苦必须拔除的牙，在健康正常者的妊娠期间皆可进行，但应尽量选择在妊娠4~6月进行，前3个月易发生流产，后3个月则可能引起早产，前者局部麻醉药中不可加肾上腺素。

三、术前准备

1.物品准备

0.2%碘伏棉球、棉球、一次性检查盘、牙挺、牙钳、刮匙、骨凿、骨锤、牙龈分离器、骨膜剥离子、注射器、一次性针头、局麻药物（2%利多卡因或复方盐酸阿替卡因注射液）。

2.患者准备

（1）术前仔细询问患者病史及了解患者各种检查结果，正确掌握拔牙适应证和禁忌证。

（2）术者应核对拟拔牙位，向患者说明拔除患牙的必要性，对术中可能发生的问题应给予充分解释，必要时应让患者签手术同意书。

四、麻醉的选择和应用

局部麻醉是牙拔除术主要采用的麻醉方法之一，临床上常用的局部麻醉药为含1∶100000肾上腺素的复方盐酸阿替卡因注射液和2%利多卡因溶液，常用的方法为局部浸润或神经干阻滞。

五、手术方法及护理

1.拔牙前护理

（1）心理护理　对拔牙恐惧的患者，应从以下几个方面进行心理疏导。

① 帮助患者缓解紧张情绪，熟悉诊疗过程和环境，恢复自我控制和接受治疗的信心，并应理解和尊重患者的感受。

② 由于患者对拔牙手术认识不足，应向患者说明拔牙的适应证和手术后的注意事项，使患者认识拔牙的重要性。通过聊天、解说、示范等各种方法，解除患者各种不良心理感受，使其保持良好的心理状态。

③ 局麻药注射前及拔牙前是患者最恐惧的时期，应及时向患者说明拔牙时的感觉，告诉患者注射局麻药的疼痛程度，解除其对注射和疼痛的恐惧，或转移患者的注意力。对害怕出血的患者，嘱其拔牙后不要频繁地吐口水，拔牙结束后应迅速用无菌敷料压迫拔牙创面，并嘱患者咬紧敷料以压迫止血。

④ 医务人员本身应具有良好的语言修养和高尚的医德，应体谅患者，要耐心地解释拔牙的重要性和必要性，以取得患者的主动配合，使拔牙手术顺利进行。

（2）术前检查　询问患者病史，特别注意患者有无拔牙禁忌证、药物过敏史，必要时应做各种相关检查和局部检查，确定所要拔除的牙位，明确拔牙原因及是否符合拔牙适应证。

（3）签署同意书　向患者及家属介绍术中可能出现的问题，以取得患者及其家属的理解和合作，必要时与患者签署手术同意书。

（4）患者体位　患者多取坐位，也可取卧位：拔牙时，患者头部应稍后仰。拔除上颌牙时患者头部应稍后仰，张口时上颌牙的𬌗平面与地面成45°；拔除下颌牙时下颌牙的𬌗平面与地面平行。

（5）手术区处理　在准备手术前，应嘱患者取出口内活动义齿，进食后及时漱口以保持口腔清洁，牙石较多者应先进行洁治。术区及麻醉进针点应严格消毒。

（6）器械准备　主要器械为牙钳，其次为牙挺。辅助器械中较常用的有牙龈分离器、刮匙，以及切开、分离骨膜，凿除牙槽骨，修整牙槽嵴，缝合等所需的器械。并应严格区分无菌和污染物品，所有器械和敷料均需经严格的灭菌处理。

（7）医护人员准备　术者应洗手，并戴无菌手套，对患者基本信息及拔除牙位进行核对后再进行手术操作。医生在手术中位置取决于患者拔牙部位，通常为患者的右前方。护士在配合时，应站在患者左侧协助、传递器械、吸唾，协助劈牙、凿牙和保护颞颌关节。

2. 拔牙术中护理

（1）严格无菌操作　在手术过程中，护士应该严格遵守无菌技术操作要求，准备好传递器械，及时吸出口内的唾液、血液等，充分暴露术野，适时将切割下的牙冠及骨碎片取出，防止误吞，牙全部取出后，协助医生用生理盐水冲洗牙槽窝，并及时用吸唾器吸净，防止牙碎片遗留在牙槽窝内。

（2）观察病情　在拔牙过程中应认真观察患者的病情变化，如观察患者的神志、意识、面色、呼吸及患者有无抽搐等，特别重视患者的主诉，如主诉头痛、头晕、胸闷、恶心等，发现异常，应及时汇报给医生，并配合医生处理。

3. 拔牙后护理

（1）拔牙后。需将伤口清理干净，置入止血棉，牙龈明显撕裂者给予缝合，以预防出血，促进伤口愈合。

（2）观察病情。患者拔牙结束后，应观察病情约 30 分钟，如无不适方可让患者离院。

（3）观察拔牙区有无出血。拔牙结束时嘱患者咬紧无菌棉球 30 分钟压迫止血，若出血较多时，可延长至 1 小时。

（4）观察患者疼痛的性质、持续时间及患者所能够忍受疼痛的程度，教会患者减轻疼痛的方法，使患者保持情绪稳定，因焦虑的情绪易引起疼痛加重。转移患者注意力，可用看电视、漫画等方法来分散注意力。还应遵医嘱服用镇痛药物。

（5）加强患者心理护理。详细介绍拔牙后的注意事项，了解患者的感受，并做相应的解释工作，以缓解患者的紧张心理。

六、拔牙术中并发症及处理

1. 晕厥

当患者在拔牙过程中出现晕厥应马上对症处理。

（1）术中发现患者面色苍白、出冷汗、四肢无力、眩晕、心悸、脉搏减弱、血压下降，应暂停手术。

（2）患者取平卧位，松解患者胸巾、上衣领口，以保持呼吸道通畅。

（3）吸氧或吸刺激性气体或掐人中、内关，一般数分钟即可恢复正常。

（4）如果症状还未缓解，应建立静脉通道，对症用药，必要时收住院进一步治疗。

（5）空腹、饥饿者，可口服糖水或静脉注射 50% 葡萄糖溶液。

2. 牙根折断

原则上应取出。根据断根及根周情况、创伤大小等多方面因素考虑取出或不取出。

3. 软组织损伤

可有牙龈损伤及邻近组织损伤，其中牙龈撕裂是术后出血的主要原因之一。对于已撕裂的牙龈应复位缝合，牙挺所致的穿刺伤较深，处理时可不缝合，即使继发感染时也可由此获得引流。

4. 骨组织损伤

如折断骨片的大部分仍有骨膜附着，可将其复位，使其愈合。如骨板折断后一半以上已无骨膜附着，则最好将其除去。

5. 邻牙、对颌牙损伤

邻牙如有较大的龋坏和修复体，拔牙时易被损坏，因此应选择适当的牙钳。牙挺绝不能以邻牙为支点。拔对颌牙时摇动动作、力量要控制，注意保护邻牙及对颌牙。

6. 神经损伤

可用一些减轻水肿及促进神经恢复的药物（如地塞米松、维生素 B_1、维生素 B_6、维生素 B_{12} 等），亦可用理疗、针灸等治疗。手术是治疗神经断裂伤较好的方法。

7. 颞下颌关节损伤

预防方法为术中固定托住下颌。若发生脱位，应立即复位。

8. 断根移位

即拍 X 线片定位取出。

9. 口腔上颌窦交通

应根据交通口大小酌情处理，若是较小孔可按拔牙后常规处理，待其自然愈合。穿孔如为中等大小，可在拔牙剖面进行无张力缝合，以协助血凝块固位。交通口超过 7mm，需用邻近骨膜瓣关闭创口。

七、拔牙术后并发症及处理

1. 拔牙后反应性疼痛

分析疼痛的原因，较轻微时无需处理，严重时予镇痛药物。

2. 术后肿胀反应

最初 36 小时内予冷敷，限制肿胀扩散，2 天后予热敷，帮助水肿吸收。还可用激素或减轻水肿的药物治疗。

3. 术后张口困难

局部热敷、理疗有助于改善张口度。

4. 拔牙后出血

（1）注意患者的全身情况　了解出血情况，估计出血量，测量脉搏、血压等生命体征。出血量大或反复出血应做血液相关检查。

（2）局部检查　麻醉下去除创口表面的凝血块，仔细查找出血部位，判定出血原因，并行止血处理。

（3）安抚患者　因血液与大量唾液混合，常使患者误认为出血量很多而产生紧张恐惧感，应向患者解释，并安慰患者，稳定其情绪以获得其配合。

（4）全身处理　对于有血液系统疾病的患者，在出血局部处理的同时，必须结合全身的处理，必要时可输血、输液。

（5）局部处理　残余肉芽组织、软组织撕裂等原因引起出血者，可采用搔刮、缝合的方法处理。对广泛的出血，可在牙槽窝内置入碘仿海绵、止血纱布，并用水平褥式缝合两侧牙龈，再结合纱卷压迫止血。如出血未止，且明确出血来自牙槽窝内者可用长碘仿纱条自牙槽窝底紧密填塞，可达到止血目的。

（6）术后护理　拔牙后出血的患者处理后，应观察30分钟以上，确认无出血后方允许其离开。流入邻近组织和间隙的血液会使邻近组织出现血肿和瘀斑，一般可不做特殊处理，较大血肿可应用抗菌药物预防感染，理疗也可促进吸收。

5. 拔牙术后感染

多为牙片、骨片、牙石等异物和肉芽组织引起的慢性感染，可行局部搔刮冲洗，去除异物等处理。

6. 干槽症

应彻底清创及隔离外界对牙槽窝的刺激，以迅速止痛，缓解患者疼痛，促进愈合。

7. 皮下气肿

避免过大翻瓣。使用涡轮机时，应使组织瓣敞开。术后嘱患者避免做鼓气等造成口腔压力增大的动作。

第二节　微创拔牙术

微创拔牙术是采用特殊的手术器械提供无痛微创的拔牙操作，其操作的特殊性要求默契的护理配合。微创拔牙术可避免扩大牙槽窝，患者的拔牙创口可以很快地愈合。微创拔牙术适用于牙科恐惧患者，以及患有全身疾病的患者、即刻种植及要求较高者。微创拔牙可维持最多的牙槽突骨量、保持牙龈丰满度、减轻拔牙术中的创伤，为术后修复提供条件。

一、术前准备

（1）手术器械及物品准备　治疗盘 1 套包括口镜、探针、镊子。切开缝合器械 1 套包括刀柄、刀片、缝针、缝线、持针器、剪刀。金属口角拉钩、骨膜分离器、中号牙挺、高速涡轮机、长裂钻、金属吸引头、洞巾、无菌手套、5ml 冲洗器、局麻药等。

（2）术前常规准备　询问患者既往史和过敏史，拍全景牙片，了解牙根的位置，倾斜方向及与神经管的关系。

（3）患者体位　患者张口时下颌牙列应与地面平行，椅位的高度是使患者的下颌牙与医生肘部平行，原则是患者舒适，医生便于操作。

（4）心理护理　一般患者对于拔牙都有恐惧心理，所以做好患者的心理护理十分重要。术前应向患者介绍手术过程，说明用高速涡轮机切割法具有损伤小、震动小及安全性高等优点。并告知患者术后并发症的预防措施及注意事项，以消除患者紧张、恐惧的心理。

二、术中护理配合

（1）根据手术部位，调节好灯光，协助医生消毒患者口腔黏膜，铺好洞巾，术中应配合医生牵托口角，暴露视野。

（2）及时吸净唾液和血液，协助医生止血，以保持术区视野清楚，及时传递医生所需器械，适时将切割下的牙冠及骨碎片取出，防止患者误吞。牙全部取出后，协助医生用生理盐水冲洗牙槽窝，并及时用吸唾器吸净，防止牙碎片遗留在牙槽窝内。

（3）使用高速涡轮机时产生的响声和吸唾器的声音，易使患者产生紧张恐惧情绪，应适时与患者交流，了解患者心情，消除其恐惧心理。同时密切观察患者反应，发现问题及时处理。

第三节　牙根拔除术

临床上对于残根、断根，特别是根周组织有各种病变者，原则上都应拔除。如断根短小（指 5mm 以下），根周组织无明显病变，继续取根创伤过大，或可能引起神经损伤、颌窦穿孔等并发症，可考虑不拔除，注意观察即可。对于全身状况不良、耐受性差、手术复杂且时间长者，可考虑暂缓拔除断根。

对于留于牙槽窝中时间较长的残根，在根周和牙槽骨壁间，根周有慢性病变，比较松动，故拔除较易。但也有少数较牢固的残根必须使用牙挺或涡轮机分根拔除。对于折断的牙根，由于断根的上端多在牙槽骨内固定较牢固，拔除较为困难。因此，不管是残根或折断的牙根部需用根挺或带槽圆骨凿增隙，如折断部位为根尖，可使用根尖挺，其目的是将牙根挺松或凿松，利于取出。

一、术前准备

（1）拔牙断根时，应仔细检查断根的数目、折断的部位、断面的斜行方向等。

（2）准备好照明及器械，患者所取体位应适当。

（3）断根情况不明时，应拍 X 线片协助诊断。还要注意下牙槽神经管及上颌窦的位置。

（4）去除牙槽窝内的碎屑，出血较多时，可用纱布或含血管收缩剂的棉球压迫数分钟止血，以使术野清晰。术中不能盲目挺凿。

二、手术方法

1.根挺拔除法

此法适用于牙颈部以下折断，根钳无法夹住时，应使用根挺，将其取出。

2.翻瓣去骨法

如出血多、断根深，使用其他方法取根困难者，或可能将断根推入邻近器官（如上颌窦、下牙槽神经管、组织间隙等），均可使用翻瓣取根法。

3.进入上颌窦内的牙根拔除法

（1）翻瓣去骨法　适用于断根进入上颌窦，但仍位于黏膜下的情况。

（2）冲洗法　适用于断根完全进入上颌窦内的情况。

三、护理配合

（1）适时运用增隙法，使用牙锤时应右手腕部用力，力量应适中，有弹性、有节奏地连续敲击两下，然后再次重复。与此同时，应用左手向上托护下颌角处，以保护颞颌关节。若掏取上颌前磨牙或磨牙牙根时，要轻击，以防使牙根进入上颌窦。

（2）断根时，应仔细检查断根的数目、部位，断面的倾斜方向，牙槽骨及邻近牙的情况，了解邻近的上颌窦、下颌管、颏孔的位置切忌盲目操作，必须在清楚、直视的情况下进行操作，故要求有良好的照明条件，可用灯光直接照射或用口镜将光线折射入牙槽窝。

（3）翻瓣去骨　准备手术刀在牙近中颊交角游离龈处做一切口。避免张力过大及在颊侧附着龈处造成损伤，切口忌在牙龈乳头处和牙颊面。去骨时可用骨凿或骨钻，配合敲击骨凿时应先向患者解释可能带来的不适。配合骨钻去骨时，应及时吸出冷却水，防止患者误吞引起呛咳。

（4）进入上颌窦内的牙根拔除法　先行翻瓣去骨法取出。如牙根已完全入窦，翻瓣去骨后用注射用水或生理盐水冲洗，每次冲洗应仔细检查牙根是否已冲出。

（5）密切观察病情，操作过程中注意观察患者的表情、面色、唇色，有心电监护的患者还应观察其生命体征的变化。掏取断根过程中出血时可将止血棉球或碘仿纱条等塞入牙槽窝加压止血。

（6）牙根拔出后由于操作时间长、创口大、出血多，因此术后应给予抗生素，防止感染。

第四节 阻生牙拔除术

阻生牙是指由于各种原因（骨或软组织障碍等）只能部分萌出或完全不能萌出且以后也不能萌出的牙。常见的阻生牙为下颌第三磨牙、上颌第三磨牙及上颌尖牙。

一、适应证

（1）阻生牙反复引起冠周炎症，应予拔除。

（2）阻生智牙本身有龋坏或引起第二磨牙龋坏，引起食物嵌塞，或引起第二磨牙远中骨质吸收者，均应拔除。

（3）正畸需要时，可拔除。

（4）可疑为颞下颌关节紊乱病诱发的阻生智牙，应予拔除。

（5）完全骨阻生而被疑为某些原因不明的神经痛者，或可疑为病灶牙者，也应拔除。

二、禁忌证

（1）血液病患者，如血友病、血小板减少性紫癜、急性白血病、恶性贫血、坏血病等患者，拔牙后可引起出血不止。

（2）口腔恶性肿瘤患者，常因肿瘤区牙齿松动疼痛而要求拔牙，但拔牙可刺激肿瘤生长，造成医源性扩散与恶化，因此不宜拔牙。

（3）严重心脏病以及肝肾功能损害者，肺结核开放期未治疗以及各种急性传染病者均不宜拔牙。

（4）血压过高，收缩压高于 180mmHg，或舒张压高于 100mmHg，尤其是已有肺、心、肾器质性损伤者不宜拔牙。

（5）糖尿病未经控制，血糖在 8.88mmol/L 以上，并伴有中毒症状（酮体阳性）的患者不宜拔牙。

（6）严重甲状腺功能亢进症患者病情未得控制时，不宜拔牙。

（7）急性炎症期，如冠周炎、蜂窝织炎、牙槽脓肿扩散期、高热、体弱及过敏体质等的患者，不宜拔牙。

（8）易流产或易早产的孕妇，在妊娠期前3个月或后3个月，不宜拔牙。

（9）疲劳过度、饥饿、紧张恐惧、妇女在月经期等均不宜拔牙。

三、术前准备

1.物品准备

手术器械包、局麻药、0.2%碘伏、0.5%氯己定棉球、棉球、纱布、骨膜分离器、牙挺、口镜、骨凿、高速手机、吸引器、吸引器管、吸引器接头、针头、骨锤、注射器。

2.患者准备

（1）详细检查阻生牙的萌出情况、与邻牙的关系及其周围组织情况；邻牙是否有龋、松动或叩痛等；牙龈黏膜是否有充血、炎症；颞下颌关节运动等情况。

（2）术前拍X线片了解阻生牙的位置、类型，其牙根数目、分叉、与邻牙的关系等情况，并进行阻力分析。

（3）了解阻生牙及其邻牙周围骨质情况，其在骨内的深度及其与上颌窦和下颌神经管的关系。

（4）应向患者交代阻生牙拔除的困难性、复杂性及术后可能出现的并发症。

四、手术方法

下颌阻生第三磨牙拔除术

（1）切口　由远中切口和颊侧切口组成。

（2）翻瓣　自远中和颊侧切口交界处插入骨膜分离器，向后面颊侧掀起组织瓣。

（3）使用去骨劈开法拔牙，可先用骨凿凿去部分覆盖阻生牙的骨板，以暴露牙冠最宽径及近中颊沟。

（4）分牙　常用的劈开方向有正中劈压和近中牙冠劈开。如用钻针分牙，多采取横断截开，并可分多块断开取出。

（5）挺出阻生牙正中劈开后，选用薄牙挺，插入劈裂线，先挺出远中冠及根，再挺出近中冠。

（6）拔牙创处理　先用刮匙清除牙槽窝中骨及牙的碎屑、牙囊、肉芽组织舌侧骨板如有折裂，应压迫复位，如已与骨膜分离，应去除之。然后缝合创口，用棉卷加压止血。

五、护理措施

1. 术前护理

（1）按口腔颌面外科术前护理常规进行护理。

（2）心理护理　多数情况下患者会对拔牙产生恐惧和紧张心理，护士应重视对患者的心理护理，有针对性地与患者沟通，以消除其恐惧心理。向患者详细交代手术过程及注意事项，以使患者处于接受治疗的最佳心理状态。

2. 术中护理

（1）阻生牙术前拍牙片，以了解牙齿位置，设计手术方案。

（2）麻醉方式　常用阻滞麻醉同时加局部浸润麻醉。

（3）手术体位　仰卧位。

（4）若需劈开拔牙时，要看清医生放骨凿的部位，击锤前要将左手伸到无菌孔巾下面托护患者下颌角的下缘，应用右手握锤。

（5）调节灯光，调整床位。

3. 术后护理

（1）进行全身麻醉拔牙的患者在全身麻醉未清醒前，应保持去枕平卧位，头偏向一侧，完全清醒后可把床头摇高30°。

（2）密切观察患者体温、脉搏、呼吸、血压及血氧饱和度的变化，保持患者呼吸道通畅，及时吸出患者口、鼻腔内分泌物，防止发生呼吸障碍或窒息。

（3）向患者交代，拔牙后不要用舌舔吸伤口或反复吐唾液、吮吸，以免造成口腔负压增加破坏血凝块而引发创口出血，24小时后遵医嘱用1∶5000复方呋喃西林溶液或漱口剂漱口。

（4）全身麻醉拔牙后，次日可进食温凉的软食或流食，不宜进食太热、太硬的食物，以免造成创口出血。

（5）并发症的观察　若患者术后创口有明显的大出血、疼痛、肿胀，出现发热、开口困难等症状，应及时通知医生，并协助处理，不要延误治疗。

（6）心理护理　根据患者不同的社会背景、个性及文化程度，为每个患者提供个体化的心理支持，并给予心理疏导和安慰，以增强患者战胜疾病的信心。

第五节　牙槽突修整术

牙槽突修整术的目的主要是去除妨碍装戴义齿的牙槽突上骨突起部分，注意勿去除过多，以免影响牙槽突应有的高度或宽度，从而不利于义齿的固位。

一、适应证

（1）牙槽突各种妨碍义齿戴入和就位的畸形　拔牙时牙槽骨吸收不全，拔牙后牙槽嵴有尖锐的骨缘或隆起，义齿戴入会出现压痛，如拔牙时未立即咬除尖锐的骨边缘，应于拔牙后2～3个月进行修整。

（2）防止牙槽突突出的尖或嵴引起局部疼痛　下颌牙槽突个别局部明显突起，硬腭隆起、上颌结节肥大或突出等，均需修整平坦，以利义齿配戴。

（3）去除突出的骨结节或倒凹　多个牙连续拔除，并行即刻义齿修复时应于拔牙后同时修整牙槽嵴，使其呈自然平坦状态，术后才能立即配戴预成义齿。

（4）上前牙牙槽骨的前突　上颌或下颌前牙牙槽骨明显前突，过分前突的上、下牙槽骨不利于义齿正常粭的建立及影响容貌美观，应适当修整。

二、禁忌证

同牙拔除术的禁忌证。

三、术前准备

（1）物品准备　手术器械包、局麻药、0.2% 碘伏、0.5% 氯己定棉球、纱布、骨膜分离器、口镜、骨凿、高速手机、吸引器、吸引器管、吸引器接头、针头、骨锤、骨锉、注射器。

（2）患者准备　常规术前检查如血常规，出、凝血时间，乙肝五项，拍 X 线片，测血压等检查，必要时做心电图。

四、手术方法及护理

（1）根据口腔修复科病历记录确定手术部位，并置患者于仰卧位。

（2）患者多为老年人，术前应了解患者全身情况如心脏、血压和血糖等情况，做好术前检查和患者的心理疏导工作。

（3）局部浸润麻醉。

（4）用骨凿去骨，护士在击锤时，用力要轻，以免去骨过多，特别是上颌结节倒凹者，不能去骨过多，以免影响义齿的固位。

（5）术中要密切观察患者的全身情况，若有异常，应及时向医生报告并做相应的处置。

第六节　系带修整术

系带修整术可分为唇颊系带修整术和舌系带修整术两种。

唇颊系带修整术：唇系带正常附着于中切牙间的唇侧牙龈与牙槽黏膜交界处，发育异常导致的附着过低可造成中切牙间明显间隙而影响牙排列；牙槽嵴吸收造成的相对附着过低，可影响义齿修复。上述两种情况均需矫正。治疗目的：使义齿基托的翼能伸至较大范围，接触面积增加，从而增加义齿的稳定和固位。

舌系带修整术：舌系带过短常表现为舌不能自由前伸，伸舌时舌尖部呈"W"形。婴儿因吸吮母乳，系带与下切牙间摩擦可形成压疮性溃疡，成人则影响发出舌腭音及卷舌音。治疗目的：改善舌及唇颊运动，改善发音，恢复舌功能，改善舌外观。

一、适应证

（1）上唇系带附着点过低或肥大，造成中切牙出现间隙者。

（2）舌系带过短，伸舌呈"W"形，卷舌困难，以致影响发音者。

（3）唇系带、颊系带、舌系带因附着位置近牙槽嵴顶或附着宽大，影响义齿稳定和固位者。

二、禁忌证

（1）口腔内有明显炎症表现。

（2）智力发育障碍所致的发音不清者，不宜行系带修整术。

（3）全身禁忌证参照牙拔除术。

三、术前准备

（1）物品准备　小切包、开口器、0.2%碘伏、0.5%氯己定棉球、纱布、5-0可吸收线、局麻药、口镜、吸引器、吸引器管、吸引器接头、针头、注射器。

（2）患者准备　常规术前检查如血常规，出、凝血时间，乙肝五项，测血压，拍胸部X线片等检查，必要时做心电图。

四、手术方法

1.唇颊系带修整术

（1）方法一　适用于一般唇、颊系带附着过低者。

① 注射局麻药于系带两侧。

② 提起上唇或颊部，用一把止血钳夹住系带附着于牙槽突的基部；用另一把止血钳夹住唇颊部附着端，两把止血钳尖端相交于唇颊移行沟。

③ 沿止血钳外侧切开并切除系带，潜行分离创缘两侧至能拉拢后，间断缝合。

（2）方法二　适用于儿童唇系带肥大者。

① 麻醉方法同方法一。

② 在两中切牙之间做一楔形切口，直达腭乳头的前方，如

腭乳头亦肥大，则切至其后方，切透骨膜将该组织去除。

③ 唇系带处的切口按方法一缝合。切牙之间及腭乳头的创口以碘仿纱条或丁香油氧化锌糊剂填于其内，4～5 天后去除。

（3）方法三　适用于系带过短而且附着较低者。

① 绷紧系带做"Z"形切口，"Z"形的纵切口应在系带上。

② 剥离"Z"形组织瓣后，两角相互交叉缝合。

2. 舌系带修整术

（1）在舌系带两侧行浸润麻醉。

（2）用一把止血钳在舌腹部下夹住舌系带，提起止血钳使系带绷紧，用小剪刀在止血钳下方，平行于口底，由前向后剪开系带，剪至伸舌时其"W"形态消失的长度，或至舌尖前伸与上抬无障碍时为止。

（3）剪开后的菱形创面，采用纵行缝合。

五、术中护理配合

（1）麻醉方式　局部浸润麻醉或全身麻醉（安全起见多主张全身麻醉）。

（2）手术体位　仰卧位。

（3）此种手术患者多为学龄前儿童，术中常有哭闹现象，护士应配合医生用敷布裹紧患儿，并固定好其头部和四肢，防止手术过程中划伤患者面部。

（4）放置开口器时，捏紧患儿的鼻孔使其张嘴，以便趁机将开口器放入患儿一侧的上下牙齿之间并调整好合适的开口度，应注意开口器前端要有纱布保护，避免损伤患儿的牙齿。

（5）术毕用纱布压迫伤口数分钟，若无渗血方可放开。

第七节　唇颊沟加深术

唇颊沟加深术为口腔颌面外科手术之一。即用手术的方法将部分唇颊沟加深，以增加义齿和全口义齿的固位。

一、适应证

（1）牙槽嵴过度萎缩，下颌颏肌或颊肌附着过高；或上颌唇颊部肌肉附着过低，影响义齿固位者。

（2）下颌骨切除植骨后所致的牙槽嵴缺损，义齿固位困难者。

（3）颌面部外伤所致牙槽嵴部分缺损及前庭沟瘢痕形成，而使唇颊沟变浅，无法行义齿修复者。

二、禁忌证

（1）牙槽嵴完全缺损，颌骨骨量明显不足者。

（2）下颌颏神经、颊肌附着的位置明显上移；上颌前鼻棘、鼻软骨、颧牙槽突基底等明显下移者。

（3）全身禁忌证参照牙拔除术。

三、术前准备

（1）术前检查牙槽嵴的高度，颌骨体的高度，唇颊沟的深度和肌肉附着点的位置，以确定手术的方式和范围。注意下颌骨的高度、颏孔的位置，以确定可加深的深度。

（2）备好固定用的橡皮管，或做好预成基托。

（3）需要植皮者，应做好游离植皮术前准备。

四、手术方法

1.黏膜下前庭成形术

（1）手术在局部浸润麻醉或阻滞麻醉下进行。

（2）在唇颊沟外侧的黏膜上或在唇颊沟的牙槽侧做半圆形切口，其深度只能切透黏膜下组织，不应切破骨膜，其长度为需加深的范围。

（3）在骨膜表面剥离黏膜瓣，将附着于骨面的肌肉充分推向下方，注意勿将骨膜剥穿。

（4）将已剥离的黏膜瓣缝于唇颊沟底部的骨膜上；将消毒的橡皮管置于新形成的唇颊沟底部，再用丝线绕过橡皮管，穿过软组织固定于颏部及下颌下区皮肤上，或用预成基托加压固定。

（5）暴露创面用碘仿纱布覆盖保护，任其自行愈合。

2. 皮片移植前庭成形术

（1）手术在局部浸润麻醉或阻滞麻醉下进行。

（2）在唇颊沟皱褶处横行切开黏膜或切除黏膜瘢痕，在骨膜表面将肌肉附着推向深面，直达所需深度，在此过程中应注意保护骨膜。

（3）按创面大小，切取适宜的中厚皮片缝合于骨膜上，可用碘仿纱条打包缝合固定，亦可用内衬凡士林纱布的义齿基托加压固定。

五、术后护理

（1）术后常规应用抗生素，保持口腔卫生，清洁创口。

（2）术后 3～5 天可进流食。注意预防口底血肿和水肿。

（3）黏膜下前庭成形术后 1 周拆线；皮片移植前庭成形术者 10 天后拆除固定物。两者均应在术后立即戴入预成义齿。

（4）创面愈合后应早日更换永久义齿。

第八节 口腔上颌窦瘘修补术

口腔上颌窦瘘多是因拔牙术中牙根移位造成，或在即刻修补口腔上颌窦交通后创口裂开，也可能出现于上颌囊肿术后。用手术方法关闭口腔上颌窦病理性通道，称口腔上颌窦瘘修补术。

一、适应证

口腔上颌窦瘘较大不能自愈，且无上颌窦炎者。

二、禁忌证

（1）口腔内急性炎症期。

（2）上颌窦慢性化脓性感染未控制者。

（3）全身禁忌证参照牙拔除术。

三、术前准备

（1）临床检查瘘道的大小、位置，有无分泌物。拍 X 线片检查上颌窦有无炎症和瘘道周围骨质情况。

（2）有上颌窦慢性化脓性炎症存在时，应同时行上颌窦根治术；术前数日应反复冲洗至无明显分泌物。

（3）根据瘘口的大小及部位设计手术方案。

四、手术方法

1.颊瓣滑行法

适用于瘘口较小、位于牙槽嵴顶部或偏颊侧者。

（1）手术在局部浸润麻醉下进行。

（2）将整个组织瓣覆盖区域的上皮切除，形成新鲜创面。

（3）由侧向颊沟做梯形切口，切透骨膜形成蒂在颊沟的粘骨膜瓣，剥离范围要越过前庭沟，翻起此瓣后在基底部骨膜表面横行切开（注意只切开骨膜），充分减小张力，然后将瓣牵向腭侧在保证无张力下，行褥式加间断缝合。

2.腭瓣旋转法

适用于瘘口较大、位于牙槽嵴顶部或偏腭侧者。

（1）麻醉后，先切开瘘口边缘黏膜并向内翻转，修去龈边缘，相对缝合。

（2）在腭侧设计一个蒂在后、瓣内包括腭降动脉的粘骨膜瓣，其长宽以能旋转覆盖瘘口为宜。

（3）按设计切透骨膜，沿骨面翻起此瓣，旋转并覆盖穿孔后，采用褥式加间断缝合。

（4）腭侧裸露骨面，用碘仿纱条覆盖填塞。

五、术后护理

（1）术后1周内常规应用抗生素，滴鼻剂。保持口腔卫生，清洁创口。

（2）术后1～2周进流食或软食。

（3）术后2周内避免擤鼻涕、鼓腮，以防形成负压影响创口愈合。

（4）腭部填塞纱条8～10天内取出，10天后可拆线。

六、并发症及其处理

（1）上颌窦炎症未控制　术前应仔细检查上颌窦炎症情况，有脓性分泌物时应反复冲洗。术后一旦发生穿孔，则上颌窦瘘再次修补术与上颌窦根治术同时进行。

（2）组织瓣过小或张力过大　在瘘口修补术中组织瓣设计过紧，术后组织收缩而产生小穿孔者，可在术后6～12个月再行修补术。

（3）术后护理不当　有擤鼻涕、鼓腮不良习惯者，术后易再次造成穿孔。应加强患者术后宣教，一旦发生穿孔，则需在术后6～12个月再行修补术。

第二十一章　口腔修复

第一节　口腔检查与修复前准备

通过对病人进行一般性口腔检查，了解病人的口腔情况，做好修复前的准备。

一、口腔检查

（一）临床一般检查

1. 口腔外部检查

（1）颌面部检查　观察病人颌面部的外形及其他特征，包括面部皮肤颜色、营养状态，颌面部外形的对称性等。

（2）颞下颌关节区检查　让病人做开闭口、侧方、前伸等运动，检查颞下颌关节活动度，是否有关节弹响、疼痛等。

2. 口腔内检查

（1）口腔一般情况　包括牙列的完整性，牙体缺损的类型与范围，口腔卫生情况，有无修复体存在，修复体质量如何，唇、颊、舌、口底、前庭沟、软硬腭等有无异常等。

（2）牙周检查　牙周检查能反映菌斑积聚，病人个体反应情况以及牙周破坏的严重程度。

（3）牙列检查　详细的天然牙检查资料有助于治疗计划的制订。完整的牙列检查记录图表应包括牙列缺损的部位及数目，天然牙的健康状况，有无龋坏，活力状态如何，有无牙折裂，牙缺损及磨耗情况如何，口内充填及修复情况等。

（4）殆关系检查　包括正中殆位检查、息止颌位检查、殆干扰检查等。

（5）缺牙区情况　检查缺牙区间隙大小是否正常，牙槽嵴有无妨碍修复治疗的骨尖、倒凹、骨隆突等。

（6）原有修复体的检查　病人如配戴有修复体，应了解病人要求重做的原因，检查原义齿与口腔组织的密合情况，咬合关系是否正确，外形是否合适，义齿对牙龈、黏膜有无刺激以及该义齿行使功能的效率如何等。分析评价原修复体的成功与失败之处，并作为重新制作时参考。

（二）X线检查

（1）常规X线牙片　确定牙根及牙周支持组织的健康情况，了解牙根的数目、形态及长度，有无根折、根管充填以及有无牙龋坏等情况。

（2）X线曲面断层片　对确定牙槽骨内是否有残根存留，有无第三磨牙埋伏阻生很有帮助。

（3）颞下颌关节X线侧位片　可了解关节凹、髁突的外形以及髁突与关节凹的位置关系。

（三）制取模型检查

模型检查便于仔细观察牙的位置、形态、牙体组织磨耗及详细关系等，以帮助制订治疗计划和修复体设计等。

（四）咀嚼功能检查

进一步明确牙缺失与口颌系统功能紊乱的关系。口腔修复临床较常用的功能检查方法有咀嚼效能的检测、下颌运动轨迹检查、肌电图检查。

二、修复前的准备

（一）修复前口腔的一般处理

修复前准备是指经过全面检查、诊断之后，按照拟定的修复设计，对口腔组织的病理情况或影响修复效果的情况进行适当处理，以保证预期效果。

1. 处理急性症状

对由牙折、急性牙髓炎、慢性牙髓炎急性发作、牙槽脓肿、急性冠周炎或龈炎，以及颞下颌关节紊乱病引起的不适，应及时处理。

2. 保证良好的口腔卫生

牙结石、牙垢等在牙面上的大量附着，将影响印模的准确性，所以修复前对牙结石和牙垢应彻底洁治清除。

3. 拆除不良修复体

对设计不当、制作粗糙、质量低劣、危害健康组织的修复体，或修复体已经失去功能，并刺激周围组织而又无法改正时，应予以拆除。

4. 治疗和控制龋病及牙周疾病

（1）龋病　对龋坏造成硬组织缺损的牙，若常规充填治疗可获得满意疗效者可选作义齿的基牙。牙髓受累时应行根管治疗，对拟作固定义齿基牙的牙髓状况疑有病变时，应做预防性根管治疗，避免修复完成后又不得不将修复体拆除重做，造成不必要的损失。

（2）牙周疾病　牙周疾病病人常伴有不可逆性持续的骨失，应尽早予以控制和治疗，必要时进行系统的牙周疾病治疗。

（二）余留牙的保留与拔除

（1）松动牙　对于牙槽骨吸收达到根 2/3 以上，牙松动达Ⅲ度者应拔除；对未达到这一严重程度的松动牙，经有效治疗后尽量予以保留。

（2）残根　如果残根破坏较大、缺损达龈下、根周组织病变范围较广泛、治疗效果不佳者，可考虑拔除；如果残根较稳固，根周组织无明显病变或病变范围较小，同时对义齿的支持和固定有作用者，则应进行根管治疗后保留。

（3）根分叉受累牙　多根牙根分叉受累较轻时，通过龈上洁治、龈下刮治、牙根切断术或牙根治、牙龈切除术或牙龈成形术以及保持良好的口腔卫生等措施，能够有效控制其病变，且预后较好。如果根分叉受累严重，则需另外切除术，尽可能将患牙保留。

（三）牙矫正治疗

对各种原因引起的牙错位（扭转牙、低位牙等），尤其是牙缺失后长期未曾修复造成缺隙，两侧牙倾斜移位，在修复前，可采用牙少量移动的矫正技术将有关牙矫正到正常位置后再进行修复。当牙列缺损伴有上前牙间隙时，可先将间隙关闭后再进行修复。

（四）咬合调整与选磨

咬合调整的目的是通过对牙的选磨消除早接触及干扰，从而达到上、下颌牙咬合时咬力分布均匀，关系协调。对咬合异常并有症状、体征的病人，修复前应纠正。

（五）口腔黏膜疾患的治疗

如口腔黏膜有溃疡、白色损害等黏膜病变，必须先做治疗，以免修复操作和修复体本身对黏膜产生刺激作用而使疾病加剧。

（六）修复前外科处理

口腔软硬组织的正常结构形态是修复成功的重要条件。理想的口腔条件是：足够的牙支持骨组织，无尖锐的骨突或骨嵴；无妨碍义齿就位的倒凹或悬突；无影响义齿稳定固位的瘢痕结构、增生的软组织和系带；上、下牙槽嵴关系良好和有足够的唇颊沟深度。对有些条件较差的病人，可以通过修复前的外科手术创造较为理想的条件，例如唇舌系带的矫正术、瘢痕或松动软组织的切除修整术、牙槽嵴修整术、骨性隆突修整术、前庭沟加深术、牙槽嵴重建术。

第二节　牙体缺损的修复及护理

一、定义

牙体缺损是指各种牙体硬组织不同程度的质地和生理解剖外形的损坏或异常，常表现为正常牙体形态、咬合及邻接关系的破坏。因此，对咀嚼、发音、面容、牙髓、牙周组织甚至对全身健康等产生不良影响。

牙体缺损是牙科的常见病和多发病。多数情况下，牙体缺损能够采用充填治疗方法进行修复。如果牙体缺损范围大，缺损程度严重或充填不易成功时，应采用修复体的粘固来完成治疗。这种修复方法属于固定修复，病人不能自行取戴。常用的修复体有嵌体、部分冠、全冠、桩冠等。

二、病因

（1）龋病　龋坏严重者，可造成牙冠部分或全部破坏，形成残冠、残根。

（2）牙外伤　牙外伤所致牙体缺损称为牙折。牙外伤轻者表现为切角或牙尖嵴局部小范围折裂，重者可出现整个牙冠折裂或冠根折断。

（3）磨损　由于不良咀嚼习惯及夜磨牙等原因可造成病理性的磨损，全牙列重度磨损会造成垂直距离降低，导致颞下颌关节紊乱病。

（4）楔状缺损　又称牙颈部 V 形缺损，常伴有牙本质过敏、牙龈退缩，严重者可出现牙髓暴露，甚至发生牙折。

（5）酸蚀症　是牙长期受到酸雾作用而脱钙，造成牙外形损害。

（6）发育畸形　牙发育畸形及发育异常是在牙发育和形成过程中出现形态、结构或颜色异常。常见的发育畸形有釉质发育不全、斑釉牙及过小牙等。

三、治疗

采用修复术将修体粘固在患牙上以恢复牙体组织完整体。常用的修复体有嵌体、全冠、桩冠等。治疗的主要步骤包括牙体预备、模型制取、修复术试戴及粘固。

四、护理要点

1.心理护理

进行治疗前，应了解病人对修复体的要求及期望值，结合病人口腔情况将预期效果逐一告知。如采用全瓷冠或金属烤瓷修复，修复体颜色和形态与天然牙几乎相似，一般情况下都能满足病人的美观要求。对惧怕磨牙的病人，如缺损牙已经过牙髓治疗，告知病人这类牙在切磨时不会疼痛；如预备牙为活髓牙，告知病人会在注射麻醉药无痛状态下进行，以消除病人恐惧、紧张心理，愉快配合治疗。

2.嵌体及全冠修复的护理

嵌体与全冠同属固定修复体，其护理配合基本相似。下述以全冠修复为例。全冠因其固位力强，对牙有很好的保护作用，损害牙体组织也较少，适用于各种牙体缺损的修复。在各类固定修复体中全冠占有的比例最大。全冠的种类如前所述，护理配合以临床上广泛应用的铸造金属全冠为例，其操作步骤包括牙体预备、蜡型制作、试戴和粘固。

（1）牙体预备及制取印模的护理

1）用物准备

常规用物：检查盘、口杯、手套、纸巾。

牙体预备用物：各型金刚砂钻针（尖形、轮形、柱形、火焰形等）、砂石针（刀边石、轮形石、倒锥石等）。

制取印模用物：托盘、印模材料（藻酸盐粉剂或糊剂、硅橡胶、聚醚橡胶等）、橡皮碗、调拌刀。

蜡颌记录用物：红蜡片或蜡条、雕刻刀、乙醇灯、火柴。

其他用物：排龈线、局麻药物、注射器、75%乙醇、碘伏、棉签、纱团等。

2）护理配合：安排病人，调节椅位及光源。让病人了解牙体预备（磨牙）的目的，消除病人紧张心理。告之病人，若有不适，可举手示意，切勿乱动或抓扯医师操作的手，以免钻针损伤口腔组织。若活髓牙需做局部麻醉时，询问病人有无药物过敏史。确定无过敏史时抽取麻醉药，供医师使用。

医师进行牙体组织切割时，放好吸唾器，及时吸出唾液及冷却液。协助牵拉口角，压住舌体，用气枪吹去口镜上的雾气，为医师提供清晰的操作视野。医师根据修复需要，对患牙的颊舌面、邻面、𬌗面、颈缘等部位进行制备。不同部位所需车针亦不相同，护士应根据需要，及时准备并协助更换钻针。

牙体预备完成，制取印模。根据需要选择局部托盘或全牙列托盘，调拌印模材料制取印模。护士将印模材料置于托盘内，然后递少许材料给医师涂于患牙间隙及颈缘，再将托盘递给医师送入口内，这样可以防止产生气泡，保证印模的完整性。印模取出后，用清水冲洗，消毒后用人造石灌注。

点燃酒精灯，备蜡片或蜡条供医师在病人口内进行蜡𬌗记录。将完成的蜡𬌗置于冷水杯中，妥善保存。预约病人复诊时间。清理用物，消毒备用。

（2）蜡型制作　石膏模型硬固后，医师根据蜡𬌗记录的颌位关系在模型上进行铸造全冠的蜡型制作（已可由技术员完成该步骤）。蜡型完成后即送制作中心包埋、铸造，完成铸造金属全冠的制作。

（3）试戴及粘固的护理

1）用物准备

常规用物：同牙体预备。

试戴用物：咬合纸、牙线、去冠器、金属厚度卡尺、各类砂石针及金刚砂钻针。

粘固用物：粘固剂（磷酸锌粘固剂、聚羧酸锌粘固剂等）、玻璃板、粘固粉调拌刀、抛光橡皮轮、绒轮、抛光粉。

2）护理配合：常规安排病人，检查盘内备好咬合纸、牙线、纱团及核对无误的修复体。医师试戴时，根据需要随时增添所需用物。修复体试戴就位，咬合调整合适，病人满意后，备橡皮轮、绒轮供医师打磨抛光，准备粘固。备 75% 乙醇小棉球、纱团供医师隔湿、消毒牙体组织，护士同时用 75% 乙醇清洗消毒修复体上残留的抛光粉及切割碎屑，并彻底吹干。

调拌粘固剂：将调拌完成的粘固材料取适量沿修复体组织面边缘盛入，均匀涂布于各面。注意粘固剂量不宜过多，以免增高咬合。然后将修复体迅速递与医师戴入病人口内，就位后医师用手指加压或在𬌗面上垫一纱团让病人紧咬。5~8 分钟粘固剂凝固后取出纱团，去除溢出的多余粘固剂。清理用物，消毒备用。

3. 烤瓷熔附金属全冠修复的护理

烤瓷熔附金属全冠又称金属烤瓷冠，其治疗过程包括牙体制备、试戴、粘固 3 个步骤。

（1）牙体预备及制取印模的护理

1）用物准备：除与铸造金属全冠相同外，另备暂时冠制作用物及粘固用物，包括自凝造牙粉、自凝牙托水、调拌杯、调拌刀、氧化锌丁香油粘固剂、玻璃板等。

2）护理配合：常规安排病人，向病人介绍治疗过程及所需时间，让病人了解操作步骤，并能按时复诊。进行活髓牙牙体制备时，抽取麻药，供医师做局部麻醉。注射前询问病人有无过敏史，并向病人讲明注射的目的，做好心理安慰，避免病人精神紧张，取得其合作。

烤瓷金属全冠的修复需磨除较多的牙体组织，以容纳金属及瓷粉的厚度，牙体预备的时间相对较长。在切割牙体组织的过程中，应仔细观察病人的反应，尤其是年龄较大的病人。如病人感觉不适，应停止操作。让病人稍做休息，必要时进行相应处理。切磨过程中，及时用吸唾器吸尽冷却液，根据医师需要，传递、更换钻针。

牙体制备完成后，协助医师排龈。选择合适的托盘制取工作印模及暂时冠印模，印模制取方法与铸造全冠相同。暂时冠印模用普通石膏灌注，工作印模用人造石灌注。

协助医师进行修复体的比色、选色。选色时注意：让病人处于自然光线下，通过面镜观察，选择比色板上与邻牙相近的色号并记录在设计卡上。如果病人涂有唇彩或服饰特别艳丽，请病人擦掉唇彩，用治疗巾遮住衣服再进行比色，防止色彩对牙色选择时的干扰。

暂时冠模型脱出后即用自凝塑料进行暂时冠制作。暂时冠完成，经打磨后医师在病人口内试戴。试戴完成进行暂时性粘固。与病人预约复诊时间。清理用物，消毒备用。

（2）试戴及粘固的护理　金属烤瓷冠的试戴及粘固与铸造金属全冠相同。值得注意的是：对烤瓷冠进行调磨时，应选用白色低速磨石，尽可能减少振动，取拿时防止跌落损伤瓷层。经试戴、调磨、修改外形后上釉，抛光暴露的金属部分，然后进行粘固。如预备体为活髓牙，粘固剂应选用对牙髓刺激性小的粘固剂。粘固时用指压就位，或用木质传力器轻击，以免造成烤瓷冠龈裂。

4. 烤瓷核桩冠修复的护理

烤瓷核桩冠是临床上广泛应用的一种桩冠修复，其优点是冠的密合度高，一旦出现瓷裂，只需将烤瓷全冠取下，无须取出桩核。烤瓷核桩冠临床修复需经过以下步骤：①根面及根管制备，制作桩核蜡型；②试戴、粘固桩核，制取冠修复印模；③试戴、粘固烤瓷冠。

（1）根面及根管预备的护理

1）用物准备

① 常规用物及牙体预备用物：除与金属全冠相同外，另备700 号直机裂钻及球钻。

② 药物：75% 乙醇、液状石蜡。

③ 制作桩核用物：嵌体蜡条、柳叶蜡刀、根管探针、金属丝（可用大头针代替）、乙醇灯、火柴、牙胶棒。

2）护理配合：常规安排病人，备齐所需用物。将 X 线牙片置于读片灯上，供医师制备根管时参考。医师进行根面预备时协助吸唾，根据需要更换砂石针。根面制备完成，医师去除窝洞口暂封剂后，点燃乙醇灯，供医师烤热探针取出充填根管的牙胶。医师根据 X 线牙片显示的根管方向、长短及粗细进行根管预备，备 700 号直机裂钻或球钻供医师扩大根管腔。根管制备完成，协助清洗吹干根面及根管，纱团作口内隔湿。蘸取液状石蜡小棉球供医师涂布于根面及根管壁内，便于蜡型取出。备嵌体蜡、蜡条、柳叶蜡刀、大头针，点燃乙醇灯，协助医师进行桩核蜡型的制作。蜡型完整从根管内取出后，冲洗根管、消毒、除湿、吹干，备 75% 乙醇小棉球存入根管内，用牙胶暂封根管口，防止食物残渣进入。将桩核蜡型放入冷水杯中送制作中心包埋铸造。与病人预约复诊时间，清理用物，消毒备用。

（2）试戴及粘固桩核、制取底层冠印模的护理　安排病人，备齐所需用物，将铸造完成的核桩交与医师试戴。试戴过程中，根据需要及时增加用物，如咬合纸、砂石针等。试戴完成，调拌粘固剂。粘固前，用 75% 乙醇消毒根管，75% 乙醇消毒桩核。吹干后，将调拌成丝状的粘固剂送少许给医师置于根管内，并均匀涂布于核桩上，递给医师送入口内根管中。桩核就位后递给纱团及传力器，待医师固定后，护士用骨锤轻击传力器顶部，使其就位。粘固剂凝固后，医师再次对桩核进行修整，根据需要备缩龈线收缩牙龈。选择托盘制取烤瓷底层冠印模。如需制作暂时冠，需选择两副工作模托盘。调拌印模材料制取印模，进入全冠修复程序。

5.健康指导

（1）告知病人前牙修复后不可用修复体撕咬食物；后牙修复后不可用修复体咀嚼过硬食物，如甘蔗、骨头等，以免损坏修复体。

（2）修复体戴入后如有不适，立即到医院复诊，并遵医嘱定期复查。

（3）指导病人采用正确的刷牙方法，保持良好的口腔卫生。

第三节 牙列缺损的修复及护理

一、定义

牙列缺损是指在上、下颌牙列内的不同部位有不同数目的牙齿缺失，同时有不同数目的天然牙存在。牙列缺损是口腔修复临床上常见和多发性缺损畸形。牙列缺损后可破坏咀嚼器官的完整性，如未及时修复，可造成缺隙的邻牙倾斜移位，影响口腔功能，或引起龋病、牙周疾病、颞颌关节功能紊乱等。因此，经口腔细致检查和必要的修复前准备后，应制作义齿修复牙列缺损。

二、病因

造成牙列缺损常见的原因是龋病、牙周病；其次是外伤、颌骨疾患或发育障碍等。

（1）龋病　龋病是口腔中的常见病和多发病，若龋病未得到及时治疗，可导致牙齿硬组织不断破坏，形成残冠或残根。如感染继续扩散，可引起根尖周组织病变，出现根尖脓肿，患牙松动，部分牙齿因无法治疗而被拔除，从而造成牙列缺损。

（2）牙周疾病　患牙周疾病后，因牙周组织逐渐破坏形成牙周袋，牙槽骨吸收，牙齿松动、脱落或被拔除，形成牙列缺损。

（3）外伤　突如其来的暴力或跌伤，可导致前牙或后牙受伤折断或脱落，此时可能伴有牙槽嵴或颌骨的缺损。也可因错𬌗而致不均匀磨耗，在咀嚼硬食物时造成牙折又无法治疗者只好拔除，造成牙列缺损。

（4）颌骨疾病　如颌骨骨髓炎、上下颌骨的各种肿瘤等也是导致牙列缺损的原因之一。

（5）发育障碍　儿童在生长发育期，因内分泌障碍、疾病、遗传、营养不良等原因，均可影响颅面部颌骨及牙齿的发育，使牙齿钙化或萌出过程发生障碍，因此可能不形成牙胚，或形成牙胚后又因在钙化、萌出过程中遇到障碍而使牙不能萌出，或发育成畸形如冠小根短，在颌骨内不稳固，而过早地自行脱落或被拔除形成牙列缺损。

三、治疗

牙列缺损采用义齿进行修复，按照其固位方式不同，分为固定义齿和可摘局部义齿两种。

（1）固定义齿　是利用缺牙间隙相邻两侧或一侧的天然牙、牙根或种植体作支持，通过粘固剂将义齿粘固其上，病人不能自行取戴，故称为固定义齿，又称为固定桥。

（2）可摘局部义齿　是利用天然牙与黏膜作为支持，通过固位体卡环和基托将义齿固定在牙列内，病人可以自行取戴，故称为可摘局部义齿，又称为活动义齿。

作为牙列缺损的两种修复方式，固定义齿和可摘局部义齿修复各有其优缺点和适用范围，应根据病人的具体情况和病人的意愿进行选择。

四、护理要点

（一）牙列缺损固定义齿修复病人的护理

1.心理护理

多数病人对固定义齿修复需进行必要的牙体预备不了解，对磨牙产生恐惧、紧张心理，怕磨牙疼痛，担心磨坏好牙。治疗前，应向病人进行耐心的解释工作，让病人了解固定义齿修复的原理和方法，修复后能达到的效果，并告知病人治疗计划，使其确信自己接受的是正确的科学的治疗方法，消除紧张、恐惧心理，主动积极地配合医师操作。

2.基牙牙体预备及制取印模的护理

（1）用物准备　与铸造金属全冠相同。如需比色者，另备烤瓷比色板。

（2）护理配合

① 治疗前准备：引导病人上椅位，备好检查盘，调节椅位及光源，既使医师操作方便，又使病人舒适。

② 告知注意事项：告知病人医师在牙体制备时如有不适，举手示意，切勿乱动，以免牙钻损伤口腔黏膜组织。

③ 准备麻醉药：活髓牙行牙体制备前需注射麻醉药。注射麻醉药前，询问病人有无药物过敏史，确定无过敏史后才能使用。按无菌操作原则抽取局麻药供医师使用。

④ 注射配合：备消毒棉签，医师消毒口腔注射部位。注射局麻药前，安慰病人，嘱其放松，分散病人注意力。注射完后，询问有无不适。

⑤ 协助牙体制备：待麻醉药有效后，医师开始基牙制备。在切割牙体组织时，备好吸唾器，及时吸出唾液及冷却液。避免吸唾器触及病人敏感区，引起恶心；避免吸引头持续接触软组织而引起其损伤。协助牵拉口角，压住舌体，用气枪及时吹去口镜上的雾气，为医师提供清晰的操作视野。

⑥ 观察病人反应：操作过程中，随时观察病人的反应，如病人感觉不适，应立即停止操作。

⑦ 协助更换车针：医师在进行基牙颊舌面、𬌗面及颈缘等部位的牙体制备时，护士应根据需要及医师习惯，及时准备及协助更换金刚砂车针。有条件的可备多支手机，事先将不同型号的车针装在机头上，便于医师交替使用，缩短治疗时间。

⑧ 排龈：基牙制备完成后，根据基牙数量备排龈线供医师压迫龈缘，使龈组织暂时退缩，以便取得基牙颈缘预备区清晰的印模。

⑨ 选择托盘：根据病人牙弓大小，选择合适的托盘，如用间接法制作暂时桥，则应多备一个工作印模托盘。

⑩ 调拌印模材料，制取工作印模：为使固定桥的固位体与基牙之间密合度达到要求，应选用精密印模材料取工作模。为保证能制取到清晰的颈缘及牙体印模，临床上常采用以下几种取模方法。

a. 高黏度和低黏度硅橡胶印模材料制取复合印模：护士先将低黏度硅橡胶印模材料按商品要求调拌成稀糊状，盛入专用注射器内由医师注入基牙邻面及颈缘处，同时调拌高黏度硅橡胶印模材料将其盛于托盘内，供医师取工作模。待材料凝固后完成复合印模的制取。

b. 藻酸盐粉剂印模材料与琼脂材料制取复合印模：将用玻璃管包装的琼脂材料插入专用加热恒温器中，待溶化取出置于专用注射器内，医师沿颈缘及邻面注入琼脂材料的同时，护士立即调拌藻酸盐粉剂印模材料，将调拌完成的材料盛入托盘内供医师取工作模。材料凝固后完成复合印模的制取。

c. 聚醚印模材料取制工作印模：启动聚醚印模材料混合仪，将混合完成的印模材料装入专用注射器，递给医师注入基牙颈缘及牙间邻面，再将材料盛入托盘递给医师放入口内取工作模。

⑪ 制取对颌印模及暂时桥印模：可以调配藻酸盐印模材料进行制取。

⑫ 灌注模型：印模制取完成后，用清水冲净唾液，消毒后用人造石或超硬石膏灌注，暂时桥用普通石膏灌注。

⑬ 蜡𬌗记录：医师做蜡𬌗记录时点燃乙醇灯、备蜡片，供医师在病人口内做𬌗位记录。待蜡𬌗冷却后取出置于冷水杯中，妥善保管，连同模型送技术室制作。

⑭ 协助选色：蜡𬌗记录完成后，结合病人的肤色、年龄、邻牙颜色，在自然光线下选择合适的修复体颜色，并征得病人同意。将选择确定的色号记录于设计卡上，作为技术员制作修复体时选择颜色的依据。

⑮ 制作暂时固定桥：若医师采用直接法制作暂时桥，调拌自凝树脂，备牙托水、液状石蜡棉签等，协助医师在口内完成暂时桥的制作。若用间接法制作暂时桥，待石膏模型硬固后，在模型上用自凝树脂完成制作。

3.试戴及粘固暂时桥的护理

牙体制备后立即戴入暂时桥，可暂时恢复病人的美观和功能，并可保护活髓牙及维持预备后的间隙。

（1）用物准备　除常规用物外，另备咬合纸、玻璃板、粘固粉调拌刀、暂时冠桥粘固剂。

（2）护理配合

① 试戴：医师进行暂时桥试戴时，根据需要备砂石针，增添咬合纸。必要时使用强力吸引器，吸去医师磨削时的塑料碎渣，防止碎屑掉入病人眼内。

② 打磨抛光：医师将暂时桥戴入病人口内，用咬合纸检查有无早接触及高点，进行咬合及外形调磨。试戴合适后，取下打磨、抛光、冲净，准备粘固。

③ 消毒：备纱团及 75% 乙醇棉球，供医师口内隔湿、消毒基牙，并干燥牙体组织；护士用 75% 乙醇棉球消毒暂时桥，并用气枪吹干。

④ 粘固：调拌暂时冠桥粘固剂，将其置于暂时桥固定体内，递给医师，戴入病人口内，完成粘固。

⑤ 健康指导：嘱病人勿用该修复体咀嚼硬食物及黏性食物，以免咬坏及脱落。与病人预约复诊时间。

⑥ 清理治疗单元：治疗完成后，清理用物，并进行分类处理，消毒备用。

4.试戴及粘固金属烤瓷桥的护理

（1）用物准备

① 常规用物：同基牙牙体预备。

② 粘固用物：粘固剂（聚羧酸锌粘固剂、磷酸锌粘固剂、玻璃离子粘固剂等，根据医师需要选用）、玻璃板、粘固粉调拌刀、本质传力器、小骨锤。

③ 其他用物：牙线、咬合纸、75% 乙醇、纱团、小棉球、去冠器。

（2）护理配合

① 查看病人病历，核对设计卡姓名及制作完成的修复体与病历记录是否相符。

② 常规安排病人，为病人戴上胸巾，调节椅位及光源，防止光线直射病人眼睛。

③ 协助医师用去冠器取下暂时桥。如基牙是活髓牙，备温热水让病人漱口，切勿用冷水，以免刺激切磨过的活髓牙而产生疼痛。

④ 医师将修复体在病人口内试戴，进行形态修整及咬合调改。协助牵拉口角，及时吸去瓷粉粉末。

⑤ 粘固前，让病人通过面镜查看，征求病人对修复体的意见，对其颜色、形态是否满意，待满意后再用永久粘固剂粘固。粘固时，备纱团或橡皮防水障，协助医师隔湿，消毒基牙。护士用75%乙醇消毒修复体，并用气枪吹干。医师对基牙进行消毒干燥的同时，护士遵医嘱调拌需要的粘固材料。如基牙为活髓牙，临床上多选用聚羧酸锌粘固剂。

⑥ 将调拌完成的粘固剂均匀放置于固位体组织面，递与医师，戴入病人口内。医师将修复体就位后，传递纱团及传力器给医师，待医师将纱团及传力器放置于修复体上固定好以后，护士用小骨锤轻击传力器顶端，使修复体与基牙密合。医师也可用手指直接加压，或垫纱团让病人紧咬，医师仔细检查冠边缘确实到位后，再在𬌗面放纱团嘱病人咬紧。待粘固剂凝固后，取出纱团，用探针去除修复体边缘溢出的多余粘固剂。去除粘固剂时，注意一定要将颈缘及牙间隙的粘固剂去净，以免刺激、压迫牙龈组织引起炎症。嘱病人漱口或用水枪冲去粘固剂碎渣。

⑦ 清理用物，分类处理，消毒备用。

（二）牙列缺损可摘局部义齿修复病人的护理

可摘局部义齿是牙列缺损修复最常用的方法，适用于各类牙列缺损者，特别是游离端缺失的病人。凡是适合制作固定义齿者均可制作可摘局部义齿。

1.心理护理

进行可摘局部义齿修复前应向病人介绍修复体的优点及缺点，并应选用与病人缺失牙相似的修复体标本让病人观看，使其对修复体外观有初步了解；告诉病人可摘局部义齿必备的基托和卡环，经过耐心戴用一段时间后会慢慢适应。让病人对修复的义齿有正确的认识，可摘局部义齿能够部分恢复口腔功能，不可能完全像真牙一样使用。同时，对修复体的质量、功能、感觉有足够的心理准备及客观评价，才能使其积极配合修复治疗。

2. 牙体预备及制取印模的护理

（1）用物准备

① 牙体预备用物：轮形石、刃状石及各型金刚砂车针。

② 制取印模用物：托盘、印模材料、印模材料调拌器具。

③ 按需备红蜡片、乙醇灯、火柴、大蜡刀、蜡刀架、雕刻刀等。

（2）护理配合

① 治疗前的准备：引导病人上椅位，戴上胸巾，调节椅位及光源。医师进行牙体预备前，向病人解释磨牙的目的，取得病人合作。

② 协助牙体预备：医师根据修复设计的需要，对支托凹、隙卡沟进行预备时，协助选择、更换砂石针及金刚砂车针，牵拉口角、吸唾、压舌、暴露术区。

③ 检查支托凹：如医师需用咬蜡片的方法检查支托是否达到预备要求，备红蜡片，点燃乙醇灯，供医师使用。

④ 选择托盘：牙体预备完成后，选择与病人牙弓大小、形态一致的托盘制取印模。要求托盘与牙弓内外侧应有3~4mm间隙，以容纳印模材料，其翼缘不能过长或超过黏膜转折；在唇颊系带应有相应切迹，上颌托盘后缘应盖过最后一个磨牙后垫区。如托盘的高度及长度不足可用蜡添加，托盘还应选择有孔及边缘有倒凹的托盘，防止印模材料与托盘剥脱。如果使用平底无孔托盘，应在边缘加蜡或者贴一圈胶布形成倒凹。如无合适的托盘，也可为病人制作个别托盘。

⑤ 制取印模：根据条件可选用藻酸钾粉剂或藻酸钠糊剂印模材料，如设计为金属整铸基底，最好选用硅橡胶印模材料，使修复体与组织密合度更高。取印模前，首先要调整好病人的体位及头位，使病人舒服地坐于治疗椅上。取上颌印模时，让病人坐

直或微仰，特别注意避免印模材料向后流动刺激病人软腭；取下颌印模时病人头稍向前倾。医师将盛有印模材料的托盘放入病人口内前，护士先用调拌刀取适量材料递给医师放入口内倒凹区、较高的颊间隙处、上颌结节区、高穹隆的硬腭上（下颌侧放在舌间隙区），然后医师再将托盘迅速送入口内制取印模。如有过多的材料由后部软腭处排出，可用镊子及时取出口外，以免刺激软腭导致病人恶心。

⑥ 印模处理：印模取出后，如有小气泡或边缘厚度不足者，调拌少许印模材料，在医师指导下在口外进行添补。印模经消毒处理后及时灌注。

⑦ 治疗后的护理：嘱病人漱口，用纸巾擦净病人口周粘附的印模材料，取下胸巾，移开治疗台，将治疗椅调至病人易于离开的位置。年老体弱者应协助其缓慢下椅位。与病人预约复诊时间。

⑧ 治疗单元的处理：清理更换用物，使用后的一次性用物按要求进行分类处理。

3. 确定颌位关系的护理

确定颌位关系的方法以用𬌗堤记录上、下颌关系的方法为例。

（1）用物准备　除常规用物外，另备红蜡片、大蜡刀、雕刻刀、乙醇灯、蜡刀架、火柴、人工牙等，有条件可采用电热蜡刀。

（2）护理配合

① 安排病人，将椅位调整至治疗所需的体位。将已制作完成的蜡基托模型与病人口腔情况进行核对，确定无误后用水将模型浸湿。

② 点燃乙醇灯，烧热蜡刀，备好红蜡片及雕刻刀。嘱病人漱口，如有旧义齿者嘱其取下放于检查盘内。

③ 医师烤软蜡片在蜡基托上制作𬌗堤，并将其放入病人口内，趁蜡堤软时嘱病人做正中咬合，然后取出放回模型上。按照咬合印迹对好上、下颌模型。如需排牙，根据选牙的方法，协助选择合适的人工牙，并征求病人意见，满意后备用。

④ 嘱病人漱口，有旧义齿者嘱其戴上。与病人预约复诊时

间。常规清理用物，消毒备用。

⑤ 确定颌位关系后即可上𬌗架。上𬌗架前，用水浸泡模型，将上、下颌模型和𬌗堤记录固定在一起，调配石膏，将模型固定在𬌗架上。

4.试戴蜡牙或整铸支架的护理

如多个前牙缺失，在排牙后应在病人口内进行试戴。如为整铸支架，需在支架完成后试戴合适再进行人工牙制作。

（1）用物准备　试戴蜡牙用物与确定颌位关系用物基本相同。试戴整铸支架需备各型砂石针及金刚砂车针、咬合纸等。

（2）护理配合

① 常规安排病人，备好排好的蜡牙或整铸支架。

② 医师将排好前牙的蜡基托放在病人口内进行试戴时，让病人通过面镜观看牙齿的形态、颜色、大小及位置。个别牙位置需要调整时，点燃乙醇灯，烧热蜡刀供医师使用。

③ 铸造支架试戴时，根据需要备齐砂石针及咬合纸。如需𬌗堤记录确定颌位关系者，备𬌗堤记录所需用物。

④ 试戴完成，病人满意后预约复诊时间。清理用物，消毒备用。

5.初戴义齿的护理

（1）用物准备

① 除常规用物外，另备三头钳、日月钳、长鼻钳、各型砂石针、咬合纸、砂纸圈等。

② 异常情况所需用物：义齿制作不合适、需返工重做时备印模材料及调拌工具。义齿基托不贴合或咬合过低，需进行基托重衬或恢复咬合者，若用直接法重衬或加高咬合，备自凝树脂，包括自凝牙托粉、自凝造牙粉、自凝牙托水、调拌杯、调拌刀、棉签、液状石蜡、玻璃纸等。若用间接法重衬，所需用物与取印模相同；若用间接法加高咬合者，所需用物则与确定颌位关系相同。

（2）护理配合

① 安排病人，将已完成的义齿放入检查盘内，备齐所需用物。

② 医师调磨义齿基托倒凹及过长的边缘时，护士可用强力吸引器吸去磨除碎屑。个别卡环需要调整，按医嘱传递所需牙用钳。医师在试戴调磨过程中，及时添加咬合纸，协助更换砂石针。

③ 若义齿基托与组织不密合或咬合过低，用自凝树脂直接法在口内重衬或恢复咬合接触时，调配牙托粉或造牙粉。做重衬时，用棉签蘸取液状石蜡供医师涂于病人口腔黏膜重衬区域，待自凝树脂呈丝状时涂于基托组织面或需增加咬合的𬌗面，将义齿戴入病人口内就位。备温热水，医师将树脂尚未完全凝固的义齿取下后放入其中，加速自凝树脂的聚合。

④ 如采用间接法重衬者，调配少量印模材料置于义齿组织面，戴入病人口内，取咬合印模。待印模材料凝固后取出，由技术员直接装盒，在口外换成基托树脂。

⑤ 用间接法恢复咬合者，用蜡片加高咬合。准备所需用物。医师完成咬合恢复后同样由技术员装盒在口外换成树脂牙，按常规进行热处理、打磨、抛光。

⑥ 需返工重新制作新义齿者，选择托盘，调料印模材料，重新制取印模。

⑦ 义齿经试戴合适后，协助将义齿在布轮上进行抛光、消毒后交病人戴入。初次戴用可摘局部义齿者，常会感到配戴困难。护士应通过面镜耐心教会病人取戴方法，直到其掌握为止。

⑧ 清理用物，消毒备用。

（三）健康指导

（1）告诉病人，初戴义齿常有异物感、发音不清、咀嚼不便、恶心或呕吐等。但经耐心戴用1～2周后，即可习惯。

（2）摘戴义齿开始不便，应耐心练习，不宜强力摘戴，以免卡环变形。摘取时最好多拉取基托，不推卡环。戴时不要用牙咬合就位，以免卡环变形或义齿折断。

（3）初戴义齿时，不宜吃硬食，也不宜咬切食物，先练习吃软食物，以便逐渐适应。

（4）义齿初戴后，可能有黏膜压痛现象。如压痛严重，出现黏膜溃疡时，可暂时将义齿取下浸入冷水中，及时到医院复诊。复诊前 2～3 小时应戴上义齿，以便医师能准确地找到痛点，以利修改。

（5）应养成保持义齿清洁的习惯，在饭后及睡前应取下义齿刷洗干净，以免食物残渣沉积于义齿上。刷洗时要防止义齿掉在地上摔坏。

（6）夜间应将义齿取下放入冷水杯中，以利口腔支持组织有一定时间休息，但切忌放入沸水或乙醇等药液中。

（7）义齿如发生折断或损坏，应及时修补，并同时将折断部分带来复诊。

（8）若戴义齿后有不适的地方，应及时到医院复诊，病人最好不要自行修改。

（9）义齿戴用半年到一年，最好复诊一次。

第四节　牙列缺失的全口义齿修复及护理

一、定义

牙列缺失是指整个牙弓上、下不存留任何天然牙或牙根，又称无牙颌。为牙列缺失病人制作的义齿称全口义齿。全口义齿由基托和人工牙两部分组成，是黏膜支持式义齿，靠义齿基托与上、下颌黏膜贴合产生大气压和吸附力固定于牙槽嵴上，用以恢复病人面部形态和功能。

牙列缺失对病人的面容改变、咀嚼功能产生重大影响，是一潜在的病理状态。随着时间的推移，可引起牙槽嵴、口腔黏膜、颞下颌关节、咀嚼肌和神经系统的改变。近年来，随着人们生活质量的提高，保健意识的增强和预防牙医学的进步，牙列缺失出现的年龄逐步推迟。即使出现牙列缺失，病人对保护剩余口腔组织的要求也提高了。这就要求医务工作者不仅具有解剖学、生理学、病理学等医学知识，还要有心理学、老年医学及医学美容等相关知识。

二、病因

（1）龋病、牙周疾病　龋病、牙周疾病未得到有效治疗，病情严重到一定程度，牙齿自行脱落或被拔除。

（2）生理退行性改变　老年人生理退行性改变，导致牙龈萎缩、牙槽骨吸收，牙齿松动脱落。

三、治疗

制作全口义齿恢复病人发音、面容及部分咀嚼功能。治疗的主要步骤包括制取印膜、灌注模型、颌位记录、上𬌗架、选牙、排列人工牙、试戴义齿（蜡牙）、义齿初戴、义齿复查与修改。

四、护理要点

（一）心理护理

在进行全口义齿修复前，了解病人的心理状态十分重要。应耐心向病人介绍全口义齿的特点、固位原理，讲明其与天然牙的区别；告知病人，全口义齿不可能与天然牙完全一样，需要病人的主动配合及有意识的努力，坚持配戴，才能使全口义齿修复获得成功。

（二）取印模

1.用物准备

（1）除常规用物外，另备乙醇灯、火柴、大蜡刀、蜡刀架、红蜡片、雕刻刀。

（2）取印模用物：印模材料、调拌器具、无牙颌托盘。

2.护理配合（以两次印模法为例）

（1）取模前的准备：引导病人上椅位。应该注意的是，全口义齿修复者多为老年病人，在病人上椅位前，护士应将牙椅调至老年人易于就座的位置，对行动不便者应给予积极协助。调节光源，使光源直接照射到病人口腔部位，避免直射病人眼睛。

（2）选择托盘：根据病人颌弓大小、牙槽嵴宽度和高度以及腭盖高度选择托盘。要求选择的上颌托盘的宽度比上颌牙槽嵴宽2～3mm，周围边缘高度应离开黏膜皱襞约2mm，唇颊系带处应呈切迹；托盘长度应盖过两侧翼上颌切迹，后缘应超过颤动线3～4mm。下颌托盘的高度和宽度与上颌托盘相同，其长度盖过磨牙后垫。选择的成品托盘如边缘高度或长度不够时，可用蜡片或印模膏添加。用蜡片添加者，点燃乙醇灯，备好蜡片、大蜡刀及雕刻刀供医师使用。为防止取印模时材料与托盘分离，可用胶布包绕托盘周围边缘。

（3）印模材料的选择：取无牙颌印模所用的印模材料种类较多，有藻酸盐类印模材料、硅橡胶印模材料、聚醚橡胶印模材料等。藻酸钾粉剂印模材料取模清晰、准确、价廉，是目前国内临床上广泛使用的印模材料。硅橡胶、聚醚橡胶印模材料性能良好，可分别用作取牙槽嵴低平的病人模型的终印模。临床上可根据条件和需要备上述材料，供医师选用。

（4）取初印模：取模前，向病人说明注意事项，告知病人不要紧张，尽量放松唇颊部，头微向前低下，用鼻吸气、口呼气，以免恶心。调拌印模材料，配合医师取初印模。

（5）制作个别托盘

① 用修改初印模的方法制作个别托盘：将初印模的组织面均匀削去一层，去除组织倒凹，周围边缘削去1～2mm。这样经修改的初印模也可作为个别托盘。此种方法简单、省时，国内应用较多。

② 用自凝塑料制作个别托盘：将初印模灌注成石膏模型，在模型上用变色笔画出个别托盘的范围。在前庭最深处与牙槽嵴之间画出边缘，该边缘比预先取的功能边缘短1～2mm，唇、颊、舌系带处要留出足够的位置空间，以不妨碍边缘整形时自由活动。后堤区要放在软腭处，超过颤动线2～3mm，以保证能正确地取出该印模。下颌个别托盘应包括磨牙后垫及颌舌骨线。画出边缘线后，适当填补倒凹，在画线范围内铺一层基托蜡于模型上，缓冲区可多垫一层，便于个别托盘与模型分离，并留

出放置第二次印模衬层材料的位置。调拌适量的自凝树脂，于丝状期时将其均匀涂塑于覆盖在模型上的蜡托上。制作个别托盘的自凝树脂2～3mm厚即可。待树脂硬固后取下，去除组织面的蜡基托，沿画线标记修整边缘备用。注意制作个别托盘时需要放手柄，安放的手柄要垂直于牙槽嵴，不能对上、下唇起支撑作用。

（6）取终印模：如医师采用修改初印模的方法制作个别托盘取终印模，待其修改完成后，调拌衬层印模材料，取终印模。若用自凝树脂制作个别托盘需先经过添加边缘材料，再次进行边缘整塑后制取终印模。边缘材料有整塑蜡或边缘整塑印模膏棒两种。将边缘整塑蜡或印模膏棒烤软后，加在个别托盘边缘，逐段放入口内，进行肌功能修整。

医师加添边缘材料时，备好乙醇灯及所需材料供医师使用。加添完成后调拌衬层材料取终印模。取终印模的衬层材料应稀稠适宜，置于托盘时，表面光滑，不可有气泡，量不宜过多。由于终印模与口腔软组织紧密贴合，边缘封闭好，吸附力大，取下困难时可让病人鼓气，使空气进入上颌后缘，用水枪从唇侧边缘滴水，使印模取下。

（7）取下的终印模经消毒处理后进行灌注。

（8）与病人预约复诊时间，常规清理用物，消毒备用。

（9）模型灌注完成后，制作蜡基托。如牙槽嵴低平者，按医嘱制作恒基托。

（三）颌位关系记录

1.用物准备

（1）除常规用物外，备制𬌗堤所需的红蜡片、乙醇灯、蜡刀架、大蜡刀、雕刻刀。

（2）确定颌位关系用物：𬌗平面规、垂直测量尺。

（3）上𬌗架用物：简单𬌗架或Hanna H型𬌗架、橡皮碗、石膏调拌刀。如使用Hanan H型A𬌗架，备面弓及变色笔。

（4）人工牙型号样品及完成的蜡基托和模型。

2.护理配合

（1）心理护理：由于牙列缺失病人多为老年人，有的由于长期失牙形成不良咬合习惯，医师在进行颌位记录操作时感到十分紧张。对这类病人应协助医师进行耐心的解释工作，消除病人紧张心理，教会病人作正确的咬合，告知如何配合，以求得准确的颌位记录。

（2）病人入座后调节椅位及头位，使病人视线与地面平行。

（3）取下蜡基托，模型用水浸泡，以免制作𬌗堤时软化的基托蜡黏附于模型上造成取下困难。

（4）点燃乙醇灯，燃热蜡刀，供医师制作𬌗堤使用。

（5）形成上𬌗堤：医师将蜡片烤软卷成 8～10mm 直径的蜡条，按牙槽嵴形状黏着于蜡基托上，引入口中。趁蜡堤尚软时用𬌗平面规按压表面，形成𬌗平面。协助观察𬌗平面与瞳孔连线是否一致，侧面观时，𬌗平面是否与鼻翼耳屏线平行。

（6）形成下𬌗堤：医师用相同方法制作下𬌗堤。用垂直测量尺测量出息止颌位时鼻底到颏底的距离，减去 2～3mm 作为确定𬌗托高度的依据。协助观察病人的面部外形，鼻唇沟和颏唇沟深度是否适宜，面部下 1/3 与面部整体比例是否协调。

（7）完成颌位记录：医师经反复核对、检查后，在𬌗堤唇面画标志线，完成颌位记录。画标志线时，协助观察中线、口角线、唇高线和唇低线的位置。

（8）将𬌗托从口内取出后，嘱病人漱口。根据病人面形及牙弓大小，选择人工牙，并征求病人意见。

（9）与病人预约试戴全口义齿日期，整理用物，消毒备用。

（四）试戴全口义齿

1.用物准备

除检查盘、口杯及蜡𬌗记录所需用物外，另备面镜及已排好的蜡义齿。

2.护理配合

（1）试戴义齿前，向病人讲明试牙的目的及注意事项。告知病人试牙过程中咬合时不要用力，以免病人咬坏蜡基托。

（2）医师将义齿戴入病人口内并检查颌位关系及外形时，协助观察病人面部的丰满度，是否自然和谐，比例是否协调，上、下中线与面部中线是否一致，前牙颜色、大小、形态与病人面形、皮肤是否相称等。

（3）若个别牙位置需要调整，点燃乙醇灯、燃热蜡刀备用。

（4）医师校对、检查完毕，病人满意后预约初戴义齿日期。清理用物，消毒备用。

（五）初戴全口义齿

1. 用物准备

检查盘、口杯、咬合纸、面镜、纸巾、各种形状的砂石（柱形石、轮形石、刃状石等）、已完成的全口义齿。

2. 护理配合

（1）备齐所需用物，核对病人信息，将核对无误的义齿放入检查盘内，引导病人坐上椅位。

（2）在义齿就位前，医师用砂石磨除义齿组织面触摸到的小瘤及倒凹时，用强力吸引器吸去磨除的碎屑。

（3）义齿就位后医师在对义齿进行咬合调整时，根据需要提供所需用物，如咬合纸、砂石等。

（4）义齿初戴完毕，医师调改基托后，协助在打磨机上抛光。抛光时要用力均匀，防止义齿被弹出折断。

（5）将义齿消毒处理后用清水冲净，交给病人并教会戴入方法。告知病人，如有问题应及时到院复诊。

（6）常规清理用物，消毒备用。

五、健康指导

（1）增强使用义齿的信心　鼓励病人建立信心，尽量将义齿戴在口中练习使用。初戴义齿时会有异物感，甚至不会咽唾液、恶心欲呕、发音不清楚等现象，只要耐心戴用，数日内即可消除。

（2）纠正不正确的咬合习惯　个别病人因长期缺牙或长期戴

用不合适的旧义齿，造成下颌习惯性前伸或偏侧咀嚼习惯。在初戴义齿时，病人常不容易咬到正中𬌗位，而影响义齿的固位和咀嚼功能的恢复。应教会病人练习，先做吞咽，然后用后牙咬合。

（3）进食问题　对于口腔条件差、适应能力差而又有不良咬合习惯的病人，不宜过早戴用义齿咀嚼食物。初戴的前几天，只要求病人练习义齿作正中咬合和发音，待习惯后，再用义齿咀嚼食物。开始先食软的小块食物，咀嚼动作要慢，用两侧后牙咀嚼，不要用前牙咬碎食物。锻炼一段时间后，再逐渐吃一般食物。

（4）保护口腔组织健康　饭后应取下义齿用冷水冲洗或用牙刷刷洗后再戴上，以免食物残渣存积在义齿的组织面，刺激口腔黏膜影响组织健康。睡觉时应将义齿取下，浸泡于冷水中，使口腔组织得到适当休息，有利于组织健康。如由于义齿刺激，造成黏膜破损时，应摘下义齿使组织恢复，并及时到医院请医师修改义齿。切勿用砂片、小刀或玻璃自行刮除基托组织面。修改前2～3小时应将义齿戴在口中，以便医师通过黏膜上的压痕帮助诊断。

（5）义齿的保护　义齿每天至少应用肥皂或牙膏彻底清洁一次，最好能做到每次饭后都刷洗。刷洗时应特别小心，以免掉到地上摔坏义齿。

（6）定期检查　义齿戴用一段时间，由于可能出现问题或症状，要及时进行修改，以保护口腔组织的健康和功能恢复。定期检查可及时发现问题、解决问题。另外，义齿戴用数年后，因口腔组织的改变，义齿应更换，不要强行戴用，以免造成口腔组织的严重伤害。

第五节　颌面缺损的修复及护理

一、定义

颌面缺损修复是口腔修复学的组成部分，它是运用一般口腔修复的原理和方法，综合颌面部缺损的特点，修复颌面部软硬组织的缺损和畸形。本节主要介绍颌骨缺损修复病人的护理。

二、病因

（1）先天性因素　以唇裂和腭裂最为常见。

（2）后天性因素　可由外伤和疾病造成，外伤中常见的是工伤、烧伤、爆炸伤及交通事故等，战时可由火器伤造成。疾病引起的缺损多因颌骨肿瘤手术切除所致。

三、护理评估

1.健康史

主要了解外伤或肿瘤病人的身体状况，特别是肿瘤病人是否正在做放疗或化疗，了解有无复发迹象。

2.身体状况

了解病人的发音、咀嚼、吞咽功能情况。

（1）咀嚼功能　颌骨缺损一般都伴有大量牙的缺失，因而咀嚼功能减退更为明显。且下颌缺损后，由于瘢痕组织牵拉，常使下颌向缺损侧倾斜，使上下牙列失去正常咬合关系。因此，有时虽然是部分下颌骨及牙列缺损，但咀嚼功能丧失严重，这对病人全身健康造成很大的影响。

（2）语音功能　颌骨缺损后，共鸣腔遭到破坏，发音也随之改变，使原来清晰可辨的语言变得模糊不清。

（3）吞咽功能　当上颌骨、腭部、面颊或唇部缺损或穿孔时，由于口鼻腭贯通或口内外穿通，食团难以形成，即使部分形成也不能沿着正常的途径进入咽部，往往通过缺损处蹿入鼻腔或流向口外，使病人难以下咽，或只能咽下部分食物。

（4）吮吸功能　上颌骨、腭部、面颊或唇部有缺损穿孔时，口腔封闭环境被破坏，当吸气时，口腔内也就不能产生负压，从而影响吮吸功能。

（5）呼吸功能　上颌骨缺损者，口鼻腔已成为一体，吸气时外界混浊的冷空气得不到过滤、润湿和加温，而直接抵达咽喉进入肺部，使病人易患气管炎、肺炎等疾病。

（6）面部容貌 面部即使是很小的缺损或畸形都会引起人们的注意。颌面部缺损后，面部外形遭到不同程度的破坏。上颌骨缺损使面颊唇部组织塌陷，病人面部失去了正常的对称性；下颌骨缺损可引起颌骨偏移或畸形；面部如出现大面积缺损，畸形将会更为严重，有时甚至达到骇人的程度。

（7）精神情绪 病人颌面缺损后，颜面部的外形严重损坏、语言功能的基本丧失、吞咽咀嚼功能的骤然降低等都会极大地影响其学习、工作和日常生活，病人甚至会出现悲观、厌世的情绪。

3.心理-社会状况

评估颌骨缺损后对病人心理的影响程度，是否存在恐惧、悲观、绝望心理。了解家属对病人的支持、关心程度，有无足够的经济承受力。

四、治疗

上颌骨缺损的修复技术主要有中空式上颌赝复体修复术、硅橡胶阻塞器与上颌义齿分段式修复术、种植体杆卡式附着体固位术等。中空式上颌赝复体修复术是临床应用最多的修复方式，颌骨缺损病人修复的护理以此类修复为例。

五、护理要点

（一）心理护理

颌骨缺损后，对病人容颜造成不同程度的损害，使其咀嚼、言语、吞咽、吮吸及呼吸等功能受到影响，因此给病人带来的心理压力远较一般牙列缺损的病人为大。尤其是面部外形严重破坏、言语功能基本丧失的病人，极易产生悲观失望及厌世情绪，因此对该类病人，要给予更多的同情和关爱，做好心理护理，使其增强生活的自信心及勇气。以高度的责任感和娴熟的技术，最大可能地恢复病人的生理功能和外貌，减轻其心理压力。

（二）牙体制备及制取印模

1.用物准备

除与可摘局部义齿用物相同外，另备凡士林纱布。

2. 护理配合

（1）常规安排病人，根据牙体预备的需要，调节椅位及光源，备齐所需用物。

（2）医师牙体预备完成后，协助制取印模。由于颌骨缺损范围大、口腔各部高低差度大、唇部弹性差及张口受限等情况，使印模制取的难度增大，需采取特殊的印模方法，主要有以下几种。

① 个别托盘印模法：此法用于张口度受限不大的病人。首先选择合适的托盘，将烫软的印模膏或蜡片堆放在缺损区的托盘内。根据口腔情况反复调试合适后，再调拌印模材料制取印模。取模前应在病人口鼻穿孔处用凡士林纱布覆盖，防止印模材料进入鼻腔。如缺损范围大、难以一次获得完整的印模时，可先将初印模灌注石膏模型，然后在石膏模型上加蜡修整，用自凝树脂涂塑个别托盘，再进行终印模的制取。

② 注射印模法：适用于张口度小、一般托盘无法进入口内的病人。先选择一个能进入口内的托盘，调拌印模材料，将部分堆放在托盘内，另一部分灌入特制的注射器内，待托盘进入口内时推动注射器，将印模材料从口角处压入缺损区，材料凝固后取出。

③ 分段印模法：如果病人口裂很小，又缺乏弹性，采用以上方法仍不能取得完整印模时，可采用分段印模法。印模通常由两部分组成，取出后粘合成一完整印模，根据不同情况还可采用以下几种方法：

a. 选择左、右半侧托盘各一个，腭侧边缘超过腭中缝 5mm。如无成品托盘，可用自凝树脂制成。先取一侧印模，待材料凝固后再取另一侧印模，然后拼成整体后灌注模型。

b. 先用半侧托盘取得一侧印模，腭侧边缘超过腭中缝 1cm，灌注成模型。根据设计，在石膏模型上制作该侧的卡环及恒基托，将该侧戴入口内，再用另一侧托盘取模。取出印模及恒基托，将两者拼对后灌注模型。然后制作另一侧的卡环和恒基托，其舌侧或腭侧的基托只达到中线即可。将两侧基托同时戴入口内，用自凝树脂在中线区将两侧基托粘合在一起。

根据病人口腔情况，选择以上其中之一的取模方法完成印模采集。取模前嘱病人用力漱口，以去除口腔内黏稠唾液及食物残渣。印模取下后冲净残留物，消毒后立即灌注。

（三）颌位记录

1.用物准备

与牙列缺失颌位记录相同。

2.护理配合

将完成的恒基托置于检查盘内，备齐试戴用物，如砂石针、咬合纸、纸巾等。试戴恒基托时，如有不足部分，用蜡添加。协助准备蜡片，点燃乙醇灯，烧热蜡刀备用。正中𬌗关系确定后，选择托盘，调拌印模材料制取口内蜡堤、恒基托及对侧天然牙的集合印模。灌成模型后，按正中𬌗关系与对颌模型对好咬合，并上𬌗架，排列人工牙。如病人张口度较小，采取集合印模有困难者，可在口内直接排牙。协助选择合适的人工牙。

（四）试排牙

备好已排好牙的𬌗架。需调整个别牙及增加唇颊侧厚度时，备乙醇灯、大蜡刀、雕刻刀、红蜡片。试排牙完毕，将𬌗架连同设计卡送制作中心制作。

（五）初戴中空义齿

需要注意的是，由于缺损区黏膜组织较薄弱，很易被损伤，修复体表面及边缘必须经过高度磨光才能试戴。试戴完成后，与病人预约复诊时间。

（六）健康指导

（1）初戴修复体时，因体积较大，病人可能会不适应，发音不清楚，告诉病人，坚持戴用一段时间后会慢慢适应，发音可以恢复到正常或接近正常。

（2）初戴合适后，让病人先练习使用，但在颌骨缺损侧不宜咀嚼食物，以免损伤组织。

（3）嘱病人定期复查，如有不适应及时到医院处理。

第二十二章　口腔正畸患者的护理

第一节　口腔正畸患者检查的护理配合

一、一般检查

1.一般记录

姓名、性别、出生年月日、民族、籍贯、身高、体重、病人主诉、就诊目的。

2.口内检查

（1）磨牙关系　中性𬌗，远中𬌗或近中𬌗。

（2）何期牙型　乳牙期、换牙期或恒牙期。

（3）牙列式　用代表乳牙或恒牙的符号表明已萌出的牙齿。

（4）牙齿情况　记录牙齿错位情况及彼此间的关系，牙齿的形态、大小、数目有无异常。

（5）牙弓形态和排列情况　有无牙弓狭窄、腭盖高拱、牙列稀疏和排列拥挤等。

（6）上、下牙弓关系　上、下牙弓的长、宽、高是否协调，有无前牙反𬌗、深覆盖、深覆𬌗、开𬌗、后牙反𬌗或跨𬌗等。

（7）牙体、牙髓是否有病变，有无牙结石、龋齿或牙周病变。牙槽骨、基骨及腭情况，唇、舌系带情况，唇舌及口腔黏膜情况，以及咀嚼、发育及吞咽功能有无异常。

3.口外检查

（1）面部外形　面部发育是否正常，左、右是否对称，颏部是否偏斜。

（2）嘴唇情况　嘴唇是否短缩、肥厚或外翻，上、下唇是否能闭合。

（3）颞下颌关节情况　张口度是否受限，关节活动是否自如，有无弹响、压痛等。

二、特殊检查

1.模型检查

研究模型用于模型分析及留下记录，便于比较矫治进展情况。矫治进行到后期阶段或更改矫治计划时必须留取一副阶段研究模型，矫治完成后必须取完成模型。

2.面部照相

（1）正面像　可显示面部高度，左、右颜面发育是否对称，以及其他面部畸形。

（2）侧面像　可显示面部高度、侧面凸度，以及下颌的斜度。

（3）口内像　可显示牙齿位置，牙体、牙周、牙弓及咬合情况。可拍摄开口正面、左右侧磨牙关系及上下牙弓𬌗面。

3.X线检查

一般X线检查作为正畸矫治前的常规检查。

（1）全颌曲面断层片　观察整副牙齿的情况，牙胚的发育情况，是否有多生牙、埋伏牙和牙瘤；智齿的萌出情况和位置等。

（2）颅颌侧位定位片　通过头颅定位X线片进行X线头影测量，以了解牙、颌面硬软组织的结构及其相互关系，从而进一步了解牙颌畸形的深部机制，确定诊断及矫治计划。

（3）手腕部X线片　了解骨生长发育情况（牙颌发育与全身发育是一致的），是否处于生长发育的快速期，以决定错𬌗畸形矫治最好的时期及矫治方法。一般是拍左手腕部X线片。

（4）颞下颌关节开闭口位片　了解颞下颌关节是否有结构上的改变和异常，检查髁突及关节凹情况。

4.实验室检查

如果决定正畸治疗，必须先进行乙型肝炎和丙型肝炎相关检查，确定无传染性疾病后方可进行正畸。

第二节　口腔正畸患者的护理

一、定义

口腔正畸护理贯穿于病人矫治过程的每一个步骤，包括分诊、助疗、器械管理、心理护理和口腔健康教育等。其中，在矫治过程中每次复诊的护理配合是最主要的内容。因此，全面掌握口腔正畸基础知识和熟练的操作技能至关重要，可以促进正畸矫治疗程的顺利进行，保证错𬌗畸形矫治的效果。

二、治疗

正畸矫治错𬌗畸形，牙𬌗与颌颅面形态和功能取得新的平衡和协调关系。

三、护理要点

（一）开诊前准备

（1）着装规范，必要时戴上口罩、手套。候诊室开窗通风，保持空气清新及适宜的温、湿度；设饮水机、报刊架；准备健康教育处方；播放舒缓、轻松的背景音乐；接待病人时使用文明用语；保持候诊环境清洁、整齐、舒适；了解当日医师的出诊情况及病人预约情况。熟练掌握初诊、预约复诊、临时复诊、戴矫治器等各类就诊程序，按预约时间依次安排病人就诊。

（2）治疗台用物准备　75%乙醇棉、3%过氧化氢棉、4%碘甘油、干棉球、镊子罐、镊子。

（3）护理边台用物准备　器械盘（内有口镜、镊子、探针）、胸巾、头托套、隔离套，另备一次性口杯。

（4）粘合器械盒　内有玻璃板、水门汀调拌刀、带环就位器、除石器。

（5）结扎器械盒　内有结扎钳、技工剪。

（6）其他用物　托盘、开口器、拉钩、反光板、结扎丝、印模材调拌刀、橡皮碗、正畸钳子、机头、一次性手套、水门汀粉和液、粘合剂等。

（7）病人资料　模型、矫治器、病历、X线片等。

（二）分诊护理

分诊准确到位，正确引导候诊病人有序就诊；对病人咨询的事项及问题，耐心介绍和解答；请复诊病人提前刷牙清洁口腔后等待就诊。

（三）护理配合

1. 配戴活动矫治器（包括保持器）病人的护理

（1）调整椅位，套好头托隔离套，引导病人坐上椅位，调节光源，围好胸巾，让病人处于舒适的体位。

（2）协助病人漱口，清洁口腔。

（3）主动询问病人了解矫治器损坏或摘戴等情况。向病人简要介绍本次诊疗过程及注意事项和配合要点。嘱病人治疗过程中如有不适，随时举手示意。

（4）用物准备：漱口杯、检查盘、技工钳、慢速手机、车石、咬合纸。

（5）与医师密切配合，注意观察医师诊疗过程，如矫治器折断重做，或需制作平导、斜导时配合医师采集印模。

2. 配戴固定矫治器病人的护理

（1）用物准备：器械盘（内有口镜、镊子、探针）、漱口杯、止血钳、技工剪、带环就位器、除石器、开口器、酸蚀剂、釉质粘合剂、结扎圈或结扎丝、水门汀黏结剂、玻璃板、调拌刀、矫治器。

（2）操作流程

① 托槽粘结及护理

a. 酸蚀牙面：在牙面上涂酸蚀剂60～90秒后，冲洗吹干，牙面呈白垩色。

b. 隔湿：正畸粘结剂大多为疏水性粘结剂，需要严密隔湿，常用的隔湿方法有纱球隔湿法和吸唾管隔湿法。

c. 涂渗透液：在病人牙面上均匀地涂布一层薄薄的渗透液。

化学固化型粘结剂还需在托槽底板上涂渗透液。

d. 涂粘结剂：根据托槽底板大小，取适量粘结剂涂布于托槽底板上。

e. 固化：待医师确定好托槽的正确位置，去除多余的黏结剂后，化学固化型粘结剂需等待3～5分钟至粘结剂固化，光固化型粘结剂需用光固化灯照射各个托槽周围30～40秒至粘结剂固化。

② 带环粘结及护理

a. 准备带环：选择大小合适的带环或根据需要制作个别带环，将选好的带环消毒备用。

b. 牙面隔湿消毒：准备乙醇棉球和纱球，医师对粘结牙面进行消毒和隔湿。

c. 调拌粘结剂：按照不同粘结材料要求的粉液比例、调拌时间进行调拌，调好的材料均匀细腻、呈稠糊状。将调拌好的材料均匀地涂布在带环内侧壁上，传递给医师黏结到病人磨牙上。

d. 协助医师清理多余材料。

3. 戴舌侧隐形矫治器病人的护理

（1）制取印模：协助医师选择与病人牙弓大小合适的托盘，使用二次印模法进行硅橡胶印模制取。舌侧隐形矫治的印模制取以舌侧面为重点，除严格按照常规步骤操作外，可以辅助医师将印模细部加压涂抹于牙齿舌面，以保证舌面形态的完整性。灌注硬石膏模型时需要进行适宜的震荡，以去除气泡。

（2）矫治器的准备：舌侧矫治器为了达到精准定位的效果，需要进行间接粘结。护士在托槽粘结前，将每个托槽的背板使用75%乙醇消毒、吹干，做好粘结准备。

（3）舌侧粘结专用器械：隔湿系统，舌侧托槽镊，长柄末端切断钳，舌侧弓丝成型器，弓丝就位器，弓丝成型钳，舌侧弓丝夹持钳，带沟持针器，结扎丝切断钳。

（4）材料：自固化粘结系统，酸蚀剂。

（5）舌侧粘结椅位准备：上颌舌侧托槽粘结时需要将椅位调

节至 180° 水平位，病人平躺，头稍后仰，下巴抬起，使上颌𬌗平面与地面垂直；粘结下颌托槽时椅位调节至 135°，病人躺于椅位，下颌稍微内收，使下颌𬌗平面与地面水平，以增加下颌舌侧牙面的操作视野。

（6）隔湿：隔湿是舌侧托槽粘结成功与否的关键，特别是下颌舌侧托槽的粘结。正畸隔湿系统包括舌档、双侧吸唾系统、开口器。护士协助医师将隔湿系统放入病人口内，并连接于牙科治疗台的负压吸引管。

（7）牙齿舌面的酸蚀：常规使用 30% 磷酸进行酸蚀处理。将酸蚀剂均匀涂布在托槽粘结部位，涂布面积略大于舌侧托槽背板。酸蚀剂在牙面停留 90 秒后，彻底冲洗牙齿舌面至少 10 秒，以去除所有的酸蚀剂。然后用气枪吹干牙面，至牙面呈现白垩色。

（8）粘结：护士与医师确认需要粘结的牙位后，协助医师使用蘸有粘结剂的小毛刷，牙齿舌面均匀涂布一层粘结剂。同时，护士在托槽背板的树脂衬层上也涂布一层粘结剂，然后护士将适量粘结剂均匀放置在托槽背板，快速递给医师，并辅助医师将托槽顺利就位，就位数分钟后，舌侧托槽粘结即完成。托槽黏结完成后还需要协助医师去除托槽辅助定位的装置和隔湿系统。

4.各项治疗完毕

告知病人注意事项，并协助病人离开椅位。协助医师预约复诊时间，请病人按时就诊。

5.整理用物，分类处理，消毒备用。

（四）健康指导

1.戴活动矫治器病人的健康指导

（1）按医师要求认真戴用，复诊时应戴着矫治器来，医师会对矫治器进行加力或调整。

（2）在吃饭、游泳、剧烈运动时摘下矫治器，其余时间必须戴用。

（3）初戴时对发音有影响，说话不清，2～3 天后即可适应，逐渐正常。

（4）不要用舌头舔玩矫治器，以免损伤组织和矫治装置。

（5）初戴矫治装置牙齿可有酸痛感，特别是每次调整加力后酸痛明显，均属正常现象，持续 1～2 天后会好转；如果矫治器配戴不合适，黏膜上有压痛点，应及时告知医师。

（6）除𬌗垫式矫治器需戴着吃饭外，其他活动矫治器吃饭时需摘下，放入专用盒中保存，以免损坏或丢失，饭后刷洗矫治器后重新戴入口中，避免将矫治器放在热源附近或通过加热方式消毒。

2.配戴固定矫治器病人的健康指导

（1）初戴固定矫治器后牙齿会有疼痛的感觉，有时还会有口内部件磨破黏膜的情况，甚至出现溃疡。应将上述情况告知病人，避免其产生紧张情绪。告知病人如有溃疡可用溃疡软膏或溃疡散敷于局部。如出现严重疼痛，或带环、托槽脱落，以及矫治器损坏，需及时来院处理。

（2）避免食用黏的、硬的、带核的食物，这些食物易引起托槽、带环脱落和损坏，还易使弓丝变形；不要用牙齿啃东西，可用刀削成小块食用；经过一段时间对矫治器的适应以后，即可正常饮食。

（3）配戴固定矫治器期间，要特别注意口腔卫生，少食零食，每次餐后及复诊前应按照正确的方法刷牙；选择正畸专用牙刷，将软垢及食物残渣刷洗干净，否则易导致牙齿的龋坏和牙周疾病，从而影响有效的治疗，增加矫治难度，延长矫治疗程，损害病人的口腔健康。

3.配戴保持器病人的健康指导

（1）配戴保持器时，先将保持器放入口内，找准位置，然后用示指和拇指将基托压入就位。

（2）摘除保持器时，用示指和拇指轻力从左、右两侧逐步将保持器摘除，防止损坏变形。

（3）进食时摘下保持器放入专用盒中，在情况允许下将其浸泡在冷水或义齿清洁液中，以防变形。

（4）如果配戴保持器时出现疼痛、不适，或保持器破损、丢失，要及时与医师联系。

（5）配戴保持器最初的6~12个月，每日白天和晚上都应配戴；此后的6个月，只晚上戴；再后的6个月，隔日晚上戴一次，直至牙齿稳定，完全不戴用保持器；特殊病人的保持器戴用应遵从医嘱。

4.配戴舌侧隐形矫治器病人的健康指导

（1）嘱病人遵守配戴固定矫治器的各项指导内容。

（2）教会病人在舌侧使用黏膜保护蜡。

（3）嘱病人在吞咽时尽量减少舌体前伸的程度。

（4）建议病人选择小头牙刷，同时配合牙间隙刷，并教会病人使用牙线和正畸专用穿牙线器，必要时可以使用冲牙器。

第二十三章　种植义齿患者的护理

第一节　牙种植患者的手术护理

牙种植手术的方法很多，如延期种植、即刻种植、无瓣种植（不翻瓣）等，应根据病人口腔内具体情况选择相应术式。目前，临床上多采用骨内种植，治疗分两期完成。

一、一期种植手术的护理

1.心理护理

详尽介绍整个种植修复的步骤、麻醉方式，尤其是种植手术过程中的无痛性操作，减少病人的紧张和恐惧感，并做好病人的解释工作，取得病人的信任，使其积极配合手术。

2.术前准备

（1）制取研究模型　检查病人失牙的部位、上下咬合关系及张口度的大小，并制取研究模型，记录上下颌咬合关系，并上𬌗架。

（2）制作外科模板 通过分析上下颌牙列咬合关系，精密制作植入种植体时导向用的外科模板。

（3）各项条件符合种植手术要求后，与病人预约手术时间。

3. 手术准备

（1）书面材料准备 协助病人完成各项检查，并检查各项结果是否正常，将各项检查单、口腔颌面锥形束 CT（CBCT）检查知情同意书准备齐全。

（2）种植体的准备 根据病人种植牙植入区的情况，与医师共同核对病人姓名、牙位、手术方案及式。确定所需植骨材料型号及大小，种植体的数量、类型、直径及长度。

（3）手术室环境准备 常规采用三氧消毒机进行空气消毒，手术椅位做好消毒隔离措施。

（4）用物及器械准备

① 一般用物：手术衣、治疗巾、手套、注射器、敷料盒，分别消毒备用。

② 手术包准备：包内备种植体配套的外科器械、孔巾、巾钳、检查盘、牙用镊、探针、刀柄、小止血钳、骨膜分离器、拉钩、组织剪、组织镊、不锈钢长度尺、传力器、骨锤、小杯 2个、纱布、棉签、持针器、线剪、缝针、缝线、骨锉、咬骨钳、口镜、负压吸引器吸头。

③ 种植手术器械盒及种植体的准备：清点种植手术器械盒中的各种器械，查对是否有缺失。根据病人植入区的情况，确定种植体的数量、类型、直径及长度，查对种植体的型号、类型。

④ 特殊器械物资准备：根据种植术式的要求，准备精细针持、钛网、屏障膜、钢丝剪、外科模板等。

⑤ 种植机的准备：种植机由控制调整部分、微型电动马达、变速种植机头、水挂柱及机头放置挂柱、冷却水道、脚踏开关组成。将以上各部分进行分类消毒；微型电动马达及手机头用高温高压消毒；75% 乙醇注入冷却水道消毒。手术前须用生理盐水将

冷却水道内残留的乙醇冲洗干净后再注入无菌生理盐水，供手术冷却种植窝使用。术前将消毒好的种植机各部分按要求连接好，接通电源，检查机头运转及喷水情况。

⑥ 药物准备：复方阿替卡因或 2% 肾上腺素普鲁卡因、2% 利多卡因或其他麻醉药物，以及 1% 聚维酮碘、75% 乙醇、生理盐水、氯己定醇液等。

⑦ 病人的准备：向病人讲清整个手术的步骤、完成的大概时间及术中需要配合的事项。告知病人有问题可抬手示意，待问题解决以后再行操作。做好病人的解释工作，交代手术注意事项，消除病人紧张心理，取得病人的信任，使其积极配合手术。根据手术部位调节椅位及光源，上颌手术时上牙𬌗平面与地面呈45°，下颌手术时下牙𬌗平面与地面平行。让病人用 1/5000 氯己定含漱 3 次，每次至少 1 分钟，然后用 75% 乙醇或氯己定醇液消毒口周及颌面皮肤。

4. 术中的配合

（1）将 X 线片及种植体模板图片置于读片灯上或从电脑内调出 CBCT，便于医师术中随时观察，以利于操作。

（2）打开手术包，将消毒灭菌后的口镜、吸唾管、定位模板用生理盐水浸洗后放于包内无菌区。

（3）戴手套，协助铺巾，摆放器械，安装种植机及接好冷却水道，检查种植机运行情况。根据手术需要随时调节转速，主动配合传递各种器械和材料。

（4）备生理盐水与 1% 聚维酮碘按照 2∶1 比例口内消毒，准备麻药，供医师注射。

（5）在医师切开、分离粘骨膜时牵开口角，吸唾，协助暴露术区。

（6）在牙槽嵴暴露后，准备持针器及缝线，以备悬吊牵拉组织瓣。如嵴顶需修整，备骨锉或球钻供医师使用。

（7）在种植窝制备过程中及时吸去冷却液，充分暴露手术区域，以利医师操作。应注意勿将负压吸引器头长时间放置在黏膜上，以免损伤黏膜。

（8）种植窝制备完成后，用生理盐水彻底清除窝洞内的骨屑，按医师要求查对种植体的型号。打开种植体包装，种植体的拿取均采用钛制专用器械，严禁与橡胶手套、纱布、血管钳、唾液等接触；减少种植体在空气中的暴露时间，避免种植体被细菌、脂类、异种蛋白或异种金属污染而影响骨结合。应用专门设计的挟持工具将种植体送入种植窝，以旋转或敲击的方式就位。

（9）种植体就位后，分别行粘骨膜瓣复位、缝合、剪线。

（10）手术过程中密切观察病人的生命体征，如有异常及不适，应及时处理。

（11）手术完毕，吸干口腔内液体。检查有无器械或异物遗留在口腔内，擦净病人口周血迹。清点各种器械物品，并分类清洁、消毒、灭菌。最后把印有种植体生产批号的标签贴于病人病历中备查。

（12）登记病人姓名、性别、年龄、联系地址、种植牙位、种植体和植骨材料等类型、X线片记录号，以备术后对病人进行随访。

二、二期种植手术的护理

1. 术前准备

嘱病人拍 CBCT 平片，以确定种植体位置及与周围骨结合的情况，并检查口腔黏膜的情况。

2. 用物及器械准备

一般用物同一期手术。特殊器械包括牙龈成形基台、软组织环形切刀/手术刀片、外科缝线、种植体修复螺丝刀，扭矩扳手等。

3. 术中配合

嘱病人用 1：5000 氯己定漱口。用一期手术中使用的定位模板确定种植体的位置。用环形切刀将已愈合的牙龈去除，或采用翻瓣的方法暴露种植体顶部。根据牙龈的厚度选择配套的牙龈成形基台，用螺丝刀将其固定于种植体上，待 7～10 天后再行修复。

三、健康指导

（1）种植术后立即拍 CBCT 平片，了解种植体在牙槽骨的位置。

（2）术后咬棉球或纱布半小时，2 小时后可进食，食物宜偏软偏凉，勿过热。

（3）术后当天不宜反复吐口水，不漱口或刷牙，以防创口出血。避免过多说话及吹奏乐器等。如有伤口出血，经咬消毒棉卷或纱布、局部冷敷等简单处理无效后，应立即咨询医师或到医院就诊。

（4）嘱病人按医嘱服药，漱口剂漱口，保持口腔卫生。

（5）术后抗感染治疗 1 周，创伤加大者可术后 24 小时内局部冷敷，以减轻水肿。

（6）术后注意休息，避免过多说话和剧烈运动，禁止吸烟、饮酒。

（7）术后 1、3、7 天复诊，了解术后反应及创口愈合情况。7～10 天拆线。

（8）术后不带或少带临时活动义齿，临时活动义齿组织面应充分缓冲，严防压迫术区。

（9）与病人约定二期手术时间，一般为手术后 3～6 个月。

（10）告知二期手术病人遵从一期手术后的健康指导。

第二节　种植义齿修复的护理

根据病人种植的数目和部位确定修复的类型，各种类型种植义齿修复的护理配合基本相同。

1.特殊用物准备

特制的开孔托盘、硅橡胶、人工牙龈材料、取模桩、种植体代型、种植螺丝刀、扭矩手机。

2.操作步骤及护理配合

（1）医师将取模桩与配套的中央螺丝用种植螺丝刀固定于口

内种植体上以后，护士根据病人牙弓的大小、牙种植的区域准备相应的开孔托盘。

（2）制取印模。为保证种植修复印模的准确性，应使用凝固后具有一定强度且精确度高的硅橡胶或聚醚橡胶等印模材料，按修复需要量调和。

（3）待印模材料凝固后，取模桩的顶端及中央螺丝暴露在托盘开孔部位，卸下固定取模桩的中央螺丝，取下完整的印模，此时取模桩已固定在印模内。然后用卸下的螺丝将种植体代型与印模上的取模桩固定在一起（注意防止取模桩在印模内转动），进行模型灌注。

（4）模型灌注较一般义齿模型不同之处

① 在种植体代型周围的印模材料上涂布人工牙龈材料分离剂。

② 待分离剂晾干后，在围绕种植体代型的印模材料处用特定的注射器灌注人工牙龈材料，然后调拌人造石，在振荡器上灌注模型。必要时可用探针沿种植体代型周围轻轻搅动，防止形成气泡。

（5）模型凝固后，卸下取模桩，将预先选择好的基桩固定在模型上。通过平行研磨仪对基桩进行研磨，使所有基桩获得共同就位道，然后送技工室进行义齿制作。

3. 种植义齿的试戴与粘固

（1）向病人详细介绍义齿修复试戴过程及注意事项，消除病人紧张心理；调整病人椅位、灯光，密切配合医师操作。

（2）医师为病人试戴完后，递镜子给病人，仔细倾听病人的意见，在病人认可后进行粘结。

（3）协助医师用纱团在病人口内隔湿。备 75% 乙醇棉球或纱布于治疗盘内，消毒吹干义齿、基牙及基桩，调拌适量粘固剂，放入修复体内，协助医师完成义齿的粘结。待粘固剂凝固后，清除义齿周围多余的粘固剂。

（4）用物处理　治疗结束后，分类处理使用过的器械及一次性用物。

4.健康指导

（1）避免咀嚼过硬食物及偏侧咀嚼等不良习惯，防止种植义齿受力过大而影响其使用。

（2）养成良好的口腔卫生习惯，进行有效的口腔清洁，特别是种植基桩周围的清洁。用特制的牙间隙软刷清除食物残渣、软垢，以免种植体周围软组织感染，造成种植体周围骨组织吸收。

（3）告知病人应少抽烟，吸烟是导致牙周炎和种植体周围炎的第二危险因素，仅次于牙结石；常规半年到 1 年应行牙周洁治术去除菌斑和牙石，保持口腔软组织健康。

（4）有特殊咬合习惯的病人，如夜磨牙、深覆𬌗、深覆盖等应做磨牙垫，以保护种植义齿。

（5）2～3 个月复查 1 次，1 年后可改为半年复查 1 次，发现问题应及时复诊处理。

第四篇
口腔科常用药物

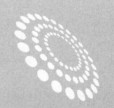

第二十四章　防龋药

氨制硝酸银溶液

【药理作用】

Ag^+能与牙齿表面有机物质结合，形成蛋白银，起抗菌作用，在还原剂（丁香油等）作用下，生成金属银，沉淀于牙本质小管中，阻碍神经冲动的传导，起脱敏作用。

【适应证】

适用于防龋、窝洞消毒及牙体脱敏。

【用法及用量】

先将龋齿病变组织去除，隔离唾液涂本品，以热气吹干后，再用丁香油还原至黑色。

【禁忌证】

（1）窝洞消毒时，禁用于青年恒牙及深窝洞。

（2）避免灼伤软组织。

（3）不宜用于恒前牙以免影响美观。

【贮藏】

避光、密封，置阴凉处保存，以免本品中银离子被光及还原剂所沉淀。

氟化钠溶液

【药理作用】

氟化钠可干扰细菌代谢过程，使乳酸生成减少，抑制细菌生长繁殖；并且本品对牙面有粘附作用，减少菌斑形成。氟离子还能与牙釉质的羟磷灰石作用，置换出羟基变成氟磷灰石，从而提高牙釉质抗酸的能力。

【适应证】

适用于防龋。

【用法及用量】

清洁、吹干牙面，用浸泡药液的棉球涂擦牙面，保持浸润4分钟，每周1次，4次1个疗程。根据乳、恒牙萌出的时间和患龋规律，可在3、7、10、13岁时各进行1个疗程，直到恒牙全部萌出。一次最大用量以1～2ml为宜，涂擦后30分钟内不漱口，不进食。也可配成0.2%的漱口液，每周含漱1次，或0.05%氟化钠漱口液，每日含漱1次。

【不良反应】

氟为细胞原浆毒物，当一次使用剂量过大，浓度过高或误吞氟化物，则可导致急性氟中毒。成人急性中毒致死量为2～5g，儿童氟中毒致死量为0.5g左右。急性中毒初期表现为恶心、呕吐、腹泻等胃肠症状，继之四肢感觉异常疼痛，反射亢进，甚至抽搐痉挛。血钙急剧下降。出现血压下降，心力衰竭，严重者可致死亡。

长期摄入过量可导致骨骼和牙齿的慢性氟中毒。慢性中毒反应在临床上比急性中毒更为严重，慢性中毒的发生率比急性中毒高，而且不易发现，一旦发现就已造成不可逆转的病损。慢性氟中毒通常发生在长期摄入较多氟化物的人群，如饮水含氟量过高地区的人群。其中骨和牙齿损害最突出。牙齿慢性氟中毒即氟牙症或氟斑牙。儿童长期摄入过量氟（地区饮水氟含量高于2～4mg/L），处于发育矿化期的牙齿硬组织发生牙釉质发育不全、钙化不良以及釉质表面呈白垩色或黄褐色，甚至暗棕色斑块，严重者出现釉质缺损。主要表现在恒牙。骨的慢性氟中毒起先为骨质密度增加，韧带和肌腱有钙质沉积，骨关节僵硬、疼痛、变形、脊柱侧弯、运动受限，甚至瘫痪，称为氟骨症。

预防慢性氟中毒，主要应控制每日摄氟量，采用严格的科学管理饮用水加氟。居住在高氟区的居民可降低饮用水的氟含量。处理好废气、废水、废渣，避免污染环境。

【注意事项】

（1）使用本品时应坚持用药。

（2）配合其他的防龋措施，才能取得好的疗效。

（3）氟化物对牙齿和骨骼有明显的过量中毒反应，因此在生活、临床应用中应严格控制用量。

（4）轻度中毒者可停止用氟，严重引起各器官损害者需进行相应系统的治疗，以恢复正常功能。

（5）在口内操作者，注意勿入消化道。

（6）孕期、哺乳期、肝肾功能不良者慎用。

【贮藏】

本品应置塑料瓶中保存。

氟化钠甘油

【药理作用】

本品对软组织刺激性小。由于氟离子渗入牙齿硬组织中与钙盐结合，形成的氟化钙和氟磷灰石沉淀物，通过机械作用堵塞牙本质小管，从而降低外界刺激在牙齿中的传播速度和强度，达到脱敏目的。

【适应证】

适用于防龋、牙体脱敏，尤其是牙颈部脱敏。

【用法及用量】

将病牙清洁隔湿，取本品少许置过敏部位，用橡皮轮或木制器械用力涂擦，反复多次。

【禁忌证】

对本品过敏者禁用。

【注意事项】

（1）用药后应清水漱口。虽然此剂型和浓度的使用在安全范围内，但毕竟本品系剧毒药物。

（2）在制剂中加入着色剂以资识别。

（3）因对玻璃有缓慢的腐蚀作用，故不宜长期储存在玻璃器皿中，应放在聚乙烯容器中。

（4）此药脱敏的效果因人而异，有些患者需反复数次。

（5）如脱敏效果不显著，应由医生确定改用其他药物或方法。

【贮藏】

遮光，密闭保存。

氟化亚锡溶液

【药理作用】

氟化亚锡具有氟离子和锡离子双重抗龋作用。亚锡离子作为表面活性剂，可阻止细菌粘附于牙面，从而减少菌斑的形成。亚锡离子可与变链菌细胞膜上的酸性物质发生作用，选择性抑制变链菌。氟化亚锡与牙齿接触时间延长后，锡与正磷酸作用，形成一层不溶性磷酸锡、氟化钙和磷酸氟化物。

【适应证】

常使用的涂擦药物为 8% 氟化亚锡水溶液。其防龋效果优于 2% 氟化钠溶液。

【用法及用量】

隔湿，擦干牙面，以小棉球蘸本品涂擦牙齿 4 分钟，0.5～1 年 1 次。

【不良反应】

该溶液味涩难饮，收敛性大，可使牙龈发白，重者可至牙齿脱色。

【注意事项】

（1）应在临用前配制，否则易氧化失效。

（2）应用本品涂擦牙齿后的 30 分钟内不得进食或漱口，以免降低局部的有效浓度。

（3）氟化亚锡溶液不稳定，易水解和氧化形成氢氧化锡和锡离子，减弱其作用。

（4）氟化亚锡溶液有时对牙龈有刺激作用，使牙龈组织发白，也易使釉质脱矿区、发育不全区和充填物边缘变为棕黄色或黑色，这可能是由于形成亚硫酸锡之故。为克服这些缺点，可使用较稳定的 0.4% 氟化亚锡凝胶，由 0.4% 氟化亚锡加羟甲基纤维素、甘油和香料配制而成。

【贮藏】

避光、密闭，阴凉干燥处保存。

酸性氟磷酸钠溶液

【药理作用】

本品呈弱酸性，有利于氟化物在牙釉质表面滞留，促进氟磷灰石和氟化钙的形成，降低牙釉质溶解度。抗龋作用持久。此外，本品的酸性可促使氟化物在牙质中渗透，促进初龋再矿化。

【适应证】

适用于防龋。

【用法及用量】

牙面涂擦或含漱。

【注意事项】

药液与牙齿持续接触时间不少于 3~5 分钟，涂擦后 30 分钟内，不宜饮水和进食，以增加牙齿对氟化物的吸收。

【贮藏】

密封，在干燥处保存。

第二十五章　窝洞消毒药

麝香草酚

【药理作用】

本品杀菌力强，对组织刺激性小，有轻度止痛作用。在牙本质中渗透性较大，是一种较好的窝洞消毒药，用于牙本质脱敏。

麝香草酚为酚类衍生物，防腐力强，刺激性小，能渗入牙本质小管内,对腐败物质有分解作用,并有轻微的镇痛作用。本品还能渗透入牙本质小管形成结晶,隔绝外界刺激。

【适应证】

适用于防龋、窝洞消毒及牙体脱敏。

【用法及用量】

以小棉球蘸药液涂擦牙齿敏感区,再以烤热的充填器头置棉球上,使产生白烟而患者不感到疼痛为度,反复 2～3 次。

【注意事项】

本品应新鲜配制。

【贮藏】

密闭,避光保存。

樟脑酚

【药理作用】

本品具有消毒、防腐和止痛作用。

本品杀菌力与渗透性较一般酚类强。抗菌谱广,对真菌也有效,腐蚀性和毒性较小,对热和光的作用稳定。因为樟脑配制降低了刺激性,并减缓了氯的释放,可延长抗菌时间。

【适应证】

适用于窝洞消毒、急性牙髓炎、牙周脓肿和感染较轻的根管止痛。

【用法及用量】

局部涂擦或棉捻蘸药封入根管内,3～5 日。急性牙髓炎开髓和牙周脓肿放入蘸药棉捻于患处止痛。

【注意事项】

本品对根尖周组织有刺激作用,用量不宜过多。

【贮藏】

避光,密闭保存。

第二十六章　根管消毒药

木馏油

【药理作用】

本品具有消毒防腐作用，其作用比酚强 2～3 倍，而刺激性小于酚和甲醛甲酚，遇脓液、坏死组织等有机物仍有消毒作用。

【适应证】

目前主要用于感染根管的消毒。遇脓液和坏死组织等有机物质仍有消毒作用。因此，可用于牙髓和根尖周化脓性感染的消毒。适用于化脓腐败的根管消毒。

【用法及用量】

以棉捻或小棉球蘸药封于根管或髓腔中。近年来用于治疗急性冠周炎疗效显著。用法：局部用 3% 过氧化氢溶液、0.9% 氯化钠溶液冲洗，消毒棉球吸干盲袋，隔湿，用牙科镊子取浸泡木馏油的小药棉球置入盲袋内，每日 1 次，1～2 次即可见效，同时口服复方磺胺甲噁唑 1g，每日 2 次，连用 3 日。

【贮藏】

密封保存。

碘仿糊剂

【药理作用】

本品具有消毒、杀菌、收敛和止痛作用。

本品遇有机物时缓慢释放游离碘从而起到杀菌作用；能吸收创面的渗出物，适用于根尖周区渗出多和叩痛久不消失的病例；促进肉芽组织生长，使创面愈合；本品的刺激性小，对三氧化二砷引起的化学性根尖周炎有特效解毒作用。

【适应证】

常与氧化锌混用，以丁香油酚或樟脑酚调和，适用于渗出液较多的根管充填，常与牙胶尖合并适用，也可用作乳牙根管的单纯糊剂充填。对根尖区有较多渗出物、叩痛不消失者，可在治疗过程中将碘仿糊剂封入根管中 10～14 日，可减少渗出。

【用法及用量】

棉捻蘸药封入根管或糊剂直接封入 10～14 日，可使渗出减少、炎症消退。碘仿纱条用于干槽症、脓腔及术后的无效腔填塞，可防腐、除臭、止痛并促进愈合。

【贮藏】

避光、密闭保存。

戊二醛

【药理作用】

本品无臭、无刺激、腐蚀性小，性质稳定，使用方便，无不良反应。本品是一种很好的杀菌剂，不会向根尖和侧向扩散出根管。

【适应证】

代替甲醛甲酚作为根管内封药。

【用法及用量】

同常规根管治疗。用本品封药时间为 3～4 日。

【不良反应】

对皮肤刺激性小，但重复使用可引起皮炎等过敏反应。

【注意事项】

碱性液稳定性差，放置 2 周，杀菌作用明显减退，对铝制品有腐蚀性。已消毒的物品放置 3 小时以上需重新消毒方可使用。消毒后的器械，需用无菌水冲洗后使用。

【贮藏】

遮光，密封，在凉暗处保存。

甲醛甲酚液

【药理作用】

甲醛甲酚是一种清亮微红色，具有独特辛辣气味的液体，既有防腐消毒作用，又有原生质毒作用。甲醛具有凝固蛋白的作用，渗透性强，作用缓慢，可与腐败蛋白质的各种中间产物和最终产物结合成无毒物质；甲酚有镇痛、腐蚀作用，可与腐败脂肪的产物结合成肥皂，因此它可以除臭、杀菌。甲醛甲酚较两者单独使用有更强的杀菌、去腐和除臭作用，渗透性强。当置于髓室内时，甲醛气体很快弥散到整个根管系统中，持续时间长，刺激性也较大，如果使用不慎，超出根尖孔，进入根尖周组织，会引起化学性根尖周炎，所以要避免用量过大，不宜持续使用。但近来有研究指出，甲醛甲酚在根管内能使根尖孔周围组织凝固，形成坏死层屏障，防止药物进一步向根尖周围组织扩散。

【适应证】

目前，甲醛甲酚是应用广泛、效果明显的根管消毒药，多用于感染根管的消毒，如牙髓坏疽的病例，也可用作活髓。

由于甲醛甲酚具有凝固蛋白的作用，很快引起蛋白之间的交链作用而广泛用于乳牙的活髓切断术，利用其对切断面的牙髓组织发生凝固坏死，形成一层无菌性的凝固屏障，保护屏障以下的根髓组织，使其逐渐凝固、退变、吸收，维持乳牙到替换时期。

【用法及用量】

以棉捻或小棉球蘸药密封于根管或髓腔中。

【禁忌证】

禁用于开放性龋洞。

【不良反应】

刺激性大，连续应用时药液易流出根尖孔，引起化学性根尖周围炎，甚至根坏死。

【注意事项】

（1）本品刺激性强，用小棉球、棉捻或纸尖蘸本品时要避免药液太多而溢出根尖孔，从而引发化学性根尖周炎。

（2）不宜连续多次使用，以避免产生抗药性。

（3）用暂时性的材料封闭时要注意严密，否则药液容易溢出。

【贮藏】

遮光、密闭保存。

碘酚液

【药理作用】

碘有强杀菌作用和渗透能力,渗入至牙本质小管内,使组织蛋白碘化变性沉淀,阻塞牙本质小管。阻止神经冲动传导。碘还有良好的感觉麻痹性止痛作用。

【适应证】

适用于牙本质脱敏和牙周溃疡病。

【用法及用量】

以小棉球蘸药液涂擦牙齿敏感区,再以烤热的充填器头置棉球上,使产生白烟而患者不感到疼痛为度,反复 2~3 次。

【贮藏】

遮光,密闭保存。

丁香油酚

【药理作用】

丁香油酚是酚类的衍生物,具有酚类药物的作用特点。具有轻度的抗菌防腐作用,也具有原生质毒作用,引起细胞蛋白沉淀。它也是一种镇痛剂。1984 年 Brodin 和 Roed 证明低浓度丁香油酚引起可逆性神经传导阻断,高浓度则引起非可逆性神经传导阻断,因此认为丁香油酚基本上是一种神经毒药物,对活组织有较强的刺激性,使组织发生炎症反应,而它的镇痛作用往往掩盖了这种炎症反应,使之成为无症状炎症。因此,使用时一定要严格控制用量。

【适应证】

适用于镇痛、保护牙髓和使氨硝酸银还原。

(1)用小棉球蘸本品置于龋洞中或急性牙髓炎开髓后的穿髓孔处。

(2)与氧化锌按不同比例调匀后可分别作为牙髓充血患牙的安抚治疗;近髓窝洞的垫底和窝洞暂时封闭剂。

(3)作为硝酸银的还原剂,用于牙齿的脱敏。

【用法及用量】

以棉捻或小棉球蘸药置深龋垫底或窝洞暂封剂和根管充填剂。

【不良反应】

本品为一种刺激致敏物，局部应用偶见引起接触性皮炎。

【注意事项】

（1）单凭此药止痛效果不明显，应按医嘱进行其他相应的处理。

（2）本品味道较特殊，应预先告诉患者。

（3）本品久贮和遇光易色泽加深而逐渐变稠，宜避光保存，应避免与铁、锌等金属离子接触。

【贮藏】

密闭，阴凉处保存。

第二十七章　局部消炎药

碘甘油

【药理作用】

本品有防腐、收敛和轻微腐蚀作用。其中的碘能氧化细胞质的活性基团，并与蛋白质的氨基结合，使之变性，从而杀死细菌。本品对细菌、真菌、病毒均有杀灭作用。

【适应证】

治疗牙龈炎、牙周炎、冠周炎等。

【用法及用量】

冲洗牙周袋，擦干，用镊子尖取药，送入牙周袋内，然后用棉球擦去多余药液。

【不良反应】

偶见过敏反应和皮炎。

【禁忌证】

对碘过敏者禁用。

【注意事项】

（1）对本品或其他含碘药品过敏者禁用，新生儿慎用。

（2）本品仅供外用，切忌口服。

（3）如误服中毒，应立即用淀粉糊或米汤灌胃，并送医院救治。

（4）涂布部位如有灼烧感、瘙痒、红肿等情况，应停止用药，并将局部药物洗净，必要时向医师咨询。

（5）如果连续使用3~4日无效，应咨询医师。

（6）当药品性状发生改变时禁止使用。

（7）儿童必须在成人监护下使用。

（8）请将此药品放在儿童不能接触的地方。

（9）碘有腐蚀性，称量时置玻璃皿中。

（10）如正在使用其他药品，使用本品前请咨询医师或药师。

【贮藏】

密封，避光保存。

金霉素甘油糊剂

【药理作用】

本品具有消炎、防腐作用，刺激性较小。

【适应证】

适用于口腔黏膜糜烂或溃疡。

【用法及用量】

用棉球蘸本品涂抹患处，每日数次。

【禁忌证】

对本品过敏者禁用。

【注意事项】

再加入适量麻醉剂（如达克罗宁）止痛作用更佳。

【贮藏】

密封，遮光保存。

口腔溃疡薄膜1

【药理作用】

本品有保护创面、消炎止痛和促进创面愈合的作用。

【适应证】

适用于口腔黏膜溃疡、扁平苔藓等。

【用法及用量】

贴敷患处，每日 3 次，临睡前 1 次最好。

【贮藏】

遮光、密闭，在阴凉处保存。

口腔溃疡薄膜2

【药理作用】

本品有保护创面、消炎止痛作用。

【适应证】

适用于复发性口疮、创伤性溃疡、疱疹性口炎等。

【用法及用量】

贴于患处，每日 3 次。

【贮藏】

遮光、密闭，在阴凉处保存。

甲硝唑螺旋霉素糊

【药理作用】

本品具有抗菌消炎的作用，使根管内保持无菌，促进根尖周组织炎症愈合和磷酸钙沉积，封闭根尖孔。

【适应证】

适用于根管内感染，用于空管药物治疗术。

【用法及用量】

除急性炎症需开放引流外，一般均在开髓、拔髓后置入甲醛甲酚溶液（FC）棉捻或小棉球，丁氧膏封洞 1 周后复诊。扩孔管至 2～4 号扩孔钻（有瘘管者第 1 次即可扩管），深达根尖孔 2mm 处，用小号扩孔钻蘸甲硝唑螺旋霉素糊剂导入根管达根长 2/3 处，磷酸粘固粉垫底，永久性充填。治疗 1 年半后，成功率为 91.1%。

【注意事项】

治疗的关键在于消除根管内感染。

采用本品进行的"空管药物疗法"，因其远期效果较常规根管治疗术差，故应严格掌握适应证。只能作为一种选择而不能作为常规方法取代根管治疗术。

【贮藏】

遮光，密闭保存。

复方丁香酚碘合剂

【适应证】

本品适用于口腔炎，包括缘龈炎、牙龈脓肿、牙周脓肿、急性冠周炎和干槽症。其疗效明显优于碘甘油。

【用法及用量】

在行洁治术或冲洗牙周袋或牙创后，上药用于牙周袋或牙创内，每日1次。脓肿从牙周袋排出，无需切开。急性者应全身应用抗生素。

【注意事项】

上药后口内有轻微麻辣感，勿漱口，使药液多保留一段时间。

【贮藏】

遮光，密闭保存。

曲安奈德口腔软膏

【药理作用】

本品由曲安奈德与特别的口腔黏胶剂配合而成，由于其具有黏性，使药物与口腔黏膜患处紧密接触，充分发挥作用，本品形成的保护层可缓解对病变的刺激。

本品有抗炎、止痛及抗过敏等作用。

【适应证】

适用于急慢性口腔黏膜炎症，包括复发性口腔溃疡、间歇溃疡性口炎、糜烂性扁平苔藓、牙托性口炎和损伤。

【用法及用量】

将本品少许涂于患处，使其完全覆盖病灶成一薄层，不要反复擦。宜在睡前使用，以便药物与患处整夜接触，如症状严重，每日须涂2～3次，以餐后为宜。

【不良反应】

（1）对这种制剂不能耐受者非常少见。

（2）口腔内局部使用未见到对皮质类固醇的反应。

（3）长期使用可引起如同全身使用类固醇类药物的不良反应，如肾上腺皮质功能抑制、葡萄糖代谢改变、蛋白质分解和消化道溃疡复发等。这些情况在激素停止使用后可以逆转和消失。

（4）罕见荨麻疹和其他过敏反应。

【禁忌证】

结核病、胃溃疡、糖尿病和疱疹病毒感染者禁用。

【注意事项】

（1）按规定剂量使用本品类固醇用量很小，不太可能对全身产生影响。当然长期局部过量使用也会出现异常情况。如乏力、头晕等，出现这些情况应该与医生联系。如果出现持续的局部刺激症状和过敏反应，应该立即停药并采取相应治疗。

（2）患有结核病、消化道溃疡和糖尿病的患者若无医嘱不能使用皮质类固醇类药物。必须牢记在患者接受皮质类固醇治疗时，口腔的正常防御反应受到抑制、口腔微生物的毒株会繁殖，且不出现通常的口腔感染征兆。

（3）用药7日后，如果病损未显著修复、愈合时，建议做进一步检查。

【贮藏】

25℃以下保存。

丁硼乳膏

【药理作用】

对厌氧菌的产黑菌（牙龈炎及牙周炎致病菌）有抑制作用。药效实验表明，对牙周炎主要致病菌之一牙龈类杆菌的最低抑菌浓度为 1：64。

【适应证】

适用于牙龈炎、牙龈溢脓等，具有消炎、止痛作用。

【用法及用量】

按规定的刷牙方法（竖刷法）早晚各刷 1 次，每次用量约 1g（挤出乳膏长约 1.5cm），刷 2 分钟或刷后局部涂擦少许乳膏。

【禁忌证】

（1）对丁香油酚过敏者禁用。

（2）患坏死性牙龈炎及急性牙龈炎者禁用牙刷摩擦，可将乳膏涂抹患处，或遵医嘱。

【注意事项】

使用本品后牙龈炎症和出血可能减轻，但牙周袋内壁的炎症仍可能存在，故不能代替必要的牙周治疗，此时患者应及时诊治。

【贮藏】

密闭、在阴凉处保存。

第二十八章　漱洗剂

3% 过氧化氢溶液

【药理作用】

过氧化氢为氧化剂，遇到组织中的过氧化氢酶时，立即分解而释出新生氧，具有杀菌、消毒、防腐、除臭和除污作用。当遇有机物（组织液、血液、脓液、细菌等）或在过氧化氢酶的作用下迅速分解，释放出新生态氧，使细菌体内活性基团氧化，干扰其酶系统而呈现抗菌作用，其中对革兰阳性菌和某些螺旋体等有效，对厌氧菌更佳。此外由于氧化发泡形成的缓和机械力，可以清除脓块、血块、坏死组织和压迫毛细血管轻微止血等功效。但由于分解反应快，新生态氧易转变成杀菌力弱的分子氧，使其作用减弱且短暂。过氧化氢溶液有 3% 和 30% 两种浓度，前者为常用消毒防腐药，后者有强腐蚀性，具有氧化脱色作用。

【适应证】

适用于根管冲洗，口炎、牙周炎及冠周炎，牙髓和牙龈出血时止血。

（1）用于口腔厌氧菌感染　浓度为 3%。如奋森龈口炎、口底蜂窝织炎、感染根管、牙龈脓肿、牙周袋内感染等清洗或含漱；口腔颌面部创伤的清洗常用 1%～3% 溶液；3% 溶液与次氯酸钠溶液交替冲洗根管。

（2）用于根管的冲洗　将本品约 5ml 灌入带弯针头的注射器，将针头对准或插入根管口，以适度的压力注入本品，根据情况可重复数次。亦可用于牙周袋和冠周袋的冲洗。30% 过氧化氢溶液涂擦可漂白牙面。

【用法及用量】

冲洗患处。

【不良反应】

高浓度对皮肤及黏膜有刺激性灼伤。3% 溶液为酸性，对黏膜亦有一定刺激，长期含漱会引起牙面脱钙或出现舌乳头肥大等不良反应。

【注意事项】

（1）冲洗根管、龈袋和牙周袋时，注意压力不可以过大，以免气泡和感染物进入根尖孔外的组织，引起疼痛和感染扩散。

（2）市售的 3% 过氧化氢溶液为酸性，对黏膜有一定刺激性，可加少量的碳酸氢钠溶液中和。

（3）长期使用本品含漱，应与碳酸氢钠溶液交替含漱，可中和酸性不良反应。

【贮藏】

遮光、密闭，在阴凉处保存。

碳酸氢钠溶液

【药理作用】

本品为碱性含漱液，能中和酸性唾液，消除和分解产酸的残留凝乳或糖类，抑制白色念珠菌生长繁殖。

【适应证】

适用于口腔黏膜念珠菌感染、口腔唾液黏稠的黏膜溃疡、糜烂。

【用法及用量】

10～15ml，每日数次含漱。

【不良反应】

无毒或腐蚀性，局部使用不良反应少见。全身吸收过量会因钠的过量而影响酸碱平衡。

【禁忌证】

（1）限钠疾病。

（2）用药2周以上无效或复发。

【注意事项】

（1）本品应与酸或酸性盐类药物等禁忌配伍。

（2）慎用

① 少尿或无尿，因能增加钠负荷。

② 钠潴留并有水肿时，如肝硬化、充血性心力衰竭、肾功能不全、妊娠期高血压疾病。

③ 高血压，因钠负荷增加可能加重高血压病。

④ 阑尾炎或有类似症状而未确诊者及消化道出血原因不明者，不作口服用药，因本品所致的腹胀、腹痛会影响疾病诊断。

⑤ 孕妇。

（3）其他注意事项

① 药物对儿童的影响　对6岁以下小儿一般不用作制酸药。因小儿对腹部症状不易叙述清楚，而易将本品所致的腹胀腹痛等与其他腹部疾病混淆。

② 药物对哺乳的影响　本品可经乳汁分泌，但对婴儿的影响尚无资料。

③ 药物对检验值或诊断的影响　对胃酸分泌试验或血、尿pH值测定结果有明显影响。

【贮藏】

密封，在阴凉干燥处保存。

制霉菌素含漱液

【药理作用】

本品其作用同两性霉素 B，主要对多种念珠菌具有活性。对曲菌、粗球孢子菌、隐球菌、组织胞浆菌、皮炎芽生菌亦有疗效。其作用机制为药物与敏感真菌细胞膜上的甾醇结合，损伤膜的通透性，导致细胞内重要物质如钾离子、核苷酸和氨基酸等外漏，从而破坏细胞正常代谢，抑制生长。

【适应证】

适用于口腔黏膜念珠菌感染。

【用法及用量】

每日数次含漱。

【不良反应】

（1）局部刺激偶见，可引起接触性皮炎。

（2）口服较大剂量可发生腹泻、恶心、呕吐、胃痛。

【禁忌证】

对制霉菌素及其任何成分过敏者禁用。

【注意事项】

宜将药液尽可能较长时间含于口中或在口腔中漱用，为了防止复发，患者应服药至症状消失后 48 小时。

【贮藏】

密闭，阴凉干燥处保存。

西吡氯铵漱口液

【药理作用】

西吡氯铵是阳离子型表面活性剂，具有亲水基（氯根）和亲脂基（十六烷基吡啶）两个基团，可以降低液体表面张力，当其吸附在细菌表面时，亲脂基与细胞膜卵磷脂中的磷脂结合，亲水基则伸到膜内疏水区，改变细胞膜的通透性，从而使菌体肿胀、破裂、溶解死亡。另外，西吡氯铵阳离子带正电，菌体蛋白质分子中的氨基酸在碱性条件下解离带负电，两相结合导致菌体蛋白质变性死亡。

【适应证】

治疗口腔白色念珠菌感染，减少或抑制牙菌斑形成，用于口腔疾病的辅助治疗，或做口腔护理及口腔清洁用。

【用法及用量】

每次 10～15ml，强力漱口 1 分钟，每日 2 次或每日 4 次；或取适量用于发泡和冲洗清洁口腔。

【不良反应】

目前尚未发现不良反应。

【禁忌证】

对本品活性成分和其他成分过敏者禁用。

【注意事项】

每日刷牙前后漱口或需要时使用。

【贮藏】

遮光，密闭保存。

氯己定含漱液

【药理作用】

氯己定是一种新型、强效表面活性剂型杀菌剂，可迅速吸附于微生物细胞表面，破坏细胞膜使胞质成分渗漏，还可抑制细菌脱氢酶的活性；高浓度氯己定可凝聚菌体的胞质成分。对革兰阳性菌效果较佳，对革兰阴性菌、真菌亦有效，即使有血清、脓液存在时仍有效。本品对牙齿表面的有机、无机成分有高度亲和力，亦能抑制葡聚糖合成，故能抑制牙菌斑的形成。它能吸附于羟基磷灰石、牙表面，以及唾液的黏蛋白上，然后缓慢释放，使之较长时间停留在牙面上，发挥抑制菌斑形成的作用。

【适应证】

用于齿龈炎（急性坏死性溃疡性齿龈炎）、牙科手术后口腔感染、预防和治疗癌肿和白血病患者的口腔感染、义齿引起的创伤性磨损继发细菌或真菌感染、滤泡性口炎等。

【用法及用量】

（1）咽峡炎、口腔溃疡等以 1：5000 溶液漱口，或用膜剂贴于溃疡处。

（2）将0.12%含漱液15ml涂在牙龈炎患者的牙龈上30秒钟，一日2次；或将牙龈或义齿用0.12%本品含漱液洗刷，一日2次。

【不良反应】

含漱剂对口腔黏膜有轻度刺激，长期使用可使牙面与黏膜着色，还可引起味觉迟钝，其醋酸盐有明显苦味。个别病例可引起口干、灼痛、口腔黏膜剥脱，但停药后可好转。

【禁忌证】

（1）对本品过敏者。

（2）前切牙填补（可使前切牙的粗糙面或边缘永久性着色）。

（3）牙周炎（可增加牙龈上的结石）。

【注意事项】

（1）本品与肥皂、碘化钾、阴离子表面活性剂等配伍禁忌；0.05%浓度的本品与硼砂、碳酸氢盐、碳酸盐、氧化物、枸橼酸盐、磷酸盐和硫酸盐亦有配伍禁忌，可形成低溶解度的盐，在24小时后沉淀下来。

（2）经长时间的热处理可分解，故浓度较高的溶液（1%以上）不能用于高压灭菌。稀溶液（0.1%以下）用于高压灭菌时不得超过115℃、30分钟。

（3）若本品进入眼睛，可引起角膜上皮缺损或角膜浑浊，故应避免高浓度溶液接触眼睛和其他敏感组织。

（4）本品不能用于脑、脑膜和穿孔的鼓膜等部位。

（5）用本品浸泡过的针头和针筒，做脊髓穿刺前必须用生理盐水冲洗干净。

（6）用本品消毒前宜首先洗去物品表面粘附的有机物，不宜用于粪便、痰液等排泄物及分泌物的消毒。用于器械消毒时，可用0.1%的水溶液进行清洗；器械贮存时用0.02%的水溶液，并加入0.1%亚硝酸钠浸泡，隔2周换1次。用于房间、家具等消毒时，可用1∶200的水溶液喷雾或拭擦。

（7）配制及贮藏时禁用金属器皿，否则减弱杀菌效力。

（8）盛放本品的容器不能用软木塞盖，以免使本品失活。

【贮藏】

遮光、密闭，阴凉处保存。

复方氯己定含漱液

【药理作用】

本品有相当强的广谱抑菌、杀菌作用，对革兰阳性及革兰阴性细菌均有效。体外试验证明本品对龈炎、牙周炎、牙菌斑和唾液中的牙周病原菌有明显抑制作用，用本品漱口每日 3 次，10 日后，牙颈缘菌斑涂片中螺旋体和杆菌比例明显下降。培养检查表明，本品含漱 10 日后，5 种主要可疑牙周致病菌（如产黑色素类杆菌等）的检出率明显下降。

【适应证】

口腔含漱，治疗牙龈炎、冠周炎，能抑制牙菌斑形成，缓解牙周炎症。

【用法及用量】

10～15ml 漱口，每日 2～4 次。

【不良反应】

个别患者含漱后口腔有微热感或轻微刺激感，可很快消失。

【贮藏】

遮光、密封保存。

甲硝唑溶液

【药理作用】

甲硝唑对大多数厌氧菌具强大抗菌作用，但对需氧菌和兼性厌氧菌无作用。抗菌谱包括脆弱拟杆菌和其他拟杆菌属、梭形杆菌、产气梭状芽孢杆菌、真杆菌、韦荣球菌、消化球菌和消化链球菌等。其杀菌浓度稍高于抑菌浓度。

甲硝唑的杀菌机制尚未完全阐明，厌氧菌的硝基还原酶在敏感菌株的能量代谢中起重要作用。本品的硝基还原成一种细胞毒，从而作用于细菌的 DNA 代谢过程，促使细胞死亡。

【适应证】

本品可抗厌氧菌感染，对牙周病致病菌如产黑色素类杆菌、牙龈类杆菌、中间型类杆菌、核梭杆菌、韦荣球菌等均有明显的抑菌杀菌作用。当甲硝唑溶液在口腔浓度达 0.025mg% 时，即能抑制牙周常见厌氧菌；当浓度达 3.125mg% 时，还可抑制放线菌。

【用法及用量】

用甲硝唑溶液漱口，10～15ml，每日 2～3 次，可控制牙菌斑，防治牙龈炎、牙龈出血、口臭等。

【不良反应】

偶见味觉改变和口腔黏膜微刺痛、恶心、呕吐等，停药后可消失。

因本品可自黏膜吸收，长期大量使用后可能产生与全身用药相同的不良反应，如：可逆性粒细胞减少；头痛、眩晕、癫痫发作和周围神经病变等中枢神经系统症状及发热、阴道念珠菌感染、膀胱炎、尿液颜色发黑等其他反应。

【禁忌证】

对本品或吡咯类药物过敏患者以及有活动性中枢神经疾病和血液病患者禁用。

【注意事项】

（1）使用前应振摇。

（2）使用中发生中枢神经系统不良反应或过敏反应，应及时停药。

（3）接受抗凝血药治疗的患者、肝肾功能减退者应慎用。

（4）用药期间不应饮用含乙醇的饮料。

（5）儿童用药应慎用。

（6）老年人由于肝功能减退，应用本品时药代动力学有所改变，因此应慎用。

【贮藏】

遮光、密闭，在阴凉处保存。

高锰酸钾

【药理作用】

高锰酸钾为强氧化剂，具有氧化剂的抗菌作用机制，而在不同 pH 值条件下氧化反应有所区别，在酸性溶液中本身被还原为无色的二价锰化合物，在中性或碱性液中被还原成褐色的二氧化锰沉淀。低浓度具有抗菌、收敛、止血、除臭等功效，高浓度则有刺激性与腐蚀性。其抗菌作用比过氧化氢溶液强。

【适应证】

用于口腔厌氧菌感染，如白色念珠菌感染、坏死性龈口炎、牙周病等含漱或冲洗。

【用法及用量】

常用 0.1% 溶液清洗创伤。口腔临床常用 0.02% 溶液。

【不良反应】

多次含漱可使舌黏膜或牙龈染色。误服后出现中毒症状，如恶心、呕吐、黏膜水肿，甚至引起肝、肾、心血管系统损害，出现循环衰竭等，最小致死量为 5～10g，高浓度溶液、结晶或稀溶液反复使用亦会引起局部组织着色及腐蚀性灼烧等。

【注意事项】

（1）水溶液宜新鲜配制。

（2）溶液呈紫红色，久贮出现棕黄色而失效。

【贮藏】

避光、阴凉处保存。

呋喃西林溶液

【药理作用】

本品能干扰细菌的糖代谢过程和氧化酶系统而发挥抑菌或杀菌作用，主要干扰细菌糖代谢的早期阶段，导致细菌代谢紊乱而死亡，其抗菌谱较广，对多种革兰阳性和阴性菌有抗菌作用，对铜绿假单胞菌抗菌力弱，对假单胞菌属及变形杆菌属有耐药性。在体外能抑制一般的细菌，高浓度时可杀菌，外用冲洗或湿敷处理体表感染和皮肤疾病，效果令人满意，用药后使细菌数量大大减少。

【适应证】

局部抗菌药，适用于口腔炎。

【用法及用量】

0.02% 含漱治疗口腔炎；对于有肿胀、渗出的唇炎可局部湿敷，还可消毒清洗创面。

【禁忌证】

对本品过敏者禁用。

【不良反应】

局部应用偶可致敏，有 0.5%～2% 的人群对本品过敏，如发生过敏，应立即停用。本品与其他硝基呋喃类药存在交叉过敏。

【注意事项】

（1）本品毒性大，口服可引起多发性神经炎、脊髓病（主要损害脊髓的后索及侧索）、中毒性精神病等，故不作内服用。

（2）孕妇及哺乳期妇女用药仅限外用，不得内服。

（3）本品全身毒性较低，从黏膜和创面吸收极少，对组织无刺激，也不易产生耐药性，可长期应用而不减效。

【贮藏】

避光，密闭，在阴凉干燥处保存。

依沙吖啶溶液

【药理作用】

乳酸依沙吖啶是一种碱性染料，为色素抗菌剂，能抑制革兰阳性和少数革兰阴性细菌的繁殖，在治疗浓度时对人体组织无毒，无刺激性。

【适应证】

含漱治疗口炎，有消炎、控制感染及保持口腔清洁的作用。对于急性唇炎有渗出者，可局部湿敷，还可清洗创面。

【用法及用量】

对于急性唇炎有渗出者，可局部湿敷，还可清洗创面。

【不良反应】

偶见皮肤刺激如烧灼感，或过敏反应如皮疹、瘙痒等。

【禁忌证】

对本品过敏者禁用。

【注意事项】

（1）本品性质不稳定，遇光渐变褐色，有毒性，宜新鲜配制。

（2）本品用于伤口患处，应先清洁创面。

（3）本品水溶液不稳定，遇光后颜色逐渐变深。

（4）儿童必须在成人监护下使用。

（5）当本品性状发生改变时禁用。

（6）请将此药品放在儿童不能接触的地方。

【贮藏】

遮光，密闭保存。

苯唑卡因含漱剂

【适应证】

口腔局部止痛，适用于口腔黏膜糜烂、溃疡剧痛影响进食等时使用。

【用法及用量】

用时按 1 ∶ 10 加水含漱。

【不良反应】

苯唑卡因的典型并发症是正铁血红蛋白血症，尤其是儿童。亦有报道 2 例出现光照性皮炎。

【注意事项】

（1）水溶性差，作用于局部敷药处，吸收极微。

（2）小儿慎用大量，有导致正铁血红蛋白血症的危险。

（3）外用时可与丁卡因的外用制剂呈交叉过敏反应。

（4）限于外用。

【贮藏】

密闭，阴凉处保存。

盐酸普鲁卡因含漱剂

【药理作用】

作用于外周神经产生传导阻滞作用，依靠浓度梯度以弥散方式穿透神经细胞膜，在内侧阻断钠离子通道，使神经细胞兴奋阈值升高，丧失兴奋性和传导性，信息传递被阻断，具有良好的局部麻醉作用。

【适应证】

用于浸润麻醉、静脉麻醉、神经阻滞麻醉、腰椎麻醉、硬膜外麻醉、封闭疗法及表面麻醉等。

【用法及用量】

本品含有麻醉剂，具有止痛作用。浓度为 1%。适用于口腔黏膜糜烂、溃疡剧痛影响进食等时使用。食前或痛时取适量含漱。

对平滑肌有解痉作用，另有局部麻醉作用，故用于胃肠痉挛而引起的绞痛，漱口或涂布，治疗口腔溃疼痛，每次 10ml，每日 3 次。

【不良反应】

可引起恶心、出汗、脉速、呼吸困难、颜面潮红、谵妄、兴奋、惊厥。有时出现过敏性休克。腰麻时常出现血压下降。

【注意事项】

（1）本品的水解产物二乙氨基乙醇，能增强洋地黄的作用，可导致出现不良反应，应慎用。

（2）部分患者有过敏反应。

（3）毒性为盐酸可卡因的 1/6～1/4。

【贮藏】

避光，密闭保存。

第二十九章 牙髓灭活剂

三氧化二砷

【药理作用】

本品为灰白色粉末，溶于水，在水中变成亚砷酸，并游离出 −3 价的氧化砷离子。−3 价的氧化砷离子能透过细胞膜，对细胞原生质有强烈毒性作用。三氧化二砷能与 −SH 基酶结合，破坏酶的功能，阻碍细胞呼吸与能量代谢系统等，而产生对组织腐蚀破坏作用。三氧化二砷还可引起牙髓毛细血管极度充血，内层细胞破坏，结果导致毛细血管广泛破坏出血，血循环障碍导致组织坏死、细胞死亡。作用于神经，使其麻痹、神经纤维弯曲、膨胀，髓鞘及轴索破坏。

【适应证】

三氧化二砷对组织的毒性作用无自限性，可以破坏深部组织，因此失活牙髓时，必须控制药物作用时间，使其作用于牙髓，而不扩散到根尖孔以外。一般封药 24～48 小时，应及时取出。

【用法及用量】

擦干窝洞，敷于已暴露的牙髓处，以氧化锌丁香油酚糊剂覆盖密封，24 小时后取出。

【不良反应】

（1）灭活过程中，可出现牙髓出血，其血红蛋白分解后会使牙齿变色。

（2）其作用不能自限。

【禁忌证】

不宜用于前牙，亦不用于乳牙；根尖孔未形成者禁用。

【注意事项】

（1）牙髓失活过程可使牙齿变色，不能用于前牙及乳牙。对根尖孔未形成者慎用。

（2）本品有剧毒，应严密注意不得吞入或过量。

（3）根尖孔未完全形成的牙齿，不宜使用三氧化二砷失活，因其血运丰富，药物扩散快，很易扩散到根尖周组织，引起化学性根尖周炎，影响牙根尖的继续发育。

（4）因三氧化二砷是剧毒药物，作用无自限性，不慎溢出后对牙龈组织和牙槽骨、牙周膜有较强的腐蚀性，目前在临床上较少使用。

【贮藏】

浸药棉块应放密闭容器中备用；本品为剧毒药，必须妥善保存。

砷

【药理作用】

本品与牙髓接触后氧化成三氧化二砷，产生灭活作用，作用缓慢。可卡因有止痛作用，石炭酸有防腐、止痛作用，金属砷具有砷剂的作用特点，但是比三氧化二砷的作用缓慢，与牙髓接触后，氧化为亚砷酸，再作用于牙髓，产生与亚砷酸相似的作用，主要是使牙髓充血、栓塞而失去活力，因金属砷作用缓慢安全，不易产生化学性根尖周炎。

【适应证】

适用于乳牙牙髓灭活。

【用法及用量】

同三氧化二砷，但密封需时 5～7 日。

【贮藏】

必须放入密闭容器中备用。

第三十章 口腔黏膜病用药

左旋咪唑

【药理作用】

左旋咪唑可刺激 T 淋巴细胞的增殖和致分裂原所诱导的淋巴细胞增殖反应，增加 E- 玫瑰花瓣形成细胞数，使 T 淋巴细胞的淋巴因子的产生明显增加，本品对正常动物的 B 淋巴细胞及抗体形成的影响很小。

【适应证】

适用于由病毒、细菌、真菌引起的慢性复发性感染，如复发性疱疹；可能与免疫因素有关的疾病如多发性阿弗他性溃疡、系统性红斑狼疮等；可作为恶性肿瘤的辅助治疗，提高患者抗肿瘤免疫力，如术前给药防止术后出现 T 细胞反应低下，在头颈部癌治疗中可与其他抗癌药合并使用减少骨髓抑制，增强特异淋巴细胞对肿瘤的细胞毒作用。

【用法及用量】

口服 50mg，每天 3 次，每周服药 2 日。溃疡消失应即停药，发生新溃疡再服，最多服药 4 个月。

【禁忌证】

肝肾功能、肝炎活动期、妊娠早期或原有血吸虫病患者禁用。

【不良反应】

(1) 胃肠道反应　少数患者服药后可出现轻微的胃肠道反应，偶有恶心、呕吐、食欲下降、腹痛、腹泻、味觉及嗅觉异常，神经过敏及肝功能损伤。

(2) 骨髓抑制　长期服用偶见白细胞、血小板减少及无粒细胞症。

（3）流感样症状　头痛、头晕、出汗、无力、偶见发热、畏寒等。

【注意事项】

（1）部分患者多于药后 4～8 小时出现严重反应，应严密观察，对症处理。

（2）应定期复查血象及肝功能。

【贮藏】

密封，在阴凉干燥处保存。

硫酸锌

【药理作用】

锌对于维持机体的生理功能有重要作用。锌能维持上皮细胞的正常生理功能，控制上皮细胞过度角化，维持上皮组织的正常修复，对成纤维细胞的增生、上皮形成、胶原合成都很重要。锌是淋巴细胞的一种非特异性有丝分裂原，可使其有丝分裂增加，使 T 细胞增多，活性增强，从而对人体的免疫起到调节作用。锌还有维持人体各种屏障的正常功能、发挥防御感染的作用。在体内，锌广泛参与酶的活动，它是许多重要的酶如碳酸酐酶、碱性磷酸酶等的成分，是人体不可缺少的微量元素之一。锌是 RNA 多聚酶及转录酶的重要辅助因子，可维持血中维生素 A 水平，促进维生素 A 的应用，并有抗菌、消炎作用。部分复发性口腔溃疡患者由于缺锌引起细胞免疫缺陷，补充锌后，血清锌达到正常，免疫球蛋白含量及淋巴细胞转换率都有升高，口腔溃疡好转。

【适应证】

适用于复发性口腔溃疡。治疗 1 年后复查，有效率为 81.73%。硫酸锌糖浆用于治疗因缺锌引起的生长发育迟缓，营养不良、厌食症以及复发性口腔溃疡和痤疮等。

【用法及用量】

口服本品糖浆 10ml，每日 2～3 次；患部涂敷其软膏。疗程 1～6 个月。

口服片剂一日量 200～300mg，分 3 次服用。0.01% 硫酸锌溶液可湿敷唇疱疹，每日 2 次。

【禁忌证】

（1）对本品过敏者禁用。

（2）急性或活动性消化道溃疡患者禁用。

【不良反应】

有轻度恶心、呕吐、便秘等消化道反应。

【注意事项】

（1）治疗期间，每月查血常规 1 次。

（2）血浆锌含量明显增高，但达到一定水平则不再增高。

（3）本品宜餐后服用以减少胃肠道刺激。

（4）过敏体质者慎用，糖尿病患者慎用。

（5）本品性状发生改变时禁止使用。

（6）请将本品放在儿童不能接触的地方。

（7）儿童必须在成人监护下使用。

（8）如正在使用其他药品，使用本品前请咨询医师或药师。

（9）应在确诊为缺锌症时使用，如需长期服用，必须在医师指导下使用。

【贮藏】

密闭保存。

沙利度胺

【药理作用】

本品是一种低毒、无成瘾性的中枢神经镇静药。原用于治疗瘤型麻风。近来的研究认为，它可作用于对免疫反应有活性的 T 细胞而起到免疫调节作用，并能稳定溶酶体膜。认为它能抑制淋巴细胞的转化及未成熟免疫细胞的增生，对细胞免疫和体液免疫均有抑制作用。据报道，它能抑制多形核白细胞产生氧自由基，有抗炎作用。

【适应证】

适用于人体免疫缺陷病毒（HIV）抗体阳性患者的难治性口腔溃疡，如麻风、发作频繁的复发性口腔溃疡、糜烂型扁平苔藓、天疱疮等。

【用法及用量】

轻型口腔溃疡，每日100mg，分2～3次口服；重型口腔溃疡，每日300mg，分2～3次服，症状控制后小剂量维持2个月。该药不宜推荐给儿童患者，对于轻度复发的病例也不必使用。一般每日用100mg即可，用药后6周出现最大疗效。据认为，也可用于对抗生素、抗病毒药及皮质激素不敏感获得性免疫缺陷综合征（AIDS）的口腔溃疡患者。有人建议，在治疗复发性口腔溃疡时，可将它作为皮质激素治疗失败后的第二代药物。

【禁忌证】

（1）孕妇及哺乳期妇女禁用。

（2）儿童禁用。

（3）对本品过敏者禁用。

（4）驾驶员、机器操纵者禁用。

【不良反应】

致畸，一般发生在妊娠的前三个月，尤其是第45～55日。此外，它的神经毒作用常不可预测，老人及长期服用者多见，主要为感觉神经受累，表现为感觉迟钝，感觉障碍，对热痛感觉过敏，麻木感，多发生在下肢。据报道，当治疗总量达到40～50g时，会出现神经炎，停药后仍不恢复，故在临床上应早期做神经电生理学检查，若有异常应立即停药或减量。其他不良反应有头晕、嗜睡、便秘、食量增加，少数患者出现肌无力、水肿、高血压、血细胞减少等。

【注意事项】

本品应置于儿童不能触及处。

【贮藏】

遮光、密封保存。

氟康唑

【药理作用】

本品在唾液中浓度较高。本品属咪唑类抗真菌药。抗真菌谱较广。口服或静脉注射本品对人和各种动物真菌感染,如念珠菌感染、新型隐球菌感染、糠秕马拉色菌、小孢子菌属、毛癣菌属、表皮癣菌属、皮炎芽生菌、粗球孢子菌及荚膜组织胞浆菌、斐氏着色菌、卡氏枝孢菌等有效。本品体外抗菌活性明显低于酮康唑,但体内活性明显高于体外作用。

本品的作用机制主要为高度选择性干扰真菌的细胞色素 P_{450} 的活性,从而抑制真菌细胞膜上麦角固醇的生物合成。

【适应证】

适用于口咽部念珠菌感染和念珠菌性黏膜白斑。本品主要用于以下病情较重的患者。

(1)念珠菌病 用于治疗口咽部和食管念珠菌感染;播散性念珠菌病,包括腹膜炎、肺炎、尿路感染等;念珠菌外阴阴道炎。尚可用于骨髓移植患者接受细胞毒类药物或放射治疗时,预防念珠菌感染的发生;用于接受化疗、放疗和免疫抑制治疗患者预防念珠菌感染的治疗。

(2)隐球菌病 用于治疗脑膜炎以外的新型隐球菌病或治疗隐球菌脑膜炎时,本品可作为两性霉素 B 联合氟胞嘧啶初治后的维持治疗药物。

(3)球孢子菌病。

(4)本品亦可替代伊曲康唑用于芽生菌病和组织胞浆菌病的治疗。

【用法及用量】

口服 成人剂量如下。

(1)播散性念珠菌病 首次剂量 0.4g,以后每次 0.2g,每日 1 次,至少 4 周,症状缓解后至少持续 2 周。

(2)食管念珠菌病 首次剂量 0.2g,以后每次 0.1g,每日 1 次,持续至少 3 周,症状缓解后至少持续 2 周。根据治疗反应,也可加大剂量至每次 0.4g,每日 1 次。

(3)口咽部念珠菌病 首次剂量 0.2g,以后每次 0.1g,每日 1 次,疗程至少 2 周。

（4）念珠菌外阴阴道炎　单剂量 0.15g，一次服。

（5）预防念珠菌病　0.2～0.4g，每日 1 次。

【禁忌证】

对本品或其他咪唑类药物有过敏史者禁用。

【不良反应】

（1）消化道反应　较常见，表现为恶心、呕吐、腹痛或腹泻等。

（2）过敏反应　可表现为皮疹，偶可发生严重的剥脱性皮炎（常伴随肝功能损害）、渗出性多形红斑。

（3）肝毒性　治疗过程中可发生轻度一过性血清氨基转移酶升高，偶可出现肝毒性症状，尤其易发生于有严重基础疾病（如艾滋病和癌症）的患者。

（4）可见头晕、头痛。

（5）某些患者，尤其有严重基础疾病（如艾滋病和癌症）的患者，可能出现肾功能异常。

（6）偶可发生周围血象一过性中性粒细胞减少和血小板减少等血液学检查指标改变，尤其易发生于有严重基础疾病（如艾滋病和癌症）的患者。

【注意事项】

本品为新药，其临床疗效及不良反应应仔细观察。

（1）孕妇及哺乳期妇女用药

① 动物试验中，本品高剂量给予动物时可出现流产、死胎增多、幼年动物有肋骨畸形、腭裂等变化。虽然在人类中未发现此类情况，但孕妇仍应禁用。

② 尚无母乳中含本品浓度的数据，故哺乳期妇女慎用或服用本品时暂停哺乳。

（2）本品对小儿的影响缺乏充足的研究资料，虽然少数出生 2 周至 14 岁小儿患者以每日 3～6mg/kg（按体重）剂量治疗未发生不良反应，但小儿仍不宜应用。

（3）肾功能正常的老年患者无须调整剂量。肾功能减退的老年患者须根据肌酐清除率调整剂量。

【贮藏】

密闭，干燥处保存。

磺胺嘧啶银

【药理作用】

属外用磺胺类抗菌药，具有磺胺嘧啶和银盐两者的作用，有广谱的抗微生物活性，对多数革兰阳性菌、革兰阴性菌、酵母菌和其他真菌均有良好抗菌作用。且不为对氨基苯甲酸所拮抗，所含银盐具收敛作用，使创面干燥、结痂和早期愈合。

【适应证】

适用于慢性糜烂型唇炎。

【用法及用量】

用 3% 过氧化氢溶液湿敷去痂，再用生理盐水冲洗患处，吹干。渗血较多时，用肾上腺棉球轻压止血，将其软膏涂于创面厚约 1mm，流质饮食 3 日；如结痂多时，可重复上述处理。痂薄者反复涂药即可。

【禁忌证】

（1）对磺胺类药物过敏者禁用。

（2）孕妇、哺乳期妇女禁用。

（3）小于 2 个月以下婴儿禁用。

（4）肝、肾功能不全者禁用。

【不良反应】

局部有轻微刺激性，偶可发生短暂性疼痛。本品自局部吸收后可发生各种不良反应，与磺胺药全身应用时相同。

【注意事项】

渗出及糜烂重者加入适量激素。避免唇部干裂，防止结痂过厚，但可延长抑菌时间，影响上皮再生。

【贮藏】

遮光，密闭，在阴凉处避光保存。

复方甲硝唑粉

【药理作用】

（1）甲硝唑　甲硝唑对大多数厌氧菌具强大抗菌作用，但对需氧菌和兼性厌氧菌无作用。抗菌谱包括脆弱拟杆菌和其他拟杆菌属、梭形杆菌、产气梭状芽孢杆菌、真杆菌、韦荣球菌、消化球菌和消化链球菌等。其杀菌浓度稍高于抑菌浓度。此外，对阿米巴原虫和滴虫也有较强的杀灭作用。甲硝唑的杀菌机制尚未完全阐明，厌氧菌的硝基还原酶在敏感菌株的能量代谢中起重要作用。本品的硝基还原成一种细胞毒，从而作用于细菌的 DNA 代谢过程，促使细胞死亡。抗阿米巴原虫的机制为抑制其氧化还原反应，使原虫的氮链发生断裂。

（2）苯扎溴铵　为阳离子表面活性剂类广谱杀菌剂，对革兰阳性细菌作用较强。能改变细菌胞浆膜通透性，使细菌胞浆物质外渗，阻止其代谢而起杀灭作用。

【适应证】

适用于儿童疱疹性口炎。

【用法及用量】

将药粉均匀涂在溃疡面上，每日 3～4 次，1～3 日见效，2～5 日溃疡开始愈合。

【禁忌证】

（1）哺乳期妇女及妊娠 3 个月以内的妇女禁用。

（2）患有中枢神经系统疾病和血液病的患者禁用。

【不良反应】

应用本品可出现头痛、失眠、恶心、呕吐、食欲不振、白细胞减少、膀胱炎、排尿困难、肢体麻木及感觉异常等不良反应，一般停药后即可恢复正常。

【注意事项】

服用本品后，若出现运动失调及其他中枢神经系统症状时应停药。

【贮藏】

遮光，置阴凉处保存。

第三十一章　其他常用制剂

酚醛树脂塑化液

【药理作用】

本品渗透性较强，可渗透到残髓组织、侧支根管和牙本质小管全长的 1/4～1/3 处，并超过细菌所能达到的深度。其凝固后的抑菌作用，可长期保持管内无菌，使根管残髓塑化。

经聚合反应成为酚醛树脂，使髓腔和根管闭塞，对根管进行塑化治疗是将其内残存的炎症、坏死组织塑化在根管中，把这些导致根尖周病的物质转化为无害物质。

【适应证】

适用于急慢性根尖炎，根管不通畅，不能做根管治疗者。

【用法及用量】

取Ⅰ液、Ⅱ液各 0.5ml，加入Ⅲ液 0.12ml，混匀后注入根管内，5～15 分钟凝固并充填弯曲细小根管。

【注意事项】

本品凝固前有强烈刺激性和腐蚀性，用时不要流出根尖孔，并防止接触黏膜，以防灼伤。

【贮藏】

密闭，阴凉处保存。

苯酚

【适应证】

适用于腐蚀溃疡面、创面肉芽组织和息肉。

【用法及用量】

穿髓孔用本品处理后，再封灭活剂，可减少封药后疼痛。残髓用其棉捻处理后，可使拔髓无痛。还用于牙本质过敏。

【注意事项】

不慎烧灼正常黏膜时，立即用乙醇、甘油、醚等将酚洗去。

【贮藏】

必须密封、避光保存，以防潮解和变质。

硝酸银

【药理作用】

10%以上硝酸银溶液或硝酸银棒有腐蚀作用。

【适应证】

适用于腐蚀溃疡面、创面肉芽组织和息肉。

【用法及用量】

穿髓孔用本品处理后，再封灭活剂，可减少封药后疼痛。残髓用其棉捻处理后，可使拔髓无痛。还用于牙本质过敏。

【注意事项】

本品腐蚀后，需用0.9%氯化钠溶液冲洗。本品只供外用。

【贮藏】

置玻璃容器中，遮光，密闭保存。

碘化银脱敏剂

【药理作用】

本品具有杀菌作用，又能减少创面的渗出物，使创面干燥，促进创口愈合。

【适应证】

适用于根尖区有渗出液，叩痛久不消失者。

【用法及用量】

患牙区隔湿后，先用碘酊涂敏感区，30分钟后，再涂硝酸银，即可有灰白色碘化银沉淀生成，依法重复1～2次，很快显效。

【贮藏】

密闭，避光保存。

氢氧化钙糊剂

【药理作用】

具有强碱性的氢氧化钙有抑菌和中和炎症区酸性产物等作用，因本品含有大量的钙，可使初步软化脱钙的牙本质重新钙化，促进继发性牙本质生成。

本品作用缓慢持久。能中和酸性物质，减轻疼痛，有利于愈合。因其为强碱性，接触后使残留牙髓组织坏死，深部细胞分化为造牙本质细胞，产生牙本质。本品还可增加碱性磷酸酶活力，沉积磷酸钙等无机盐类。因其含有大量的钙，可使初步软化脱钙的牙本质重新钙化。应用本品后，断髓创面形成修复性牙本质桥，优于其他盖髓剂。甲基纤维素可降低氢氧化钙的碱性，并使制剂较快凝固。

【适应证】

适用于直接盖髓和间接盖髓。

【用法及用量】

取适量本品置穿髓孔或根髓断面上，外封氧化锌丁香油糊剂，切勿加压。

【注意事项】

(1) 使用时不可加压，以免对牙髓造成新的损伤。

(2) 用时配制，不宜久置。

【贮藏】

避光，无菌密封保存。

氧化锌丁香油糊剂

【药理作用】

氧化锌有弱的防腐和缓慢收敛作用，能保护创面。丁香油具有良好的防腐及止痛作用。两者合用，有较好的防腐、止痛和保护牙髓作用。

【适应证】

适用于间接盖髓。

【用法及用量】

取适量糊剂覆盖洞底。

【贮藏】

密闭，避光保存。

小牛血清提取物

【药理作用】

本品为脱蛋白质的幼牛血清提取物，分子量在 2500～3000，是一种具有生物活性的物质。它能提高体内组织细胞对葡萄糖和氧的摄取与利用能力，具有明显的促进受损组织复原和再生功能。

【适应证】

适用于口腔黏膜、牙龈及嘴唇的损伤、炎症或溃疡，义齿托压疮等，也可作为拔牙术及牙石刮除术后的敷料。

【用法及用量】

每日在患处涂药 3～5 次，其中在睡前使用。由义齿托所致的损伤，可在干燥洁净的义齿托上涂本品然后装上义齿托。

【不良反应】

至今尚未见明显的不良反应。

【禁忌证】

对本品过敏者禁用。

【注意事项】

（1）涂药时在患处一抹而过即可，切勿反复来回擦抹，否则本品将变沙状而破坏其黏附性。

（2）如伴有细菌或病毒感染，应用本品时需给予抗菌药或抗病毒药治疗。

【贮藏】

遮光，密闭保存。

克霉唑软膏

【药理作用】

克霉唑属吡咯类广谱抗真菌药。对红色毛癣菌、石膏样毛癣菌、新型隐球菌、曲菌、藻菌、白色念珠菌等，均有显著抑制作用。克霉唑的作用机制主要为高度选择性干扰真菌的细胞色素 P_{450} 的活性，从而抑制真菌细胞膜上麦角固醇的生物合成。尿素可溶解角蛋白，增加蛋白质的水合作用，兼有止痒、抗菌等作用，并能增加药物经皮肤的穿透性。

【适应证】

适用于口腔白色念珠菌病。

【用法及用量】

局部涂布。

【禁忌证】

对本品组成成分和其他吡咯类药物过敏者禁用。

【不良反应】

偶见不良反应。偶可引起皮疹、皮肤烧灼感、瘙痒、刺痛、水肿、红斑等皮肤刺激症状。

【注意事项】

（1）动物实验未发现本品中克霉唑有致癌和致精子染色体畸变的作用。

（2）避免接触眼睛。

（3）本品偶可引起局部皮肤过敏，一旦发生，应立即停药。

（4）应用本品治疗皮肤念珠菌病时，避免将敷料紧压在药品上或封包，以免酵母菌生长。

【贮藏】

密闭，在凉暗处保存。

第五篇
操作篇

第三十二章　口腔内科常用器械及护理操作

第一节　口腔内科常用材料

一、根管充填材料

1.碘仿糊剂

（1）成分　三碘甲烷、氧化锌、丁香油。

（2）性能　杀菌、防腐、除臭，减少渗出，无刺激，促进根尖区炎症消退、病灶修复与根尖孔闭合，促进伤口愈合。

（3）用途　严重感染根管的治疗，根尖未发育完成的根管诱导剂。

（4）注意事项　避光、密闭保存。

2.氢氧化钙糊剂

（1）成分　氢氧化钙、碘仿、聚过氢烷油等。

（2）性能　注射型黄色软糊剂，不需调配，具有流动性；有良好的不透射线性和抗菌性，能中和酸性产物并促进牙本质、骨组织再生；性能不随时间而变化。

（3）用途　乳牙根管充填，根尖诱导成形术。

（4）注意事项　注入压力过大易引起疼痛；碘过敏或有过敏史者禁用。

3.牙胶尖

（1）成分　牙胶、氧化锌、蜡、松香、重金属磷酸盐。

（2）性能　有压缩性，使根管填压较紧；有组织亲和性，X线阻射；有较好的伸展性和柔韧性，不易断裂，易取出；加热后软化，易溶于氯仿、乙醚和丙酮，微溶于桉油醇。分为标准牙胶尖、锥度牙胶尖和热牙胶尖。

（3）用途　恒牙根管充填。

（4）注意事项　禁用于乳牙根管充填；易氧化变脆，宜冰箱保存。

4.牙髓塑化剂

（1）成分

塑化Ⅰ液：40%甲醛、甲苯酚、95%乙醇。

塑化Ⅱ液：间苯二酚、蒸馏水。

塑化Ⅲ液：氢氧化钠、蒸馏水。

（2）性能　棕红色，未聚合时有抑菌和杀菌作用，渗透性较强，可渗透到牙本质小管内；凝固后无急性细胞毒反应，不引起系统免疫反应，在封闭环境中无体积改变；聚合前对组织有刺激性，聚合后刺激不强，持续时间较短，为根尖周组织所耐受。

（3）用途　恒牙牙髓塑化治疗术。

（4）注意事项　操作时警惕塑化剂溢出，如接触黏膜，立即涂甘油以防烧伤；配制时置于易散热的浅容器中，减慢凝固；量多时凝固加快，宜少量配制，现配现用。

5.三氧化钙无机聚合物

（1）成分　粉剂为硅酸钙、磷酸钙、氧化钙等；液剂为蒸馏水。

（2）性能　具有生物相容性和不可吸收性，含细腻的亲水性颗粒，潮湿条件下水合作用形成胶质状凝胶体，凝固后形成坚硬的屏障，具最小微渗漏；同时使组织产生愈合反应，并促进形成新牙骨质。

（3）用途　穿孔修补术，根尖诱导成形术，根尖倒充填，活髓切断术，直接盖髓。

（4）注意事项　未使用完成的材料密封保存，防止接触水分硬固。

二、窝洞充填材料

1.银汞合金

（1）成分　粉剂为银、锡、铜、锌；液剂为汞。

（2）性能　可塑性强，能成形；固化后体积轻度膨胀，与洞壁密合；硬度和抗压强度高，耐磨性强，能承担咀嚼压力；对牙髓无刺激，可塑性大，性能稳定，充填后24小时基本恒定。但抗弯强度和抗冲强度差，须制备能固位和抗力的窝洞；色泽与牙齿不协调，易变色，无粘结性，不能隔绝温度。

（3）用途　永久性充填。

（4）注意事项　①严密隔湿，防止唾液、血液等影响充填效果。②汞与合金粉的调配比例为8∶5或9∶6。③研磨时间应控制在1分钟内，时间过长银汞合金收缩较大，时间过短则膨胀较多。④充填时将银汞合金少量、逐次填入窝洞内，逐层加压直至填满。充填压力愈大，挤出的多余汞量愈多，银汞合金的强度愈强。⑤防止汞污染：环境通风良好，墙壁和地面喷刷过氯乙烯，操作者须穿涤纶工作服，戴口罩和工作帽，避免吸收汞；储汞瓶严密封闭，防止汞蒸发；多余的银汞合金收集在盛有饱和盐水或甘油的器皿内，深度17cm以上。

2.复合树脂

（1）成分　基础树脂、强化填料、促进剂。

（2）性能　抗压强度较高，硬度较低，耐磨性差，热膨胀系数小，色泽稳定，与牙近似，不溶于唾液，抗弯强度和抗冲强度略高于银汞合金。

（3）用途　Ⅰ、Ⅲ、Ⅳ、Ⅴ类洞充填。

（4）注意事项　操作时器械及窝洞防止酚及氧化锌类药物污染，以免影响效果；光固化时戴遮光镜保护眼睛；固化厚度不超过2.0～2.5mm，太厚时可分层固化，保证效果。

3.玻璃离子水门汀

（1）成分　氟铝硅玻璃、聚酸和水。

（2）性能　在粉和液调拌后，聚酸和玻璃粉之间发生酸碱反应，形成聚盐类基质。具有释氟性能和良好的黏结性能，生物相容性好。

（3）用途 用于牙体组织充填修复、窝洞垫底、冠粘结。

4.磷酸锌水门汀

（1）成分 粉剂为氧化锌、氧化镁、二氧化硅、氧化铋、氧化钡、硫酸钡；液剂为磷酸、铝、锌、水。

（2）性能 凝固后抗压强度为 $1000kg/cm^2$，可承受一定咀嚼力。粘结性小，固化后几乎不溶于水。收缩性优于其他水门汀。

（3）用途 窝洞垫底，桩、钉粘固，暂时性充填。

（4）注意事项 刺激牙髓，不能用于深窝洞直接垫底和充填；避免接触口腔黏膜。

5.氧化锌丁香油粘固剂

（1）成分 粉剂为氧化锌、松香、硬脂酸锌、醋酸锌；液剂为丁香油。

（2）性能 调配后4～10分钟固化，抗压强度低（140～300kg/cm²），具有水溶性，阻止温度传导，对牙髓有安抚、镇痛和防腐作用。

（3）用途 安抚治疗，间接盖髓，暂时性充填，深龋垫底；糊剂可作乳牙根管充填剂。

（4）注意事项 可导致牙髓慢性炎症，禁用于直接盖髓术。

6.牙胶条

（1）成分 赤铁科树脂、氧化锌、氧化钙、白蜡。

（2）性能 加热后变软，可塑性强；不良导体，不刺激软组织，抗压强度低；易溶于氯仿、煤焦油、沸醚苯、松节油中。

（3）用途 测试牙髓活力，暂时性充填。

（4）注意事项 易氧化变脆，宜密闭、避光保存。

三、其他

1.釉质酸蚀剂

（1）成分 15%～40% 正磷酸。

（2）性能　机械清洁釉质表面，溶解羟磷灰石，利于粘结剂的湿润、铺展和渗入；活化釉质表层，增强极性，易与树脂结合；使釉质表面形成微孔，增加粗糙度，扩大黏结面积。

（3）用途　酸蚀牙釉质，促进树脂与牙的粘结，提高稳固性。

（4）注意事项　因有一定刺激性，注意保护口腔黏膜。

2. 釉质粘结剂

（1）成分　主要为低黏度树脂。

（2）性能　流入釉质酸蚀后的微孔中聚合形成微机械固位；与树脂基质产生共聚作用，增强树脂与釉质的粘结强度；有效防止洞缘与充填体间出现微渗漏。

（3）用途　作为复合树脂与酸蚀釉质的中间层，增强粘结强度。

（4）注意事项　使用时量不宜过多，只需一薄层，以免影响粘结强度。

3. 窝沟封闭剂

（1）成分　高分子树脂材料。

（2）性能　涂布在牙齿的窝沟点隙处形成保护屏障。

（3）用途　用于预防牙齿殆面窝沟龋。

4. 牙周塞治剂

（1）成分　氧化锌、松香、丁香油。

（2）性能　止血、安抚、镇痛、防腐，防止肉芽组织增生，保护手术创面，防止感染。

（3）用途　牙龈切除术、牙龈翻瓣术后。

（4）注意事项　密闭保存，避免受潮变质。

5. 2%碱性品红溶液

（1）成分　碱性品红、95%乙醇、蒸馏水。

（2）性能　粘附菌斑而达染色目的。

（3）用途　口腔牙菌斑显色，检测洁治、刮治效果。

第二节 常用器械

一、牙体牙髓科常用器械

1. 口镜

（1）结构 分为口镜头、柄两部分。口镜头为圆形镜面，有2号（直径约1.59cm）、3号（直径约2.22cm）、5号（直径约2.38cm）；柄长便于握持；可以通过螺母连接头和柄。

（2）用途 口腔检查时反射并聚光于被检查部位，也可以用来牵拉或拨压唇、颊、舌等软组织，口镜柄可作叩诊器械。

（3）注意事项 口镜边缘勿压迫牙龈，避免疼痛或不适；口镜镜面避免磨损，影响使用效果。

2. 探针

（1）结构 由手柄和两个尖锐工作端组成。两端呈不同形式弯曲（一端为大弯，另一端为双弯），便于检查牙齿邻面。

（2）用途 口腔检查时探查牙体缺损的范围、深度及硬度，探测牙齿、皮肤或黏膜的感觉功能。

（3）注意事项 工作端紧贴牙面沿龈缘检查，避免损伤牙龈。使用过程中不能加热烧灼，避免尖端变钝。

3. 镊子

（1）结构 分为两个工作头和镊柄。工作头呈反角形，尖端可密合。

（2）用途 检查牙齿的松动度，夹去腐败组织和异物，夹取敷料、器械、药物等。

（3）注意事项 使用过程中不可用力分离两个工作头，前段不可加热烧灼。

4. 橡皮障系统

（1）组成 橡皮障、支架（面弓）、打孔器、橡皮障夹、橡皮障夹钳。

① 橡皮障：为方形、高弹性、防水性强的乳胶类材料，有不同型号、颜色、厚度。常用的型号有 12.7mm×12.7cm 和 15.2mm×15.2cm 两种。多使用中等厚度橡皮障。

② 橡皮障支架：为金属或塑料支架，撑开并固定橡皮障口外部分。

③ 打孔器：用于橡皮障打孔，头部穿孔盘有大小不同的圆孔供选择。

④ 橡皮障夹（固定夹）：用于夹紧套在牙齿上的橡皮障，防止滑脱。有各种型号适用于不同的牙齿。

⑤ 橡皮障夹钳：安放、调整和去除橡皮障夹。

（2）用途　隔离患牙，保持术区干燥、清晰；保护口腔软组织，防止误吸或误吞。

（3）注意事项　安放时将橡皮障亚光面朝向术者，减轻术者视觉疲劳。使用过程中可在橡皮障夹的弓部系上牙线，防止滑脱。

5. 高速车针

（1）结构　分为工作端、颈和柄 3 个部分，柄部可安装在快速牙科手机上。按外形可分为高速裂钻、球钻、倒锥钻、梨形钻、开髓钻等。开髓钻工作端带有圆钝的非切割尖端。

（2）用途　开髓，去龋，备洞。开髓钻用于穿髓后揭去髓室顶和成形开髓孔，而不会破坏髓室底。

6. 低速车针

（1）结构　同高速车针，柄部末端有一凹槽和半截面，可嵌在慢速牙科手机内。按外形可分为低速裂钻、球钻、倒锥钻等。

（2）用途　去龋，备洞。

7. 打磨车针

（1）结构　同高速车针。工作端为砂石或金刚砂、钨刚等成分。分为高速打磨车针（又分为圆柱形、轮形及火炬形等）、低速弯机打磨车针（又分为球形及青果形等）和低速直机打磨车针（长柄，又分为柱形、软页及刀边形等）。

（2）用途　调𬌗，打磨抛光。

8. 挖器

（1）结构　由柄和两个圆形匙状刃端组成。边缘为刃口。调换双头工作端可左右剔挖。

（2）用途　剔除腐质、龋坏；根管充填时，挖除多余牙胶尖刀；无菌操作下挖除根尖瘘管内的肉芽组织。

（3）注意事项　保持工作端清洁及刃口锋锐，去龋时避免用力过度，以防挖除过多的健康牙体组织。

9. 粘固粉调配刀

（1）结构　由柄和两个工作端组成。工作端光滑、扁平，上窄下宽。有金属或塑料两种材质。

（2）用途　混合与调配材料。

（3）注意事项　工作头保持光滑，便于调配。

10. 粘固粉充填器（水门汀充填器）

（1）结构　由柄和两个工作端组成。一端为扁平形，用于取糊膏样材料及邻面洞充填；另一端为倒锥状，用于垫底充填等操作。

（2）用途　窝洞垫底充填。

（3）注意事项　保持工作端光滑，以免材料送进窝洞时随器械带出。

11. 雕刻刀

（1）结构　由柄和两个扁平状薄刻刀组成。一端与柄平行，用于𬌗面雕刻，唇面的充填修整；另一端前端稍弯曲，用于牙齿近远中面雕刻。

（2）用途　取用树脂类材料，充填时修整牙齿外形。

（3）注意事项　保持工作端光滑，因其薄而窄，使用时不可用力过猛，避免改变其外形。

12. 银汞合金输送器

（1）结构　分为舌、颈和柄。舌部为功能端，藏在颈内部，使用时从颈部移出，将银汞合金输送入窝洞。柄部末端为按压式活塞，按压时舌部移出。

（2）用途　输送银汞合金。

（3）注意事项　使用前后均应检查舌部通道是否畅通，保持清洁、干燥，防堵塞。

13. 银汞合金充填器

（1）结构　由柄和一个或两个工作端组成。工作端呈圆柱形，有不同型号，适用于各类窝洞充填，端面凹槽便于充填时挤出余汞。

（2）用途　银汞合金充填。

（3）注意事项　保持工作端清洁无残屑，以免影响充填效果。

14. 研光器（磨光器）

（1）结构　有柄和工作端组成。工作端常用球形和卵圆形，表面极其光滑。

（2）用途　用于充填后的银汞合金的修整，使表面光滑，边缘与洞壁贴合。

（3）注意事项　保持工作端清洁，维护功能。

15. 金属成形片

（1）结构　用不锈钢制成的薄片状，一边为凸向外的半圆形功能面，两侧连接端的小孔可固定在成形片夹上。根据长短分为大、中、小 3 类，用于恒牙磨牙、恒牙双尖牙和乳磨牙。

（2）用途　永久性充填时分隔相邻两牙，作临时洞壁，防止形成悬突。

（3）注意事项　放入邻面时动作轻柔，避免损伤牙龈及其他软组织。

16. 成形片夹

（1）结构　分为工作端、支架和柄。两工作端各有一喙，可套入金属成形片小孔。柄后端有螺纹和螺纹帽，可调节片夹的松紧。

（2）用途　固定成形片。

17. 楔子

（1）结构　由木或塑料制成，呈三棱形或锥柱形。

（2）用途　配合成形片使用，使成形片与牙面更加贴合，防止悬突和间隙。

（3）注意事项　使用时动作宜轻柔，避免损失牙龈乳头。

18.拔髓针

（1）结构　由杆和工作端组成。工作端有许多倒刺，便于拔出牙髓。依据外形分为带柄拔髓针和光柄拔髓针两种。

（2）用途　拔除牙髓组织，取出根管内封药棉捻。

（3）注意事项　保持工作端清洁和功能，受压扭曲时易折断。

19.光滑髓针

（1）结构　分为柄和工作端。柄为圆形，可夹持于髓针柄上便于操作。工作端细长，光滑有弹性，横断面为圆形或三角形、四边形、六边形。

（2）用途　探查根管口或探测根管，制作棉捻干燥根管，根管封药，根管充填。

20.根管扩大针和根管锉

（1）结构　分为工作端和手柄。工作端分头部和杆部，头部尖锐，用于探测根管口；杆部为螺纹状，便于进入根管内。扩大针螺纹稀疏，根管锉螺纹紧密。按材质不同分为不锈钢根管锉和镍钛根管锉；按使用方法不同又分为手用型和机动型。

① 不锈钢根管锉：a.手用型：常用 K 型锉和 H 型锉。b.机动型：常用 G 钻、长柄球钻 LN 和 P 钻等。G 钻头部为火焰状，刃部短，顶端有安全钝头；长柄球钻 LN 头部为小球形；P 钻有锐利的刃部，尖端有安全头，但质地较硬。

② 镍钛根管锉：其柔韧性和抗折断性较高。a.手用型：类似不锈钢根管锉。b.机动型：通常与有恒定转速并能控制扭力的马达配合使用，如 ATR 马达，以防器械折断。常用的类型有 Profile、Protaper、Mtwo、GT、K3 等。

（2）用途　根管预备。K 型锉操作时可反复旋转和提拉，用于清洁并修理根管壁；H 型锉只能提拉，适用于直根管。G 钻用于根管口敞开及根管冠 1/3 预备；LN 可伸入到髓底及根管中上部钻磨，用于寻找变异和重度钙化的根管口；P钻主要用于取出根管充填材料和桩腔预备。镍钛根管锉适用于弯曲根管预备。

（3）注意事项　工作端螺纹异常时应及时丢弃，防止使用时折断。机用根管锉使用不当易导致台阶、侧穿或折断，应注意进入的根管深度。

21.螺旋充填器

（1）结构　由螺旋状工作端和柄部组成。

（2）用途　输送根管充填糊剂。

（3）注意事项　机动螺纹充填器容易折断，使用时应顺时针方向旋转，进入根管后再启动手术，停转后立即取出。

22.根管加压充填器

（1）结构　由工作端和柄组成。工作端为光滑尖锥形。有短柄和长柄两种。

① 侧向加压器：工作端尖而细，锥度较大，光滑无刃槽，充填时可进入根管深处，便于侧向用力。短柄侧向加压器的结构类似根管锉。

② 垂直加压器：工作端较钝，主要用于牙胶的垂直加压。有不同型号，分别用于前牙和后牙。

（2）用途　加压充填牙胶，使之更加致密。

（3）注意事项　操作前根据根管大小选用粗细适宜的器械；操作时工作端只能沿根管方向进入，以防折断。

23.根管长度测量尺

（1）结构　由可高温高压灭菌的特殊塑料制成，有刻度标示，分为直尺和座尺。

（2）用途　在根管预备器械或牙胶尖上测量并标明工作长度。

24.根尖定位仪

（1）组成　主机、唇钩、管线及测量夹。

（2）用途　测定根管长度。

（3）注意事项　精密仪器，避免强烈冲撞及跌落。

25. **热牙胶注射充填系统**

（1）组成　电加热仪、手枪式注射器、针头及配套牙胶。注射器分为高温型和低温型。

（2）用途　根管充填。

（3）注意事项　注射时不可加压，以防牙胶注到根尖孔外。

26. **固核载体插入充填系统**

（1）组成　加热软化炉、热牙胶。

（2）用途　根管充填。

（3）注意事项　热牙胶型号与根管预备所用根管锉型号应相一致，每一根管只需一支热牙胶。牙胶加热送入根管后，去除冠端多余的轴体和柄部。

27. **根管显微镜**

（1）组成　显微放大系统、支架、照明系统、影像系统及附件。

（2）用途　根管治疗。

（3）注意事项　精密仪器，严防碰撞；保护镜面，避免刮伤。

28. **超声根管治疗器械**

（1）组成　由手柄、不同型号工作尖组成。

（2）用途　根管冲洗、去除根管阻塞物或钙化物等。

（3）注意事项　根管成形后再进行超声根管冲洗，注意避免超出根尖孔或形成台阶。

二、牙周科常用器械

1. **牙周洁治器（龈上洁治器）**

（1）结构　分为工作端、颈、柄。

① 手用龈上洁治器：按形状及功能不同，分为镰形和锄形洁治器。镰形洁治器4支，分为前牙镰形（直角）1支、大镰形（大镰刀）1支、后牙镰形（牛角）1对、锄形洁治器1对。

② 机用龈上工作尖：呈圆弧形，与超声波洁牙机配合使用。

（2）用途　龈上洁治。手用龈上洁治器：前牙镰形用于前牙洁治；后牙镰形器左右成对，方向相反，适用于后牙洁治；大镰形用于全口牙洁治；锄形左右成对，用于去除全口牙颊、舌面的碎小牙石、菌斑及烟斑色素，或浅层龈下牙石。

2. 牙周刮治器（龈下刮治器）

（1）结构 分为工作端、颈、柄。

① 手用刮治器：工作端薄而窄，制作精细。分为匙形刮治器、锄形刮治器和根面锉。锄形刮治器和根面锉现已少用。匙形刮治器工作端为匙形，顶端为圆形，横断面为半圆形或新月形，一侧或两侧为刃口。依据用途又分为通用刮治器和专用刮治器。通用刮治器的前、后牙外形一致，颈部角度不同，前牙弯度较小，后牙弯度较大。专用刮治器以设计者 Gracey 命名，分区域专用，均为双头成对，共 7 支，分别为 1～14 号。一般使用其中的 4 支即可以完成各部位刮治。

② 机用龈下工作尖：工作端为匙形，配合超声波洁牙机进行刮治。

（2）用途 刮除龈下牙石和菌斑，去除袋壁的变性、坏死组织、病理性肉芽及残存的上皮，去除含有内毒素的根面牙骨质，形成硬而光洁、平整的根面。1～2 号、3～4 号用于前牙，5～6 号用于前牙及尖牙，7～8 号、9～10 号用于磨牙及前磨牙的颊舌面，11～12 号用于磨牙及前磨牙的近中面，13～14 号用于磨牙和前磨牙的远中面。

3. 牙龈切除刀（简称"切龈刀"）

（1）结构 分为工作端、颈、柄。依据外形分为斧形刀、柳叶刀和龈乳头刀，各 1 对。

（2）用途 切除增生龈。斧形刀切除唇（颊）面及舌（腭）面牙龈组织，柳叶刀切除转弯部位的牙龈组织，龈乳头刀切断龈乳头。

4. 橡皮杯

（1）结构 分为橡皮工作端、颈和柄，柄部同低速车针。

（2）用途 洁治、刮治术后打磨抛光牙面，降低菌斑及色素沉着。

5. 牙周探针

（1）结构　同牙周洁治器，为钝头，工作端有单位刻度。

（2）用途　测量牙周袋深度、宽度、形态和位置。

第三节　护理操作

一、材料调拌

（一）磷酸锌粘固剂调拌术

1. 用物准备

磷酸锌粘固剂（粉和液）、玻璃板、金属调拌刀、治疗巾。

2. 操作方法

（1）打开无菌治疗巾，将玻璃板和调拌刀平放于治疗巾上。玻璃板放置在治疗巾中间，将镊子放置在玻璃板的左侧，金属调拌刀放置在玻璃板的右侧。

（2）遵医嘱取适量的粉剂和液剂置于玻璃板上，粉剂置于玻璃板上端，液剂置于玻璃板下端，两者之间相距 3～4cm。

（3）取出粉剂和液剂后，立即将瓶盖旋紧，以免粉剂受潮，液剂失水。

（4）左手固定玻璃板，手指不能超过玻璃板边缘 1cm。右手持调拌刀，将粉剂分成三等份。

（5）将粉剂逐次加入液剂中，用旋转推开法将粉液充分混合，注意避免在粘固粉内形成气泡。每次将粉剂加入液剂时一定要混合均匀后再加入另一份粉剂，直至调成所需性状，再用折叠法将材料收拢递给医生使用。

（6）调拌和充填过程中，都应避免接触水分，否则会影响粘固粉的强度。在已调拌好的粘固粉中，不能因过稠而再加入液剂，否则会阻碍其结晶作用。

（7）用于垫底时应调拌成面团状，用于充填时应调拌成稀糊状，用于粘结时应调拌成丝状。

（8）质量要求：表面光滑细腻、断面结构致密、不粘器械。

（9）使用后用清水洗净玻璃板和调拌刀，消毒后备用。

3.注意事项

（1）调拌的环境应在 23℃ 左右，调拌时只能将粉剂逐次加入液剂中，而不能加液剂于粉剂中。

（2）粘结时调拌成丝状，即用调拌刀能把材料从玻璃板上提起成丝状。

（3）调拌时间为 1 分钟。调拌时间过长或过短都将影响材料的质量。

（4）粘固剂取用后应立即拧紧瓶盖，以免材料受潮。

（二）氧化锌丁香油酚调拌术

1.用物准备

氧化锌粉、丁香油、玻璃板、调拌刀、75% 乙醇棉球、治疗巾。

2.操作方法

（1）遵医嘱取适量的粉液，分别置于玻璃板或调拌纸上，用干燥而洁净的调刀，将粉剂分为三等份，逐次逐量（首次 1/2，第 2 次 1/4，第 3 次为剩余 1/4）加入丁香油中充分调拌，根据医生的治疗需要调成相应性状。

（2）切忌一次加粉剂过多，以致不能调匀。全过程约在 1 分钟内完成。应避免与水接触，以免固化过快。

（3）用于垫底时应涮得稍稠厚些，以免粘固剂粘着于器械或洞壁上，不便于填压。用于窝洞暂封时，宜较稀以延长固化时间。

3.注意事项

氧化锌丁香油酚调拌完成后调拌用具不宜用清水清洗，因丁香油不溶于水，必须用 75% 乙醇棉球擦拭。

（三）玻璃离子粘固剂调拌术

1.用物准备

玻璃离子粘固剂（粉和液）、塑料调拌刀、玻璃板或调拌纸、

75% 乙醇棉球。

2. 操作方法

（1）将调拌纸或玻璃板、调拌刀平放于治疗巾上，调拌刀平放于调拌纸或玻璃板的右侧。

（2）用配套的塑料小匙取适量的粉剂置于调拌纸或玻璃板的上端，按比例滴适量的液剂于调拌纸或玻璃纸的下端。盖好粉、液剂瓶盖。

（3）左手固定调拌纸或玻璃板，右手持调拌刀将粉剂分成两份。

（4）将粉剂逐次加入液剂中，用旋转推开法将粉液充分调拌成面团状。每次将粉末加入液剂时一定要混合均匀后再加入另一份粉剂，材料固化时间 3～5 分钟，调拌时间约 1 分钟。

（5）质量要求：表面光滑细腻、质地均匀、断面结构致密。

3. 注意事项

操作完毕，用 75% 乙醇棉球擦拭玻璃板和调拌刀，消毒备用，用一次性调拌纸则需将剩余调拌纸包装密封保存。

（四）牙周治剂调拌术

1. 用物准备

牙周塞治剂、丁香油、调拌板、金属调拌刀、治疗巾、75% 乙醇棉球。

2. 操作方法

（1）操作前铺治疗巾。

（2）评估治疗区面积大小，取适量的塞治剂和丁香油在调拌板上，粉液比例为 3∶1。

（3）调拌方法：将粉逐次加入丁香油中，调拌刀与调拌板充分接触，朝同一方向研磨。调拌均匀至细腻无颗粒，收集成面团状，外表敷一层塞治剂粉，将其塑形成条形或楔形。调拌时间 2～3 分钟为宜。

（4）协助医师将牙周塞治剂分段或整条放置在创面，递湿棉球或棉签稍加压成形，使之厚薄均匀、宽窄适宜、表面光滑。

3.注意事项

牙周塞治剂调拌的硬度取决于手术种类，牙龈切除术后塞治剂应较硬，起到压迫止血的功能；翻瓣术或骨成形术，塞治剂应较软，避免过度压迫软组织或使龈瓣移位，不利于创口愈合。

（五）银汞合金调拌术

1.用物准备

银汞合金调拌机、按需选取银汞合金胶囊、保护性手套、一次性橡胶片（或专用小容器）。

2.操作方法

将银汞合金胶囊两端加压，使汞与银合金粉之间的隔膜破裂，置胶囊于调拌机的调拌卡环上；设置调拌时间，一般为10秒；按启动键，经高速震荡后，取出胶囊内的银汞合金，放在橡胶片里，充填前用手指揉捻至有握雪感或捻发感。

3.注意事项

（1）将剩余银汞合金放在盛有饱和盐水的器皿中，储汞瓶应严密封闭，液面应淹没废汞。

（2）工作室应保持良好通风，以减少空气中的汞含量。

（3）工作室要定时消毒，用5%漂白粉喷洒地面和墙壁。

（4）操作前做好自我防护措施，戴手套、口罩和帽子，穿不易吸附汞的工作服，避免皮肤直接接触汞。

（5）养成良好的卫生习惯，不在诊室内吸烟、饮茶、进食。多喝水、牛奶、豆浆，利于汞的排泄。

（6）从事银汞合金使用的医护人员，每半年至一年应体检一次，主要进行尿汞测定。

（7）定期测试诊室的汞含量，发现问题及时处理。

（六）材料调拌操作技术应遵循的原则

1.器械

调拌刀、调拌板使用后应及时清洁并妥善放置，器械应保持干燥、冷却。应根据调拌材料的要求选择调拌刀，如调拌玻璃离子水门汀时应使用塑料调拌刀。

2. 材料

应存放于清洁干燥阴凉处密闭保存或根据材料使用说明保存；使用前须检查材料的名称、有效期及性能性状等；取出材料后应及时盖好瓶盖以防潮解；剩余材料不能放回原材料中，以免影响材料质量。

3. 注意事项

（1）材料调拌过程中保持用物的清洁，避免材料受到污染。

（2）掌握正确的调拌手法，一般采用旋转推开研磨法，调拌时应向同一方向匀速旋转推开，尽量增加调拌刀与调拌板的接触面，角度小于 5°，充分混合材料；调拌时只能将粉剂逐次加入液体中，而不能加液体于粉剂中。

（3）严格遵照材料的粉液比例进行调拌，粉液过多过少都将影响材料的终末性能。

（4）注意材料的固化时间，一般调拌时间为 30～60 秒（详见产品说明书），调拌时间过长或过短均影响材料质量与性能。

（5）评估材料的用途，注意调拌的性状。用于窝洞垫底充填时，调成面团状；用于黏结修复体时调成拉丝状，即用调拌刀把材料从调拌板上提起时能成丝状即可。

（6）评估诊室的温度、湿度。适宜室温 23～25℃，湿度 55%～65%。室温、湿度越高，材料固化越快，操作时间越短。

（7）取材料前评估窝洞的大小，按需取材，避免浪费。

二、局部麻醉术

（1）检查抢救设备、用物、药物是否齐全，呈备用状态。

（2）评估病人进食情况、过敏史、高血压、心脏病史等情况，空腹病人应先进食。

（3）遵医嘱做药物过敏试验。

（4）遵医嘱备局部麻醉药，递 1% 碘伏棉签消毒局部黏膜，递局部麻醉药，调整光源，协助暴露术野。

（5）用药后密切观察病人生命体征，及时发现不良反应，立即报告医师，并协助抢救病人。

三、橡皮障隔离术

1.橡皮障隔离法的优点

（1）防止病人误吞细小的口腔器械、牙齿残碎片、药物或冲洗液等。

（2）术野应干燥、清晰。

（3）降低感染机会，隔离唾液及其他组织液。

（4）橡皮障隔离只暴露患牙，覆盖口腔所有软组织，防止锐利器械刺伤。

（5）节省时间，使用橡皮障隔离减少了病人漱口次数，节省操作时间。

2.橡皮障放置方法

（1）用物准备　橡皮障布1片，橡皮障支架1个，橡皮障夹1个，打孔器1把，橡皮障夹钳1把，牙线，剪刀，必要时准备楔线、定位打孔模板。

（2）病人准备　使用橡皮障前应去除病人患牙上的软垢或牙石，用牙线清洁牙齿的邻接面，必要时进行抛光。

（3）护理操作

① 孔的定位：将一张橡皮障布平均分为6个区域，标记孔位于病人左上区，治疗孔的位置可以根据治疗牙齿的位置利用定位打孔模板来确定。前牙孔距离橡皮障边缘2.5～3cm。越远中的牙齿，孔的位置要越靠近橡皮障的中心，孔与孔间隔2mm。一类洞只需打1个孔，隔离1颗牙；如果患牙是邻𬌗面洞或邻颊/舌洞，或有2颗以上的治疗牙，则应打2个或2个以上的孔。

② 打孔：打孔时用力果断，孔的边缘整齐，不能有毛边或裂口。如果橡皮障布撕裂，应立即更换。

③ 置入固定：后牙常用放置方法是先将橡皮障夹翼部穿过

已打好孔的橡皮障中，然后将橡皮障夹置于患牙牙颈部；如为邻颊/舌洞，则将橡皮障夹置于患牙远中磨牙的牙颈部，然后将橡皮障布压在橡皮障夹喙下，使患牙完全暴露。前牙常用放置方法是将橡皮障布的孔对准治疗牙，套在牙上。牙邻面不易套入时，可用牙线自船面向牙龈方向推入，通过楔线固定。

④ 橡皮障的定位：橡皮障布必须附在橡皮障支架上并且有足够的张力。橡皮障必须完全盖住病人的口腔，但不能遮住病人的鼻孔和眼睛。为充分暴露治疗区域，必要时可使用楔线固定。

（4）治疗完成后　取出置于牙邻间隙的牙线，递橡皮障夹钳取下夹子并将橡皮障布和橡皮障支架一并取下。多个牙隔离时，用眼科剪剪断邻面间隙的橡皮障布后再取下橡皮障布和支架。

四、窝洞预备

将龋坏组织去净，并按要求备成一定形状的洞形，以容纳和支持修复材料，这一步骤叫窝洞预备（简称"备洞"），所备成的洞叫窝洞。

1. 窝洞的分类

目前，国际上普遍采用的窝洞分类法为 Black 分类。1908 年，Black 根据龋洞发生的部位将其分为 5 类。

Ⅰ类洞：发生在所有牙面发育点、隙、裂沟的龋损所备成的窝洞。

Ⅱ类洞：发生在后牙邻面的龋损所备成的窝洞。

Ⅲ类洞：为前牙邻面未累及切角的龋损所备成的窝洞。

Ⅳ类洞：为前牙邻面累及切角的龋损所备成的窝洞。

Ⅴ类洞：所有牙的颊（唇）舌面颈 1/3 处的龋损所备成的窝洞。

2. 窝洞的命名

以其所在牙面命名，位于船面的洞叫船面洞，颊面的洞叫作颊面洞，包括近中面和船面的叫作近中邻船面洞。临床为了便于记录，常以各牙面英文的第一个大写字母表示：颊面 B、腭面 P、颌面 O、近中面 M、远中面 D，唇面和颊面又统一以 F 表示，近中邻殆面洞可记录为 MO，远中邻殆面洞为 DO。

3.窝洞预备

（1）用物准备　高低速牙科手机、车针、挖器等。

（2）初期制洞护理　根据龋洞的位置、大小、洞型分类，选择适用车针。

（3）后期洞形预备护理　根据龋洞类型，适时更换车针；递送挖器去除残存的龋坏牙本质，递探针检查是否去净龋坏牙本质。

（4）术区融离　用吸唾器牵拉舌体和颊黏膜，并吸出口腔内唾液，用消毒棉卷隔离患牙。或采用橡皮障隔离法。

（5）窝洞消毒　用生理盐水或消毒剂彻底清洗窝洞。

五、垫底术

（1）用物准备　窝洞预备器械、水门汀充填器、2 号雕刻刀、调拌板、调拌刀、垫底材料。

（2）备洞护理。

（3）隔湿　备洞完毕，清洁口腔，及时吸干冲洗液，使用棉卷或橡皮障隔湿，吹干窝洞。

（4）调拌垫底材料　评估窝洞的大小，取适量材料，遵医嘱适时调拌垫底材料。

（5）垫底　递送水门汀充填器、垫底材料。

（6）修整　在垫底后材料未干时，及时递挖器或 2 号雕刻刀修整外形；待固化后递手机协助修整垫底部位，完善充填洞形。

第三十三章　口腔修复科常用材料、器械及护理操作

第一节　常用材料

一、印模材料

印模是物体的阴模，口腔及颌面部的印模是口腔有关组织的阴模，制取印模时采用的材料称为印模材料。

1. 口腔印模材料分类

（1）根据印模材料是否可反复使用，分为可逆性印模材料和不可逆性印模材料。能多次反复使用的，称为可逆性印模材料；反之，塑型后不能再回复到原有状态的材料，称为不可逆性印模材料。

（2）根据印模材料凝固的形式，分为化学凝固类、热凝固类和常温定型类3种。化学凝固类是材料在使用中经化学反应后产生凝固；热凝固类属热可塑性材料，具有加热软化冷却后自行凝固的特点；常温定型类是利用材料的可塑性，在常温下稍加压力即可定型。

（3）根据印模塑型后有无弹性，分为弹性印模材料和非弹性印模材料两类。弹性印模材料是经塑型后印模具有弹性；非弹性印模材料是经塑型后印模无弹性的材料。

2. 常用的印模材料

见表33-1。

（1）藻酸盐类印模材料　藻酸盐类印模材料是一种弹性不可逆的水胶体印模材料。常用的有藻酸钠、藻酸钾、藻酸铵，分为

表33-1 常用的印模材料

弹性		非弹性	
可逆	不可逆	可逆	不可逆
琼脂	藻酸盐类	印模膏	石膏印模
	纤维素	印模蜡	氧化锌印模
	合成橡胶	油泥	可溶性淀粉

粉剂型和糊剂型两种。

① 藻酸钠糊剂印模材料：具有良好的流动性，凝固后形成水胶体具有弹性，可使印模顺利从有倒凹的口腔内取出而不致变形。多用于可摘局部义齿修复、全口义齿初印模、研究模等印模的制取。

② 藻酸钾粉剂印模材料：其粒度细，制取的印模精确度高，使用方便，取模时只要将粉剂与水按比例混合即可使用；印模尺寸稳定；由于藻酸钾取代藻酸钠，使凝胶强度增加，反应速度加快，印模表面光洁，与模型分离方便。藻酸钾印模粉保存期长，携带方便，有利于临床使用。该材料可用于各类修复的印模制取。

（2）琼脂/藻酸盐印模材料 为了改善藻酸盐印模材料制取印模细节的精确度，临床常采用琼脂、藻酸盐两种材料叠加取模，实现两种材料的优势互补。取模时先将溶解的琼脂注入基牙的周围，再将盛有藻酸盐印模材料的托盘放入即完成取模。

（3）硅橡胶印模材料 硅橡胶属于高分子人工合成橡胶，近年来在医学领域应用广泛。硅橡胶印模具有良好的弹性、韧性、强度以及良好的流动性、可塑性、体积收缩小等，制取的印模精确度高、化学稳定性好，与模型材料不发生变化，容易脱模，是目前印模材料中最理想的一类。硅橡胶主要用于对修复体精确度要求高的印模制取，如烤瓷冠桥、精密附着体、可摘局部义齿的整铸支架、种植义齿等。

（4）聚醚橡胶印模材料　聚醚橡胶属于弹性不可逆印模材料，是一种人工合成橡胶。这种材料凝固体积变化小，硬度、精度高于硅橡胶。聚醚橡胶的调配过程由专用仪器完成，机械混合出的材料均匀、无气泡、剂量精确。用聚醚橡胶制取的印模不宜长期放置在潮湿环境中，禁止浸泡水中，以免体积膨胀，影响印模的准确性。该材料用于嵌体、冠、桥及种植修复印模的制取。

除上述印模材料外，还有印模膏、氧化锌印模材料和印模石膏，因目前临床上已很少使用，本文不做介绍。

二、蜡型材料

在口腔临床制作修复体过程中使用的蜡称为蜡型材料，用于制作修复体的蜡型、蜡基托、蜡𬌗堤、蜡支架以及暂时固定等。蜡型材料的质量关系到所制作修复体的质量，因此临床对蜡型材料要求较高。本节主要讲述模型蜡。根据用途，临床上常用的蜡型材料有以下几种。

（1）铸造蜡　铸造蜡主要用于制作各种金属铸造修复体的蜡模。根据不同的修复需要，分为嵌体蜡和铸造金属支架蜡。

（2）基托蜡　基托蜡是临床常用的蜡，主要用于口内或模型上制作基托、𬌗堤、人工牙等蜡模。商品名称红蜡片，分为冬用蜡（深红色，软化点 38～40℃）和夏用蜡（粉红色，软化点46～49℃）两种。

（3）黏蜡　其黏性比铸造蜡和基托蜡显著增大。用于人造牙、石膏及其他材料的暂时固定，亦可用于加添托盘边缘。

三、模型材料

口腔模型是由口腔印模灌注成的阳模，灌注阳模的材料称为模型材料。常用的模型材料包括熟石膏、人造石、超硬石膏、低熔合金、磷酸盐和硅橡胶等。口腔模型主要作为制作各种修复体的工作模型，也可以作为研究和记录模型。作为工作模型，要使模型完全反应口腔组织的解剖形态，必须对模型材料提出严格的要求。

（1）石膏　石膏分为生石膏和熟石膏两种。口腔临床所采用的是熟石膏。石膏灌注成石膏模型后15分钟内产生初凝，1小时基本凝固，24小时完全凝固，其强度达到最高。用于可摘局部义齿、全口义齿的工作模型，亦可用于研究模型和记存模型。石膏暴露在空气中，可因吸收空气中的水分而变性，所以石膏应保存在密闭的器皿中。

（2）人造石　人造石是熟石膏的一种，又称水石、硬质石膏。因人造石结晶致密，杂质少，混合时需水量少，调和时粉水比例最好用量器准确测量。粉水比例不当，可影响模型强度。人造石在强度、硬度方面都比普通石膏高，且价格较贵，主要用于复杂托牙和固定义齿修复的模型。

（3）超硬石膏　超硬石膏又称超硬人造石，比人造石纯度更高，晶体不变形，表面积小，混水率比人造石更低，硬度和强度比人造石更大。超硬石膏流动性好，可得到形状精密的模型。在使用超硬石膏时要严格控制混水率。超硬石膏加工条件复杂，产量低，价格高，仅用于精密铸造模型。由于超硬石膏粉容易吸潮，吸潮后强度和硬度降低，同时影响凝固时间，必须贮存在封闭良好的容器中。

四、水门汀

水门汀是指由金属盐或其氧化物作为粉剂与专用液体混合后发生凝固的一类具有粘结作用的材料，口腔临床又称为凝固剂或粘固粉。本章节主要介绍用于各种修复体粘结的水门汀。以下是临床上常用的几种水门汀。

1.磷酸锌水门汀

（1）组成　磷酸锌水门汀由粉剂和液剂组成。粉剂为氧化锌、氧化镁、二氧化硅、氧化铋、氧化钡；液剂为磷酸、铝、锌、水。

（2）性能　凝固后抗压强度为 $1000kg/cm^2$，可承受一定咀嚼力。粘结性小，固化后几乎不溶于水。收缩性优于其他水门汀。

（3）用途　磷酸锌水门汀可用于龋洞的衬垫、牙体缺损的暂时充填、嵌体、冠桥及桩核的粘固。该水门汀在凝固过程中的产热以及凝固后释放的游离酸都会对牙髓产生刺激，只适用于死髓牙修复体的粘固。

2.聚羧酸锌水门汀

聚羧酸锌水门汀是一种含氧化锌的粉剂，与含聚丙烯酸的液剂反应而成的水门汀。

（1）组成　聚羧酸锌水门汀由粉剂和液剂组成。粉剂主要成分是氧化锌，液剂是聚丙烯酸和水。

（2）性能　当粉液调和后，碱性的氧化锌与酸性的聚丙烯酸发生中和反应，形成交联的网状结构而凝固。该水门汀对牙釉质和牙本质都有较大的粘结力，其粘结力高于磷酸锌水门汀。该水门汀在调配后 5～8 分钟凝固，抗张强度比磷酸锌水门汀大 40%。该水门汀溶出的酸较少，对牙髓及牙龈的刺激很轻。

（3）用途　聚羧酸锌水门汀可用于桩核及冠桥的粘固，更适用于基牙为活髓的修复体粘固。

3.氧化锌丁香酚水门汀

（1）组成　该水门汀由粉剂和液剂组成。粉剂为氧化锌、松香、硬脂酸锌、醋酸锌；液剂是丁香油。

（2）性能　调配后 4～10 分钟固化，抗压强度低（140～300kg/cm^2），具有水溶性，阻止温度传导，对牙髓有安抚、镇痛和防腐作用。

（3）用途　对基牙为活髓牙者具有镇痛和安抚作用，用作固定修复牙体预备后暂时冠桥的粘固。注意若永久修复体选用复合树脂进行粘结，在粘结前要对基牙进行足够的清洗，防止丁香油对树脂聚合的影响。

4.玻璃离子水门汀

是由硅酸铝玻璃粉和聚丙烯酸液体组成的新型水门汀。该类水门汀同时具备了硅酸盐玻璃粉的强度、刚性、氧释放性和聚丙烯酸体的生物性及黏性。

（1）组成　该水门汀由粉剂和液剂组成。

① 粉剂：早期主要由二氧化硅、三氧化二铝、氟化钙、氟化铝、磷酸铝组成。近年来，粉剂的成分有了变化，增加了钠含量，而减少了氟含量，目的在于获得半透明性和 X 线阻射性，以及避免氟过多症。

② 液剂：主要由聚丙烯酸、衣康酸和水组成，各占 47.5%，酒石酸占 5%。

（2）性能　该水门汀在粉液混合后 5 分钟左右凝固，光固化型则在光照时才凝固。该水门汀色泽与天然牙色接近，呈半透明状，是一种热和电的不良导体。该水门汀可持续地释放出氟，起到预防龋病的作用。因玻璃离子水门汀在其固化时和固化后溶出一定数量的游离 H^+，造成对牙髓的刺激。对牙髓所产生的刺激性略强于改进的氧化锌丁香酚水门汀和聚羧酸锌水门汀，而明显低于磷酸锌水门汀。

（3）用途　由于该类材料具有良好的粘接性、抗龋性和耐溶解性，目前已广泛用于临床。更适用于牙冠短小，固位较差的固定修复体的粘固。

五、自凝树脂

自凝树脂临床上称为自凝塑料或自凝塑胶，一般是指能在室温下化学固化的树脂。所谓"自凝"乃是相对加热固化而言。

（1）组成　自凝树脂由粉剂和液剂两部分组成。

① 粉剂：主要由聚甲基丙烯酸甲酯和引发剂过氧化苯甲酰组成，含少量着色剂，如镉红、钛白粉。临床上将红色称为自凝牙托粉，白色称为自凝造牙粉。

② 液剂：又称自凝牙托水，主要是甲基丙烯酸甲酯（MMA）单体，还含有少量促进剂（如 N、N- 二甲基对甲苯胺）、阻聚剂及紫外线吸收剂（如 UV-327）。

（2）用途　自凝树脂主要用于制作正畸活动矫治器、腭护板、牙周夹板、个别托盘、义齿重衬修补及暂时冠桥等，也可用来制作简单义齿的急件。

（3）注意事项　自凝树脂在口腔内直接重衬或修补时，单体（牙托水）会使病人感到辛辣，而聚合时所放出的热甚至会灼伤黏膜。在接触自凝树脂的软组织表面最好事先涂布液状石蜡或甘油，可起到一定的保护作用。此外，在个别情况下自凝树脂有过敏现象，症状为接触处有蚁走感、发痒、灼热及刺痛等，局部可见有丘疹、水肿等。

六、口腔辅助材料

1.分离剂

分离剂是在口腔临床修复时，技工操作过程中经常使用的辅助材料。其主要作用是在两种相同或不同的材料之间或材料与模具间形成隔离膜，使材料与材料或材料与模具不发生粘连。临床上常用的是藻酸盐分离剂，用于制作暂时冠桥或个别托盘时分离自凝树脂和石膏。该分离剂是含 2%～3% 藻酸钠的水溶液，使用时将其涂在石膏表面，其与钙发生反应，形成不溶于水和树脂单体的藻酸钙薄膜，这层薄膜即可在树脂与石膏之间产生分离作用。

2.排龈材料

当牙预备体的边缘位于龈沟内时，为了取得精确的印模，需采用排龈法将游离龈推开，暂时暴露牙体颈缘线。常用的排龈方法是化学机械法，即将浸入可使牙龈退缩止血药物的棉线推压入龈沟内，以扩大龈沟而获得牙预备体颈缘线清晰的轮廓。常用的排龈材料有含肾上腺素棉线、硫酸铝棉线、氯化铝棉线、明矾棉线等。对于患有高血压、糖尿病、心血管疾病、甲状腺功能亢进或对肾上腺素高度过敏的病人禁用肾上腺素棉线进行排龈。

3.其他辅助材料

（1）咬合纸　是一种印色纸，用于检查咬合高点，也可用普通红色或蓝色复写纸剪成 2.5cm×4cm 小方块，在修复体试戴及修改咬合时使用。

（2）不锈钢丝 型号较多，可分为15～22号，根据需要选用不同型号。

（3）牙线 试戴固定修复体时检查邻接关系。

（4）牙胶 用于桩核蜡型制作完成后根管口的暂时封闭。

第二节 常用器械

1.技工钳

是制作可摘局部义齿及各类矫治器的主要工具之一。其种类很多，修复科临床上常用的有切断钳、三头钳、长臂钳、日月钳。

2.去冠器

又称脱冠器，用来脱掉冠桥或难以取下的义齿。头部有一弯钩，有前牙和后牙之分。

3.托盘

是盛装印模材料在病人口腔内采集印模的工具。分为体、柄两部分，体由基底和翼组成，柄便于操作者使用。常用的托盘有以下几种。

（1）全口无孔圆底托盘 分1～3号，常用2号和3号。1号最大，2号次之，3号最小。用以制取无牙颌全口印模。

（2）全口有孔方底托盘 按大小顺序分为1号、2号、3号和儿童托盘。用以制取牙列完整或部分牙缺失的印模。

（3）局部托盘 可分为不可调节左右局部托盘、前牙局部托盘、可调节左右局部托盘、咬合托盘。

4.垂直距离尺

用于全口义齿确定颌位关系时测量病人鼻底至颏下的高度，即垂直距离。

5.𬌗平面规

又称𬌗平面板，用于全口义齿𬌗堤在口内形成𬌗平面的工具。

6.金属厚度测量卡尺、蜡厚度测量卡尺

金属厚度测量卡尺用于测量金属冠、嵌体等的厚度，其头部较尖细。蜡厚度测量卡尺用于测量蜡型厚度，头部较圆钝。

7. 雕刻刀、大蜡刀、柳叶蜡刀

雕刻刀用于切割蜡片及雕刻蜡型。大蜡刀烤热后用于颌位记录时制作殆堤、排列人工牙及制作义齿蜡型。柳叶蜡刀烤热后用于制作桩核及嵌体、冠桥蜡型。

8. 钻针

（1）磨石（砂石针）　常用的有大磨头（青果石）、小磨头、柱形石、刃状石、轮形石等，装配在直手机上用于调磨各类修复体或牙体预备，如支托凹、斜卡位置的预备等。

（2）金刚石钻针　装配在高速涡轮手机上，用于基牙预备、调殆、固定义齿调磨等。

9. 橡皮碗、调拌刀

用于调和各类印模材料及模型石膏。

10. 殆架

是一种与人颌骨位置及运动功能类似的机械装置，能固定上、下颌模型，并能保持上、下颌模型的颌间高度和颌位关系，以提供人工牙的排列、雕刻及义齿其他部件的制作，确保制成的义齿符合病人的正常咬合关系。根据殆架的结构和模仿下颌运动的程度，可分为简单殆架和可调节殆架。

（1）简单殆架　由上、下颌体以及穿针、调节上颌的升降螺丝组成。以穿针为轴，做上、下颌开闭运动。

（2）可调节殆架　可根据病人口内所取得的颌位运动记录来调节殆架上的髁导斜度和切导斜度。若殆架上的侧柱间距离也可调节，称为全可调节殆架；若侧柱间距离不能调者，称为半可调节殆架。目前国内多采用 Hanau H 型可调节殆架。Hanau H 型殆架由上颌体、下颌体和侧柱组成。除能开闭运动外，尚能做前伸和侧向运动。

① 上颌体：殆架的上颌体相当于人体的上颌。前端有维持垂直距离的切导针，并有上、下标志线。上标志线与上颌体边缘平齐，以保持上颌体、下颌体的平行关系；下标志线即殆平面

线。上颌体中部有固定上颌模型的架环，后部两端有髁杆，借髁球与侧柱上端的髁导盘相连。

② 下颌体：下颌体相当于人体的下颌。前端有一个可调节的凹形切导盘与切导针接触，中部有固定下颌模型的架环，后部两侧各有一个可调节侧向髁导斜度的侧柱。

③ 侧柱：侧柱位于下颌体的两侧，用以支持上颌体，并可做一定转动。上端为环状，髁导盘位于环中，并可在环内做一定限度的前后转动。环外侧面前部有刻度，代表水平髁导刻度。髁导盘自中部向后有一个髁槽，髁球可在其中滑动。

11. 面弓

用于将病人上颌与颞下颌关节的位置关系转移至 Hanau H 型𬤝架上，使上颌模型固定在𬤝架的适当位置。面弓由𬤝叉和弓体两部分组成。

第三节　护理操作

口腔修复科的护理操作技术包括印模材料的调配、水门汀的调配、暂基托及暂时冠桥的制作、上𬤝架及灌注模型技术等。

一、印模材料的调配

1. 藻酸钠糊剂印模材料

（1）用物准备　橡皮碗、调拌刀、藻酸钠糊剂印模材料、石膏（胶结剂）、托盘。

（2）操作前评估病情、了解治疗牙位、用途及材料需要量；护士着装整洁、洗手、戴口罩，查对材料及用物的有效时间。

（3）操作方法

① 调拌方法：按糊剂与石膏 1：1～2：1 的体积比置于橡皮碗内。然后开始调拌。调掺时，调拌刀与橡皮碗内壁平面接触，开始 0～20 秒时轻轻调和，转动橡皮碗，使石膏与糊剂均匀掺和，然后加快调拌速度，约 1 分钟完成调和。

② 上托盘的方法：将调和完成的材料移置于托盘前，需将材料刮收于橡皮碗的一侧，并反复用调拌刀在碗内折叠，挤压排气。置于上颌托盘时将材料形成团状，用调拌刀取出，从托盘的腭顶向左右方向推入，防止产生气泡；置材料于下颌托盘时，将材料形成条状于调拌刀上，从托盘的一端向另一端旋转盛入。堆放在托盘上的材料应表面光滑，均匀适量，无气泡。材料凝固时间控制为 3～5 分钟。

③ 操作完成后整理用物，消毒备用。

2. 藻酸钾粉剂印模材料

（1）用物准备　橡皮碗、调拌刀、藻酸钾粉剂印模材料、清水、量杯、托盘。

（2）操作前评估病情、了解治疗牙位、用途及材料需要量；护士着装整洁、洗手、戴口罩，查对材料及用物的有效时间。

（3）操作方法　调拌时，水粉比例按商品要求计量，一般厂家均提供计量容器与材料配合使用。冬季室温低时，可用温水调和，以缩短凝固时间。在相同温度下此材料较藻酸钠糊剂印模材料凝固快，调和时间一般为 30～45 秒，凝固时间为 2～3 分钟。材料调拌方法与上托盘的方法与藻酸钠糊剂相同。操作完成后整理用物，消毒备用。

3. 硅橡胶印模材料（手混型）

（1）用物准备　硅橡胶印模材料、量勺、调拌刀、调拌纸、计时器、托盘。

（2）操作前评估病情、了解治疗牙位、用途及材料需要量；护士着装整洁、洗手、戴口罩，查对材料及用物的有效时间。将计时器时间设定为 3 分 30 秒，并协助医师试托盘。

（3）操作方法　用量勺分别取出基质和催化剂，用调拌刀切除多余材料，按 1∶1 的比例置于调拌纸上，清洁量勺，盖上盖子。用双手指腹将基质和催化剂进行混合揉捏，直至材料混合均匀无花斑纹。然后将混合好的材料放入托盘，用手指轻压出牙列形状并压出 3cm 左右的浅凹，工作区需压出 6cm 左右浅凹，然后递与医师放入病人口内取模，同时启动计时器。待材料凝固并从病人口内取出后，用流动水冲洗，将印模静置30分钟后再进行模型灌注。操作完成后整理用物，消毒备用。

4.注意事项

（1）印模材料调拌时要保持调拌用具的清洁、干燥，若调拌用具残留陈旧印模材料或石膏碎屑等物质将影响材料的质量。

（2）藻酸钾粉剂印模材料要严格按水粉比例及调和时间的要求调拌。调和时间不足会使印模强度下降，调和的时间过长会破坏凝胶，同样造成强度下降。不能用改变调和比例的方式去改变凝固时间。

（3）硅橡胶印模材料调拌时需用清洁裸手或戴专用手套进行揉捏，防止油污、硫化物等污染材料，影响材料的凝固。同时要求用指腹进行揉捏，不能使用指尖或掌心进行操作。

（4）为了使所调材料取量适宜，在调拌材料前，应了解病人失牙的部位及数量，以决定所需材料的用量及材料放置托盘的主要部位。例如，前牙缺失者，取模时材料应主要放置于托盘前部分，有牙列处材料可适当少些；单侧后牙缺失者，材料在缺失部位稍多，其余部位略少；游离缺失及多个不相邻牙缺失，材料应多一些。此外，还应根据所选择托盘的大小及用途决定所需材料的多少。一般情况下，取上颌印模较下颌印模的材料稍多，取工作模比对颌印模材料多，全口印模较部分牙缺失的印模材料稍少，垫底则更少。

（5）印模材料应贮存在干燥、阴凉的环境中，使用后应注意密封，以免影响材料质量。同时，应注意材料的有效时间，防止材料失效造成浪费。

（6）根据不同印模材料的调拌要求，合理掌握调拌时间，避免因气温高材料凝固过快，给操作带来困难，或气温低材料凝固过慢，给病人造成不适。

（7）由于硅橡胶、聚醚橡胶的硬度较大，为避免制取的模型变形，应选用刚性托盘进行印模制取。

（8）注意不同类型材料制取的印模，其灌注模型的时间要求不同。藻酸盐类印模制取后应立即灌注成模型，以防止印模水分丢失后体积收缩，对模型精确度造成影响。硅橡胶及聚醚橡胶材料因其凝固后有弹性回缩时间，所以制取的印模必须静置30分钟后再进行灌注。

二、水门汀材料的调配

1. 磷酸锌水门汀

（1）用物准备　金属调拌刀、玻璃板、磷酸锌水门汀（粉、液）。

（2）操作方法　操作前评估病情、了解治疗牙位、用途及材料需要量。根据需要量取出粉末和液体置于玻璃板上。粉末置于玻璃板上端，液体置于其下端，两者之间相距3～4cm。调和时左手固定玻璃板，右手平握调拌刀，将粉末分成数份，逐份加入液体内，顺着一个方向旋转并推开调和。当一份粉末与液体充分调匀后再加入第二份。调和时速度宜快，应在1分钟左右完成。用以粘结冠、桥时调和成丝状，使其具有良好的流动性。粘固剂使用后应及时用清水洗净调拌用具，消毒备用。

2. 聚羧酸锌水门汀

（1）用物准备　玻璃板或调拌纸、调拌刀、聚羧酸锌水门汀（粉、液）。

（2）操作方法　操作前评估病情、了解治疗牙位、用途及材料需要量。应在清洁干燥的玻璃板或专用调和纸上进行调和。粉液调和比例视商品要求，一般为1.5∶1（质量比）。调和方法与磷酸锌水门汀相同。由于液剂黏稠度大，且在空气中水分易挥发变得更稠，故要求操作时间较短，在30～40秒时间内。将粉剂逐份加入液剂中，迅速调匀，然后涂布于修复体上粘固就位。及时用清水清洗调拌用具，否则待水门汀固化后很难除去。粘固液用后应立即盖好瓶盖，以免液体挥发使其变稠而影响材料性能。

3.氧化锌丁香酚水门汀

（1）用物准备　调拌刀、玻璃板、氧化锌粘固粉、丁香油、75% 乙醇棉球。

（2）操作方法　操作前评估病情、了解治疗牙位、用途及材料需要量。根据需要取适量粉及液于玻璃板上，放置位置与磷酸锌水门汀相同。注意液不可过多，约为一般粘固剂的一半用量，粉、液之比为 1.5～1.8g∶0.5ml。将粉末大致分成三等份，首先加入全部粉量的 2/4，第二次加入 1/4，第三次为剩余 1/4。采用旋转调拌法，调至所需稠度。粘固剂用后调拌用具用 75% 乙醇擦拭后备用。

4.玻璃离子水门汀

（1）用物准备　玻璃板或调拌纸、塑料调拌刀、玻璃离子水门汀（粉、液）。

（2）操作方法　操作前评估病情、了解治疗牙位、用途及材料需要量。按产品说明准确取量，应注意不适当的粉液比将降低材料的性能，且容易在口腔环境中发生分解。作固定修复粘结时粉液比为（1.25～1.5）∶1。按此比例取粉液于清洁、干燥的玻璃板或调和纸上，用塑料调拌刀调和。因为液剂中的水分容易挥发而改变酸/水比例，故一旦完成粉液的取量，应尽快调和，并在 45 秒内完成。粘固液取用完后应立即盖好瓶盖，防止水分挥发。用清水清洗调拌用具，消毒备用。

三、自凝树脂的调配

1.用物准备

自凝塑料、自凝牙托水、调拌杯、调拌刀。

2.操作方法

调拌用具应清洁干燥，无残留物。操作前评估病情、了解治疗牙位、用途及材料需要量。根据需要先将牙托水放入调拌杯内，然后再加入粉于杯内，粉液比为 2∶1（重量比）或 5∶3（容量比）。一般以液体将粉充分溶化并略多一点为宜。稍加调和后加盖放置。待自凝树脂呈稀糊状时，即可在涂有分离剂的模型上塑形，树脂固化以前可适当加压。待树脂初步固化后连同模型或基托一起置于60℃热水中浸泡，以促进固化完全，冷却后打磨、抛光。

3.注意事项

（1）自凝树脂由于聚合较快，操作允许的时间是有限的，在室温下，自凝树脂的可塑时间一般在调和开始后的3.5～4.5分钟。

（2）一般在糊状期塑形，此期流动性好，不粘器具，不粘丝，容易塑形。

（3）室温低时其凝固太慢，可间接加热，加热不可过急，否则会出现气泡。

（4）用自凝树脂在口内直接进行义齿重衬时，嘱病人漱口，并用液状石蜡涂以口腔软组织，以免树脂聚合时产热灼伤黏膜。

（5）用自凝树脂前应询问病人对该材料有无过敏史，以免发生意外。

四、颌位记录暂基托的制作

暂基托用于制作𬌗托，排列人工牙和形成蜡模，其最后为热凝树脂所取代，所以称之为暂基托。常用的暂基托材料有基托蜡片、自凝树脂和光固化基托树脂板。

1.蜡基托的制作方法

（1）用物准备　酒精灯、蜡刀、雕刻刀、蜡刀架、切断钳、长鼻钳、基托蜡片（红蜡片）、红蓝铅笔、增力丝（0.7或0.8不锈钢丝）、治疗巾。

（2）操作方法　修整模型，用红蓝铅笔在模型上画出上、下颌基托的伸展范围。将模型浸泡后取出放于治疗巾上，根据牙弓形态，弯制增力丝。增力丝在上颌分别放于腭侧及基托后缘横行处，下颌放于舌侧基托内。点燃酒精灯，取大小适宜的红蜡片在酒精灯上烤软，将其放于模型上。上颌从腭中心开始、下颌从舌侧开始向牙槽嵴及唇颊侧方向推压，使蜡基托与模型表面紧密贴合。用雕刻刀沿基托伸展范围将多余蜡片切除，烤热增力丝，将其放入基托内。取下蜡基托，用热蜡刀将基托边缘烫光滑，再将其放回模型上供医师颌位记录时使用。

2. 自凝树脂基托的制作方法

（1）用物准备　自凝牙托粉、牙托水、调拌杯、调拌刀、分离剂、棉签、玻璃纸、治疗巾。

（2）操作方法　前述步骤同蜡基托。用烤软的蜡填塞于模型的唇、颊、舌侧的倒凹区，消除组织倒凹，以免基托取下及戴上损伤模型。涂布分离剂于上下模型基托范围内。取适量牙托水及牙托粉于调拌杯内，待其呈粘丝期时将自凝树脂涂塑于模型上形成基托，厚度约 2 mm；也可将树脂均匀放置于已完成的蜡基托组织面，再将蜡基托戴入模型上加压，形成树脂基托。蜡基托上需制备小孔，以利多余材料溢出。直接涂塑时，可用浸湿的玻璃纸修整外形及厚度，去除多余部分。树脂固化后，用小刀在基托边缘轻轻翘动，使基托与模型分离，取下基托，将基托边缘打磨抛光后备用。

3. 光固化树脂基托的制作方法

（1）用物准备　预成的光固化树脂基托、光固化机。

（2）操作方法　前述步骤同蜡基托。在终模型上用蜡适当填塞倒凹，便于基托取出。将预成的光固化树脂基托放在模型上，按压成型。用雕刻刀切除多余材料，使用光固化灯照射固化。将固化后的基托从模型上取下，磨光备用。

五、树脂暂时冠桥的制作

1. 应用

（1）用于固定修复，牙体预备后暂时恢复病人功能和美观，保护被切磨的活髓基牙。树脂冠桥可作为暂时保护性修复。

（2）受医疗条件限制或病人家庭经济限制，只可用树脂全冠修复前牙的小牙、变色牙、切角缺损及切缘缺损不超过切龈高度1/3 者。

2.制作方法

树脂冠桥的制作方法有热凝树脂制作法和自凝树脂制作法。热凝树脂由技术员完成，本节仅介绍由临床完成的自凝树脂制作方法。

（1）用物准备　自凝造牙粉、自凝牙托水、调拌杯、调拌刀、棉签、分离剂、各种型号的牙面。

（2）操作方法

① 修整模型：用雕刻刀刮除模型上的小瘤，勿伤及颈缘，以免暂时冠桥颈缘过长压迫牙缘使牙缘退缩，影响永久修复体的美观。

② 涂布分离剂：用毛笔或棉签将分离剂均匀涂布于模型上，便于自凝树脂与模型分离。

③ 调磨牙面：前牙暂时冠桥需选择合适的牙面。根据基牙及缺失牙的大小、形态、位置进行调磨，使牙面颈缘与模型贴合。

④ 制作暂时冠桥：根据制作暂时冠桥的牙单位数量，取适量牙托水及造牙粉于调拌杯内，待其呈丝状期时开始操作。在牙面的组织面滴少量牙托水溶胀，便于与树脂结合。取适量树脂于模型基牙及桥体上，将牙面按所需位置进行排列。如后牙冠桥，直接将树脂置于模型上。如有对𬌗模型，应对好咬合后修整外形。如无对𬌗模型，根据𬌗曲线及参照邻牙高度确定𬌗龈高度。勿将𬌗面做得太厚，以减少调磨时间。

⑤ 打磨、试戴：树脂凝固后从模型上取下，磨去多余部分，协助试戴。试戴合适后用氧化锌丁香酚水门汀粘固，便于进行恒久修复时易于脱出。

六、上𬌗架

无牙颌病人、多数牙缺失者及游离缺失者，医师在用𬌗托确定了颌位关系后，需用𬌗架加以固定，并在其上进行义齿制作。

1.上简单𬌗架

（1）用物准备　橡皮碗、石膏调拌刀、石膏、清水、方玻璃板。

（2）操作方法

① 检查颌位关系：将病人口内记录的蜡𬌗托安放在工作模型上，并检查上、下颌模型的颌位关系是否吻合，只有吻合后才可上𬌗架。

② 修整模型：将上、下颌模型底部边缘在模型机上修整至合适的大小及厚度，并用小刀在模型底部和边缘刻痕，然后将模型放于水中浸泡。

③ 准备𬌗架：调紧𬌗架上固定上颌体的螺丝，使上颌体只能做开闭运动，无左右移动。再根据上、下颌模型咬合时的高度，调节𬌗架后的升降螺丝，以此固定上颌体的高度位置。

④ 上𬌗架：将调配好的石膏放少许于玻璃板上，再将𬌗架下颌体置于其上，并用调拌刀将石膏覆盖下颌体，再将已浸湿的下颌模型置于其上，调整下颌模型的位置并用石膏固定。按照咬合关系，再将石膏置于上颌模型底座上，将上颌体放下，使与升降螺丝顶部接触，以免咬合升高，用石膏固定上颌模型于上颌体上。在石膏尚未凝固前，用调拌刀刮去模型四周多余石膏，并用水抹光。待石膏完全凝固后，将𬌗架从玻璃板上取下，洗净玻璃板及胎架上的石膏。

2. 上 Hanau H 型𬌗架

（1）用物准备　橡皮碗、石膏调拌刀、石膏、清水、方形玻璃板。

（2）操作方法

① 检查颌位关系及修整模型与简单𬌗架相同。

② 调整𬌗架：将左、右侧水平髁导斜度调节至 25°，并将髁球用正中锁固定在髁槽最前端。将左、右侧髁导斜度调至 15°，并固定之。将切导盘调节为水平位，固定切导针使其上标志线与上颌体上缘平齐，下端位于切导盘中央。调整架环，使其牢固地固定于上下颌体上。

③ 用面弓转移颌位记录至𬌗架上的方法：用蜡堤确定无牙颌病人上、下颌距离和水平关系后，用面弓固定上颌托与颞下颌

关系的前后、左右、上下的位置关系。此时，即可将已为面弓所固定的关系转移至𬌗架上。具体操作步骤如下：将面弓一端髁梁固定，套于𬌗架一侧髁杆末端，再调节面弓另一端髁梁，使其与𬌗架另一端髁杆末端接触。记录两侧髁梁的读数，并得出平均读数，再将两侧髁梁调至平均读数，套于𬌗架两侧的髁杆末端。检查𬌗堤上的中线是否与𬌗架的切导针相对，调节𬌗叉固定夹下的升降螺丝柱，使𬌗堤平面的前部与切导针的下标志线在同一平面上。将准备好的上颌模型移入上颌托内，使模型与蜡基托组织面紧密贴合。调配石膏，将上颌模型固定在上𬌗体的架环上。如用恒基托形成𬌗托时，先用湿纸泥填入恒基托组织面倒凹区，消除倒凹。用石膏将恒基托连接于架环上。等固定上颌模型的石膏凝固后，取下面弓及𬌗叉。首先松开固定髁梁和固定𬌗叉的螺钉，取下面弓。用酒精灯烤热𬌗叉柄，等与𬌗叉接触的蜡软化后即可较容易地取下𬌗叉。按照𬌗堤的颌位记录，用石膏将下颌模型固定在𬌗架的下颌体架环上。在石膏初凝前，应将𬌗架倒置或用手固定下颌模型，确保模型与基托紧密贴合。否则下颌模型可因石膏太软而下沉，与基托组织面失去接触，导致上、下颌的垂直关系改变。石膏初凝后，最好用绳将𬌗架上、下颌体的前端固定，以免石膏凝固时膨胀，使切导针升高而离开切导盘，从而改变垂直距离。洗净𬌗架上的石膏，待其凝固变硬后，即可确定𬌗架上的前伸及侧向的髁道斜度。

七、灌注模型

1. 用物准备

橡皮碗、石膏调拌刀、石膏、清水、方形玻璃板。

2. 操作方法

（1）修整印模　灌注模型前，应切除上颌腭后部过长的印模材料，以免导致模型不准确。印模上的气泡或其他缺损凹陷应修补，保持印模的完整性。

（2）灌注模型　灌注模型前先用流动水冲洗印模表面并选用

适宜的方法对印模进行初消毒。

在盛有适量水的橡皮碗中，加入石膏（按石膏 100g、水 60ml 的比例取量），用调拌刀调和均匀，调拌时间不应超过 50 秒，然后在桌上或振动器上振动，逐出石膏中的空气泡。将调和至糊状的石膏，放少许于印模较高处（如上颌腭顶、下颌舌侧）左手持托盘柄，或托盘外侧轻轻振动印模托盘，使石膏流入印模的牙冠部分；继续加添石膏，直到盛满整个印模为止。然后将剩余石膏倒于玻璃板上，把印模翻转于其上，轻轻调整，使印模殆面与玻璃板平行。要求殆面与模型底部的厚度，下颌为 3.5～4.0cm，上颌为 4.0～4.5cm。为了保持原来的印模边缘，使模型上具有黏膜转折处的形态，可用调拌刀将石膏盖过印模周围边缘约 3mm，除去多余石膏。

如果采用分步灌模（印模的组织面灌注超硬石膏，其他部分灌注普通石膏），需在超硬石膏未完全凝固前灌注普通石膏，以免两种模型材料分离。

（3）脱模 将模型灌注后静置 30 分钟，待石膏凝固变硬后将模型从玻璃板上取下，用小刀除去托盘周围的石膏和印模材料，小心地顺着石膏牙长轴方向，轻轻将印模松动后取下并分离出模型。脱模后如石膏牙折断或模型破损，应将断牙或断块保存，待模型凝固后用粘结剂粘着于原位。

3.注意事项

（1）灌模前，应仔细观察印模与托盘是否紧密结合，有无分离现象。

（2）灌模时，应尽量避免产生气泡，以免影响模型的精度，特别是基牙上出现气泡，可直接影响修复体和矫治器的制作。如果模型基牙处出现气泡，必须重新取模，再灌注模型。

（3）石膏的稀稠度要适宜。调配过稀，影响石膏模型的硬度和强度；调配过稠，则石膏流动性不良，将造成模型的解剖形态不清晰、不准确；同时，由于石膏过稀或过稠，模型的基底部分也不易修整成要求的形态。用人造石灌注印模时，因其含结晶水较石膏多，故加水应少。

（4）模型的基底部分应有一定厚度，才能保持模型应有的坚固性。

（5）在灌模过程中，当模型倒置在玻璃板上时不能用手加压过大，以免模型变形，影响模型精度，制作的修复体可能与组织不贴合。

（6）藻酸盐印模应立即灌注，以免印模失水收缩而变形。若不能及时灌注，应将印模浸泡在水中，或用湿纱布覆盖。硅橡胶、聚醚橡胶聚合后有弹性记忆时间，故用硅橡胶或聚醚橡胶制取的印模应静置 30 分钟后再进行灌注。模型石膏凝固后应及时脱模，以免石膏吸收印模中的水分，造成脱模困难。

第三十四章 口腔正畸常用材料、器械及护理操作

第一节 常用材料

1.印模材料与模型材料

（1）印模材料 口腔及颌面部的印模是有关口腔组织的阴模，制取印模时采用的材料称为印模材料。正畸常用的印模材料有藻酸盐印模材料和硅橡胶印模材料两种。

（2）模型材料 从口腔内取出的印模是牙列、组织的阴模。需要将特制的材料灌入阴模内，硬化后即得到组织的阳模。用来制作口腔软、硬组织的阳模材料即为模型材料。牙科用的模型材料以石膏为主要代表。

2.粘结材料

主要用于粘结正畸的固定矫治器及附件等。它应具有足够的

粘着力，不溶于唾液，有高度的抗腐蚀性，对口腔软、硬组织无刺激，机械性能良好，使用方法简便。正畸常用的粘结材料有增强型玻璃离子粘合剂和医用高分子粘结材料。

（1）玻璃离子粘合剂　此材料用作粘固带环或咬合面垫高，净固化时间为1.5～6分钟。临床常用的是增强型玻璃离子水门汀。

（2）医用高分子粘结材料　主要用于粘固正畸托槽和附件，在常温下2～4分钟内快速固化。临床常用的有光固化正畸粘结剂、釉质粘合剂，这类材料属于树脂加强型玻璃离子。

3. 制作活动矫治器的常用材料

（1）不锈钢丝　用于制作矫治器的支架，常用规格直径0.7～1.2mm。

（2）基托蜡　常用于制作矫治器的蜡基托。

（3）树脂　临床上常用的塑料有热凝树脂和自凝树脂。热凝树脂用于制作矫治器基托，自凝树脂用于基托的修理、垫底，在基托上增加副簧、颌垫等。

（4）分离剂　分离剂是指能防止两种相互接触的物体发生粘连，且能较容易分离它们的物质。分离剂在口腔临床上常用于石膏印模和石膏模型、树脂与石膏、蜡与石膏模型之间的分离，以保护各自表面的完整。常用的分离剂有藻酸盐分离剂、肥皂水、液状石蜡等。

（5）焊合金　是用来连接金属的合金。临床常用的有银焊合金和锡焊合金。银焊合金又称白合金焊，临床常用于焊接不锈钢、支抗带环（如舌弓、腭杠的制作）、螺旋扩大器制作等。锡焊合金又称锡焊，临床常用于活动矫治器上的焊接。

（6）焊媒　焊媒的作用是清除焊接面的金属氧化物及杂质，防止焊接时形成氧化。

（7）氯化锌溶液　锡焊时清除焊点处杂质，防止焊接时表面氧化。氯化锌液配制方法：将浓盐酸（纯）倒入一广口瓶中，将锌粒逐渐放入直至饱和为止。注意锌粒加入不可过快，防止产生大量氢气使瓶子爆裂。

（8）牙科膜片 用于制作种植定位导板、保持器、隐性矫治器、正畸托槽定位器、正位器、夜磨牙颌垫、稳定性颌垫、重度磨耗颌垫、运动护齿器、阻鼾器等。常用的规格有 0.8mm、1.0mm、1.5mm、2.0mm。

4.制作固定矫治器的常用材料

（1）分牙材料 用于正畸治疗中取得带环戴入所需的间隙，常用的有直径 0.6～0.7mm 铜丝、分牙橡皮圈、分牙簧。

（2）带环 是方丝弓矫治器的组成部分，主要由不锈钢片或合金金属片制成。带环可以通过技工操作而行个别制作，也可直接选用预成带环。临床常用的规格型号为 13～32 号，可分为方丝弓技术带环、Begg 技术带环，必要时备光面带环（根据不同需要点焊不同的颊面管，如直丝弓颊面管、方丝弓颊面管、Begg 颊面管、双颊管等）。

（3）托槽 是矫治器的重要组成部分，弓丝通过托槽而对牙施以各种矫治力。托槽由不锈钢或生物陶瓷复合树脂制成。临床常用托槽有标准方丝弓托槽、Begg 托槽、直丝弓托槽、亚历山大托槽。除整副托槽外，还有可供使用的散托槽。方丝弓散托槽规格有 4 种：11（上中切牙），22（上侧切牙），21、12（下切牙），543、345（后牙）。直丝弓散托槽为每个牙位一种规格。Begg 散托槽有两种规格，分别为 Begg 前牙、Begg 后牙。

（4）弓丝 是正畸治疗中不可缺少的装置，其机械性能直接影响到牙齿的矫治效果。一般由不锈钢丝及钛镍合金丝等制成，也有由多根细的金属丝编织而成。临床常用的有不锈钢圆丝、不锈钢方丝、镍钛圆丝、镍钛方丝、澳丝。

（5）矫治附件 成品头帽（分为高位头帽和普通头帽）、安全颈带、口外弓、"J"钩、成品颏兜、前方牵引器、螺旋弹簧（分推簧和拉簧）、快速扩弓器、舌侧钮（分网底、光板底）、弹力线、结扎丝、橡皮圈、橡皮链（型号分为大间隔、小间隔和无间隔 3 种）。

第二节　常用器械

1.临床常用器械

（1）结扎钳　用于结扎、拆除弓丝。

（2）冠剪　用于切断结扎丝，修整带环边缘。

（3）带环挺　用于带环边缘就位。

（4）磨牙带环就位器　用于带环就位。

（5）去带环钳　用于去除带环或全冠。

（6）去托槽钳　可直观方便地去除金属或陶瓷托槽。

（7）切断钳　用于切断各种弓丝。

（8）末端切断钳　用于弓丝结扎后切断颊面管后方多余弓丝。由于特殊设计，使得弓丝保留在钳喙上而不射向口腔，弓丝不得超过 0.56mm×0.71mm。

（9）细丝钳　用于弯制各类弓丝不同弧度的精细弯曲，适用于直径小于 0.6mm 圆丝，或 0.56mm×0.71mm 以下的方丝。

（10）梯形钳　用于弯制方丝弓小圆曲，弓丝不得超过 0.56mm×0.71mm。

（11）转矩成形钳　用于弯制形成方丝弓转矩，常成对使用，弓丝不得超过 0.56mm×0.71mm。

（12）夹钩钳　用于游离牵引钩的放置。

（13）分牙钳　用于后牙分牙，具有回复性。

（14）细丝切断剪　用于切断结扎丝。

（15）托槽定位器　由于托槽在牙冠上离切缘或牙尖有规定的距离，用此器械便可定位。

（16）方丝成形器　有粗、细不同规格丝的槽沟，初步使直方丝弯成牙弓形状。

（17）测力计　临床上用于测量矫治力值的大小。

（18）水门汀调拌刀　用于水门汀的调拌或自凝树脂的调拌。

（19）印模材料与模型材料调拌刀　用于印模材料和模型材

料的调拌。

2. 技工室常用器械

（1）三齿弯制钳　用于正畸弓丝 V 形曲的弯制，所弯制弓丝的直径不超过 1mm。

（2）技工钳　用于弯制卡环，调节活动矫治器。

（3）鹰嘴钳　用于带环的成形。

（4）雕刀　用于雕刻基托的蜡型。

（5）微型焊枪　用于腭杠及快速扩弓器的焊接（银焊）。

第三节　护理操作

一、制取模型

正畸模型的制取一般分研究模型和工作模型。研究模型在正畸治疗的前、中、后均需制取，以作为临床诊断及矫治设计的参考，亦可作为矫治过程的对照。工作模型是治疗中制作活动矫治器、保持器及腭杠、舌弓等装置时所取模型。无论是研究模型还是工作模型，要求必须准确、清晰，包括牙齿、基骨、移行皱襞、腭盖及系带等完整无缺，无气泡，不脱模。制作腭杠或舌弓时，带环在印模内放置必须准确，无移位，必要时在带环颊舌面加蜡固定。正畸模型制取的用物准备、托盘选择、取模方法及注意事项基本和修复科相同，本节仅介绍不同之处。

（一）印模制取步骤

（1）用物准备　治疗盘、水杯、托盘、橡皮碗、石膏调拌刀、剪刀、印模材料、石膏粉、胶布、设计卡片等。

（2）托盘选择　托盘为盛放印模材料在口内取得印模的工具，选择合适托盘对于取得理想完整的印模十分重要。要根据病人牙弓的大小、形态、高低、错殆的类型、牙齿异位萌出的情况进行选择。托盘要尽量与牙弓协调一致，托盘与牙弓两侧应有 3～4mm 间隙，以容纳印模材料，其翼缘不能超过黏膜转折，在唇、颊系带部位应有相应的切迹；上颌托盘后缘应盖过上颌结节，下颌托盘后缘应盖过最后一个磨牙或磨牙后垫区。遇有特殊病人，如唇腭裂、正颌外科等口腔情况复杂，可制作个别托盘。

（3）印模材料的使用及调拌制取方法 常用的印模材料有藻酸钠糊剂印模材料、藻酸钾粉剂印模材料、硅橡胶弹性印模材料。前两种的使用及调拌方法详见口腔修复科的护理操作技术。

（4）防止印模脱模方法 正畸病人尤其是口内贴有附件时，印模制取时往往会引起脱模。为提高取模质量，防止脱模，利用胶布粘贴方法增加固位，从而防止印模脱落。具体方法是：采用医用 1cm×13cm 规格胶布沿托盘唇、颊侧边缘粘贴。此法取材方便，效果理想。

（二）正畸治疗中几种特殊的取模要求

（1）乳牙𬌗取模要求 主要以取得患儿配合为主。要制取好乳牙𬌗的印模，重要的是要了解幼儿的心理特点，想方设法取得他们的合作。可边操作边与幼儿交谈，分散注意力，并以鼓励为主。对拒不合作的幼儿，可与其家长商量，暂停操作，让家长耐心做工作直到患儿合作为止。

（2）牙列拥挤、腭盖高拱病人取模的要求 拥挤并伴有弓外牙的病人，取模时需选用较为宽大的托盘，尤其是尖牙唇侧移位的病人。制取时应对口腔前庭留有充分的余地，将拥挤的牙齿全部容纳入托盘中。腭盖高拱的病人取模时为防止腭顶产生气泡，可先取少量调拌好的印模材料涂于腭顶部，也可在上颌托盘的腭部加蜡垫高，这样可以有效地防止气泡的产生。

（3）外科正畸病人取模要求 外科正畸病人多数口腔情况较为复杂，咬合关系严重紊乱，有时个别牙舌侧倾斜形成较大的倒凹，伴有口裂过小、张口受限等，均给取模工作带来一定的困难。制取印模时要选择合适的托盘，对牙弓畸形、牙轴过度倾斜及牙弓过长者，可适当将托盘改制，或用蜡片使之加宽加长。对张口受限、口裂过小的病人，可用口镜将一侧口角轻轻拉开，使托盘旋转进入口腔。对舌体过大的病人，为确保舌侧牙槽部位印模完整，可将托盘的舌侧用蜡片加高，取模时适当牵拉舌体，防止对印模材料的挤压。外科正畸手术前的病人，均需制取 2～3 副研究模型。因此，在护理上应提高病人的治疗依从性。

（4）牙周疾病正畸病人取模要求　牙周病病人多伴有牙龈红肿、易出血、牙龈萎缩、牙根暴露形成较大倒凹，以及牙齿松动等症。取模时动作要轻柔，取模托盘放入口腔内缓慢压向牙齿，不可用力压放，导致推动松动牙而使印模变形。印模材料应稍稀薄一些，增加流动性，防止脱模。取模完成后，对牙龈出血的病人，嘱其漱口，以棉条擦拭牙龈，涂 10% 碘伏剂。

（5）前庭盾印模的制取要求　制作前庭盾矫治器，对模型要求很高，要求上、下印模的唇系带、颊系带、移行皱襞一定要清晰准确。取模时注意消除病人的紧张心理，使面部肌肉得到放松；不宜张口过大，以便在肌肉松弛的情况下调整唇颊部；前庭部印模材料要充分，保证前庭部丰满、唇颊系带清晰，必要时可取调制好的印模材料少许放入唇颊侧前庭沟处，然后将托盘放入口内，在托盘加力的同时牵拉唇颊部排除气泡；托盘的前部及边缘可用蜡片加高，保证移行皱襞的印模完整。

（6）颏兜、额兜印模的制取特点　颏兜、额兜是矫治上颌后缩、下颌前突的口外牵引装置，取模时应注意调整椅位，病人取端座位。额兜取模时应将椅位放平，与地面近乎平行，这样可以防止印模料流入眼内。颏兜、额兜取模时托盘较为特殊，一般可用蜡片制作。将蜡片在乙醇灯上烤软，把软化的蜡片放入右手掌，然后将右手掌与病人的颏或额部贴合，待蜡片成形冷却后即可。注意蜡片温度适当，以免过热烫伤病人；取额兜前应将病人的头发边缘涂抹一层凡士林，防止印模材料与毛发粘连在一起，增加病人的痛苦；取额兜印模时，应保护病人眼睛，防止异物进入病人眼中；印模材料调拌适中，过稀则四处流动，过干易产生气泡。

（7）个别带环或全冠印模的制取要求　取模时病人需配戴调试好的带环或全冠，取模时可先取少许印模材料涂于需要的牙位上，制取完印模后取下口内带环或全冠，放入印模内与印模紧密贴合，并用蜡将带环或全冠边缘固定在印模上，防止带环或全冠移位。这样，可使制作个别带环或全冠的印模牙位、牙齿完整，边缘清楚。

（8）保持器印模的制取要求 配戴固定矫治器的病人在完成治疗后需换用活动保持器。病人因口内配戴固定矫治器托槽、带环等，形成许多倒凹，取印模时易发生脱模现象。因此，取模前可预先用蜡封闭倒凹，以减少脱模。待印模材料完全凝固后再行取下，动作要慢，一点一点脱离，防止托槽、带环脱落，防止脱模。

二、模型修整

印模制取完毕后一般由技工室灌注石膏模型，作为护理人员，也应掌握模型灌注技术。病人的研究模型需长期保存，必须由护士或专人修整。记存模型要求整齐、美观，并能准确反映出病人牙𬌗的情况。在模型修整之前，首先应在病人口中核对𬌗关系，核对好后用红色铅笔做记录。修整记存模型的方法有两种，即模型修整器修整法、用成品橡皮托形成记存模型。

三、正畸常用粘结

正畸粘结材料主要用于粘结托槽、带环、附件等，它应具有足够的粘着力，不溶于唾液，有高度的抗腐蚀性，对口腔软硬组织无刺激，机械性能良好，使用方法简单。

（一）托槽粘结剂的使用方法

按固化方式可分为化学固化、光固化和双固化粘结剂。本节主要介绍几种临床常用的化学固化、光固化粘结剂。

1.化学固化粘结剂

（1）非调和型化学固化正畸粘结剂

1）用途：用于正畸治疗中，金属、陶瓷托槽与牙釉质的粘结。

2）使用方法：准备化学固化正畸粘结剂材料，核对产品名称及有效期。取少量预处理剂在器皿中，用毛刷在每个要进行粘结的牙齿表面及托槽底板分别涂上薄薄的一层预处理剂，用毛刷在每个要进行粘结的托槽底板涂上薄薄的一层预处理剂，挤少量粘结剂于涂过预处理剂的托槽粘结面，传递给医师。擦干净挤出粘结剂的注射器头，并盖好瓶盖。

3）注意事项：①粘结剂的量应按托槽底板粘结面的大小给予，太少影响粘结效果，太多影响托槽在牙面的定位。②在粘结过程中要严格防湿，防止唾液污染，保证粘结面的干燥。③涂上预处理剂后，如粘结延误或被液体污染，则需在被污染的牙表面重新涂上预处理剂，微风吹干2~5秒，并尽快粘结。④材料初凝时不要移动粘结件，已经初凝的材料不可继续使用，否则影响粘结强度或导致粘结失败。

（2）调和型化学固化正畸粘结剂

1）用途：用于正畸治疗中，金属、陶瓷托槽与牙釉质的粘结。

2）调拌方法：准备釉质粘结剂材料，核对产品名称及有效期。等量取A、B组分底胶液体，按1：1的比例滴入调拌纸上，调拌均匀后用小锦球或小毛刷蘸少许涂于酸蚀后的牙面上。等量取A、B组分的糊剂，按1：1的体积比分别置于洁净的调拌纸上，用塑料调拌刀将其调和均匀，用调拌刀或探针的一端将粘结剂置于托槽底板，传递给医师。

3）注意事项

① 牙面上涂抹底液时，使底液形成均匀的一薄层，可用气枪吹开。注意不可涂得太厚，以免影响粘结质量。

② 调拌器具必须清洁干燥，釉质粘结剂严禁与酚类药物接触，因酚类药物对其有聚合作用。调拌磷酸锌水门汀的玻璃板和调拌刀避免与水接触，否则会加速凝固的时间，影响粘结效果。

③ 在粘结过程中要严格防湿，防止唾液污染，保证粘结面的干燥。材料初凝时不要移动粘结件，已经初凝的材料不可继续使用，否则影响粘结强度或导致粘结失败。

④ 一般情况下A、B组分糊剂的调配比例为1：1，粘固时间为1~2分钟。环境温度变化对粘固时间影响很大。当粘固时

间过快，可增加 A 组分用量，反之增加 B 组分用量。

2. 光固化粘结剂

以树脂加强型玻璃离子釉质粘结剂为例介绍具体调拌方法。

（1）用途　用于正畸治疗中粘结金属、陶瓷托槽和附件、带环（特别是带环需要额外定位时）及舌侧固定保持器。

（2）调拌方法　准备树脂加强型玻璃离子釉质粘结剂，核对材料名称及有效期。按使用说明取粉液，粉液比为 3.0g∶1.0g（1 平勺粉∶2 滴液）。使用后立即盖好瓶盖。混合时，首先将粉末均匀分成两份，一份先与全部液体混匀 10 秒，随后再混入另一份调拌 10～15 秒。将调好的材料收集于刀尖，涂抹在托槽底板上，传递给医师。

（3）注意事项

① 粘结剂的量应按托槽底面粘结面的大小给予，太少影响粘结效果，太多影响托槽在牙面的定位。

② 从混合开始，工作时间间约 3 分钟（室温 23℃），温度高时工作时间变短，温度低时变长。

③ 调拌好的材料注意避光。

④ 在粘结过程中要严格防湿，防止唾液污染，保证粘结面的干燥。

⑤ 材料初凝时不要移动粘结件，已经初凝的材料不可继续使用，否则影响粘结强度或导致粘结失败。

（二）带环粘结剂

此处以增强型玻璃离子水门汀为例介绍具体调拌方法。

（1）用途　用于正畸治疗中带环的粘结。

（2）调拌方法　准备增强型玻璃离子水门汀材料，核对产品名称及有效期。按使用说明取粉液，粉液比为 1.0g∶0.4g（1 勺粉∶1 滴液）。使用后立即盖好瓶盖。混合时，将粉分成 3 等份，加入第一份粉入液体，调拌小于 10 秒；加入第二份粉，调拌小于 15 秒；加入最后一份粉，混合均匀。将调拌好的材料收集于刀尖，涂抹在带环上，传递给医师。

（3）注意事项

① 整个调拌过程应用大约 60 秒完成。

② 在粘结过程中要严格防湿，防止唾液污染，保证粘结面干燥。

③ 调拌好的水门汀从带环的龈端放入，均匀地涂布于带环内侧壁。

④ 为防止变色，必须用专用的调拌板和塑料调拌刀。

第三十五章 口腔护理操作规程和并发症的预防与处理

第一节 口腔护理操作规程

1. 用物

（1）治疗盘内备 治疗碗 2 个（一个盛漱口溶液，一个盛浸湿的无菌棉球）、镊子、弯血管钳、弯盘、压舌板、纱布、吸水管、小茶壶或杯内盛温开水、棉签、石蜡油、手电筒、治疗巾。必要时备开口器。

（2）常用漱口溶液 见表 35-1。

（3）外用药 按需准备，常用的有口腔溃疡膏、西瓜霜、维生素 B_2 粉末、珠黄散或冰硼散、锡类散等。

2. 步骤

（1）护士洗手，戴口罩。按需要准备用物。

（2）将备齐的用物携至病人床旁，核对，对于清醒病人向其解释口腔护理的目的，以取得合作。

（3）协助病人侧卧或仰卧，头侧向一侧，面向护士。

表35-1　口腔护理常用溶液

溶液名称	浓度	作用
生理盐水	0.9%	清洁口腔，预防感染
过氧化氢溶液	1%～3%	防腐、防臭，适用于口腔感染有溃烂、坏死组织者
碳酸氢钠溶液	1%～4%	属碱性溶液，适用于真菌感染
洗必泰溶液	0.02%	清洁口腔，广谱抗菌
呋喃西林溶液	0.02%	清洁口腔，广谱抗菌
醋酸溶液	0.1%	适用于铜绿假单孢菌感染
硼酸溶液	2%～3%	酸性防腐溶液，有抑制细菌作用
甲硝唑溶液	0.08%	适用于厌氧菌感染

（4）将治疗巾围于颈下，置弯盘于病人口角旁。

（5）协助病人用吸水管吸漱口水漱口。

（6）嘱病人张口，护士一手开手电筒，一手持压舌板，观察口腔黏膜和舌苔情况（观察顺序：唇、齿、颊、腭、舌、咽）。如有假牙者，取下假牙。昏迷病人可用开口器协助张口。

（7）唇干裂应先用温水湿润，再张口观察。

（8）拧开棉球，嘱病人咬合上、下齿，用压舌板轻轻撑开左侧颊部，用弯血管钳夹取含有漱口溶液的棉球，清洁口腔：嘱病人咬合上下牙齿，先擦洗左侧外面，沿牙缝隙向由上至下，由臼齿擦至门牙，同法洗右侧外面。嘱病人张开上下齿擦洗左侧上下内侧（咬合面）。同法擦洗右侧上下内侧，上腭及舌面（勿触及咽部，以免引起恶心），并弧形擦洗两侧颊部黏膜，每擦洗一个部位，更换一个湿棉球。舌苔厚或口腔分泌物过多时，用压舌板包裹纱布擦净分泌物。

（9）擦洗完毕，协助病人用吸水管吸漱口水漱口，吐入弯盘内，用纱布擦净口唇。

（10）再次观察口腔是否清洗干净，口腔黏膜如有溃疡，可用珠黄散或冰硼散、锡类散、西瓜霜等撒布溃疡处；口唇干裂可涂石蜡油。对口腔秽臭的病人，除按上述方法进行口腔护理外，每日可用漱口水、中药藿香煎成的汤、口洁净、茶叶水等含漱半分钟后吐掉，一日多次漱口可除口臭，预防口腔炎症。对神志不清者可用弯血管钳夹紧一块纱布，蘸生理盐水或其他漱口液，拧至半干按口腔护理的顺序操作，以代替用棉球擦洗法。

（11）撤去弯盘及治疗巾，整理用物及床单位。

（12）用物清洁消毒后备用。做好记录。

3.注意事项

（1）操作应轻柔、细致，避免损伤口腔黏膜及牙龈。

（2）昏迷病人禁忌漱口和使用过湿的棉球或纱球，防止病人误吸。

（3）需要开口时，开口器应套以橡皮套，从臼齿处置入口内。牙关紧闭的病人不可强行用开口器，以防误伤牙齿。

（4）操作前、后清点纱球或棉球的数目，以防遗留口腔内。

（5）各部位清洗次数及棉球所需数量，以病人口腔清洁为准。

（6）对长期应用抗生素者应观察口腔黏膜有无真菌感染。

第二节　口腔护理操作并发症的预防及处理

一、窒息

窒息是指异物滞留在食管、气管或支气管，阻塞呼吸道而引起呼吸困难或发绀等一系列临床表现。

1.发生原因

（1）医护人员为昏迷病人或使用了某些抗精神病药物致吞咽功能障碍的病人行口腔护理时，由于粗心大意，棉球遗留在口腔，导致窒息。

（2）有假牙的病人，操作前未将假牙取出，操作时假牙脱落，严重者造成窒息。

（3）为兴奋、躁动、行为紊乱病人进行口腔护理时，因病人不配合操作，造成擦洗的棉球松脱，掉入气管或支气管，造成窒息。

2.临床表现

窒息病人起病急，轻者呼吸困难、缺氧、面色发绀，重者出现面色苍白、四肢厥冷、大小便失禁、鼻出血、抽搐、昏迷，甚至呼吸停止。

3.预防和处理

（1）操作前清点棉球的数量，每次擦洗时只能夹一个棉球，以免遗漏棉球在口腔，操作结束后，再次核对棉球的数量，认真检查口腔内有无遗留物。

（2）对于清醒病人，操作前问其有无假牙；昏迷病人，操作前仔细检查牙齿有无松、脱，假牙是否活动等。如为活动假牙，操作前取下存放于有标记的冷水杯中。

（3）对于兴奋、躁动、行为紊乱的病人尽量在其较安静的情况下进行口腔护理，操作时，最好取坐位；昏迷、吞咽功能障碍的病人，应采取侧卧位，棉球不宜过湿以防误吸。夹取棉球最好使用弯止血钳，不易松脱。

（4）如病人出现窒息，应及时处理。迅速有效清除吸入的异物，及时解除呼吸道梗阻。采用一抠、二转、三压、四吸的方法。一抠即用中、示指从病人口腔中抠出或用血管钳取出异物，这是最迅速有效的办法。二转即将病人倒转180°，头面部向下，用手拍击背部，利用重力作用使异物滑落。三压是让病人仰卧，用拳向上推压其腹部，或让病人站立或坐位，从身后将其拦腰抱住，一手握拳顶住其上腹部，另一手握住此拳，以快速向上的冲力反复冲压腹部，利用空气压力将异物冲出喉部，如果让腹部对准椅背或桌角用力向上挤压，效果更佳；但应注意避免腹腔内脏器，尤其是肝脏挤压伤。四吸即利用吸引器负压吸出阻塞的痰液或液体物质。

（5）如果异物已进入气管，病人出现呛咳或呼吸受阻，先用粗针头在环状软骨下 $1\sim2cm$ 处刺入气管，以争取时间行气管插管，在纤维支气管镜下取出异物，必要时行气管切开术解除呼吸困难。

二、吸入性肺炎

1. 发生原因

多发生于意识障碍的病人，口腔护理的清洗液和口腔内分泌物容易误入气管，成为肺炎的主要原因。

2. 临床表现

主要临床表现有发热、咳嗽、咳痰、气促、胸痛等，叩诊呈浊音，听诊肺部有湿啰音，胸部 X 线片可见斑片状阴影。

3. 预防和处理

（1）为昏迷病人进行口腔护理时，病人取仰卧位，将头偏向一侧，防止漱口液流入呼吸道。

（2）进行口腔护理的棉球要拧干，不应过湿；昏迷病人不可漱口，以免引起误吸。

（3）已出现肺炎的病人，必须根据病情选择合适的抗生素积极抗感染治疗。并结合相应的临床表现采取对症处理。高热可用物理降温或用小量退热剂；气急、发绀可给氧气吸入；咳嗽咳痰可用镇咳祛痰剂。

三、口腔黏膜损伤

1. 发生原因

（1）擦洗口腔过程中，护理人员操作动作粗暴，止血钳夹碰伤口腔黏膜及牙龈，尤其是患肿瘤进行放疗的病人，更易引起口腔黏膜损伤。

（2）为昏迷病人牙关紧闭者进行口腔护理时，使用开口器协助张口方法欠正确或力量不当，造成口腔黏膜损伤。

（3）漱口液温度过高，造成口腔黏膜烫伤。

2. 临床表现

口腔黏膜充血、出血、水肿、炎症、溃疡形成，严重者出血、脱皮、坏死组织脱落。病人感口腔疼痛。

3.预防和处理

（1）为病人进行口腔护理时，动作要轻柔，尤其是放疗病人，不要使血管钳或棉签的尖部直接与患者的口腔黏膜接触。

（2）医护人员正确使用开口器，应从臼齿处放入，并套以橡皮套，牙关紧闭者不可使用暴力使其张口。

（3）选择温度适宜的漱口液，使用过程中，加强对口腔黏膜的观察。

（4）发生口腔黏膜损伤者，应用复方硼砂溶液、呋喃西林液或 0.1%～0.2% 过氧化氢溶液含漱。

（5）如有口腔溃疡疼痛时，溃疡面用西瓜霜喷敷或锡类散吹敷，必要时用 2% 利多卡因喷雾止痛或将洗必泰漱口液用注射器直接喷于溃疡面，每日 3～4 次抗感染，疗效较好。

四、口腔及牙龈出血

1.发生原因

（1）患有牙龈炎、牙周病的病人，龈沟内皮组织充血，炎性反应使肉芽组织形成，口腔护理对患处的刺激极易引起血管破裂出血。

（2）操作时动作粗暴，也易造成口腔及牙龈出血，尤其是凝血机制障碍的病人。

（3）为昏迷病人进行口腔护理时，开口器应用不当，造成口腔及牙龈损伤、出血。

2.临床表现

以牙龈出血持续不止为主要症状，出血时间由数小时至数天不等，出血量为 20～500ml。

3.预防和处理

（1）进行口腔护理时，动作要轻柔、细致，特别对凝血机制差、有出血倾向的病人，擦洗过程中，要防止碰伤黏膜及牙龈。

（2）正确使用开口器，应从病人臼齿处放入，牙关紧闭者不可使用暴力强行使其张口，以免造成损伤，引起出血。

（3）若出现口腔及牙龈出血者，止血方法可采用局部止血如明胶海绵、牙周袋内碘酚烧灼或加明胶海绵填塞；敷盖牙周塞治疗剂。必要时进行全身止血治疗，如肌注安络血、止血敏，同时针对原发疾病进行治疗。

五、口腔感染

1.发生原因

（1）上述引起口腔黏膜损伤、口腔及牙龈出血的原因，如病人机体抵抗力下降、营养代谢障碍、年老体弱等，可继发口腔感染。

（2）口腔护理清洗不彻底，尤其是颊黏膜皱襞处不易清除干净，成为细菌生长繁殖的场所。

（3）口腔护理用物被污染、治疗操作中无菌技术执行不严格等，也易造成口腔感染。

2.临床表现

口腔感染分型标准：轻度：溃疡发生在舌前 1/2 处独立溃疡少于 3 个，溃疡面直径＜ 0.3cm，无渗出物，边缘整齐，有疼痛感，可进低温饮食。中度：舌体有多处溃疡，大小不等，溃疡面直径＜ 0.5cm，可融合成片，并见炎性渗出物，边缘不规则，有浸润现象，疼痛厉害，常伴颌下淋巴结肿大，进食受限。重度：溃疡面直径＞0.5cm，弥漫全舌、上腭、咽弓、牙龈，颊部充血肿胀、糜烂，张口流涎、疼痛剧烈并烧灼感，舌肌运动障碍、进食严重受限。

3.预防和处理

（1）去除引起口腔黏膜损伤、口腔及牙龈出血的原因，严格执行无菌操作原则及有关预防交叉感染的规定。

（2）认真、仔细擦洗，不使污物或残渣留于齿缝内，各部位清洗次数及棉球所需数量，以病人口腔清洁为准。

（3）注意观察口唇、口腔黏膜、舌、牙龈等处有无充血、水肿、出血、糜烂。对口腔内发生任何一点微小的变化都要做好记录，同时做好交班，及时采取治疗护理措施。加强日常的清洁护理，保持口腔卫生，饭前饭后用 1/2000 复方氯己定含漱液和 1/5000 呋喃西林交替含漱。清醒病人选用软毛牙刷刷牙，血小板低下或有牙龈肿胀糜烂时禁用牙刷刷牙，改用漱口液含漱，根据口腔感染情况来选用漱口液。必要时用棉签或棉球蘸漱口液擦洗口腔内容易积存污物处。

（4）易感病人进行特别监护，如中老年人唾液腺分泌减少，唾液黏稠，有利于细菌生长繁殖，因病情需要禁食或长期卧床、鼻饲时，口腔清洗不彻底均易发生口腔感染；另外，老年人牙齿松动，牙龈外露，食物残渣在口内发酵易致牙周炎，口腔护理易碰伤致口腔感染。因此，要嘱病人保持口腔清洁，清醒病人尽量早晚刷牙，经常漱口、昏迷或生活不能自理者，由护士用生理盐水或漱口液进行口腔护理。

（5）加强营养，增强机体抵抗力。鼓励病人多进食。针对病人的不同嗜好调节食物品种，进食营养丰富易消化的食物，要避免进坚硬或纤维多的食物，防止损伤或嵌入牙间隙。

（6）溃疡表浅时可予西瓜霜喷剂喷或涂口腔，溃疡较深较广者除加强护理外，局部可用重组人粒细胞刺激因子注射液加少量生理盐水冲洗、涂擦，以加快溃疡面的修复。如疼痛较剧烈、进食困难者可在漱口液内或局部用药中加普鲁卡因，以减轻病人的疼痛。口唇有坏死结痂者应先用生理盐水湿润，让痂皮软化后用消毒剪刀剪除，创面涂四环素软膏等。对口腔真菌感染的患者可选用碳酸氢钠漱口或口腔护理，可有效地预防和减少口腔真菌感染。必要时可应用广谱抗生素——氧氟沙星含片治疗口腔感染。

六、恶心、呕吐

1.发生原因
如操作时棉签、镊子等物品刺激咽喉部，易引起恶心、呕吐。

2.临床表现
恶心为上腹不适，紧迫欲吐的感觉并伴有迷走神经兴奋的症状，如皮肤苍白、流涎、出汗、血压降低及心动过缓等；呕吐则是部分小肠的内容物，通过食管逆流经口腔而排出体外的现象。呕吐物为胃及部分肠内容物。

3. 预防和处理

（1）擦洗时动作要轻柔，擦舌部和软腭时不要触及咽喉部，以免引起恶心。

（2）止吐药物的应用。常用的有：①多潘立酮片：口服每次10mg，每日 3～4 次，饭前半小时服。②甲氧氯普胺：口服每次5mg，每日 3 次；针剂 10mg/ 次，肌内注射。